高等医学院校康复治疗学专业教材

**Prosthetics
and Orthotics**

假肢与矫形器学

（第二版）

● 赵辉三　主编

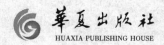

华夏出版社
HUAXIA PUBLISHING HOUSE

高等医学院校康复治疗学专业教材（第二版）
组织委员会与编写委员会名单

《假肢与矫形器学》(第二版)编委会名单

主　编　赵辉三
副主编　曹学军　张晓玉　王安庆　刘劲松
秘　书　杨　平
编　委　(以姓氏笔画为序)

王安庆　中国康复研究中心
王　元　奥托博克（中国）工业有限公司
田　罡　中国康复研究中心
刘克敏　首都医科大学康复医学院
刘劲松　中国康复研究中心
刘建军　首都医科大学康复医学院
李向东　北京市朝阳区世纪村门诊部
赵　利　中国康复研究中心
赵正全　华中科技大学同济医院
赵吉凤　中国康复研究中心
赵辉三　首都医科大学康复医学院
庞　红　中国康复研究中心
闵红巍　中国康复研究中心
张　通　首都医科大学康复医学院
张晓玉　国家康复辅具研究中心
张玉良　北京劲步福祉文化发展有限公司
汪家琛　中国康复研究中心
吴卫红　首都医科大学康复医学院
杨永德　中国康复研究中心
瓮长水　解放军总医院
胡莹媛　中国康复研究中心
陶健婷　广州市残疾人辅助器具服务中心
顾　越　中国康复研究中心
崔寿昌　首都医科大学康复医学院
曹学军　首都医科大家康复医学院
崔起何　中国康复研究中心
谭先军　原中国假肢矫形技术中等专业学校
姚申思　中国康复研究中心
韩新祚　中国康复研究中心
杨　平　中国康复研究中心
阮剑华　广州市残疾人辅助器具服务中心
林日好　广州市残疾人辅助器具服务中心
龙燕妮　广州市残疾人辅助器具服务中心
饶璐明　广州市残疾人辅助器具服务中心
沈建雄　中国医学科学院北京协和医院

高等医学院校康复治疗学专业教材
再版序言

高等医学院校康复治疗学专业教材第一版由首都医科大学康复医学院和南京医科大学第一临床学院联合组织编写，一大批具有丰富临床和教学经验、有高度责任感、有开创精神的老教授和康复医学工作者参与了教材的创建工作。本套教材填补了我国这一领域的空白，满足了教与学的需要，为推动康复治疗学专业快速发展做出了巨大贡献。

经过自 2002 年以来的各届学生使用后，根据教学反馈信息、康复医学的发展趋势和教育教学改革的要求，首都医科大学康复医学院又组织在临床教学、科研、医疗第一线的中青年教授、学者，尤其以康复治疗学专业一线的专家为主，继承和发扬老一辈的优良传统，借鉴国内外康复医学教育教学的经验和成果，对本套教材进行修订和改编，力争使修订后的第二版教材瞄准未来康复医学发展方向，参照国际 PT 和 OT 教育标准，以培养高素质康复治疗专业人才为目标，以满足教与学的需求为基本点，在阐述康复治疗学理论知识和专业技能的同时，紧密结合临床实践，加强了教材建设改革和创新的力度，形成了具有中国特色的康复治疗学专业教材体系。

二版教材的修订和编写特点如下：

● 在对教师和学生广泛与深入调研的基础上，总结和汲取了第一版教材的编写经验和成果，尤其对一些不足之处进行了大量的修改和完善，充分体现了教材的科学性、权威性与创新性，并考虑其在全国范围的代表性与在本土的适用性。

● 第二版教材坚持了"三基（基本理论、基本知识、基本技能）、五性（思想性、科学性、启发性、先进性、适用性）和三特定（特定对象、特定要求、特定限制）"的原则，以"三基"为重心、以临床应用为重点、以创新能力为培养目标，在继承和发扬第一版教材优点的基础上，保留经典且注重知识的更新，删除了陈旧内容，增补了新理论、新知识和新技术。

● 第二版教材的内容抓住了关键，突出了重点，展示了学科发展和教育教学改革的最新成果，体现了培养高素质康复治疗学专业人才的目的。因其层次分明，逻辑性强，结构严谨，图文并茂，并且做到了五个准确——论点准确、概念准确、名词术语和单位符号准确、语言文字准确、数据准确且材料来源可靠，所以属于现阶段的精品教材。

● 第二版教材共计 19 种，根据康复治疗学专业要求，新增《职业关联活动学》1 种。

1.《康复医学导论》由李建军教授主编,主要介绍康复与康复医学的基本概念、基础理论知识、康复医学的基本方法、康复医疗服务体系、康复专业人员教育和培养,以及残疾人康复事业等相关问题,是学习康复医学的入门教材。

2.《人体发育学》由江钟立教授主编,是国内第一部以新的视角论述人体发育与康复治疗理论的专著。

3.《运动学》由刘克敏主任医师和敖丽娟教授主编,是康复治疗理论的基础教材,内容包括:生物力学、正常人体运动学、运动障碍学、运动生理学、运动生化学、运动心理学。

4.《物理疗法与作业疗法概论》由桑德春主任医师主编,主要介绍物理疗法和作业疗法的发生、发展过程,与之有关的基本概念、基本理论、基本特点及学习、运用的基本方法。

5.《康复疗法评定学》由恽晓平教授主编,全书系统介绍康复评定学概念及理论、相关基础知识、评定原理、评定所需仪器设备和方法,以及临床结果分析,理论与临床操作相结合,兼顾学科新进展,是国内外首部,也是唯一一部全面、详尽论述康复评定理论与实践的专业著作。

6.《运动疗法技术学》由纪树荣教授主编,是国内第一部运动疗法技术学专著,详细介绍运动疗法技术的基本理论、常用的各种治疗技术及其在实际工作中的应用方法。

7.《临床运动疗法学》由张琦副教授主编,根据国际上运动疗法发展的新理念,结合国内运动疗法及其临床应用编写而成,是国内目前内容最全面的临床运动疗法学教材。

8.《文体疗法学》由金宁主任技师主编,主要介绍利用体育、娱乐项目对患者进行治疗的方法,是PT和OT的补充和延伸,也是国内第一部文体康复治疗的专著。

9.《理疗学》由乔志恒教授和华桂茹教授主编,内容包括物理疗法概论、各种电疗法、光疗法(含激光)、超声疗法、磁场疗法、温热疗法、水疗法和生物反馈疗法等。

10.《基础作业学》由陈立嘉主任医师主编,主要介绍现代作业疗法的基本理论、基本技术和基本方法,也是第一部此领域的专著。

11.《临床作业疗法学》由陈小梅主编,国内和日本多位具有丰富作业疗法教学和临床治疗经验的专家共同撰写,涵盖了作业疗法的基本理论、评定和治疗方法等内容,并系统地介绍了脑卒中、脊髓损伤、周围神经损伤、骨科及精神障碍等不同疾患的康复特点和作业治疗方法,内容全面,具有很强的实用性。

12.《日常生活技能与环境改造》由刘璇副主任技师主编,是我国国内有关残疾人日常生活动作训练,以及患者住房和周围环境的无障碍改造的第一部专著。

13.《康复心理学》由贺丹军主任医师主编,从残疾人的角度入手,论述其心理特征及康复治疗手段对康复对象心理的影响,将心理治疗的理论和技术运用于心理康复,是国内第一部康复心理学方面的专著。

14.《假肢与矫形器学》由赵辉三主任医师主编,内容包括:与假肢装配有关的截肢,截肢者康复的新观念、新方法,常用假肢、矫形器及其他残疾人辅具的品种特点、临床应用和装配适合性检验方法。

15.《中国传统康复治疗学》由陈之罡主任医师主编,内容主要包括中国传统医学的基本理论、基本知识,以及在临床中常用且比较成熟的中国传统康复治疗方法。

16.《言语治疗学》由李胜利教授主编,借鉴国际言语康复的现代理论和技术,结合国内言语康复的实践经验编写而成,是国内第一部内容最全面的言语治疗学教材。

17.《物理疗法与作业疗法研究》由刘克敏主任医师主编,是国内第一部指导PT、OT专业人员进行临床研究的教材,侧重于基本概念和实例分析,实用性强。

18.《社区康复学》由付克礼研究员主编,是PT、OT合用的教材,分上、中、下三篇。上篇主要介绍社区康复的最新理论、在社区开展的实践活动和社区康复管理知识;中篇主要介绍社区实用的物理疗法技术和常见病残的物理治疗方法;下篇主要介绍社区实用的作业疗法技术和常见病残的作业治疗方法。

19.《职业关联活动学》由吴葵主编,主要介绍恢复和提高残疾人职业能力的理论和实践方法。

在本套教材的修订编写过程中,各位编写者都本着精益求精、求实创新的原则,力争达到精品教材的水准。但是,由于编写时间有限,加之出自多人之手,难免出现不当之处,欢迎广大读者提出宝贵的意见和建议,以便三版时修订。

本套教材的编写得到日本国际协力事业团(JICA)的大力支持,谨致谢忱。

高等医学院校
康复治疗学专业教材编委会
2011年6月

《假肢与矫形器学》
再版前言

为了更好地适应康复治疗师教育发展的需要和更好地贯彻康复治疗专业"假肢与矫形器学"教育的三基(基本原理、基本知识、基本技能)和五性(思想性、科学性、启发性、先进性、适应性)原则,我们结合近年国内外假肢矫形器学的发展和教学经验对第一版《假肢与矫形器学》进行了修订。

第二版的《假肢与矫形器学》的修订工作主要有以下几个方面:为了适应残疾人全面康复工作的需求,促进医工结合,结构上在原有章节基础上归纳为假肢学、矫形器学、残疾人辅具、矫形器及其他残疾人辅具在康复治疗中的应用四章;为了帮助学生对于残疾人辅助器具有较全面的了解,增加了假肢矫形器以外的残疾人辅助器具介绍,如日常生活中沟通辅助器具、肢残人汽车驾驶辅助器具等;在假肢矫形器方面增加了一些国内外先进、成熟的产品介绍;在二章六节矫形器治疗技术分析和处方中保留了下肢部分,省略了上肢和脊柱部分;为了帮助学生更多地了解矫形器及其他残疾人辅助器具相关的临床应用知识,除了改写了原有的在儿麻、偏瘫、小儿脑瘫、脊髓损伤等康复治疗中的应用之外,又增加了在创伤治疗、类风湿治疗、关节置换术后的应用介绍。

第二版《假肢与矫形器学》编写中我们不但得到了原作者一如既往的大力支持,而且得到了广州残疾人资源中心陶健婷主治医师,北京劲步福祉文化发展有限公司张玉良工程师,"中康"庞红治疗师、康工所杨平工程师、姚申思工程师、假肢制作部庄建龙技师、王林工程师等一批中青年临床医生、治疗师、工程师、技师的大力支持。为了促进医工结合和提高残疾人辅助器具临床应用效果,"中康"博爱医院骨科王安庆主任、刘克敏博士、闵红巍博士、田罡医生、脑瘫科吴卫红主任都结合他们的临床经验为本书撰写了有关临床应用章节。在本书再版中我们还得到了中国残疾人辅具中心主任陈振声教授、首都医科大学康复教研室戴红教授的大力支持。"中康"何静杰主任医师、刘根林主任医师、王丽华主治疗师、谢军工程师、蔡丽飞研究实习员为本书再版提出了许多宝贵建议。在此我们一并表示衷心的感谢。

中国残疾人事业"十二五"发展纲要提出了"构建辅助器具适配体系,供应 500 万件各类辅助器具,有需求的残疾人普遍适配基本型辅助器具"的任务。这是个艰巨的任务,对于治疗师和所有的假肢－矫形器－辅助器具服务人员都是巨大的挑战。面对如此艰巨的任务,这本再版教材不足之处,有待改进之处还会很多,敬请读者和所有关注假肢与矫形器学教学工作的朋友批评指正,以便下次出版时修改、补充。

赵辉三

目　　录

第一章　假　肢 ……………………………………………………………………………… (1)

第一节　截肢概述 ………………………………………………………………………… (1)

一、截肢的历史 ………………………………………………………………………… (1)

二、截肢的发生率 ……………………………………………………………………… (2)

三、截肢适应证 ………………………………………………………………………… (2)

四、截肢水平的选择 …………………………………………………………………… (3)

五、截肢技术的改进 …………………………………………………………………… (6)

六、儿童截肢的特点 …………………………………………………………………… (7)

七、残肢的手术后处理 ………………………………………………………………… (9)

八、各部位截肢的特点 ………………………………………………………………… (10)

九、截肢后的主要功能障碍 …………………………………………………………… (18)

第二节　假肢概述 ………………………………………………………………………… (20)

一、假肢的历史 ………………………………………………………………………… (20)

二、假肢的分类 ………………………………………………………………………… (20)

三、制造假肢的主要材料 ……………………………………………………………… (21)

四、截肢者康复组在假肢装配工作中的任务及其成员的分工 ……………………… (24)

第三节　上肢假肢的品种、特点、选用和适合性检验 ………………………………… (25)

一、上肢假肢的分类 …………………………………………………………………… (26)

二、上肢假肢的基本构成 ……………………………………………………………… (31)

三、各种假手品种、结构特点、选用原则 …………………………………………… (36)

四、上肢假肢装配适合性检查 ………………………………………………………… (54)

五、上肢假肢新结构 …………………………………………………………………… (57)

第四节　下肢假肢 ………………………………………………………………………… (60)

一、下肢假肢的分类 …………………………………………………………………… (60)

二、部分足假肢 ………………………………………………………………………… (61)

三、赛姆假肢 …………………………………………………………………………… (62)

四、小腿假肢 …………………………………………………………………………… (62)

五、膝部假肢 …………………………………………………………………………… (66)

六、大腿假肢 …………………………………………………………………………… (67)

七、髋部假肢 ··· (73)

八、双侧高位截肢假肢 ··· (73)

九、植入骨骼的假肢 ·· (75)

十、假肢的临床适合检查 ·· (76)

第五节　假肢处方学 ·· (85)

一、假肢处方讨论中所需要的基本资料 ····························· (86)

二、影响假肢处方的主要因素 ·· (87)

三、上肢假肢处方 ·· (89)

四、下肢假肢处方 ·· (91)

五、儿童假肢处方 ·· (97)

六、如何得到适合的假肢处方与假肢处方的主要内容 ············· (97)

第六节　截肢者康复治疗 ·· (100)

一、术前物理治疗 ··· (100)

二、术后全身性治疗 ·· (101)

三、术后肺功能训练 ·· (103)

四、术后残肢的处理 ·· (103)

五、临时性假肢的应用 ·· (110)

六、残肢的保健 ··· (111)

七、步行辅助器的使用指导 ··· (112)

第七节　下肢假肢使用训练 ··· (112)

一、小腿假肢使用训练 ·· (112)

二、单侧大腿假肢使用训练 ··· (114)

三、双大腿假肢使用训练 ·· (119)

四、髋离断假肢使用训练 ·· (123)

第八节　上肢假肢控制、使用训练 ····································· (124)

一、索控上肢假肢的控制训练 ·· (124)

二、索控上肢假肢使用训练 ··· (127)

三、肌电假手信号检测和使用训练 ··································· (130)

第九节　截肢常见并发症预防及其处理 ································ (133)

一、截肢手术的并发症 ·· (133)

二、远期并发症 ··· (137)

第十节　植入骨骼的假肢 ·· (140)

第十一节　假肢效果评价 ·· (141)

一、上肢截肢者的假手功能评价 ······································ (142)

二、下肢截肢者的行走能力评价 ······································ (143)

三、截肢者日常生活能力和社会参与能力的评价 ··················· (144)

第二章 矫形器 ………………………………………………………… (159)

　第一节 矫形器概述 ……………………………………………………… (159)

　　一、矫形器的历史 …………………………………………………… (159)

　　二、矫形器的统一命名 ……………………………………………… (160)

　　三、矫形器的分类 …………………………………………………… (161)

　　四、矫形器的基本作用 ……………………………………………… (162)

　　五、矫形器的生物力学控制原理 …………………………………… (165)

　　六、疾病诊断与矫形器及残疾人辅具的选用 ……………………… (168)

　　七、矫形器的服务和需要量 ………………………………………… (170)

　　八、矫形器适配程序 ………………………………………………… (171)

　　九、康复组在矫形器治疗中的任务与成员的分工 ………………… (172)

　第二节 矫形鞋与鞋的改制 ……………………………………………… (174)

　　一、足踝生物力学的解剖学基础 …………………………………… (174)

　　二、普通鞋简介 ……………………………………………………… (178)

　　三、改制鞋与定制矫形鞋的基本作用 ……………………………… (179)

　　四、改制鞋 …………………………………………………………… (180)

　　五、常见足部疾病的定制矫形鞋与鞋垫 …………………………… (182)

　第三节 下肢矫形器 ……………………………………………………… (189)

　　一、足矫形器 ………………………………………………………… (190)

　　二、踝足矫形器 ……………………………………………………… (190)

　　三、膝踝足矫形器 …………………………………………………… (204)

　　四、髋膝踝足矫形器 ………………………………………………… (213)

　　五、交替迈步矫形器 ………………………………………………… (215)

　　六、截瘫站立架 ……………………………………………………… (218)

　　七、膝矫形器 ………………………………………………………… (219)

　　八、髋矫形器 ………………………………………………………… (220)

　　九、下肢旋转矫形器 ………………………………………………… (222)

　　十、先天性马蹄内翻足治疗用矫形器 ……………………………… (222)

　　十一、髋臼发育不良、髋脱位治疗用矫形器 ……………………… (224)

　　十二、股骨头无菌性缺血性坏死治疗用矫形器 …………………… (226)

　第四节 脊柱矫形器 ……………………………………………………… (227)

　　一、脊柱矫形器的基本构成 ………………………………………… (228)

　　二、软性脊柱矫形器 ………………………………………………… (229)

　　三、硬性脊柱矫形器 ………………………………………………… (230)

　　四、颈椎矫形器 ……………………………………………………… (235)

　　五、头颅矫形器 ……………………………………………………… (239)

　第五节 上肢矫形器 ……………………………………………………… (240)

　　一、手指矫形器 ……………………………………………………… (240)

二、手矫形器 ……………………………………………………… (243)

三、腕手矫形器 …………………………………………………… (246)

四、对掌矫形器 …………………………………………………… (248)

五、夹持矫形器 …………………………………………………… (255)

六、肘矫形器 ……………………………………………………… (258)

七、肩矫形器 ……………………………………………………… (259)

第六节　矫形器治疗的技术分析与处方 …………………………… (263)

一、下肢矫形器技术分析与处方 ………………………………… (265)

二、矫形器处方全过程、内容和方法 …………………………… (271)

第七节　矫形器制作基础知识 ……………………………………… (275)

一、矫形器常用材料、部件、专用工具、设备基础知识 ………… (275)

二、常用矫形器制作工艺简介 …………………………………… (286)

第八节　低温热塑板在矫形器治疗中的应用及制作方法 ………… (290)

一、低温热塑板在矫形器治疗中的应用 ………………………… (290)

二、低温热塑矫形器制作原则 …………………………………… (292)

三、低温塑化矫形器的制作方法 ………………………………… (292)

四、矫形器的不良作用与预防 …………………………………… (312)

第九节　矫形器停用与对策 ………………………………………… (313)

一、导致停用的因素 ……………………………………………… (314)

二、减少消极停用对策 …………………………………………… (315)

第三章　残疾人辅助器具 …………………………………………… (316)

第一节　残疾人辅具概述 …………………………………………… (316)

一、残疾人辅助器具定义 ………………………………………… (316)

二、残疾人辅助器具的分类 ……………………………………… (316)

三、残疾人辅具的选用原则 ……………………………………… (318)

四、康复治疗师在残疾人辅具应用中的任务 …………………… (318)

第二节　轮　椅 ……………………………………………………… (319)

一、标准手动轮椅构成、部件名称、结构特点 ………………… (319)

二、常用轮椅功能及附件品种、结构特点、应用对象 ………… (320)

三、使用轮椅的目的和意义 ……………………………………… (325)

四、普通生活轮椅的尺寸选择 …………………………………… (325)

五、选择轮椅及附件的原则 ……………………………………… (326)

六、轮椅处方 ……………………………………………………… (329)

七、质量检验要点 ………………………………………………… (330)

第三节　坐姿保持器 ………………………………………………… (331)

一、应用的目的和意义 …………………………………………… (332)

二、坐姿保持器的基本构成和附件 ……………………………… (332)

三、坐姿保持器的分类 ……………………………………………………（335）

四、常用的坐姿保持器 ……………………………………………………（335）

五、坐姿保持器的处方 ……………………………………………………（338）

六、适合检查要点 …………………………………………………………（339）

第四节 步行辅助器 ……………………………………………………………（342）

一、影响步行辅助器选用的因素 …………………………………………（342）

二、单臂操作的步行辅助器 ………………………………………………（343）

三、双臂操作的步行辅助器具 ……………………………………………（347）

四、步行辅助器使用注意事项 ……………………………………………（349）

第五节 肢体残疾人驾驶汽车辅助装置 ………………………………………（349）

一、肢体残疾人驾驶汽车辅助装置的定义 ………………………………（349）

二、残疾人驾驶汽车发展史 ………………………………………………（349）

三、汽车驾驶辅助装置的需求 ……………………………………………（350）

四、汽车驾驶辅助装置的技术质量要求 …………………………………（350）

五、汽车驾驶辅助装置品种 ………………………………………………（350）

六、辅助装置需求评估、安装、驾驶汽车基本程序 ……………………（351）

七、残疾人驾驶培训 ………………………………………………………（351）

第六节 信息交流辅助器具 ……………………………………………………（353）

一、沟通和信息交流辅助器具概述 ………………………………………（353）

二、辅助替代沟通系统的应用 ……………………………………………（354）

三、计算机类辅助器具的应用 ……………………………………………（357）

第四章 矫形器及其他辅助器具的临床应用 ……………………………………（365）

第一节 矫形器在下肢创伤治疗中的应用 ……………………………………（365）

一、矫形器在骨折治疗中的应用 …………………………………………（365）

二、先天性胫骨假关节治疗中的应用 ……………………………………（368）

三、肢体延长手术后的应用 ………………………………………………（369）

四、下肢严重短缩畸形的应用 ……………………………………………（369）

五、创伤后股骨大段缺损、慢性感染的应用 ……………………………（370）

六、创伤后足或踝部病损 …………………………………………………（370）

七、下肢截肢后残端皮肤条件不良 ………………………………………（370）

第二节 矫形器在关节置换中的应用 …………………………………………（372）

一、概述 ……………………………………………………………………（372）

二、矫形器在髋关节置换中的应用 ………………………………………（372）

三、膝关节置换术后矫形器的应用 ………………………………………（376）

第三节 矫形器在类风湿性关节炎康复治疗中的应用 ………………………（378）

一、类风湿性关节炎治疗简介 ……………………………………………（378）

二、矫形器治疗 ……………………………………………………………（379）

三、现状与展望 ……………………………………………………………（383）

第四节 在小儿麻痹后遗症康复治疗中的应用………………………………（384）

一、矫形器的治疗目的 ………………………………………………………（384）

二、矫形器的应用 ……………………………………………………………（386）

第五节 矫形器及其他技术辅助用具在偏瘫康复治疗中的应用……………（390）

一、矫形器在偏瘫康复治疗中的应用 ………………………………………（390）

二、步行辅助用具在偏瘫康复治疗中的应用 ………………………………（392）

第六节 矫形器及其他技术辅助器具在小儿脑瘫康复治疗中的应用………（395）

一、脑瘫的运动功能障碍分类 ………………………………………………（395）

二、脑瘫儿矫形器及辅助器具治疗的目的 …………………………………（396）

三、脑瘫儿矫形器治疗前的临床全面评定要点 ……………………………（396）

四、脑瘫儿矫形器治疗方法 …………………………………………………（397）

五、脑瘫患儿常用的技术辅助器具 …………………………………………（402）

第七节 矫形器及其他技术辅助用具在脊髓损伤康复治疗中的应用………（403）

一、脊髓损伤不同损伤平面与矫形器、技术辅助用具的应用 ……………（404）

二、脊髓损伤患者泌尿用品的临床应用 ……………………………………（407）

第八节 矫形器在特发性脊柱侧突治疗中的应用……………………………（408）

一、脊柱侧突矫形器治疗发展史 ……………………………………………（409）

二、脊柱侧突矫形器治疗原理、分类、适应证和禁忌证 …………………（410）

三、应用原则 …………………………………………………………………（411）

四、常用品种和适应证 ………………………………………………………（413）

五、适合性检查方法 …………………………………………………………（420）

六、脊柱侧突矫形器的使用方法 ……………………………………………（420）

七、停止使用的标志和方法 …………………………………………………（423）

八、疗效 ………………………………………………………………………（424）

第九节 矫形器在脊柱裂、脊髓发育不良康复治疗中的应用 ……………（424）

一、脊髓发育不良的临床主要症状 …………………………………………（425）

二、外科治疗方法与原则 ……………………………………………………（425）

三、矫形器处方的基本原则 …………………………………………………（425）

四、不同部位脊椎裂、脊髓发育不良矫形器的处理方法 …………………（426）

主要参考文献………………………………………………………………（429）

附件：国内外假肢矫形器及其他残疾人辅具信息服务网站 …………（435）

第一章　假　肢

第一节　截肢概述

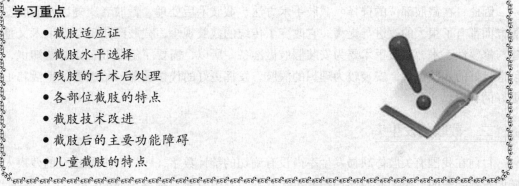

截肢（AMPUTATION）是截除没有生机和/或功能的肢体，或截除因局部疾病严重威胁生命的肢体。确切地讲，截肢是经过一个或多个骨将肢体的一部分切除，而特别将通过关节部位的肢体切除称为关节离断。然而在论述中为了简单起见，截肢这个名词被用于这两种手术。

一、截肢的历史

自人类建立现代外科以来就有了截肢手术，截肢是最古老的外科手术，到 17 世纪，随着麻醉和无菌技术的发展以及止血带的应用，截肢技术进一步改进。第二次世界大战以后，新的截肢手术技术得到发展，并且为战后失去肢体的患者设计出了比较好的假肢。

截肢手术在外科领域中涉及的范围很广，如战伤外科、普通外科、血管外科、肿瘤外科、烧伤外科、整形外科和矫形骨科都进行截肢手术。各个医院的外科急诊几乎每天都进行手指或足趾的截肢手术，各级外科医师也都实施不同的截肢手术，可见截肢手术的普遍和从事截肢的外科医师的广泛。

近 20 年来，造成截肢的原因在逐渐地发生着变化，因为周围血管病或同时合并糖尿病而截肢者已越来越多见，尤其是在西方国家，在美国已占截肢发生率的 50%，上升到截肢原因的第一位，在我国近年来也呈上升趋势。

近年来，随着生物力学基础理论的研究，生物工程学的发展，新材料、新工艺的应用，假肢制作技术水平的提高，截肢者康复的参与，尤其是假肢新型接受腔的应用，传统的末端开放型插入式接受腔改变为闭合的、全面接触、全面承重式接受腔。它具有残肢承重合理、穿戴舒适、假肢悬吊能力强且不影响残肢血液循环等优点。为了适合现代假肢的良好配戴和发挥最佳代偿功能，对残肢条件提出以下要求：残肢为圆柱状的外形、适当的长度、皮肤和软组织条件良好、皮肤感觉正常、无畸形、关节活动不受限、肌肉力量正常、无残肢痛或幻肢痛等。下肢截肢要求残肢必须达到能承重和行走的功能，Burgess 曾反复强调通过截肢手术必须要形成一个强有力的和动力型的残肢，将作为运动和感觉的终末器官。他的这个功能性残肢的概念是残肢要作为"足"一样的末端器官，假肢起到鞋的作用。这个"足"是使人兴奋和具有挑战性的。很多以往与截肢水平、疤痕部位、手术方法有关的旧观念已经被抛弃，或者按目前发展的观点看，它已经不再那么重要了。新的全面接触全面承重式假肢接受腔能够满意地安装在软组织愈合良好的残肢上，通常都会获得良好的功能。

因此，在截肢部位的选择、截肢手术方法、截肢术后处理、截肢者康复以及假肢安装等方面都有了很大的改进与提高。它改变了传统的截肢观念，截肢既是破坏性手术又是重建与修复性手术，截肢手术要为安装假肢做准备。所以，需要了解截肢者康复的知识，以创造良好的残肢条件，安装较为理想的假肢，发挥更好的代偿功能，给患者的生活和工作更好的补偿。

二、截肢的发生率

目前在我国有关肢体缺损发生率尚没有确切的统计数字，1987 年我国进行的残疾人抽样调查数字表明，全国有肢体伤残者 755 万人，其中肢体缺损者约 80 万人。上肢截肢者，男女比为 3.5∶1；下肢截肢者，男女比为 4.9∶1. 截肢年龄高峰为 18～24 岁。就截肢原因而论，在我国仍然以外伤为主，但因血管疾病而截肢者逐渐增加。每年新的截肢发生率在增加，主要原因是人的平均寿命明显提高，老龄人群患有糖尿病和周围血管病的比例在加大。美国一些文章中报道的截肢统计数字差别很大，每年新的截肢者约 2 万到 3 万。1988 年～1992 年的统计数字表明，美国每年约有 13 万下肢截肢患者，其中伴有糖尿病者占 51%。2010 年我国对糖尿病患者的流行病学调查显示，我国现有糖尿病患者 9200 万，2002 年我国政府报告目前每年新增糖尿病患者 200 万，而糖尿病足（由于糖尿病性的血管病变使足的血运障碍，糖尿病性的周围神经病变使足的神经营养和感觉发生障碍，最后导致足溃疡、感染、坏死）在糖尿病患者中的发生率占到 5%，且 1 型与 2 型糖尿病患者的糖尿病足发生率之间无显著差异。所以从截肢发生年龄来讲也有增高的趋势，一般年轻人或成年人截肢的主要原因是外伤和其后遗症，儿童的肢体缺损原因是外伤、恶性肿瘤和先天性畸形。

截肢者的性别分布是男性多于女性，中国康复研究中心最近 20 年住院截肢者的统计数字表明，男性大约占 80%。这可能是男性职业外伤发生的机会要远远超过女性，且因为疾病的截肢在男性中也更普遍。就截肢部位来讲，下肢截肢大约占 85%，左右侧肢体的截肢比例大约是相等的。

三、截肢适应证

因疾病或外伤导致肢体血运丧失，且不可能重建和恢复时是截肢手术的唯一绝对适应证。常见截肢适应证如下：当营养障碍使肢体的一部分不能存活，对整个肢体的功能造成影响，而且坏死组织产生的毒素被身体吸收，进一步威胁患者的生命时；我们经常见到虽然损伤并没有影响到肢体的血运，而肢体有不可恢复的严重功能障碍，当截肢后安装假肢，其功能要比保留肢体的功能更好时；肢体患有不可控制的严重感染，对生命产生威胁时，截肢是为了挽救生命；对一些肢体的恶性肿瘤，显然截肢是最好的治疗方法；对先天性异常的肢体，截肢后不管是否配戴假肢都可能对功能有改善时，截除一部分或全部肢体有时也是适应证。截肢虽然有总的适应证，但是对每一个病例、每一个肢体的具体情况都要进行更全面更细致周密的考虑，才能做出最后的选择。

1. **外伤性截肢** 在我国因外伤而截肢者仍占截肢原因的首位，目前截肢手术也仍然是骨科处理严重肢体外伤的一种方法。近 20 年来，由于骨科理论和技术水平的提高，尤其是显微外科领域中的显微血管、神经外科，各种皮瓣移植、骨移植和后期功能再造技术的飞速发展，康复技术的应用，使很多严重外伤肢体得以存活，并恢复一定的功能，截肢手术的发生率已明显降低。因此要严格掌握截肢手术的适应证，只有外伤肢体确实无法修复存活才是外伤性截肢的绝对适应证；或者存活后无实用功能，给患者生活和工作带来不良影响，并且还不如截肢后安装假肢的功能好时，这才是截肢手术的适应证。

例如：不可修复的严重创伤、肢体坏死、严重感染、肢体无功能、不可矫正的严重畸形。不可修复的神经损伤造成肢体严重畸形、功能障碍、皮肤溃疡、久治不愈或感染骨髓炎。烧伤、冻伤后肢体坏死。

2. **肿瘤截肢** 对某些就诊较晚，肿瘤侵犯范围较广或保肢手术后复发而不能采取保肢手术，或由于肿瘤造成肢体无功能者，截肢手术仍是一种行之有效的治疗方法。且有很多接受截肢手术的骨科肿瘤患者保存了生命，并可以安装假肢，获得良好的代偿功能。

3. **血管病性截肢** 发生率呈上升趋势，在美国已占截肢原因的首位。例如：阻塞性动脉硬化症、血栓闭塞性脉管炎、血液高凝状态血栓形成阻塞血管。

4. **糖尿病性截肢** 糖尿病性的血管病变使足的血运障碍，糖尿病性的周围神经病变使足的神经营养和感觉障碍，最后导致足溃疡、感染、坏死。

5. **先天性畸形截肢** 肢体无功能。

6. **感染性截肢** 严重感染威胁患者生命，如气性坏疽或因感染久治不愈导致不可修复的肢体功能障碍。

7. **神经性疾病** 如脊髓栓系综合征，造成下肢神经部分麻痹，足逐渐发生马蹄内翻畸形，足皮肤神经营养障碍，促使足负重部位破溃形成溃疡，经久不愈合，对行走功能造成严重影响，这时就需要截肢，一般是行小腿截肢或更高水平的截肢。麻风病有时也需要截肢，但是比较少见。

四、截肢水平的选择

（一）截肢水平选择的总原则

选择截肢水平时一定要从病因与功能两方面来考虑。病因是要将全部病变、异常和无生机组织切除，在软组织条件良好，皮肤能达到满意愈合的部位，即最远的部位进行截肢。功能水平是首先应该对患者截肢后的康复能力做出比较符合实际的评估，要从年龄、认知能力及全身状态等方面来考虑，即截肢后是否能配戴假肢，能否进行配戴假肢后的康复训练，能否恢复到独立的活动和生活自理。在过去，为了安装适合的假肢，需要在特殊部位进行截肢，而近年来，随着假肢全面接触式接受腔的应用和精良的假肢装配技术，使得截肢部位的选择与已往有了显著的改变。当功能性截肢水平确立以后，截肢水平主要是以手术需要考虑来决定。一般的原则是在达到截肢目的的前提下，尽可能地保留残肢长度，使其功能得到最大限度的发挥。截肢部位与假肢装配、代偿功能的发挥、下肢截肢配戴假肢行走时的能量消耗、患者生活活动能力、就业能力等有着直接关系，所以外科医生应该对截肢水平的选择极为审慎。

（二）各部位截肢水平选择的具体原则

1. 上肢截肢部位的选择　每一位进行上肢截肢的外科医生都要牢牢地记住仅保留一个正常功能的小手指也比前臂截肢后安装目前世界上最高级的假肢的功能要好得多。上肢假肢与下肢假肢的代偿功能完全不同，正常人上肢的主要功能是完成日常生活活动和劳动，手非常灵巧和具有协调能力，可以从事精细的作业，并且手又是非常重要的感觉器官和与他人交流的器官。目前即使是最高级的智能型假手也不能完成上述要求，因此在施行上肢截肢之前一定要慎之又慎。经过外科判断和根据实际情况必须截肢时，就要尽量想方设法地保留肢体长度。现代假肢装配技术和新型的假肢部件已经完全改变了需要在上肢某个确定水平截肢的旧观念，残肢只要有良好的皮肤愈合和满意的软组织覆盖就能装配假肢。

（1）肩部截肢（shoulder disarticulation amputation）　应尽可能保留肱骨头，而不进行通过肩关节的离断。因为肱骨头的保留，可以保持肩关节的正常外形，从美观上讲也是需要的，圆的肩关节外形有利于假肢接受腔的适配、悬吊和稳定，有助于假肢的配戴；从假肢观点看，虽然保留了肱骨头，但仍需要安装与肩关节离断同样的肩关节离断假肢；从生物力学观点看，肱骨头的保留也有助于假手的活动控制。

（2）上臂截肢（above elbow amputation）　近年来国际上称为经肱截肢（trans - humeral amputation），要尽量保留残肢长度，因上臂假肢的功能取决于残肢的杠杆力臂长度、肌力和肩关节活动范围。长残肢有利于对假肢的悬吊和控制，因此，应尽量保留残肢长度。然而应该注意的是，肘上截肢患者的假肢装配必须包括一个内部的肘关节铰链装置和一个肘关节旋转盘。肘关节铰链装置的目的是使肘关节在完全伸直位、充分屈曲位或在伸屈之间的某一个位置上稳定关节，旋转盘装置是用以代替肱骨旋转。肘关节铰链装置位于接受腔远端大约 3.8cm 处，为了美观起见，假肢的肘关节应与健侧肘关节在同一个水平上。因此，在进行肘上截肢时截骨的水平应该至少在肘关节线近端 3.8cm 处，准许为了安装这个装置保留足够的空间。经过肱骨髁的截肢其假肢装配和功能与肘关节离断是相同的，所以当条件准许通过肱骨髁水平截肢时就不要在肱骨髁上部位进行截肢，因为肘关节离断假肢在各个方面都要优于上臂假肢。

（3）肘关节离断截肢（elbow disarticulation amputation）　如果可以保留肱骨远端，肘关节离断是理想的截肢部位。近年，由于肘关节侧方铰链的设计，肘关节离断假手得到了有效的应用。由于肱骨内外髁部的膨隆，肱骨远端比较宽大，对假肢的悬吊及控制能力都是有利的，并且肱骨的旋转可以直接传递到假肢。而肘关节以上部位的截肢，肱骨的旋转不能直接传递到假肢，它是通过假肢肘关节旋转盘来完成的，则肘关节离断是良好的截肢部位，比肘上截肢更可取。

（4）前臂截肢（below elbow amputation）　近年来国际上称为经桡截肢（trans – radial amputation），要尽量保留长度，即使是很短的残端也要保留，通过前臂近端的截肢，甚至仅保留很短的前臂残端，如仅有 4～5cm 长，它也比肘关节离断或肘上截肢更可取。从功能的观点来讲，保留患者自己的肘关节是非常重要的。应用改进的假肢装配技术，例如一个带有倍增式铰链的分开的接受腔，通过熟练假肢技师的安装可以提供比肘关节离断假肢更好的功能。残肢越长，杠杆功能越大，旋转功能保留得也越多。残肢长度保留 80%，残肢旋转活动角度为 100°；残肢长度保留 55%，残肢旋转活动仅为 60°；残肢长度保留 35%，残肢旋转活动角度为 0°。前臂远端呈椭圆形，这有利于假手旋转功能的发挥。残肢肌肉保留得越多就越容易获得良好的肌电信号，对装配肌电假手是非常有益的。

（5）腕掌关节离断截肢（wrist disarticulation amputation）　无论何时，经过腕关节的截肢或腕关节离断可以实行的话，它确实要优于经前臂截肢，因为它保留了前臂远端的下尺桡关节，可以保留前臂全部的旋转功能，尽管只有 50% 的旋前和旋后运动被传递到假肢，但是这些运动对患者是非常重要和有价值的。现在可以安装性能良好和美观的经腕关节截肢的假肢或腕关节离断的假肢。所以腕关节离断或经腕关节的截肢是理想的截肢部位，它可以使残肢功能得到最大限度的发挥。桡腕关节的屈伸运动应该被保留，这些腕关节的运动可以被假肢应用，腕掌关节离断是可以选择的部位。

（6）部分手截肢（partial hand amputation）　包括部分手掌与手指截肢，以尽量保留长度为原则，尤其是拇指更应想方设法保留长度。当多手指损伤需要截肢时，要尽量保留手的捏和握的功能。

2. 下肢截肢部位的选择　近年来，与上肢截肢同样，以保留较长残肢为其基本趋势，但是小腿截肢除外。

（1）半骨盆切除（hindquarter amputation）与经骨盆截肢（trans – pelvic amputation）截除部分包括整体下肢和整体半侧或部分半侧骨盆。假肢的悬吊功能差，行走时接受腔的唧筒活动比较大，髂嵴对接受腔的适合及悬吊非常重要。由于缺少坐骨结节，对负重非常不利，因此，应根据条件设法保留髂嵴和坐骨结节。

（2）髋离断截肢（hip disarticulation amputation）　如果有条件应保留股骨头和颈，在小转子的下方截肢，而不做髋关节离断。从假肢装配观点看，它属于髋关节离断假肢，有助于接受腔的承重和悬吊，增加假肢的侧方稳定性。

（3）大腿截肢（above – knee amputation）　近年来国际上称为经股截肢（trans – femoral amputation），经股骨近段截肢要尽量保留残肢长度，即使是短残肢也应保留。大腿截肢的理想部位位于中下 1/3 的交界部位。由于现代假肢四联杆膝离断假肢的膝铰链结构，可以无困难地用于任何大腿长残肢，因此距离股骨髁关节面 5cm 以内的经髁截肢，只要残肢末端有良好的承重功能，都可以安装膝关节离断假肢，取得良好的功能和步态。大腿截肢残肢过长合并残端承重功能不良、屈髋畸形者勉强使用四联杆膝离断假肢常会由于难以取得良好的对线，步行中膝关节不稳。

（4）膝关节离断（knee disarticulation amputation）　是理想的截肢部位，膝关节离断

残肢提供了极好的残端负重，它是残肢末端股骨髁的承重，而非坐骨结节承重，股骨髁的膨隆有助于假肢悬吊，残肢长对假肢的控制能力强，且残肢皮肤有软的内套与硬的假肢接受腔相隔离，而大腿截肢的残肢皮肤是直接与假肢接受腔相接触。大腿假肢的主要负重部位是在坐骨结节。坐骨结节承重的假肢，体重力线是通过坐骨结节的前外侧，可引起骨盆前倾，同时伴有腰前突加大。当残肢末端负重时，力线接近正常，故不造成腰前突增大。另外，由于残肢末端负重，当站立或行走时其信息传递是直接的，而不是经过接受腔间接地传递，反作用力被残肢末端感觉，容易获得假肢膝关节的稳定性，对假肢控制有利。

（5）小腿截肢（below–knee amputation）　近年来国际上称为经胫截肢（trans–tibial amputation），小腿近段截肢，只要能保留髌韧带附着点，在胫骨结节以下截肢即可安装小腿假肢。保留膝关节对下肢功能是极其重要的。其功能明显优于膝关节离断假肢。在条件可能时应该尽量保留膝关节，尤其是在儿童的下肢截肢，保存胫骨近端的骨骺就更为必要，假如需要可以采取成形再造手术，如皮瓣移植、血管手术等。小腿截肢以中下 1/3 交界处为佳，一般保留 15cm 长的残肢就能够安装较为理想的假肢。小腿远段截肢残肢因软组织少、血运不良，故不适合在此部位进行截肢。通常因周围血管病而进行的小腿截肢一般不应该超过膝关节下 12.5cm 的水平。

（6）赛姆截肢（syme amputation）　是一种功能较理想的截肢部位。虽然截肢水平相当于踝关节离断，但残端是被完整、良好的足跟皮肤所覆盖的，则稳定、耐磨、不易破溃，故残肢端有良好的承重能力，行走能力良好，有利于日常生活活动，其功能明显优于小腿假肢，然而踝关节离断是不可取的。

（7）足部截肢（partial foot amputationn）　同样要尽量保留足的残肢长度，也就是尽量保留前足杠杆力臂的长度，这在步态周期中的支撑末期使前足具有足够的后推力是非常重要的。当前足杠杆力臂的长度缩短时，将对快步行走，跑和跳跃造成极大的障碍。术后长期随诊观察发现，足中部截肢后残足容易发生马蹄内翻畸形，故应慎用，如果行此手术必须要进行肌力重新平衡的肌腱移位术和跟腱延长术。博伊德截肢术（Boyd amputation）是一种保留了跟骨，跟骨前移后跟胫骨融合的足部截肢术。术后残肢末端具有良好的承重功能和悬吊功能。皮罗果夫截肢术（Pirogoff amputation）也是一种保留跟骨，跟胫骨融合的足部截肢手术，与博伊德截肢术不同的是在矢状面跟骨后旋后进行跟胫融合。这样截肢术后，不但残肢具有良好的承重功能、悬吊功能，而且引起的肢体短缩较少，可以不用假肢短距离行走。

五、截肢技术的改进

截肢手术同样遵守矫形外科手术的基本原则，要认真周密地设计、仔细地组织处理，为切口良好愈合，获得满意功能的残肢创造条件。截肢手术的外科原则如下：

（一）止血带的应用

除了血管病缺血肢体的截肢不能应用止血带以外，其他的截肢手术都要应用止血带。由于手术视野清楚，不出血，使手术操作更容易进行，在止血带充气前先要用橡皮驱血带驱血。然而在为感染或恶性肿瘤肢体截肢时就不能用这种方法驱血了，在这样的情况下应该让肢体先抬高 5 分钟，再将止血带充气。

（二）皮肤处理

不论在什么水平截肢，残端都要有良好的皮肤覆盖，良好的残肢皮肤应有适当的活动性、伸缩力和正常的感觉。伤口愈合所产生的瘢痕，在假肢接受腔的活塞运动中可能会造成残肢疼痛和皮肤损伤。外伤性截肢应根据皮肤存活情况进行处理，不要追求常规截肢手术时皮肤切口的要求而短缩肢体，对肿瘤截肢也是如此，经常采用的是非典型的皮肤切口和皮瓣。

1. 上肢截肢皮肤的处理　残肢的前后侧皮瓣等长。但是，前臂长残肢或腕关节离断时，屈侧的皮肤瓣要长于背侧，这样做的目的是使瘢痕移向背侧。

2. 下肢截肢皮肤的处理　小腿截肢，前长后短的鱼嘴形皮瓣目前已不再被普遍采用，更多应用的是需要加长的后方皮瓣。其皮瓣带有腓肠肌，实际上是带有腓肠肌内外侧头的肌皮瓣。其皮瓣的血运比较丰富，并且给残肢端提供了更好的软组织垫。（参见《临床康复学》图 8 - 3）

（三）肌肉处理

现代的肌肉处理方法是行肌肉固定和肌肉成形术。

1. 肌肉固定术（Myodesis）　将肌肉在截骨端远侧方至少 3cm 处切断，形成肌肉瓣，在保持肌肉原有张力情况下，经由骨端部钻孔，将肌肉瓣与骨相邻侧通过骨孔缝合固定，使肌肉获得新的附着点，防止肌肉在骨端滑动和继续回缩。

2. 肌肉成形术（Myoplastic）　将相对应的肌瓣互相对端缝合，截骨端被完全覆盖包埋，保持肌肉于正常的生理功能状态，形成圆柱状残肢，可以满足全面接触全面承重假肢接受腔的装配要求。但是，当截肢部位的血液循环处于边界线时肌肉固定是被禁忌的。（参见《临床康复学》图 8 - 4）

（四）神经处理

为了预防被切断神经伴行的血管出血和神经瘤的形成，目前主张采用将较大的神经干在切断前用丝线结扎后再切断的方法；或将神经外膜纵行切开，把神经束剥离，切断神经束，再将神经外膜结扎闭锁，使神经纤维被包埋在闭锁的神经外膜管内，以免切断的神经残断向外生长，防止神经瘤的形成。

（五）骨骼处理

一般骨与骨膜在同一水平切断，禁止骨膜剥离过多以避免骨端环形坏死。小腿截肢为获得残端良好的负重、增加残端负重面积，避免腓骨继发外展畸形，并且增加残肢外侧方的稳定性。截骨端的处理方法是胫腓骨等长，用保留的胫腓骨骨膜瓣互相缝合，最好使其骨膜瓣带有薄层骨皮质，其骨膜瓣在胫腓骨端之间架桥，使胫腓骨端融合称为骨成形术。（参见《临床康复学》图 8 - 5）

六、儿童截肢的特点

儿童截肢，在操作技术上虽然与成人没有很大的差别，但是一定要考虑儿童肢体解剖结构和生长发育的因素，则截肢的原则与成人有所不同。儿童截肢的理想水平没有作为限定的常规，然而儿童要比成人采取更加保守的方法，应尽可能保留残肢的长度。特别是关节离断和邻近骨骺部位的保留比在这部位以上水平的截肢是更可取的。而保留关节和关节远侧骨骺的截肢，比关节离断更可取。一个五岁儿童的大腿中段截肢，由于股骨远端骨骺被切除，到十四岁时就变成了大腿短残肢。然而一个五岁儿童小腿截肢的短残肢，因为小腿近端骨骺的生长，到十四岁时，可能形成一个比较满意长度的小腿残肢，而可以穿戴合适的小腿假肢。

长骨干截肢端的过度生长是由于新骨同位生成的原因，而与近端的骨骺生长无关。骨过度生长的长度在每个截肢的儿童差异很大，大约有 8% ~ 12% 的患者需要进行一次或多次残端修整手术，试图用骨骺阻滞方法来防止骨端的过度生长绝不会成功，并且是应该被严格禁止的。这个并发症的发生经常在肱骨和腓骨，按顺序发生较少的是胫骨、股骨、桡骨和尺骨。对此最有效的治疗是将多余的骨切除。为了尽量推迟再截肢的时间，应教会儿童及其家长经常用手向残端推移残肢皮肤的方法。

由于儿童生长发育及代谢旺盛，截肢后残肢的耐压和耐摩擦能力要比成人强得多，在成人不能耐受的而在儿童经常可以耐受，儿童的皮肤和皮下组织更耐受在张力下缝合关闭伤口，中厚层皮肤游离植皮比成人更容易提供永久的皮肤覆盖，即使是植皮的皮肤对假肢的耐压性能也较强。术后的并发症一般也不像成人那样严重，甚至可以耐受大面积的疤痕，儿童截肢后很少有心理问题。断端肌肉的处理应行肌肉成形术，用以覆盖骨端，而不是行肌肉固定术。肌肉固定术对骨远端有损伤，可能造成骨端的过度生长，导致骨端呈钉尖样，可能穿破皮肤，造成感染。用骨膜骨皮质瓣覆盖骨端的方法可以限制骨端不良的过度生长。神经瘤一般很少引起不适，很少因神经瘤需要手术治疗。儿童截肢后很少有幻肢感烦恼。截肢年龄较小，幻肢感模糊不清，很少发生幻肢痛。儿童的小腿截肢残端胫腓骨不要行骨成形术（即胫腓骨端融合）。因腓骨近端骨骺生长长度所占比例比胫骨近端骨骺生长长度所占比例大，如果胫腓骨端行融合后，由于腓骨长得比胫骨长，则晚期可造成胫内翻畸形或腓骨头向近端脱位。

儿童对假肢的应用也比成人好，对假肢应用的熟练程度随着年龄而增加，由于儿童的活动能力强，再加上生长因素，所以假肢可能需要经常修理和调整，接受腔也要更换或安装新的假肢。

截肢儿童的残肢生长异常：参见表 1 - 1 - 1。

表 1 - 1 - 1　截肢儿童的残肢生长异常

残　肢	生　长　异　常	发生率
膝下	前弓伴有骨骺板后倾	通常
	胫腓骨前弓内翻	通常
	腓骨比胫骨长，这可能造成	
	（1）腓骨端被形成的滑囊包裹	通常
	（2）骨刺突出于皮下可能穿破皮肤周围形成肉芽组织	通常
	胫骨的过度生长造成骨端突于皮下	较少
膝上	骨盆半侧萎缩，伴有髋外翻和小转子伸长	
（股骨近端 2/3）	股骨和髂骨比正常侧小	通常
	骨的过度生长造成骨端突于皮下	极少
	（并且不与皮肤粘连）	

残 肢	生 长 异 常	发生率
肘下	桡骨比尺骨过度生长的多，造成蟹状外形	通常
	桡骨近端骨骺可能倾斜	通常
	尺骨的过度生长突于皮下	很少
肘上	肱骨内翻	通常
	肱骨的过度生长突于皮下	通常
任何水平	骨刺形成，特别发生在股骨的内侧骨刺尖端向下	
	偶尔发生在胫骨的远端	较少

七、残肢的手术后处理

为了截肢后获得较为理想的残肢，获得假肢的良好适配，并且能使假肢发挥最佳代偿功能，从完成截肢手术一直到安装好假肢，对残肢的术后处理是非常重要的。

（一）正确放置残肢体位

手术后合理的残肢体位摆放对避免发生关节挛缩是十分重要的，尤其是下肢截肢后残肢体位的摆放。如膝上截肢，髋关节应伸直且不要外展；膝下截肢，膝关节应伸直位。

（二）硬绷带包扎的应用

硬绷带包扎（Rigid dressing）是截肢手术后用石膏绷带作为主要材料缠绕在已用敷料包扎好的残肢上，一般方法是用 U 形石膏固定，它可以有效地预防血肿和减少肿胀，促进静脉回流，固定肢体，对施以肌肉固定和肌肉成型术者将有利于肌肉组织愈合，使残肢尽早定型，为尽早安装正式假肢创造条件。由于石膏固定确保了肢体的正确体位，小腿截肢的 U 形石膏应该在残肢的前后方成 U 形，石膏夹板超过膝关节，将膝关节固定在伸直位，大腿截肢的 U 形石膏应该是在残肢的内外侧成 U 形，外侧石膏夹板应该增加厚度并且超过髋关节，保持髋关节伸直、股骨放在 15° 的内收位，避免髋关节发生屈曲外展挛缩畸形。手术后 48 或 72 小时将石膏固定暂时去除，打开敷料，拔除引流，换药后重新包扎并应用 U 形石膏夹板固定。硬绷带包扎应用的时间与截肢手术的方法有关，在没有应用残端肌肉固定和肌肉成型的残肢一般应用两周到伤口拆线后为止；在应用残端肌肉固定和肌肉成型的残肢一般应用硬绷带包扎三周，以使肌肉达到愈合。

（三）手术后即刻临时假肢的应用

从 20 世纪 80 年代开始，对临时假肢的安装采取了更加积极有效的方法，临时假肢的安装是在手术台上完成的，称为截肢术后即装临时假肢。目前这种方法在发达国家已广泛应用，尤其是小腿截肢的患者。由于接受腔的压迫，限制了残肢肿胀，加速了残肢定型，减少了幻肢痛，术后尽早离床，减少卧床并发症，对患者心理也起到鼓舞作用。

（四）弹力绷带的应用

为了减少残肢肿胀和避免过多的皮下脂肪沉积，使残肢尽早定型成熟，弹力绷带的正确使用是非常关键的。小腿及上肢须使用 10cm 宽，大腿使用 12～15cm 宽，约 2～4m 长；缠绷带的步骤是先沿残肢长轴方向缠绕 2～3 次，以后应斜行从远端向近端缠绕成螺旋状，大腿残肢应缠至骨盆部位，小腿残肢须缠绕到膝关节以上，上臂残肢应缠绕至胸廓，前臂残肢要缠绕至肘关节以上；全日缠绕，但是每天要更换缠绕 4～5 次；弹力绷带的压力是从远端向近端逐渐递减。凡是穿戴假肢的患者，只要是脱掉假肢期间，残肢就要用弹力绷带包扎。（参见《临床康复学》图 8－7）

（五）残肢的运动训练

在不影响残肢手术效果的情况下应该尽早地进行残肢运动训练，小腿截肢患者应该尽早进行股四头肌的等长收缩训练，大腿截肢者应该尽早进行臀大肌和内收肌的等长收缩训练，前臂截肢要进行屈伸肘肌和肩关节周围肌肉的训练；硬绷带包扎去除以后，应该尽早地在运动疗法师的指导和监督下进行恢复和增加肌肉力量及关节活动度的训练，这是预防关节挛缩、防止畸形的重要措施，也为尽早穿戴假肢创造有利的条件。

同时应该对残肢端进行手法按摩，每天按摩的次数和强度逐渐增加，尤其是在手部截肢后的残端按摩更为重要，对手指截肢的残端除了按摩以外还可以进行适当的拍打和敲击，从轻轻地敲击柔软物体开始过渡到敲击比较硬的物体，以加速残肢端对外界物体接触时的适应能力；对下肢截肢的残端还要进行残端承重训练，可以在垫子上进行训练，根据残肢的不同长度也可以利用其他辅助用具，如椅子等，开始从部分负重逐渐过渡到完全负重，这些训练对穿戴假肢是非常有利的。

八、各部位截肢的特点

（一）下肢截肢

在大量文献报告中已经证实，截肢以后康复的效果是直接与截肢水平相关的，膝下截肢患者至少有 90% 能够应用假肢。而与此相反，膝上截肢患者仅有 25% 或更少的应用假肢的成功率，虽然有一些因素对这个明显的差别起作用，但主要的因素是在行走时膝上假肢患者要比膝下假肢患者耗能明显增加。因此，很明显在下肢截肢的康复中要想取得更大的成功，这就要求我们应该尽可能地在最远的水平进行截肢。

既然目前下肢截肢的主要原因是伴有或不伴有糖尿病的周围血管病，所以手术前要正确的判断能够保证伤口愈合的截肢最低水平。过去，最好的评定方法是在手术中通过观察组织的血运，目前，有一些实验方法可以在手术前帮助我们进行临床评定，包括用多普勒超声和其他方法进行阶段血压的测定；用放射性氙清除的方法进行皮肤血流和经皮氧分压的测定。所有这些实验在判断截肢水平方面是很有价值的，但是尚没有一个确保伤口愈合的绝对标准。当然，把这些实验综合起来分析就可能提供比较有价值的信息，当这些实验与临床和外科观察相结合就可以提供极为客观的伤口愈合可能成功或失败的根据。选择什么实验由每个医院和外科医生来决定，经皮氧分压的测定可能对评定更有帮助，将患者在吸氧和不吸氧时测量出的肢体局部氧分压数值相对比，吸氧后氧分压值增加说明局部组织灌注良好，而氧分压没有增加指示局部组织灌注不良，伤口有不愈合的可能性。

1. 足部截肢

（1）足趾截肢　第二趾截趾后会伴有踇外翻畸形，因为大趾很容易向第三趾侧倾斜，需要填充截趾后存留的空隙。其他趾的截肢所造成的干扰比较少。小趾截肢是最常见的，通常小趾截肢的适应证要比其他四个足趾更多。小趾截肢一般不受到影响，因此小趾很少进行再造手术。全部足趾截肢的患者一般在慢走时影响并不明显，但是当快速行走和跳跃需要足的弹性时就会表现出明显的障碍，并且对下蹲及踮脚尖站立也影响很大。这些患者不需要穿戴假肢，只穿比较合适的鞋就可以。

（2）经跖骨的截肢，将造成足残疾，其残疾的程度与截肢的水平相关，越靠近跖骨近端部位的截肢残疾也就越严重。第一和第五跖骨头是蹬离期后蹬力的来源，丧失后对步态会产生影响，这样的截肢患者也不需要穿戴假肢，但是要穿矫形鞋。通过跖骨更近水平的截肢对行走产生更大的影响，走路就更不方便。

（3）跖跗关节离断（Lisfranc 截肢）　由于足背伸肌肉附着点的丧失，后期将造成足的马蹄畸形。中跗关节离断（Chopart 截肢）可能造成严重的马蹄内翻畸形。当需要进行以上两种截肢时就一定要做肌力再平衡的肌腱移位和跟腱延长或切断手术。甚至一些人提出放弃这两种截肢，改为更近端水平的截肢，但是如果在术中和术后处理正确的话，这两种截肢手术还是可以得到较为满意的结果。

（4）后足截肢（Boyd 截肢和 Pirogoff 截肢）　这两种手术主要应用于儿童，因为它与 Syme 截肢相比，保留了较多的肢体长度和骨骺生长中心，不存在足跟垫移动的问题，改善了接受腔的悬吊，但是此手术在周围血管病缺血坏死的足，尤其是伴有糖尿病者一定慎用或禁用。增加的长度使假肢装配比 Syme 截肢的假肢要复杂。

Boyd 截肢：此截肢的效果较好，残肢端可以负重，肢体短缩得比 Syme 截肢要少，而且不会发生 Syme 截肢有时造成的足跟皮肤后移。它包括距骨切除，跟骨上移，行胫骨下端与跟骨融合术。为了确保骨端对位和融合，可以采用一些相应的固定方法，如用斯氏针、松质骨螺钉、加压外固定架等，这种截肢以后穿戴的假肢式样比较好。

Pirogoff 截肢：此截肢是将胫骨与部分跟骨固定，即跟骨前半部切除，剩余的后半部分与足跟皮肤一同向前上方旋转 90° 与胫骨远端关节面垂直，行融合术，为了确保骨端对位和融合，也可以应用 Boyd 截肢手术的各种固定方法。这种截肢方法与 Boyd 截肢相比并没有什么益处，而且技术更困难。

2. 踝部截肢（Syme 截肢）　赛姆截肢不仅可以获得最适合需要负重的残端，并且在残端与地面之间提供了很大的空间，为安装某些类型的人工假脚创造了条件，不太需要穿戴假肢后的行走训练。截骨水平是在胫腓骨远端，距离踝关节面 0.6cm 处，足跟皮瓣坚韧耐磨，保证了残端直接负重的能力。对这个截肢来讲，当残端皮肤软组织条件良好时是下肢截肢中非常满意的功能截肢水平，而当残端皮肤软组织条件不良时它是绝对无价值的，因此必须在近端再截肢，所以对赛姆截肢来讲没有中间的选择。造成不良的赛姆截肢残端一般有两个原因：其一是足跟的脂肪垫向后内侧移位；其二是手术中在关闭皮肤时将两侧有良好血运的狗耳朵修剪得过多，造成足跟皮肤血运不良，甚至缺血坏死。但是，这两种并发症都可以在手术中加以预防。由于残肢端显得有些臃肿，使假肢的末端有些膨隆，因此，一般女性患者要慎用。典型赛姆截肢的假肢包括一个可成型的塑料接受腔，在接受腔的内侧方要开一个窗，为了使较大的残肢端能够通过狭窄的接受腔；一个硬踝和有缓冲足跟的假脚（SACH）脚。Sarmie 介绍了一种改良的赛姆截肢手术方法，主要目的是减少残肢端的膨隆，可以应用式样更好的假肢。他的建议是将胫腓骨远端内外踝的突出部分进行适当的切除，这样残肢端就不那么膨隆了，就可以穿戴一个不需要再开窗、比较适合、样式好的假肢。因为一些新型弹性足的应用，赛姆截肢者受益于储能技术。假肢的接受腔不需要像小腿假肢那样高到髌韧带的部位，假肢的接受腔是自行悬吊的。

在儿童赛姆截肢是可取的，它保留了胫腓骨远端的骨骺。应该强调的是赛姆截肢与踝关节离断术是截然不同的两种手术，踝关节离断术是被禁忌的。

赛姆截肢术：赛姆截肢仅仅应用足跟部长的后方皮瓣，切口开始在外踝的远端，横行通过踝关节的前方，终止到内踝下方大约1cm处。然后切口垂直向下，横过足底到达外踝远端与切口的起点相汇合，仅保留足跟皮瓣，将足全部切除，于胫骨远端距离关节面0.6cm处做胫腓骨截骨，要求站立位时截骨面与地面平行，在不减弱假肢悬吊能力的情况下可将内外踝的骨隆突切除一部分。胫后神经血管束不要与皮瓣分离，于皮瓣的远端结扎切断。为了避免足跟脂肪垫向后滑移，将跟腱固定到胫骨远端后方的钻孔处，胫前肌、伸趾长肌、伸拇长肌于切断前用丝线缝合做标记，于标记远侧方切断，最后将这些肌腱与足底部保留的跟骨骨膜相缝合，并将跟骨骨膜与胫骨前下方骨膜相缝合，使之与胫骨远端相融合。最后将足跟皮瓣的前缘与前方皮肤间断缝合，两端形成的狗耳朵因为含有供应足跟皮瓣的血管，所以不要将其切除，而且以后残肢经过弹力绷带包扎形成的狗耳朵会逐渐消失。(图1-1-1)

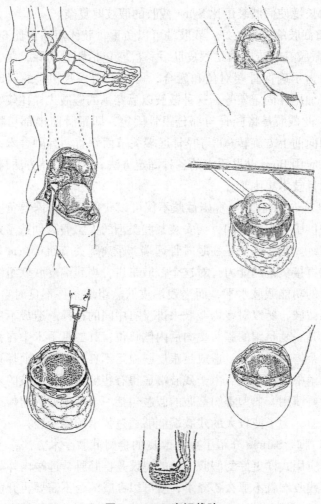

图1-1-1　赛姆截肢

3. 小腿截肢（经胫截肢、膝下截肢）　　在下肢截肢患者的成功康复中膝关节的保留是非常重要的，一个小腿截肢的健康成年人，如果残肢条件及穿戴的假肢都比较好时，他走路的姿态几乎可以接近正常，当以一般的速度行走时，可能别人不会发现他是一个小腿截肢者，并且可以跑和跳。然而与此相反，膝关节离断或更高水平的截肢就完全不同了。目前，关于小腿截肢，在截肢部位选择、手术技术和术后处理等方面已经发生了很大变化，基本上手术被分成两大类，即非缺血肢体和缺血肢体的截肢手术。这两种手术的主要区别是截肢部位选择、皮瓣的处理、肌肉固定和骨端成型术应用方法的不同。

在非缺血肢体，截肢部位选择是在小腿中下三分之一的交界处，也即是相当于腓肠肌腱腹交界处；皮瓣的样式可以是前后等长的、前长后短的、小腿后方加长的肌皮瓣或根据实际需要的非典型皮瓣；要进行肌肉固定（就是将切断的肌群在生理张力下缝合到骨端）和肌肉成型术（相对应的肌肉断端互相对端缝合）。近年来，为了获得残肢端的良好负重及小腿假肢的侧向稳定性（假肢对腓骨的侧向压力，腓骨越长承受外侧压力的面积亦越大，单位面积所受压力就越小，故能获得更佳的侧向稳定性），主张行胫腓骨远端融合术。其优点是：断端稳定；断端可以负重且增加断端负重面积；避免发生腓骨外展畸形；增加腓骨的侧向稳定性；骨膜成形后可保持正常的骨髓腔内压力，有助于改进骨端的循环状态。骨膜成形融合术的方法是胫腓骨端截骨在同一水平，利用胫骨和腓骨截骨端的骨膜瓣互相缝合架桥使之融合的方法。

在缺血肢体，截肢部位的选择通常是在比非缺血肢体较高的水平，其长度一般不要超过膝下15cm；皮瓣的样式是强调应用小腿后方加长的肌皮瓣，因为小腿前方的血液供应比小腿后方要差很多；当小腿血运是处在临界状态时不要进行张力下的肌肉固定术，因为这可能使血供已经处于临界状态的情况进一步恶化，而只做肌肉成型术；当然也不要进行骨端成型术了。（图1-1-2）

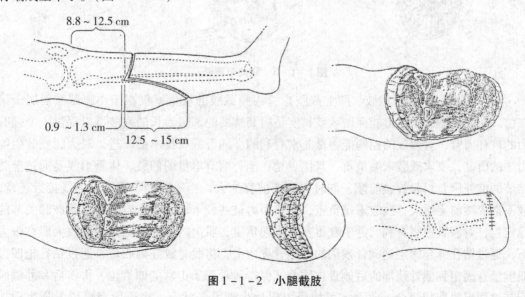

图 1 - 1 - 2　小腿截肢

4. 膝关节离断　　新型接受腔和四联杆膝关节假肢的设计及应用提供了步行摆动期可控制的膝关节结构，解决了这个部位截肢后有关假肢穿戴的一系列问题。四联杆膝关节的应用使走路时关节更加稳定，这种水平截肢的许多优点已经在儿童和青年人患者中被证明，它同样也适合老年人和因周围血管病需要截肢的患者，目前已把膝关节离断作为理想的截肢部位，这种手术已得到普遍的认同。实践证明，膝关节离断假肢在穿戴舒适、行走功能以及步态等方面都明显优于大腿截肢所装配的假肢，并且对假肢应用的步行训练也比大腿假肢要容易得多。

手术方法是选择后方加长的腓肠肌肌皮瓣或前方舌形皮瓣；将髌骨切除；股骨髁不需要再塑型；将髌韧带及腘绳肌腱与十字韧带相缝合。这将会形成一个适合假肢配戴，功能良好的截肢残端。(图1-1-3)

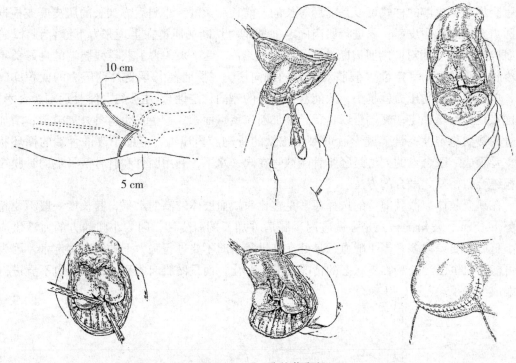

图1-1-3 膝关节离断

5. 大腿截肢（经股截肢、膝上截肢）　大腿截肢的发生率仅次于小腿截肢而居于第二位。在大腿截肢中尽可能保留残肢长度是极其重要的，因为长的残肢可以提供一个强有力的杠杆力臂，对假肢的控制能力是非常有利的。随着假肢技术的改进，对大腿残肢生物力学的研究，要求残肢末端负重，其优点是：坐骨结节承重的假肢，体重力线是通过坐骨结节的前外侧，引起骨盆前倾，同时伴有腰前突加大，当残肢端负重时，力线接近正常，故不造成腰前突增大；残肢末端负重，反作用力被残肢末端感觉，容易获得假肢膝关节的稳定性，对假肢控制有利。为了获得残肢末端负重，肌肉的处理方法是将内收大肌在张力下，通过钻孔缝合固定到截骨残端的外侧骨皮质上，将股骨放在内收位，通过钻孔把四头肌腱缝合固定到截骨残端的后侧骨皮质上，保持股骨干于正常的伸直位，再将后和外侧肌肉与这两组肌肉相缝合。此手术可使肌肉保持生理紧张状态，由于肌肉可以发挥生理功能，减少了肌肉萎缩，保持了残肢周径，形成了圆柱状的残肢，利于假肢接受腔的适合和悬吊。

儿童大腿截肢与成人不同，一定要考虑到残肢的生长发育，要尽量保留残肢长度，膝关节离断比经股骨截肢更可取。股骨远端骨骺是股骨纵向生长的主要骨骺，其作用约占70%左右，股骨截肢后，股骨生长发育滞后，而周围软组织发育滞后的较少。肌肉断端的生长使残肢端肥胖臃肿，而相对的骨骼支架变小；即使儿童行膝关节离断，股骨的生长发育也会相对迟延；在大腿截肢，由于髋关节周围肌肉张力的改变，可以导致髋臼发育不良，甚至可能造成髋关节半脱位。（图1-1-4）

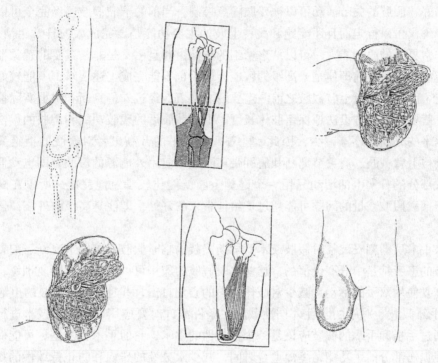

图1-1-4 大腿截肢

6. 髋部截肢 髋部截肢包括通过股骨近端在距离小转子5cm以内的截肢和髋关节离断。髋关节离断术从解剖学意义而言是将股骨从髋臼部位分离，切除整个下肢的一种手术，但就功能的假肢学观点，却将接近股骨转子下部位截肢也包括在内。从假肢安装角度来看，臀大肌覆盖坐骨结节部位为主要负重面，断端的下外侧部及骶尾部作为辅助负重面具有很大作用，行此手术时应尽可能在小转子以下做截肢。这样可以利用大转子的突出对假肢接受腔的悬吊起辅助作用，可以增加假肢的侧向稳定性，对控制旋转也有利；如果行小转子水平以下截肢时，可将髂腰肌自小转子切断，应将内收肌缝合固定在截骨端，并用残留的股外侧肌缝合包埋截骨断端，这样可以避免术后残端屈曲和外展畸形，有利于假肢穿戴，这个部位的截肢不建议手术后立即安装临时假肢，通常应用软绷带包扎技术，待局部肿胀消退后即可以安装加拿大式的髋离断假肢。

7. 半骨盆截肢 主要用于大腿近端和盆骨的恶性肿瘤。

从假肢安装的角度来看，半骨盆截肢的特征是：前方的腹直肌、腹斜肌与后方的臀大肌缝合，将腹膜包埋，断端的外下侧方为主要负重面；胸廓下部为辅助的负重部位；作为假肢接受腔的悬吊部位是利用健侧髂骨翼上部与患侧的对称部位；如果有可能，半骨盆切除时应设法保留髂嵴和坐骨结节，以利于假肢的悬吊和负重。由于假肢技术的改进，用于半骨盆截肢术后的假肢能达到较为理想的装配，可以步行。

（二）上肢截肢

每一位进行上肢截肢的外科医生都要牢牢地记住仅保留一个正常功能的小手指也比前臂截肢后安装目前世界上最高级的假肢的功能要好得多，上肢假肢与下肢假肢的代偿功能完全不同：下肢的主要功能是站立和行走，所以对下肢假肢的最主要要求是：稳定、能负重、悬吊好、假肢的关节活动可以被残肢随意控制。当前的下肢假肢已经完全可以达到以上要求，不仅可以行走而且还能跑和跳；上肢的主要功能是要完成人的日常生活和劳动。手具有非常灵巧的协调能力，可以从事精细的作业，并且手又是非常重要的感觉器官和与他人交流的器官。目前即使是最高级的智能型假手也不能完成上述要求，不能较好地代偿手的功能，因此在施行上肢截肢之前一定要慎之又慎，经过外科判断和根据实际情况必须截肢时，就要尽量想方设法地保留肢体长度。上肢截肢后的残肢功能和假肢的代偿功能随着截肢水平的升高而逐渐减少，因此，随着截肢水平的升高患者对假肢的拒绝率也在提高，对高位上臂截肢、肩关节离断和肩胛带离断应该应用外能源的假肢，即电动假肢。因为每天大部分的日常生活活动只用一个健侧上肢就能比较满意地完成，所以在高位截肢者，由于穿戴假肢重量的问题可能超过了给他带来的好处，即使是高级的外能源假肢也是如此。

截肢手术后即刻安装临时假肢或术后早期安装的临时假肢对腕关节离断、前臂截肢或肘上截肢的患者都是十分有价值的，这些临时假肢的应用可以进行早期康复训练，鼓励患者早期恢复使用双手的活动，减少对肢体丧失的心理打击，并且降低对假肢的拒绝率。

1. **手部截肢** 对手的急性外伤性截肢在条件准许时要应用显微外科技术进行再植手术。而通过手指和手掌的截肢应该是一个拯救性的手术，它的手术目的是尽可能保留受损伤与未受损伤部分的手功能，缩短愈合时间，减少永久性的残疾和防止持续性的疼痛，在容许的情况下要努力做到保留残肢的长度、关节的活动度和皮肤的感觉，当需要进行多指截肢时要尽量保留手的捏和握的功能。

2. **腕部截肢** 经腕截肢和腕关节离断的残肢其功能要优于经前臂截肢的残肢，因为它保留了正常的远端尺桡关节，保留了前臂的全部旋前和旋后功能，尽管只有50%的旋前和旋后被传递到假肢，但是这些旋转活动对患者是非常重要和有价值的，所以为了达到保留下尺桡关节应该尽量做出最大的努力，并且腕部截肢还提供了一个比较长的杠杆臂，使得对假肢的控制能力更强。经腕截肢后保留了桡腕关节的屈伸活动，因为这个运动也能被假肢所利用，虽然经腕截肢的假肢装配有一定的困难，但是目前技术熟练的假肢技师完全可以完成。比较薄的人工腕关节假肢已被制造和应用，克服了以前人工手或假肢钩手比健侧手长出来很多的缺点，现在已可以安装既美观又有良好功能的腕关节离断假肢。（图1-1-5）

3. **前臂截肢**（经桡截肢、肘下截肢） 在功能上根据残肢的长度分为以下几种类型。

前臂极短残肢：残肢长度少于健侧的35%，保留了肘关节屈伸力量，但是旋前圆肌力弱，由于肱二头肌的存在，所以残肢易处于旋后位。

前臂短残肢：残肢长度为健侧的35%~55%，前臂的旋前方肌全部和旋前圆肌的一部分被切除，而旋后肌保留，旋后力强。

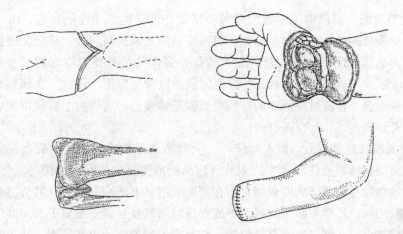

图 1 - 1 - 5　腕部截肢

前臂中残肢：残肢长度为健侧的 55% ~ 80%。

前臂长残肢：残肢长度大于健侧的 80%。

在前臂中、长残肢，前臂的旋前肌和旋后肌几乎都被保留，因此在功能上是较理想的残肢。前臂的旋转角度与残肢长度有关，残肢越短，前臂的旋转角度就越小。为了保留前臂的旋转活动，肘关节的屈伸活动和力量，应尽量保留前臂的长度。若能保留充分长度，尚可以考虑行前臂分叉手术，或行足趾移植再造手功能的手术。通过前臂近 1/3 的截肢，甚至很短的肘下截肢，如残肢长度仅剩 3.8cm ~ 5cm，这样短的前臂残肢也比肘关节离断或肘上截肢的残肢功能要好，从功能的观点出发保留患者自己的肘关节是非常重要的。应用改进的假肢装配技术，例如安装一个带有倍增式铰链的分开型接受腔的假肢，可以使很短的前臂残肢获得比较满意的功能。

桡尺骨在同一水平截断，进行肌肉固定和肌肉成型术，在前臂近端截肢时，残肢短于 5cm 时，假肢接受腔的适合有困难，可以将肱二头肌腱从桡骨近端附着部切断并切除 2.5cm，这将相对延长残肢的长度，以增加假肢接受腔的适合度。即使肱二头肌被切断失去了功能，由于肱肌的作用肘关节仍然可以保留一定的屈曲能力。（图 1 - 1 - 6）

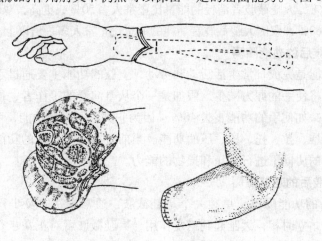

图 1 - 1 - 6　前臂截肢

4. 肘关节离断　因保留了正常的肩关节活动，上臂的活动性能良好，由于肱骨髁的骨性膨隆，对假肢的悬吊和控制能力强，可以安装肘关节离断假肢。将前臂屈肌群从肱骨内上髁于距离起始部位1cm处切断。起于肱骨外髁部的前臂伸肌群在肘关节远端5cm～6cm处横行切断。关节完全离断后，要保留完整的肱骨关节面，将肱三头肌腱与肱二头肌腱、肱肌残端缝合，将肱骨外髁部的伸肌群肌膜瓣修整后与肱骨内上髁残留屈肌断端相缝合，覆盖肱骨远端。

5. 上臂截肢（经肱截肢、肘上截肢）　上臂截肢是被确认为从肱骨远端的髁上到肱骨近端的腋窝皱褶区域内任何水平的截肢，超出此范围更远的截肢，像经肱骨髁的截肢，其假肢装配和功能与肘关节离断相同；而在腋窝皱褶以上近端的截肢，其假肢装配和功能与肩关节离断相同。虽然在腋窝皱褶水平或更近端的截肢必须安装肩关节离断假肢，但是由于肱骨近端被保留，那是非常有价值的，它保留了肩关节的正常外形，从美观上是需要的，同时也对肩关节离断假肢的适配、悬吊和稳定性能有利。

髁上部位截肢至少距离肘关节面3.8cm部位截骨，为了给安装假肢的肘关节装置留有可利用的空间。

6. 肩部截肢　肩部截肢包括在腋窝皱褶水平或其近端的截肢，肱骨外科颈截肢，肩关节离断和肩胛带离断，这些部位截肢的假肢装配均为肩关节离断假肢，虽然为这些部位截肢的患者设计了较好的假肢，但是假肢的功能很差，一般这些假肢只是在双手活动时起到辅助支持的作用，成为支持工具。

九、截肢后的主要功能障碍

截肢后肢体的正常解剖结构部分缺如，缺如部分的生理功能随之丧失。缺如越多生理功能丧失也越多，功能障碍就越严重，故越靠近躯干水平的截肢，即截肢水平越高功能丧失就越严重。安装和配戴假肢的难度就越大，患者对配戴假肢的兴趣就越少，假肢的应用率也就越低。下肢截肢穿戴假肢行走所消耗的能量比正常人大得多，随着下肢截肢水平的升高消耗的能量就越大。当条件完全相同时，以同样的速度行走同样的距离，一侧小腿截肢者消耗的能量比正常人多30%，大腿截肢者消耗的能量比正常人多50%或更高，双侧小腿截肢者消耗的能量比正常人多60%，双侧大腿截肢者消耗的能量比正常人多一倍以上。

（一）上肢截肢后的功能障碍

上肢的主要功能是完成日常生活活动和劳动，上肢的功能主要通过手来完成，即使是一个小指缺如，也将使手的握力减少，假如是一个从事演奏的工作者，他将不能再灵活地演奏。一个拇指的缺如使手的功能丧失40%，因为它失去了对掌功能，手不能捏握。仅残留手掌时，它只有推、拉、托、提、压的功能。当前臂截肢时，手的功能全部丧失，仅有在肩关节和肘关节的协同下进行按压和提物的能力。

（二）下肢截肢后的功能障碍

1. 足部截肢后的功能障碍　单独一个足趾截肢，通常对站立及步行的干扰较小，在正常步态周期中的站立时相，大趾起到稳定作用，大趾截肢后对正常步行中的站立和行走虽然影响较小，但是对快速行走或跑就会产生影响，对跳跃的影响就更明显，因为失去了正常由大趾提供的推力。第二趾截趾后会伴有蹬外翻畸形，因为大趾很容易向第三趾侧倾斜，填充截趾后存留的空隙。其他趾的截肢所造成的干扰比较少，小趾截肢一般不受影响，全部足趾截肢的患者一般在慢走时影响并不明显，但是当快速行走和跳跃需要足的弹性时就会表现出明显的障碍，并且对下蹲及踮脚尖站立也影响很大。这些患者不需要穿戴假肢，只穿比较合适的鞋就可以。

通过跖骨的截肢将造成残疾，其残疾的程度与截肢的水平相关，越靠近跖骨近端部位的截肢残疾也就越严重，足的支点第一和第五跖骨头推开力量的丧失，对步态会产生影响，这样的截肢患者也不需要穿戴假肢，但是要穿矫形鞋。

比通过跖骨更近水平的截肢由于失去了前足的支撑和后蹬力，则对行走产生更大的影响，走路就更不方便。前足的大部分截肢或中足截肢将使足丧失更多的功能，仅存有后足或踝的功能。跖跗关节离断（Lisfranc 截肢）由于足背伸肌肉附着点的丧失，后期将造成足的马蹄畸形。中跗关节离断（Chopart 截肢）可能造成严重的马蹄内翻畸形。当需要进行以上两种截肢时就一定要做肌力再平衡的肌腱移位和跟腱延长或切断手术。

2. 踝部截肢（Syme 截肢）后的功能障碍　赛姆截肢虽然保留了负重的残端，但是由于全足的丧失使肢体短缩、负重面积减少使足的稳定作用减弱、足对地面的缓冲机制丧失、踝关节和足趾跖屈使之后推及蹬踏功能丧失，如果不穿戴假肢对站立及行走将产生极大影响，故必须穿戴特殊的赛姆假肢才能得到功能代偿。

3. 小腿截肢后的功能障碍　比踝部截肢的功能障碍更严重，必须穿戴小腿假肢才能完成双下肢站立平衡及行走。双小腿截肢患者如果残肢条件良好，当穿戴小腿假肢后仍然可以行走，不需要手杖等助行器，也可以快步行走，甚至可以跑和跳。

4. 大腿截肢后的功能障碍　因为患者丧失了膝关节，所以在穿戴假肢的康复训练方面就更困难，并且需要花费更长的时间，假肢的代偿功能要比小腿假肢差很多，行走的安全性和步态也差得多，行走时的能耗几乎比小腿截肢多一倍，将导致严重残障，对日常生活活动能力产生极大影响。双大腿截肢患者将造成更加严重的残障，与单侧大腿截肢的假肢安装与配戴完全不同，它需要从短桩临时假肢开始，经过刻苦的训练才能一步一步地完成正式假肢的穿戴，消耗的能量比正常人多一倍以上，代偿功能也很差，只适用于室内及户外的近距离活动，通常需要手杖辅助行走，一般假肢的应用率较低，大部分需要轮椅代步。

5. 髋关节离断和大腿近端截肢后的功能障碍　大腿近端截肢是指接近小转子水平的截肢，其假肢装配与髋关节离断相同，使用髋关节离断假肢。由于全部下肢的缺如，其功能完全丧失。髋关节离断假肢的接受腔是与半侧骨盆相接触，它的悬吊主要是靠两侧的髂骨翼，故接受腔的悬吊与稳定性明显比大腿假肢差。行走的安全性和步态也明显差于大腿假肢，它只适用于室内及户外的近距离活动，通常需要手杖辅助行走，在穿戴假肢康复训练中的难点是训练假肢侧迈步，避免画弧步态，假肢侧的长度要比对侧下肢短 2cm 左右，年龄较大的患者，一般配戴髋关节离断假肢就很困难了。大部分患者外出时需要乘坐轮椅。

（崔寿昌）

第二节 假肢概述

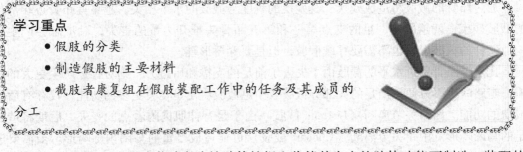

假肢（prosthesis）是为截肢者弥补肢体缺损和代偿其失去的肢体功能而制造、装配的人工肢体。

一、假肢的历史

假肢有着悠久的历史。可以设想，史前时代天灾、战争之后人类开始使用的假腿肯定是一些很简单的捆绑在腿上的木棍。假肢制造、装配技术随着人类科学技术的不断发展而不断改进。1858年意大利出土了一条公元前300年左右的大腿假肢。这条假肢是用木材制成的，用皮革、青铜和铁加固。第一只假手出现于公元前218～201年罗马与迦太基的战争中，一个将军失去了一只手，装配了一只假手，能继续去战斗。

中世纪时期，假肢制造材料逐渐用金属代替了部分木材。一些制造盔甲的工人把他们的手艺转用于制造假肢，这类假肢都有了比较好的外形和功能，但是都比较重。

第一次世界大战后，成千上万的截肢者的需求促使假肢制造、装配成为一个有相当规模的行业。第二次世界大战后，由于现代科学技术、康复医学的迅速发展，特别是社会对残疾人事业的关注，许多国家社会保障事业的发展，使假肢制造、适配从一门古老的传统手工艺技术发展成为一门由现代工程技术（包括生物力学、高分子材料、精密机械、电子学、计算机技术等）与现代医学技术相结合的边缘性学科——假肢学，成为现代康复工程学的重要内容。现代假肢矫形器技术已经成为与物理治疗（PT）、作业治疗（OT）、语言治疗（ST）同样重要的治疗技术。目前许多发达国家和部分发展中国家都已经建立了比较完整的假肢服务体系。

二、假肢的分类

（一）按结构分

1. 壳式假肢（exoskeletal limb prosthesis） 亦称外骨骼式假肢。由制成人体肢体形状的壳体承担假肢外力，特点是结构简单、重量轻，但表面为硬壳，易损伤衣裤。

2. 骨骼式假肢（endoskeletal limb prosthesis） 亦称内骨骼式假肢。特点是假肢的中间为类似骨骼的管状结构，外包海绵物，最外层覆盖肤色袜套或人造皮，外观较好，穿着中不易损伤衣裤，调整假肢对线也容易，但结构较复杂，重量较大。

（二）按安装时间分

1. 临时假肢〔temporary（preparatory）limb prosthesis〕　用临时接受腔与假肢的一些其他基本部件装配而成的简易假肢，一般用于截肢的早期康复，促进残肢定型之用。

2. 正式假肢（permanent limb prosthesis，definitive limb prosthesis）　截肢术后残肢形状稳定后，软组织停止收缩，残肢体积不再变化时装配的可以长期使用的假肢。

（三）按驱动假肢的动力来源分

1. 自身力源假肢（internally powered limb prosthesis）　又称内动力假肢，截肢者通过本身关节运动提供操作、控制假肢所需动力的假肢，如用钢索牵动的前臂假肢。

2. 外部力源假肢（externally powered limb prosthesis）　又称外动力假肢，如采用电动、气动机为力源的假肢。

（四）按假肢组件化情况分

1. 组件式假肢（modular prosthesis）　由单元化标准组件组装而成的假肢。这类产品已实现工业化生产，组装假肢方便、快捷，产品质量好，价格相对低，也便于维修，是现代假肢发展很快的品种。

2. 非组件式假肢（non‑modular prosthesis）　与组件式假肢相反，是由非单元化标准组件组装而成的假肢。

（五）按假肢的主要用途分

1. 装饰性假肢（cosmetic hand）　如装饰性假手。

2. 功能性假肢（functional prosthesis）　如功能性假手。

（六）按假肢的制造技术水平分

1. 传统假肢　是指应用一般金属（钢、铝）、木材、皮革等传统材料与技术制造的各种假肢，接受腔多为开放式的，假肢比较重，但一般都比较耐用，价格也便宜。

2. 现代假肢　主要是指应用现代塑料材料制造的各种假肢，假肢接受腔都要求是密闭的，全面接触，全面承重，功能好，比较轻，外观好，但是一般价格比较贵。

三、制造假肢的主要材料

制造假肢的主要材料包括金属、塑料、木材、皮革、植物等。为了便于了解各种假肢的特性，便于选择，需要治疗师具有一些主要的假肢材料知识。

（一）金属材料

包括各种碳素钢、不锈钢、铝合金、铁合金等。金属材料的共性是都具有良好的机械强度、刚性和耐用性能，主要用于制造假肢的各种金属关节铰链。不锈钢的主要性能特点是其表面具有良好的防锈功能，而一般碳素钢制品表面都需要防锈处理。各种钢质假肢部件都具有体积小与良好的耐用性能，价格较低，但重量较大。铝合金假肢部件体积比钢质部件大一些，但重量轻，多用于体重较轻、活动水平不高的截肢者。钛合金是一种现代的高技术合金材料，重量既轻，机械强度、耐用性能又好，但是价格比较贵。

（二）木材

木材重量轻，容易雕刻，多应用椴木。椴木是传统假腿、假手制造的常用材料，特别是木腿，接受腔，膝、踝关节铰链、假脚芯等部件都是用木材制成的。现代假肢中，木材主要用于制造假肢的踝足部件。木质踝足部件的特点是重量轻，材料来源容易，价格便宜。为了防止木材部件变形，部件制作前，木材必须经过严格的干燥处理，制作后其表面必须做防湿处理。

（三）皮革

分面皮、里皮、带子皮。传统假肢中的皮腿接受腔、大腿的皮上鞘、腿的外形、假脚都用皮革制成。现代假肢，皮革主要用于制造髌韧带小腿假肢的皮上鞘，大腿假肢的腰吊带。

（四）弹性橡胶

1. 天然橡胶　是一种天然植物分泌物中提炼的不定形物质，亦称为橡胶质。在这种物质中加入硫黄、过氧化物、催化剂、填料等材料进行模塑、硫化称为天然橡胶制品，天然橡胶在假肢制造中主要用于制造假脚和踝部活动的缓冲部件。这类制品便宜、耐用，但是都比较重。

2. 合成橡胶　近代合成橡胶已经得到广泛应用。合成橡胶种类繁多。目前假肢制造中应用最多的是聚氨酯合成橡胶弹性体，主要用于代替天然橡胶制造假肢的弹性部件、关节铰链的缓冲部件。合成橡胶是介于橡胶、塑料之间的一种材料。由于其泡沫体不但重量轻而且仍然具有相当良好的耐磨、耐拉伸性能，已经广泛应用于制造假肢。

（五）织物

假肢制造、装配、穿用中应用的织物种类很多。这里只简单介绍假肢制造中常用的织物。

1. 各种尼龙条带　多为白色，多用于制造各种上肢假肢的悬吊带。

2. 用于制造增强塑料用的各种增强袜套，包括：棉纤维袜套；腈纶袜套，涤纶袜套，玻璃纤维织物、袜套，碳纤维织物，等等。

3. 弹性织物　多为聚氨酯弹性纤维织物，主要用于制造小腿假肢、大腿假肢的弹性悬吊套。

4. 装饰性外套织物　多用薄的皮肤颜色的尼龙丝袜套，用于假肢的外层，作为装饰性覆盖物。如果在装饰性外套织物的外面再喷涂一层弹性的聚氨酯树脂，则假肢可以具有良好的防水性能。

5. 尼龙搭扣　主要用于悬吊装置的搭接。

（六）常用塑料材料

1. 热固性树脂增强塑料　亦称层叠塑料。根据其增强材料的不同而有不同称谓，如用玻璃纤维织物增强的俗称为玻璃钢。这类材料的树脂单体分子为链性结构的大分子，常温下呈液态，加入一定量的交联剂和催化剂后，在常温下经过一定的时间可以交联成立体结构，即常温下固化成型。热固性树脂增强塑料的机械性能主要取决于增强材料的机械性能。用于制造增强塑料的各种增强材料，包括棉纤维袜套，腈纶袜套，涤纶袜套，玻璃纤维织物、袜套，碳纤维织物，等等。增强热固性树脂，主要用于制造各种假肢的接受腔，玻璃纤维织物、碳纤维织物增强塑料，特别是碳纤维织物增强塑料具有非常高的机械强度，而且重量又很轻。近年已将碳纤维织物增强塑料广泛应用于制造假肢的膝关节铰链、踝关节铰链，进一步降低了假肢部件的重量。常用于制造热固性树脂增强塑料的树脂单体主要有三种：

（1）丙烯酸树脂　可以配合使用各种增强织物、增强纤维，主要用于制造各种残肢的接受腔。这类树脂制品机械强度好，对人体很少产生过敏，但树脂价格比较贵。这类树脂分软树脂，硬树脂，以不同的比例混合使用可以制成不同硬度的塑料制品。

（2）不饱和聚酯树脂　基本性能、用途与丙烯酸树脂相近。其不同在于这类树脂价格比丙烯酸树脂低。其缺点是：单体中含有苯乙烯单体，操作中毒概率较高。

（3）环氧树脂　制品的机械性能较好，但是直接接触皮肤容易引起皮肤过敏，不适合制作残肢接受腔。目前主要用于制造假肢的膝关节铰链、踝关节铰链和一些假脚的储能部件。

2. 热塑性塑料板材　假肢制造中使用的热塑性塑料以板材为主。这类塑料板的特点是经过一定温度加热以后塑料板可以变得比较透明，具有良好的变形性能。应用热塑性塑料板材，通过石膏阳性模型的负压模塑成型，可以制造出与石膏阳性模型非常伏帖的接受腔。

热塑性塑料接受腔的制造工艺比较简单。假肢制造中常用的热塑性塑料板有以下几种：

（1）聚丙烯板（polypropylene，PP）　是常用塑料中密度最低的，仅为 0.9 ~ 0.91，呈白色、半透明，有高的强度、硬度和刚性，但抗冲击性能较差。目前多用聚丙烯和聚乙烯的共聚物（PPcopolymer），其不但具有良好的强度、刚性，而且有相当好的抗冲击性能，主要用于制造假肢残肢接受腔，成型温度约为 180°C（温箱）、215°C（平板加热器）。

（2）聚乙烯板（polyethylene，PE）　在热塑性塑料中聚乙烯的分子结构最简单。按其分子量的不同可分为高分子量、中高分子量、低分子量多种类型。分子量越高，刚性、硬度、机械强度就越好，而成型温度也比较高。低分子量聚乙烯板呈乳白色、半透明，触摸表面有蜡样感，有良好的柔韧性，成型温度约 165°C，主要用于制造大腿假肢的 ISNY 式残肢接受腔。这种接受腔比较薄，在步行中可以不妨碍残肢肌肉的收缩。中高分子量聚乙烯由于具有良好的机械性能，适用于制造假肢的外接受腔，成型温度约 185°C。

（3）低温塑化板　这是一类广泛应用于制造矫形器的材料，种类很多，共同特性是在温度 80°C 时即可具有良好的塑化性能，可以在皮肤上直接成型，目前在假肢制造中主要用于制造部分临时性假肢的接受腔。

3. 热塑性泡沫塑料板　多为聚乙烯经发泡、切片成型后的板材，质轻，多为肤色，可以热塑成型。热塑成型温度约为 110°C，主要用于制造残肢的内接受腔。

4. 聚氨酯泡沫塑料

（1）硬质聚氨酯泡沫塑料　多用两组份的液体在干燥的杯中，常温下混合、浇注、发泡成型，主要用于制造小腿假肢接受腔与踝足部件、大腿假肢接受腔与膝关节部件之间的连接，具有重量轻、加工性能好的特点。

（2）软质聚氨酯泡沫塑料假肢外形材料　这是一种密度很低的、开孔的泡沫塑料，呈块状或肢体形状，有良好的回弹性，重量很轻，主要用于制造假肢的外形。

（3）聚氨酯模型材料　为两组份的模型材料，混合后，浇注，室温固化，主要用于复制残肢接受腔的内部形状。

5. 硅橡胶 是高分子量的硅氧烷聚合物一类的化合物，可以制成半透明的，具有良好屈服性能的弹性体。硅橡胶按工艺可以分为高温硫化硅橡胶和室温硫化硅橡胶两类。硅橡胶主要适用于制造假手的外部手套、假手指、各种假肢的残肢套、内接受腔、残肢末端和骨突起部位的均压垫。

6. 聚乙烯醇薄膜 亦称 PVA 薄膜，无色、透明，易溶于水，可用其水溶液粘合边缘，再用热熨斗热合，制造成聚乙烯醇薄膜套。这种套子放在湿手巾内 20 分钟后即可具有良好的延伸性能，主要适用于假肢层叠塑料接受腔真空成型制造中的分离层。

四、截肢者康复组在假肢装配工作中的任务及其成员的分工

（一）截肢者康复及康复组

截肢者康复的目的是尽量地减轻截肢者在心理上受到的打击，尽快地促进残肢的定型，早期安装假肢，帮助截肢者早日回复独立生活、回归社会的能力。为此，截肢者康复不仅需要康复医学专业，还需要得到创伤骨科、矫形外科、烧伤科、小儿骨科、手外科、显微外科、血管外科、成型外科等诸多临床医学领域，以及心理学、社会学、经济学、职业训练领域的大力协助。理想的技术合作方式是康复组的形式。

理想的截肢者康复组是由临床医生、护士、假肢技师、物理治疗师、作业治疗师、心理学工作者、社会工作者、职业顾问和截肢者本人组成。

这里应强调的是截肢者参加康复组的重要性。截肢者不但是参与者而且应当是康复组工作凝聚力的核心。也只有以截肢者为核心，在全心全意为截肢者着想，为截肢者服务的原则指导下才能做好假肢的适配工作。

（二）假肢装配临床工作的主要任务

1. 截肢者的临床检查和评定。
2. 制定康复方案、计划。
3. 提供必要的临床治疗。
4. 为截肢者开出适合的假肢处方。
5. 提供合适的假肢。
6. 进行假肢使用训练。
7. 进行假肢装配的适合性检查，包括初检、终检。
8. 截肢者的随访、复查，了解假肢的使用情况。

（三）截肢康复组成员的任务

在假肢装配中，截肢康复组成员应分工合作，充分发挥、利用各自的专业知识和经验，以便明确截肢者的需要，结合多方面、客观的实际情况，最大限度地帮助截肢者发挥残肢的肢体能力及其职业能力。

1. 医师 必须负担起从截肢治疗方案、手术、术后检查、评定、康复方案、假肢处方、假肢装配适合性检查、截肢者复查全过程的管理责任。医师应该掌握有关假肢的生物力学评定知识和具有与康复组所有成员沟通和密切合作的能力。如果医生不能积极地负担起责任或者不注意听取康复组其他成员的意见而是独断专行，则很难实现康复组的作用，患者也得不到良好的服务。

2. 护士 在患者截肢手术前后，护士应负责稳定患者的不安情绪。术后应注意保证截肢者的正确肢体位置，应教会截肢者正确地使用弹力绷带。特别是应当理解截肢的原因，帮助老年截肢者、伴有合并症的截肢者的日常生活，防止卧床并发症，并为协作组其他成员提供患者的情况。

3. 假肢技师 在临床治疗中，假肢技师具有与物理治疗师、作业治疗师、语言治疗师同样重要的医疗职位，作为医疗技术人员发挥着自己的作用。假肢技师应了解截肢者的截肢原因、残肢状况及与假肢装配有关的各种因素的状况，应积极地对截肢者评估、康复计划、假肢处方提出建议，负责为截肢者提供装配合适的假肢和假肢的维修工作，并应主动介绍假肢的新部件、新工艺、新技术及其适用范围。

4. 物理治疗师、作业治疗师 通过截肢手术前的评定、训练给患者身体上和心理上的帮助。截肢手术以后主要负责假肢的使用训练。在假肢处方、假肢装配适合性检查、从临时性假肢到正式假肢的转换，以及在制定假肢使用训练目标的工作中都起着重要作用。

5. 心理学工作者 负责截肢者的心理学评估和心理治疗工作。

6. 社会工作者 负责帮助截肢者、截肢者家庭与其所在单位、社会保障机构、伤残责任机构取得联系，加强沟通，争取有关机构对截肢者的假肢费用支持、精神支持，帮助截肢者维护合法权益。

7. 截肢者本人 是截肢者康复组的核心角色。截肢者对康复组其他成员的信任和康复的积极性是假肢装配、截肢者康复成功的关键因素。忽略截肢者的需求，不能耐心地帮助截肢者了解各种假肢、假肢部件的性能，不能全面地听取截肢者的意见，则很难取得良好的假肢装配效果。

（赵辉三）

第三节 上肢假肢的品种、特点、选用和适合性检验

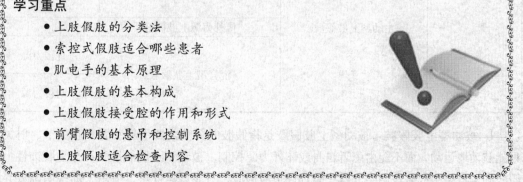

学习重点

- 上肢假肢的分类法
- 索控式假肢适合哪些患者
- 肌电手的基本原理
- 上肢假肢的基本构成
- 上肢假肢接受腔的作用和形式
- 前臂假肢的悬吊和控制系统
- 上肢假肢适合检查内容

上肢假肢（upper limb prosthesis）是截肢者用于补偿、替代上肢整体或部分缺失的体外人工器官。经过近百年的研究、开发与应用，现代上肢假肢装配已成为截肢者康复中的

重要手段之一，并在不断地发展。

人类的上肢结构十分精细，动作极其精巧。其主要运动是由人的中枢神经系统直接控制的，所以能够按照人的意志实现个别动作或协调动作，完成多种功能活动，而且上肢还具有各种感觉（触、压、痛、热等）。因此，在上肢假肢发展中，动作的精巧、灵活、准确的控制方式是人们不断追求的目标。

一、上肢假肢的分类

上肢假肢是用于替代整体或部分上肢功能的假体。上肢是人类生活和劳动的重要器官，任何部位的丧失，都会给患者造成生理、生活、工作、心理、社交上的困难和精神负担，尽管目前上肢假肢功能还比较简单，不能满足患者的要求，但是患者经过功能训练和适应阶段后，在日常生活、学习、工作中仍能起到一定的作用。

对上肢假肢的基本要求是：功能好、操纵灵活、轻便、外观逼真、坚固耐用、可以自己穿脱。

（一）按性能、结构、动力分类法

上肢假肢种类繁多，按假肢的功能可分为装饰性、索控式、工具型、外动力等几大类。

近年来，由于体外力源假肢品种不断增加，使用范围逐步扩大，新的上肢假肢种类日益增多，使得以往沿用的按使用目的和功能分类的方法已不能适应截肢者、假肢制作师、临床医师的需要。下面介绍一种按照性能、结构特点和动力上肢假肢分类的方法。如下表1-3-1所示：上肢假肢分为被动型上肢假肢和主动型上肢假肢。

表1-3-1 上肢假肢分类表

上肢假肢	被动型上肢假肢	装饰性上肢假肢	
		工具型上肢假肢	
	主动型上肢假肢	自身力源上肢假肢	直接力源
			间接力源
		体外力源上肢假肢	
		混合型上肢假肢	直接力源
			间接力源

1. 被动型上肢假肢 被动型上肢假肢是指假肢的关节，如手部装置和腕关节、肘关节只能被动地运动，而不能由患者自身或体外力源控制。被动型上肢假肢又可分为装饰性上肢假肢和工具型上肢假肢两类。其中装饰性上肢假肢，只能重建外形，适用于那些明确放弃配戴功能型上肢假肢，而只注重弥补肢体外观上的缺陷者使用。这种假肢只注重外观逼真、穿戴舒适、重量轻、操作简便。装饰性假肢适用于所有截肢平面，尤其是高位截肢者。

2. 主动型上肢假肢　主动型上肢假肢的关节能够主动运动，可分为自身力源上肢假肢和体外力源上肢假肢，以及综合二者特点的混合型力源上肢假肢。

（1）自身力源上肢假肢：自身力源假肢（internally powered prosthesis）是指截肢者通过本身运动提供操作、控制假肢所需动力的假肢。目前国内外生产的假肢中，大部分是自身力源假肢。索控式上肢假肢就是一种典型的自身力源假肢。

（2）体外力源上肢假肢：体外力源假肢（externally powered prosthesis）又称为外部动力假肢，是采用电动、气动或液动等体外动力装置驱动的假肢。在上肢假肢中，体外力源假肢克服了自身力源上肢假肢用牵引索操纵的不便，也解决了某些高位上肢截肢者安装上肢假肢的困难。体外力源上肢假肢作为人体仿生学的应用，越来越引起生物力学、精密机械、自动控制等方面的工程技术人员的关注，已有许多重大科研成果问世，主要有电动手（开关控制手、肌电控制手）和气动手等。

（3）混合型上肢假肢：是指同时采用自身力源和体外力源控制的上肢假肢，适用于肘关节离断及其以上部位的高位截肢者。假手多用肌电控制，肘关节多用肩带、牵引索带控制，体内、外力源共同发挥作用。混合型上肢假肢具有重量较轻、能耗较少、价格较便宜等特点。

（二）装饰性假肢

装饰性假肢（cosmetic prosthesis）又称美容手，是为了弥补上肢外观缺陷，以恢复人手外观为主要装配目的、注重肢体外观形状的假肢。这种假肢不具备从事劳动和生活自理的功能，只能起到外观装饰和平衡身体的作用，多用于截指、经掌骨截肢、肩关节离断、肩胛带切除后难以应用主动型假手者。图 1 - 3 - 1 是一具装饰性肩关节离断假肢。

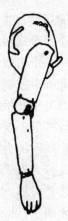

图 1 - 3 - 1　装饰性肩关节离断假肢

传统美容手用皮革、橡胶或塑料（聚氯乙烯）等材料制作。皮革或橡胶制作的美容手形式多样，其外形、肤色较差，需用线手套套在外面，但结构简单，各指间关节可被动屈伸。聚氯乙烯美容手采用搪塑工艺，其外形、肤色、指纹都近似于健侧手，重量较轻，缺点是不耐污染，易变色、老化和破损。近年来，一些国家生产出硅橡胶手套，其外形更逼真，不仅柔软、耐用、不易破损，肤色可定制，而且手指、指甲、掌纹都与健侧手相差无几，栩栩如生，有帮助患者消除自卑心理，恢复自信心之功效。

现代美容手常采用内外双重手套的结构：内手套由泡沫材料模塑成手的外形，其内用铁丝保持各手指位于自然的屈曲位。外手套即美容手套由 PVC 塑料或硅橡胶制作，分为男式、女式和儿童式等多种规格。

（三）索控式假手

索控式假手（cable – controlled prostheses），又称功能手，以往常称为机械假肢或机械手。这是一种具有间接力源的自身力源型上肢假肢，它是主动型手的一种。索控式假手通常分为壳式和骨骼式两类。索控手在上肢假肢中应用最多。它是为满足上肢截肢者从事日常生活活动的基本需要而设计的，具有手的外形，由截肢者自身的残肢和健肢的关节运动，尤其是肩部的运动，通过牵引索控制完成开手、闭手、屈肘、开锁等运动，实现捏取、圆柱状抓握、钩状抓握等基本动作，是一种自身动力源假肢。（图 1 – 3 – 2）

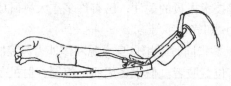

图 1 – 3 – 2　索控式前臂假肢

索控式上肢假肢活动功能是通过残肢运动以及肩带控制系统来完成的。为了使各种功能能够协调一致，要求截肢者进行大量的训练。索控式上肢假肢适用于除了手部以外的所有截肢平面的残肢。但对高位截肢者特别是肩关节离断截肢者，使用这种假肢比较困难。前臂假肢的背带控制系统只控制手部装置，所以肘关节平面以上的截肢，其手部功能活动、屈肘和锁肘是由三重或二重控制系统控制的。双侧截肢患者除了可在双侧使用这类假肢外，也可与被动型假肢或肌电假肢联合使用。配戴索控式假肢后，坚持上肢训练具有重要意义。患者应学会控制假肢的不同功能运动，并争取获得一定程度的感觉反馈。

索控式假手可分为随意张开式和随意闭合式两类。随意张开式，常态时处于拇指、食指、中指闭合的功能位，取物时，通过拉动牵引索开手，依靠弹簧的扭力使手指闭合。这类假手结构简单，持物省力，但患者不能随意控制握力的大小，许多软的、不结实的物品会被捏碎、捏变形。随意闭合式，常态时处于开手位，通过牵引索使手指闭合呈捏取的功能位。这类假手取物时握力可由患者自行控制，但持物时需要持续用力，最大开手位的指间距离较小。这类假手有的安装了任意位闭手的自锁装置，因此结构比较复杂。

国内生产的常用的随意张开式假手又分为壳式和骨架式两种。壳式假手利用手壳固定和保护内部机件，带有闭手自锁装置，持物可靠。骨骼式假手（图 1 – 3 – 3）是将各个机件固定在支架上，外边不带手壳，一般无闭手自锁装置，具有结构简单、轻便、外套美容手套后外观较好的特点。

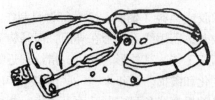

图 1 – 3 – 3　骨骼式假手

（四）工具假手（work hand）

工具型假手适用于生产作业，可根据需要更换专用工具，又称为劳动手。这种手是为从事专业性劳动或日常生活专用动作需要而设计的代手工具，它注重实用，由工具衔接器及其配套工具构成。使用工具手的截肢者，可根据实际需要通过工具衔接器更换各种专用的劳动工具和生活用具。工具手的最大特点是使用性能好，结构简单，坚固耐用，缺点是没有手部外形，视觉效果差。

工具型假手可分为被动型和主动型两类。

1. 被动型工具假手　被动型工具假手更换工具，需要借助健手才能完成，一般来说单侧截肢者比较适用。这类手不需要牵引装置，结构简单、价格低廉，适合截肢者从事特定的专业性的工作，有一定的适用范围。（图1-3-4）

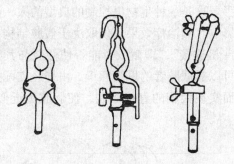

图1-3-4　被动型工具假手

2. 主动型工具假手　主动型工具假手（图1-3-5）又称钩状手（hook prosthesis），是具有二指结构的钩状手，属于自身力源型上肢假肢，其控制原理与索控手相似，也靠牵引索控制手指钩的开闭。钩状手根据其尺寸、指钩形状、材料等又可分为许多种类。欧美国家对钩状手的应用十分重视，首先是与这些国家重视截肢者劳动、就业能力的全面康复的理念有关。仅美国 Hosmer 公司生产的钩状手就达20多种。钩状手在夹取、钩取性能方面通常都超过普通索控手，因此其实用价值受到截肢者的欢迎。为了做好我国上肢截肢者康复工作，应该积极地推广钩状手的应用。

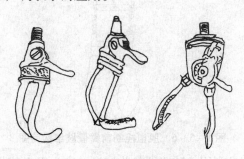

图1-3-5　钩状手

（五）体外力源型假手

体外力源型假手是采用电动机或高压气瓶等体外动力装置驱动的假手，又可称为外部动力假手。它克服了索控手索操纵的不便，也解决了某些上肢高位截肢者装配假手的困难。体外力源型假手分电动手和气动手两种。

1. 电动手（electric hand） 电动手应用可重复充电的高效镍镉、锂电池为电源，以微型直流电机为动力，通过机械减速，传动装置驱动假手手指的开闭。按照控制方式，电动手可分为机械开关控制、电磁开关控制、肌电信号控制、声音控制等。对电动手的要求是：能完成手的主动运动，即拇指与食指、中指的相对运动；完成抓取、钩取等动作。对传动系统的要求是：传动效率高，满足刚度和强度要求，结构简单，体积小，噪音小，便于维修，外形近似健手，重量轻，指端压力大，逆转制动可靠，开闭手过程中可以在任意位置停住。

（1）开关控制电动假手（switch control electric hand）：开关控制电动手的电了线路较为简单，成本较低，便于推广，作为一种中档产品，适合于前臂和上臂截肢患者。

（2）肌电控制假手（myoelectric control electric hand）：肌电控制假手利用人体的肌电信号进行控制，简称肌电手。这是一种生物电控制的典型的人－机系统。这种系统的特性对于上肢假肢具有重要的影响。其治疗效果不仅取决于假肢结构，更重要的是取决于能多大程度地达到可靠的"人－机连接"，即截肢者能否使假肢与其身体完整地结合起来。用肌电假手最大的特点是，可以靠截肢者的思维意识，由神经支配残肢肌肉收缩，产生肌电信号，控制假手动作，从而实现大脑的直接控制，使假肢更近似人体的一部分（图1－3－6）。

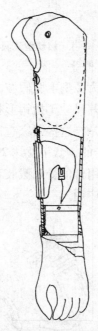

图1－3－6 肌电控制前臂假肢结构简图

肌电假肢的基本原理是利用残肢肌群的收缩运动产生肌电信号，由置于该处的皮肤表面电极引出，经肌电信号放大、处理后，控制微型电机，再经减速器和增力机构，驱动手指机构，按人的意志控制手指的开闭。手指的开闭程度通过视觉反馈，随人的意志控制。手的最大握力值可通过装在减速器后部的摩擦离合器调节。

肌电假肢的动力源为可以反复充电的电池，装在假肢内，可由截肢者根据需要更换。

在肌电假肢的设计中，要求假肢的运动具有仿生性，功能好，性能可靠。

2. 气动假手（pneumatic control electric hand） 气动假手是以压缩气体为力源的外部动力手。国际上具有代表性的是德国的海得堡气动手。气动假手是将压缩成液态的二氧化碳气装在便于携带的钢瓶内，通过管道与手部装置连接，依靠患者的关节运动控制微动气阀，利用气压推动假手动作。这种假手比电动手结构简单，执行机构可靠，作用力大，对于上肢高位截肢的患者来说是一种有发展前途的外部动力手。气动手的缺点是控制性能不及电动手，携带和补充液态气源较麻烦。

二、上肢假肢的基本构成

不同部位上肢截肢者应用的上肢假肢，尽管其功能和外形有较大的区别，但都是由手部装置、关节（腕、肘、肩）铰链、连接件、接受腔、固定牵引装置和操纵系统组成。

（一）手部装置（terminal device）

手部装置是代偿手部的外观和功能的假肢部件。现有种类较多，分为以下几类：

1. 装饰性上肢假肢的手部装置 装饰性上肢假肢的手部装置主要是替代失去的手部外形的手部装置，给患者以心理上的安慰。主要类型有：

（1）装饰手：装饰手适用于部分手截肢假肢和装饰性假肢，它的特制内手套与残肢相连接，并通过美容手套定位于前臂上。这种形成手外形的内手套由泡沫材料模塑成型。

①内手套形成美容手套的支架手指用钢丝固定，作为保护层，可以预成型并通过包在泡沫塑料中的内螺栓与前臂连接。内手套分为男式、女式和儿童式等不同型号。

②美容手套：美容手套用 PVC 或硅橡胶制作，其外形、色泽和表面结构都近似于正常人手。（图 1-3-7）

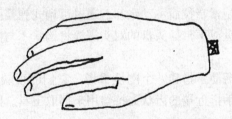

图 1-3-7 装饰性假肢的手部装置

（2）被动型手部装置：被动型手部装置适用于各个截肢部位的装饰性假肢，由机械手架、内手套和美容手套组成。

①机械手架：由拇指、食指和中指等三个手指构成，手可被动张开，能抓物，其弹簧张力使它能闭合，内装双头螺栓，使其与前臂连接。

②内手套：带有第四指和第五指的内手套套在机械手套外，既形成手的外形，又构成美容手套的支架。

③美容手套：与前述美容手套相同。

2. 索控式假肢的手部装置 与索控式上肢假肢相配的假手有不同的结构，如常闭式假手和常开式假手。

（1）常闭式假手（图 1-3-8）：

①常闭式假手有三个手指（拇指、中指、食指）。假手通过拉牵引索开手，依靠弹簧张力闭手，在闭手位置手可以自动锁住。控制索由手的背侧或掌侧引出。

②带第四指和第五指的内手套套在机械手架外，呈现手的外形，并支撑美容手套。

③由 PVC 制作的这种美容手套在外形、色泽和表面结构上都近似于正常手。

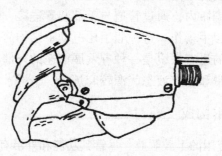

图 1 – 3 – 8　常闭式假手

（2）常开式假手：

①常开式假手的机械手架有三个手指（拇指、中指、食指）。这种假手通过控制索拉紧闭手，并可在任何抓握位被自动锁紧。

②带第四指和第五指的内手套套在机械手架外，呈现手的外形，并支撑美容手套。

③由 PVC 制作的这种美容手套在外形、色泽和表面结构上都近似于正常手。

3. 工具型假肢的手部装置　工具型假肢的手部装置种类繁多，通过一个连接件与工具型上肢假肢灵活、方便、快速地连接。主要类型有：

（1）标准钩状手：

①标准钩状手有一个活动手指和一个固定手指，它们的顶端与开手平面倾斜成 45°夹角，通过底轴相连。

②这种钩状手依靠控制索牵拉而主动张开，通过可调式弹簧张力而闭合。

③钩状手通过带插头盘或不带插头盘的双头螺栓将钩状手与假肢的前臂连接。

（2）通用钩状手：

①通用钩状手有一个活动手指和一个刚性手指，它们的顶端与开手平面倾斜成 30°夹角，通过底轴相连。钩状手指近端的齿状夹持器用来握取工具。闭合时两个手指形成一个鸟嘴形钩环。

②这种钩状手依靠控制索牵拉而主动张开，通过可调式弹簧张力而闭合。

③钩状手通过带插头盘或不带插头盘的双头螺栓将钩状手与假肢的前臂连接。

4. 体外力源型假肢的手部装置　体外力源型假肢的手部装置分为电动手或电动夹，通过特殊的腕关节与前臂实现机械和电气连接，用于肌电假肢。主要类型有：

（1）积层成型盘式电动手：〔详见本节三、（二）3.（1）〕

（2）快换式电动手：快换式电动手适用于除了腕离断以外的所有长度的残肢。这种电动手的机械手架有三个手指（拇指、中指、食指），它装有带减速器的电动机和继电器来操纵抓握动作。它与前臂之间借助快换接头和腕关节而达到机械和电气连接，无需控制索。这种结构装置不仅可以调整手的旋前及旋后位置，而且假手与电动夹可互换。

这种电动手有不同的大小和不同的控制系统。装有第四指及第五指的内手套套在机械手架上。其美容手套在外形、色泽和表面纹理上都模拟了正常人手。

（3）积层成型盘式电动夹〔详见本节三、（二）3.（2）〕

（4）快换式电动夹：快换式电动夹适用于除了腕离断以外的所有长度的残肢。这种电动夹与上述电动机夹的区别在于：它与前臂之间是借助腕机械装置连接而达到机械性无导线的连接，在这种情况下，由快换接头提供连接。这种结构装置使其不仅可以调节旋前及旋后位置，而且电动夹与电动手可以互换。这种电动夹有不同的型号和不同的控制系统（数字、抓力、双通道控制器）供选用，也有节能型可供选用。

（5）电动手指假手〔详见本节三、（一）5〕

（二）腕关节

上肢假肢的腕关节是手部装置与前臂连接的部件。正常人的腕关节可以完成掌屈、背伸、尺侧偏和桡侧偏四种动作，因此在设计上肢假肢的腕关节机构时，应首先考虑代偿这些功能。此外，前臂截肢还丧失了前臂的旋前、旋后动作，也要由腕关节机构来代偿。到目前为止所设计的腕关节仍然以代偿腕部的屈伸和旋前、旋后功能为主。目前使用的腕关节，最基本的作用是安装假手的构件，还可以发挥屈曲、旋转的机能。

1. 装饰性假肢的腕关节　装饰性假肢的腕关节种类比较多，主要类型有：①带螺栓的连接器。②带内螺栓的连接器手。③屈曲连接器。④滚花旋盘。⑤木制腕接头。

2. 索控式假肢的腕关节　索控式假肢的腕关节也有各种型式，带双头螺栓的各种固定可将假手与不同的腕关节相连，而腕关节又与前臂筒或接受腔相连。主要类型有：

（1）摩擦式腕关节（friction type wrist unit）：包括面摩擦式腕关节（plate friction type）与轴摩擦式腕关节（axial friction type）；

（2）快换式腕关节（quick disconnect wrist unit）；

（3）万向式腕关节（universal wrist unit）；

（4）屈腕式腕关节（wrist flexion unit）；

（5）旋腕式腕关节（wrist rotation unit）。

3. 体外力源型假肢的腕关节　带连接器和同轴插座的腕关节将快换式电动手或电动夹与前臂筒连接起来。这种结构允许被动调整到所要求的旋前、旋后位置，手部装置可以随时互换。适用于中等长度前臂残肢的旋腕装置，将具有主动旋前及旋后功能的残肢的旋转运动机械性地传递到电动手或电动夹上。

电动旋腕装置借助电机使电动手或电动夹做旋前和旋后运动，有两种不同的部件可控制电动旋腕装置。旋腕控制装置可用于残肢的旋转运动，四通道控制系统的肌电信号既可控制旋前、旋后动作，也可控制手部装置的动作。电动旋腕装置适用于除了前臂残肢外的所有长度的残肢。电动旋腕装置通过一个电机使电动手旋前及旋后。电动旋腕装置被装入前臂筒中，它与手部装置快换接头之间建立起机械性和电性连接。装置的功能活动受旋转控制装置或四通道控制系统操纵。

（三）肘关节

上肢假肢的肘关节用于肘上截肢的患者，肘关节机构是重要的部件；前臂残肢过短假肢则需要使用一种特殊的肘关节铰链，正常人的肘关节是一种复合关节，肘关节主要完成屈曲伸展动作，同时肘关节屈曲时前臂的旋转也起很大作用。因此，在设计上肢假肢的肘关节机构时，应首先考虑代偿屈曲功能，使前臂筒做屈曲动作，同时又能以最小的力使肘部在任何伸臂位置上固定。到目前为止，设计的肘关节以代偿肘部的屈伸功能为主，用于装饰性和索控式上肢假肢中，通常采用肩带来控制肘关节机构。

1. 装饰性假肢的肘关节　装饰性假肢中的肘关节常用的是一种单轴式机构，有带锁和不带锁之分，每种关节又可分为组件式或塑料外壳式。主要类型有：

（1）组件式肘关节。

（2）塑料外壳式肘关节，包括不带锁肘关节和手动单轴肘关节。

（3）肘关节铰链。

2. 索控式上肢假肢的肘关节　主要类型有：

（1）索控单轴肘关节。

（2）铰链式肘关节，包括索控单轴铰链肘关节和倍增式铰链肘关节。

3. 工具型铰链肘关节。

4. 电动肘关节（electric elbow unit）。

（四）肩关节

上肢假肢的肩关节用于肩关节离断假肢和上肢带摘除假肢连接肘关节与肩部接受腔，主要代偿肩部的屈曲、外展功能。

1. 装饰性假肢的肩关节　装饰性假肢的肩关节主要类型有普通肩关节、万向肩关节和外展肩关节。

2. 索控型假肢的肩关节　上述装饰性假肢的肩关节也可用于索控型假肢中，此外还可用于上肢带摘除患者。主要类型有隔板式肩关节和万向球式肩关节。

（五）上肢假肢的接受腔

1. 定义　上肢假肢接受腔是指臂筒中包容上肢残肢部分，它是人体上肢残肢部分与假肢连接的界面部件，是人–机系统的接口，对悬吊和支配假肢有重要作用。上肢假肢接受腔对假肢的适用性能有关键性的影响。因此，对接受腔的基本要求是必须与残肢很好地伏帖，而且要符合运动解剖学的要求。

2. 接受腔的材料和常用术语

（1）接受腔的材料：作为接受腔的臂筒材料要求质轻而刚柔适度，对人体无毒害和便于加工制作。常用制作上肢接受腔的材料有皮革、塑料、高分子材料和复合材料，其中丙烯酸合成软树脂接受腔是现代假肢的重要标志之一，近几年来碳纤复合材料使接受腔向轻型化发展。此外，改性聚丙烯板材也用于制作接受腔。

（2）接受腔软衬套（soft insert）：用泡沫塑料、皮革、硅橡胶等制作的接受腔内衬套，放在残肢与接受腔之间，用于分散作用于残肢上的压力，穿起来更舒适。

（3）检验接受腔（check socket）：国外在制作接受腔时，还采用检验接受腔，为检验假肢接受腔的适配情况，而在假肢制作阶段采用透明的热塑板材制作接受腔，以保证装配质量。

（4）全接触式接受腔与插入式接受腔：制作假肢接受腔要充分考虑残肢的条件，特别注意残肢的活动自由度和肌肉状况、骨凸和敏感的疤痕、皮肤缺陷以及神经瘤的情况。

①全接触式接受腔（total contact socket）：要根据解剖学和生物力学来设计，使残肢表面整体与接受腔内壁表面能紧密接触配合。

②插入式接受腔（plug fit socket）：残肢与接受腔内壁面有适当间隙，利用残肢袜套

来调整适配程度的接受腔。

（5）临时接受腔（temporary socket）：用石膏绷带或热塑板材等材料制作的用于临时假肢的接受腔。

（六）上肢假肢悬吊装置和控制系统

1. 定义 上肢假肢悬吊装置亦称固定装置，固定牵引带分为背带、悬吊带等各种带状装置。控制系统主要指在自身力源假肢中，利用控制索系统或者在体外力源假肢中利用残肢肌电信号、微动开关或声音控制上肢假肢动作的系统。

在索控式假肢中很难将悬吊装置和控制系统分开，例如背带（harness），就是用于悬吊上肢假肢穿戴于肩部、胸廓等处并将上肢区域及躯干的动作转换为绳索牵引力以控制假手动作的专用带状装置。从上述定义可以看出背带既起到悬吊固定假肢的作用，又有牵引的功能。

2. 上肢假肢的悬吊与固定 上肢假肢在截肢者穿戴时要受到假肢自重和所提携物品所产生的向下拉力，必须通过必要的接受腔结构或附加的固定装置来实现假肢的悬吊。同时，还必须克服假肢即接受腔与残肢之间的相对旋转与侧向运动，使截肢者能够利用残肢良好地操纵假肢的各种动作。概括而言，上肢假肢的悬吊可以通过以下两方面的机制来实现。

（1）悬吊带系统：悬吊带系统包括背带、肩背带、上臂背带、围箍、围档等皮革带，这是传统上肢假肢的悬吊固定方法。迄今仍在相当一部分上肢假肢中应用，只是材料、结构和形式都在不断改进。

（2）利用残端的解剖结构，即接受腔对肘关节、肩关节、肩胛带的包容，实现悬吊固定，具体形式可参考上肢接受腔部分。

作为上肢假肢组成部分的背带及控制索系统是将假肢与截肢者身体相连接，并操纵假手及关节运动的结构，其功能有以下四个方面：①悬吊假肢；②操纵假手装置的开合；③肘关节的屈曲；④肘关节的锁定。

3. 控制索系统（control cable system） 是指在索控式上肢假肢中，连接于上肢假肢背带与肘关节或手部装置之间，能有效传递上肢区域或躯干动作的绳索系统整体。可分为以下系统：

（1）单式控制索系统（single control cable system） 是用一根绳索进行单一控制的系统。其代表性的系统是索控式前臂假肢的手部装置操纵系统。前臂假肢的牵引带没有弹性，通过控制索控制手部装置的开闭。

（2）复式控制索系统（double control cable system） 是用一根绳索可起到两个控制功能效果的控制系统。一般用在索控式肩部假肢和索控式上臂假肢上，用来操纵肘关节的屈曲和手部装置的开闭。

（3）三重控制索系统（triple control cable system） 是采用三组单式控制索控制上肢假肢的系统。例如直接式肩离断假肢通过肩胛带的运动带动背带来控制，分别控制手部装置、屈肘和锁肘。

控制索功能的执行情况取决于肩胛带的活动度，残肢的条件以及肌力的状况，接受腔要依靠背带悬吊于肩胛带上。

（4）钢丝套索（Bowden cable）即鲍登索，是索控式假肢中用于传递动作的部件，由易弯曲的钢丝缆索和包覆在外部的金属软套管构成。类似于自行车线闸的带弹簧套管的钢丝套，其特点是牵引力的传递效率高。对背带的基本要求有以下几点：①能将假肢可靠悬吊固定在残肢上。②截肢者配戴后舒适，无压痛或不适。③操作方便，力求减少操作使用时对衣袖的磨损。④为操纵假肢提供力源。

4. 背带的选择与制作要因人而异，除了能充分发挥残肢的残存功能外，还应综合考虑截肢者的既往习惯、性别、职业差异，同一种假肢，往往有不同形式的背带，单一化会给部分患者造成操纵假肢的困难。因此，必须根据各个截肢者的不同情况，如肌力、操纵能力、耐受性来修改设计方案，直至截肢者能满意地操纵假肢。

三、各种假手品种、结构特点、选用原则

（一）部分手假肢

部分手假肢（partial hand prosthesis，简称PH）是用于部分手截肢的假肢。部分手截肢时，多数情况下都保留了腕关节的功能，上肢机能正常，残肢的自身功能比较高，可分为假手指和掌骨截肢假肢。

1. 装饰性手指和部分手截肢假肢　不同平面的手指和掌部的截肢或畸形可通过因人而宜的替代品来弥补其外观上的缺陷。单指截肢可配戴指套。截肢范围增大时，配戴相应的内手套可以弥补其外观缺陷。带掌侧拉链的美容手套戴在内手套外并与前臂相连接。美容手套在外形、色泽、表面结构上都近似正常手，且有不同的色调可供选用。

假手指（prosthetic finger）是用于手指截肢的装饰性假指，适用于各种手指截肢、指掌关节离断及掌骨远端截肢的患者。例如：拇指全缺、2~4指全缺或个别手指缺损。由橡胶、皮革或聚氯乙烯树脂、硅橡胶等制作，形式多样，一般仅起弥补手部外形的作用。单指截肢可以配戴指套，又称为装饰指；截肢范围增大时，配戴相应的内手套即可弥补其外观的缺陷。

2. 掌部截肢假肢　掌部截肢假肢不仅要恢复其外观，而且还要考虑恢复其功能。例如抓握板装在残肢的对面，便可进行简单的抓握，同时保持灵敏性。准确的抓握动作可借助功能型假肢来完成，在制作这种特殊假肢时，拇指和其余4指通过铰链连接在一起，假手的开手和闭手动作可借助残肢的背掌和对掌运动来完成。这种功能型假手的另一个优点是可实现习得的反馈。

适用于第一腕掌关节离断和掌骨近端截肢而腕关节屈伸功能良好的患者。这种假肢采用多轴连杆式机械假手，依靠患者的伸、屈腕运动来操纵手指的开闭。此外，还可以用带掌侧拉链的美容手套，戴在内手套处并与前臂相连接，这种美容手套在外形、色调和表面结构上都近似于正常手。

3. 掌骨截肢肌电控制假肢　适用于截肢部位在手掌靠近腕关节处，患者失去了五个手指，腕关节功能仍然完好的残肢。这种肌电手悬吊靠腕端膨大，接受腔比腕离断假肢更短，腕关节有铰链与手头连接，不会影响腕自然伸屈和前臂自然旋转，由肌电控制手指，功能强于其他类型前臂肌电手。

4. 适用于手掌骨截肢的半掌肌电手　对于手掌切除一半（保留拇指、缺损四指），半

掌电动假手是适应半掌残肢者对假手功能的需要而研制的。它能依靠可充电电池供能使微型直流电机带动四指与拇指做对掌运动，实现握持功能。

5. 电动手指假手（图1-3-9） 美国西北大学假肢研究和康复工程所开发的电动手指假手采用了三个电动马达，将直径仅为10mm的微型齿轮马达装置，装入手指中，分别驱动拇指、食指和中指。这种齿轮马达能够满足设计要求的速度和力的标准，分别完成驱动动作。电源采用9V的微型电池，可以装入环套和小指中。在部分手截肢假肢中，肌电控制和开关控制都可应用。

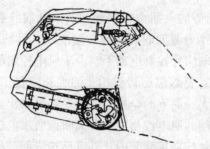

图1-3-9 电动手指假手

（二）腕关节离断假肢

腕关节离断假肢（wrist disarticulation prosthesis 或 through wrist prosthesis，简称 TW prosthesis）适用于腕关节离断或前臂残肢过长（保留了前臂80%以上）的截肢者。在腕关节离断情况下，前臂功能几乎全部保住，残肢自身的功能性很强。患者可配戴装饰性、索控式或肌电控制腕离断假肢。腕关节离断时，残肢相对较长，其远端膨大，这些均有利于保持假肢悬吊的稳固性，因此不应对远侧骨端进行装饰性矫正。

腕关节离断患者可选用装饰性假肢和功能性假肢。目前已有各种假肢可供腕关节离断患者选配，在发达国家中的多数情况下，配戴肌电控制假肢可能是第一选择。装饰性假肢重量最轻，但从另一方面来论，它只具备有限的被动功能；索控式机械假肢借助肩背带来完成假手的抓握运动；肌电控制假肢须靠电极传导的肌电信号来控制假手的功能活动，其能源是一个6V的可充电蓄电池。

1. 装饰性腕关节离断假肢 装饰性腕关节离断假肢重量最轻，但它只具备有限的被动功能。这类假肢适用于腕关节离断患者，特别适用于那些放弃配戴功能型假肢的患者。这种假肢的特点是重量轻、操纵简便，但仅有有限的被动功能，可作为辅助手。由于残肢远端膨大，采用高达肘下的全接触式接受腔就可以保证残肢的稳固悬吊，并且不会妨碍残肢的旋前及旋后运动。外臂筒构成假肢的外形并与装饰手连接，应尽量避免假肢过长。美容手套在外形、色泽和表面结构上都与正常手相似，显示出假手的外形，使得假肢更逼真。

2. 索控式腕关节离断假肢 索控式腕离断假肢又称为机械手，由机械手头、前臂接受腔和开手的牵引索控制，借助肩背带来完成假手的抓握运动，由于残留有较好的前臂旋转功能，可由残肢直接带动假手旋前、旋后，因残肢长度所限，不能安装屈腕机构。这类功能性假肢适用于腕关节离断患者，尤其适用于不能穿戴肌电假肢的患者。与体外力源型假肢相比，它具有重量轻，不需能源的优点，但必须配戴背带控制系统来控制手部装置的功能活动，因而影响穿戴的舒适性。高达肘下的全接触式接受腔通过残肢远端的膨大部分就足以保证残肢的悬吊稳固性，而且不妨碍其旋前及旋后运动。外臂筒构成假肢的外形，并与手部装置相连接。为使假肢长度达到最小值，必须在假手上采用不带螺栓的底盘。如果安装钩状手，还需增加一个特殊的连接装置。手部装置也有常开式假手和常闭式假手（详见本节二、2. 索控式假肢的手部装置，图 1 - 3 - 8），其区别是应采用不带螺栓的底座，用积层成型盘将假手固定在前臂筒上。索控式腕离断假肢通过肩背带来完成假手的抓握运动。

3. 肌电控制腕关节离断假肢　肌电控制腕关节离断假肢靠电极传导的肌电信号来控制假手的功能活动。这种体外力源型假肢在通常情况下，是腕关节离断患者的第一选择，其前提条件是要有足够的肌电信号控制电动手。由于肌电控制假肢的接受腔可以固定在腕部，残肢仍可自由旋转，不需要腕部旋转机构，假手长度仅 13cm，假肢不会超过自然长度。由于腕关节残肢远端膨大，肘下的全接触式接受腔足以保证残肢稳定地悬吊，同时不会限制假手的旋前、旋后运动。肌电控制腕关节离断假肢靠电极传导的肌电信号来控制假手的功能活动，电极弹性地悬挂在接受腔内。外臂筒构成假肢的外形，导线和电极、可充电蓄电池都装在其内。通过固定在臂筒上积层成型的旋盘，可分别将臂筒与电动手系统和电动夹相连。

（1）积层成型盘式电动手　积层成型盘式电动手适用于腕离断残肢。这种假手的机械手架有三个手指（拇指、中指、食指），它装有带减速器的电动机和继电器以执行手的抓握动作。它与前臂之间借助带积层成型盘的摩擦关节而进行机械性连接，手的旋前、旋后功能可以无级调节，中心导线用于电气连接。

电动手有不同的型号和不同的控制系统（数字、抓力、双通道控制器）。装有第四指及第五指的内手套覆盖着机械手架，呈现手的外形并构成美容手套的支架，由 PVC 制作的美容手套在外形、色泽和表面结构上都模拟了正常手。

（2）积层成型盘式电动夹（图 1 - 3 - 10）　适用于腕离断残肢。这种电动夹的机械部分有两个夹/指，它们通过一个特殊的结构，保证任一开手位置时指尖平行。带减速器的马达和继电器开关装在一个铝盒里，其外壳由一个玻璃纤维盒构成，壳体对内部的机械手架起保护作用。这种电动夹借助侧边的手轮也能张开或闭合，借助屈曲关节可以改变轴的位置。功能障碍时，能通过保险杆卸下电动夹。电动夹与前臂之间借助带积层成型盘的摩擦关节而达到机械性连接，电动夹的旋前、旋后功能可以无级调节，中心导线用于电气连接。这种电动手有不同的型号和不同的控制系统（数字、抓力、双通道控制器），并有节能型可供选用。

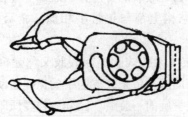

图 1 - 3 - 10　电动夹

4. 腕关节离断假肢接受腔形式 腕关节离断残肢一般可完成完整的前臂旋转动作，其范围可达到内外旋各 90°。为了充分利用这一功能，一般需选择插入式接受腔，同时应考虑残肢末端桡尺关节隆起形状，制作克服穿脱困难的接受腔。如果选用全接触式接受腔，那么必须在适当位置上将腔壁开口或制作成盖状结构，通过接受腔远端的小窗来完成穿上及脱下假肢的动作，也便于充分发挥残肢的旋前、旋后功能。残肢远端的膨大部分有利于假肢安全地悬吊，因此接受腔的上缘可以低于肘关节，即不必包容肘关节。由于腕关节残肢远端膨大，高达肘下的全接触式接受腔就足以保证残肢稳定地悬吊，而且不会限制假手的旋前及旋后运动。积层成型树脂外臂筒与假手连接，而且还包住肌电控制假肢功能性部件。

（三）前臂假肢

前臂截肢时，应尽可能少截除骨及软组织，因为保留较长的残肢有益于配戴假肢。残肢作为杠杆臂影响着假肢的功能活动范围。不同截肢平面的前臂残肢，既可配戴装饰性假肢也可配戴功能性假肢。现代应用技术的发展也可使短残肢配戴假肢不需要任何上臂固定装置。

前臂假肢（below – elbow prosthesis 简称 BE prosthesis），亦称经桡假肢（trans – radial prosthesis 简称 TR prosthesis），适用于残肢长度为前臂 25% ~80%（通常为肘下 5 ~18cm）的前臂截肢者，是一类装配数量最多，代偿功能较好的上肢假肢。现代前臂假肢由一个包肘的全接触式接受腔和一个树脂积层成型外臂筒组成，臂筒可通过不同的腕关节与假手相连。根据残肢条件和患者的要求，可以设计装饰性前臂假肢，也可以设计功能型假肢，包括索控式前臂假肢、电动或肌电控制前臂假肢及工具手、钩状手等。

1. 装饰性前臂假肢（cosmetic below – elbow prosthesis）这种假肢适用于不同截肢平面的前臂残肢，特别适用于那些放弃穿戴功能型假肢的患者。装饰性前臂假肢重量最轻，操作简便，但只具备有限的被动功能，可做辅助手。它通过包肘全接触式接受腔固定在残肢上。臂筒构成假肢的外形并与假手相连接。装饰手和被动型假手，借助不同的腕关节连接到前臂上。外形、色泽和表面结构都近似正常人手的美容手套显示了假肢的外形，使假手更加逼真。

装饰性假肢的腕关节是前臂假肢的主要部件之一，装饰性假肢的腕关节种类比较多，可供选择的腕关节有：

（1）带螺栓的连接器 带螺栓的连接器借助远端的螺栓和近端的卡箍装置连接装饰手与前臂臂筒，手的旋前及旋后位置可以调整。

（2）带内螺栓的连接器 带内螺栓的连接器借助远端的内螺栓和近端的卡箍装置连接假手与前臂筒，手的旋前及旋后位置可以调整。

（3）屈曲连接器（图 1 – 3 – 11） 既是屈曲部件又是连接部件，它借助远端的螺圈和近端的卡箍装置连接假手与前臂筒，手的旋前、旋后以及屈曲均可以调整。

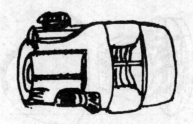

图 1 – 3 – 11 屈曲连接器

（4）滚花旋盘　滚花旋盘分别通过近端和远端的螺栓连接装饰手与屈曲调节器。

（5）木制腕接头　木制腕接头被固定在前臂筒上并借助螺栓与装饰手连接。

（6）摩擦控制腕关节　这种摩擦控制腕关节通过旋盘被固定于前臂筒上，并借助于远端的螺栓与假手相连接。手的旋前及旋后位置可以无级调整。这类摩擦腕关节有不同的型号和规格。

2. 索控式前臂假肢　适用于不同截肢平面的前臂残肢，特别适用于不能配戴肌电控制假肢的患者。与体外力源型假肢相比，它具有重量轻，不需额外能源的优点，但必须配戴背带来控制手部装置的功能活动，因而影响穿戴的舒适性。

索控式前臂假肢（control cable below – elbow prosthesis）（图 1 – 3 – 2），由机械假手、腕关节机构、残肢接受腔（前臂筒）及牵引索构成，接受腔多用塑料制作，腕关节机构可以被动地屈伸和旋转。也可设计成用肩背带来完成假手的抓握动作，外臂筒构成假肢的外形，且通过不同的腕关节与手部装置（系列假手或钩状手）形成可拆式连接。现代应用技术的发展，使这种假肢借助肘部全接触式接受腔而稳固悬吊于残肢上，前臂过短残肢可另外配戴肘上环带，已使短残肢配戴假肢不需要任何上臂固定装置。

（1）索控式假肢的腕关节　索控式假肢的腕关节，也有各种型式，带双头螺栓的各种固定可将假手与不同的腕关节相连，而腕关节又与前臂筒或接受腔相连。

1）摩擦式腕关节（friction type wrist unit）：摩擦式腕关节是通过旋紧手部装置螺栓，利用其产生的摩擦力防止手部装置旋转的腕关节。

2）快换式腕关节（quick disconnect wrist unit）：快换式腕关节带有卡槽反锥机构，可迅速更换手部装置的腕关节，在手部装置上装有专用连接头（图 1 – 3 – 12）。

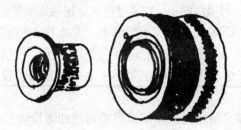

图 1 – 3 – 12　快换式腕关节

3）万向式腕关节（universal wrist unit）：万向式腕关节是采用球面结构，可将手部装置在半球面任意位置上固定的腕关节。

4）屈腕式腕关节（wrist flexion unit）：屈腕式腕关节是采用手动方式被动屈曲，可选择 2 ~ 3 个角度位置随意锁定的腕关节（图 1 – 3 – 13）。

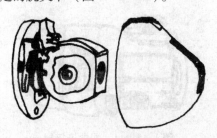

图 1 – 3 – 13　屈腕式腕关节

5）旋腕式腕关节（wrist rotation unit）：旋腕式腕关节是利用前臂的回旋动作使手部装置随意锁定的腕关节。

3. 体外力源前臂假肢

（1）电动前臂假肢 以微型电机为腕关节或手部装置动力，通过残存的前臂进行控制。

（2）肌电控制前臂假肢（图1-3-6） 依靠由皮肤电极发出的肌电信号来控制假手的功能活动，其旋前、旋后运动可由不同的机械结构来完成。配戴肌电控制假肢的前提条件是要求有足够强的肌电信号用来控制手部装置，肌电信号由电极引出，放大后作为脉冲信号向控制系统传导。各类假肢通过不同的结构来控制手部装置的旋前及旋后运动。肌电控制假肢的能源是一个装在假肢里的6V可充电蓄电池。

肌电控制前臂假肢由一个肘下全接触式接受腔和一个树脂积层成型外臂筒构成。借助腕关节假肢上部与电动手相连接，同时它还包住假肢中特有的功能器件。

被动旋腕式肌电控制前臂假肢适合不同截肢平面的前臂残肢。手部装置的旋前及旋后功能活动只能被动地通过腕关节系统来调整。

主动旋腕式肌电控制前臂假肢适用于中等长度的前臂残肢，其主动旋转运动完成旋前及旋后动作。这些旋转运动可通过分离式接受腔的远端罩，借助旋腕装置直接传递到手部装置上。

中等长度前臂残肢只要能进行轻微的旋转运动也可配戴电动旋腕式肌电控制前臂假肢。这种旋转运动可作为信号脉冲控制假肢电动旋前及旋后。分离式接受腔的远端罩通过旋转控制开关驱动电动旋腕装置。

肌电控制旋腕式前臂假肢适用于不同截肢平面的前臂残肢，但前臂长残肢除外。其前提条件是应有不同的肌电信号来控制手部装置的张开和闭合，以及旋前及旋后运动。伸肌和屈肌的肌电信号在控制系统里被转化成4种脉冲信号，它们分别控制着手的张开、闭合及电动旋腕装置。

体外力源型假肢的腕关节是一种带连接器和同轴插座的腕关节，它将快换式电动手或电动夹与前臂筒连接起来，这种结构允许被动调整到所要求的旋前、旋后位置，手部装置可以随时互换。适用于中等长度前臂残肢的旋腕装置将具有主动旋前及旋后功能的残肢的旋转运动机械性地传递到电动手或电动夹上。

电动旋腕装置借助电机使电动手或电动夹做旋前和旋后运动，有两种不同的部件可控制电动旋腕装置。旋腕控制装置可用于残肢的旋转运动，四通道控制系统的肌电信号既可控制旋前、旋后动作，也可控制手部装置的动作。这种腕关节适用于除了腕离断以外的所有长度的残肢。它由以下部件构成：①积层成型环：积层成型环将电动手或电动夹与前臂连接起来，并装有快换接头。积层成型环有不同的直径。②连接器：连接器安装在积层成型盘内的腕关节锁中，并有同轴插座。③同轴插头：固定在连接器中的同轴插头，其远端借助滑动接触与腕关节可换插头形成电气连接，近端则与电极和蓄电池的导线连接。

4. 前臂假肢的接受腔 前臂假肢接受腔的设计受到三方面因素的制约：一是悬吊机

制；二是前臂的旋转机能；三是稳定适配的要求。随着假肢技术在材料、工艺方面的发展，出现了各种形式的接受腔，这些接受腔的产生都是综合解决上述几个因素而获得的。此外还应考虑在适当部位开口，增加透气性。

（1）插入式接受腔　适用于残肢比例55%～80%中长至长残肢截肢患者。依靠较大面积的残肢与接受腔的接触面料稳定悬吊和控制，同时避免了包容肘部，妨碍残肢旋转机能利用，在短残肢时往往需加上吊带。

（2）全接触式接受腔　采用全接触式前臂接受腔时，原则上接受腔的四壁应与残肢全面接触。根据残肢的长度，接受腔上缘的高度应有变化。短残肢时接受腔的上缘要高些，长残肢时上缘要低些。一般长残肢都采用和臂筒一体化的接受腔，短残肢最好采用分离式（双套筒）接受腔。

（3）明斯特式接受腔（muenster socket）　明斯特式接受腔是一种包髁式前臂接受腔，是德国的 Hepp Kuhn（亥普·库恩）于1950年发明的，采用包容肱骨髁和鹰嘴上部悬吊，接受腔口型尽量接近肱二头肌腱口形成一个腱槽，可省去固定于上臂的皮围背带、环带和肘关节铰链。其适用范围广，长残肢、短残肢者都可用，尤其适用于安装前臂肌电假手（图1-3-14）。

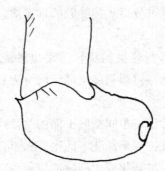

图1-3-14　明斯特式接受腔

（4）西北大学式接受腔（Northwestern university socket）　西北大学式接受腔也是一种包髁悬吊式前臂接受腔，是由美国西北大学于1971年开发的接受腔形式，与明斯特式接受腔的区别在于腔的前臂肘弯处根据前臂残长割出一定长度的口型。由于前侧的开口形状，更适宜肘关节的屈伸动作，此外对髁部的包容弹性更好。因此，更适用于中、长残肢（图1-3-15）。

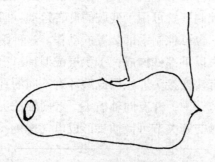

图1-3-15　西北大学式前臂假肢接受腔

5. 前臂假肢的背带及控制索系统　本系统由背带、上臂围箍、肘铰链和开手单式控制索构成。固定在上臂的围箍和与之相连的肘关节铰链主要起固定前臂残肢较短假肢的作用，而背带和牵引索构成开手力的传递系统。

（1）前臂 8 字背带（below – elbow figure 8 harness）（图 1 – 3 – 16）：用于前臂假肢的一种背带，因固定于非截肢侧腋窝部的环带交叉于背部而使背带看上去呈"8"字形而得名。8 字形背带通常采用 2.5cm 宽的涤纶带制成。

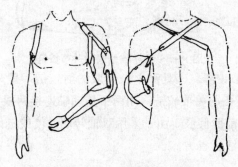

图 1 – 3 – 16　前臂 8 字背带

（2）前臂 9 字背带（below – elbow figure 9 harness）（图 1 – 3 – 17）：用于前臂假肢的一种背带，因固定于非截肢侧腋窝部的环带与控制索相连接而使背带看上去呈"9"字形而得名。

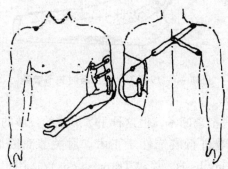

图 1 – 3 – 17　前臂 9 字背带

（3）上臂围箍（cuff）：用于前臂假肢的一种悬吊装置。由皮革制成，系于上臂半周与肘铰链相连接，起悬吊固定假肢的作用。背带的背后交叉中心应处于第七颈椎突起的下方，自中央略偏向健侧。它由腋窝套环、前吊带的控制索带组成，前吊带从三角肌的上部引出，分成两支固定于围箍；控制索带通过肩胛骨下方，用吊环与控制索相连，并可用皮带扣调节控制索带的松紧。截肢者操纵假肢开手时，利用残侧上臂的前屈运动以及双肩的前屈动作，使背带吊环与固定于围箍的导向架之间距离增大，从而拉动控制索带打开手指。

（4）肘关节铰链

1）肘关节铰链　主要用于前臂残肢过短假肢。它将两根支条安装在接受腔两侧。

2）倍增式肘关节铰链（step – up elbow hinge）　是用于肘关节活动范围小，不能实现足够屈肘动作的前臂短残肢的一种支条式肘关节。分为齿轮式和连杆式等多种结构，利用齿轮和连杆原理，能把残肢的屈曲动作放大约两倍。图 1 – 3 – 18 是一种四杆结构倍增式肘关节铰链。

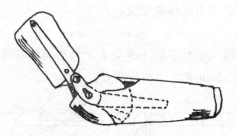

图 1 – 3 – 18　倍增式肘关节铰链

3）工具型上肢肘关节铰链　工具型上肢假肢的肘铰链一般采用多轴铰链肘关节。图 1 – 3 – 19 是一种双轴式支条肘关节铰链，用两个传动轴连接两根支条的肘关节。其特点是容易屈肘，多用于工具型前臂假肢。由于采用双轴转动，使铰链的屈曲运动更接近于人的生理肘关节运动，转动灵活、省力。

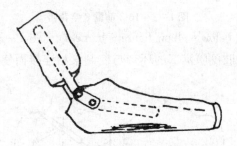

图 1 – 3 – 19　工具型上肢肘关节铰链

（四）肘关节离断假肢

很少有人施行肘关节关节离断术，但这种手术形成的残肢的髁部却有利于假肢的悬吊固定。因此，不应对骨远端进行装饰性矫正术。肘关节离断假肢（elbow disarticulation prosthesis 或 through elbow prosthesis，简称 TE prosthesis）适用于肘关节离断或上臂残肢过长（保留了上臂 85% 以上）的截肢者。肘关节离断患者既可配戴装饰性假肢，又可配戴功能型假肢。目前各种假肢都可供肘关节离断患者选配，多数情况下，混合型假肢是第一选择。装饰性假肢重量最轻，但只有有限的被动功能；索控式假肢的假手和肘关节的功能活动需借助肩带来完成；混合型假肢采用自身力源和体外力源共同作用。肘关节靠肩背带来驱动，而假手的功能活动受到肌电信号的控制，其能源是一个 6V 的充电蓄电池。现代肘关节离断假肢的全接触式接受腔不用包住肩部，通过肱骨髁部残肢末端的膨大部分就足以保证假肢的稳固悬吊，肘关节铰链连接假肢的前臂和上臂。

1. 装饰性肘关节离断假肢　装饰性肘关节离断假肢适合于肘关节离断患者配戴，尤其适合于那些放弃配戴功能型假肢的患者。装饰性肘关节离断假肢重量轻、操作简便，但只具备有限的被动功能，可做辅助手或携带物品。高达肘下的全接触式接受腔借助髁部残肢末端的膨大部分可以保证假肢的稳固悬吊，而且不妨碍肩关节的活动范围。外臂筒借助侧支条与假肢前臂相连接，铰链关节可自由运动或由线闸操纵。装饰手或被动型假手可借助不同的腕关节与前臂相连接。外形、色泽和表面结构上都与正常手相似的美容手套构成假肢的外形，使假手具有逼真的外形。

2. 索控式肘关节离断假肢 这种功能型假肢适合于肘关节离断者，特别适合于不可能配戴肌电控制假肢的患者。与体外力源型假肢相比，它具有重量轻，不需另外能源的优点，但必须配戴背带控制手部装置和锁肘功能活动，因而影响了穿戴的舒适性。高达肘下的全接触式接受腔借助髁部残肢末端的膨大部分可以保证假肢的稳固悬吊，且不妨碍肩关节的活动范围。外臂筒可借助侧支条与前臂假肢相连接，侧支条关节可自由运动或由线闸控制。系列假手或钩状手可作为手部装置借助不同的腕关节与前臂相连，且可互换。

索控式肘离断假肢的手部、腕关节采用与前臂假肢相同的机构；前臂筒多用塑料制成，上臂接受腔用合成树脂积层成型；肘关节采用被动式侧面带锁的铰链，可使肘关节被动地固定在几种屈肘位上，假肢的功能活动是借助残肢的运动及肩胛带牵引索来完成的，其三重控制索分别控制着手部装置、屈肘和锁肘。

此外，有一种索控单轴肘关节铰链适用于肘离断假肢（图1-3-20）。其特点是容易屈曲，也可用于工具型前臂假肢。

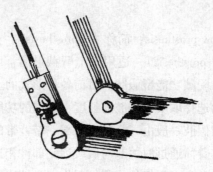

图1-3-20 索控单轴肘关节铰链

3. 混合型肘关节离断假肢 混合型肘关节离断假肢采用自身力源和体外力源共同作用。这类假肢适用于肘关节离断患者，其前提条件是要有足够强的肌电信号用于分别操纵电动手或电动夹。高达腋下的全接触式接受腔借助髁部残肢末端的膨大部分可以保证假肢的稳固悬吊，且不妨碍肩关节的活动范围。外臂筒包住电极和导线，电极弹性地悬吊在接受腔中，并借助单轴关节支条与假肢前臂相连接，铰链可自由运动或由线闸控制。肘关节靠肩背带来驱动，屈肘和锁肘功能活动受肩背带控制。而假手的功能活动受到肌电信号的控制，腕部和手部装置与前臂假肢相同。系列电动手或电动夹作为手部装置使用，借助腕关节与前臂相连接，且可互换。

电动旋腕装置适用于除了前臂残肢外的所有长度的残肢。电动旋腕装置通过一个电机使电动手旋前及旋后。电动旋腕装置被装入前臂筒中，它与手部装置快换接头之间建立起机械性和电性连接。装置的功能活动受旋转控制装置或四通道控制系统操纵。

4. 肘关节离断假肢的接受腔 肘关节离断假肢接受腔的形式基本上与上臂中长残肢

的要求相同。由于肱骨末端的内外上髁处呈平坦状，对其骨突起处的修整务必慎重。（图1-3-21）

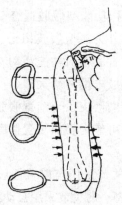

图1-3-21 肘关节离断假肢接受腔

（五）上臂假肢

上臂截肢时应尽可能少截除骨及软组织，因为保留的任何残肢都有益于假肢的适配。残肢的长度对假肢的悬吊固定起着重要作用，而且残肢作为杠杆臂影响着假肢的功能活动。

上臂假肢（above-elbow prosthesis，简称 AE prosthesis），亦称经肱截肢假肢（trans-humeral prosthesis，简称 TH prosthesis），适用于上臂截肢者。不同截肢平面的上臂假肢，既可配戴装饰性假肢，也可配戴功能型假肢。目前各种形式的上臂假肢可满足所有肘上截肢平面的患者配戴。假肢的选择取决于残肢的长度、肌肉的功能以及患者的体力情况和对假肢的了解程度。现代上臂假肢一般由一个包裹肩部、带背带的全接触式接受腔和一个树脂积层成型外臂筒组成，外臂筒通过肘关节与假肢远侧部件相连。装饰性上臂假肢虽然重量最轻，但它只有被动功能，它多用组件式部件制作。索控式假肢功能件的运动是靠三重控制索来完成的。混合型假肢采用体内、外力源共同作用，其肘关节运动受肩背带控制，而假手活动受肌电控制。在肌电控制假肢中，功能（手部装置和肘的关系）控制由电极引出的肌电信号来执行，其能源为一个6V可充电蓄电池。

1. 装饰性上臂假肢　装饰性上臂假肢特别适合于放弃穿戴功能型假肢的患者，这种假肢重量轻，操作简便，但只能被动运动，可作为辅助手，装上外形、色泽和表面结构都近似正常人手的美容手套，使假肢具有逼真的外形。

这类假肢适合于不同截肢平面的上臂残肢，它大多由组件式部件制成，并且用泡沫装饰外套因人而异地塑其外形。全接触式接受腔包裹肩部的容积与残肢长度有关，它借助一根背带悬吊于肩胛带上。外臂筒通过肘关节与假肢前臂相连。装饰手或被动手作为手部装置使用，借助不同的腕关节固定于前臂上。外形、色泽和表面结构都近似正常人手的美容手套显示了假肢的外形，使假肢具有逼真的外形。

装饰性假肢中的肘关节常用的是一种单轴式机构，有带锁和不带锁之分，每种关节又可分为组件式或塑料外壳式。

（1）组件式肘关节（图1-3-22）

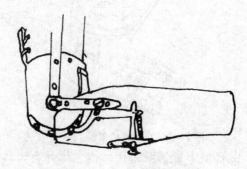

图1-3-22　组件式肘关节

1）组件式肘关节：适用于上臂长残肢，带棘轮锁装置的单轴肘关节借助前臂管与假手连接，并通过积层成型盘与上臂连接，前臂管和积层成型盘的旋转位置可分别调整。

2）带棘轮锁装置的单轴肘关节：适用于上臂短残肢，通过前臂管与远端部件连接，并借助上臂管的积层成型盘与上臂杆相连，前臂管和积层成型盘的旋转位置可分别调整。

3）带自位拉锁的组件式肘关节：适用于上臂残肢和肩离断患者，带可倾式拉锁的单轴肘关节借助组件式连接件连接上臂与前臂管，可分别调整前臂和上臂的旋转。

（2）塑料外壳式肘关节　这种带有半球体的肘关节远端通过固定在关节轴上的侧铰链与塑料前臂筒连接；近端与肘部连接的方式有两种，一种是通过肘部球体的木接头与上臂筒（上臂接受腔）相连，另一种是通过积层成型盘与上臂筒（上臂接受腔）连接。

按运动限位可分为不带锁和带锁两种：①不带锁肘关节：屈肘角度不能固定，贝伦索止前运动器可以限制前臂的自由摆动幅度。②手动单轴肘关节：以被动方式来实现肘关节屈曲的固定和解除，通过棘轮锁将关节锁紧在不同的屈肘位。

2. 索控式上臂假肢　索控式上臂假肢适用于不同截肢平面的上臂残肢，特别适用于不可能配戴体外力源型假肢的患者。与体外力源型假肢相比，它具有重量轻，不需另外力源的优点，但必须配戴背带控制索，从而影响了穿戴的舒适性。

这类功能型假肢是一种常见的上臂功能性假肢，其手部、腕关节与前臂相同，前臂筒与上臂筒多用塑料制成；肘关节屈肘机构为主动式带锁结构，可实现主动屈肘。这种假肢的功能活动是借助残肢的运动及肩胛带完成的，三重控制索分别控制着手部装置屈肘以及锁肘的功能活动。假肢功能件的手部运动、屈肘、锁肘是靠三重控制索来完成的。背带的效能取决于肩胛带的活动度、残肢的长度和肌肉情况等，这些解剖学特征确定了全接触式接受腔包裹肩部的范围。这种背带的效能取决于肩胛带的活动度、残肢的长度和肌肉情况等。外臂筒和假肢前臂通过肘关节相连，肘关节可装或不装棘轮锁。系列假手或钩状手可作为手部装置，通过不同的腕关节与前臂相连，并可互换。

索控式上肢假肢的肘关节常用索控单轴肘关节（图1-3-23），这种关节是一种利用控制索来控制肘关节固定的单轴肘关节，适用于上臂假肢和肩离断假肢。关节内的棘轮锁可将关节调整到不同的屈肘位，由控制索锁紧和开锁，内装升降器可调整弹簧张力，有助于抬高前臂。

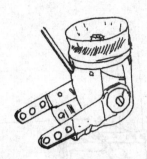

图 1 - 3 - 23   索控单轴肘关节

3. 混合型上臂假肢   混合型上臂假肢采用体内、体外力源共同作用，适用于不同截肢平面的上臂残肢，其肘关节运动靠肩背带控制，而假手活动受肌电控制，其前提条件是有足够强的肌电信号分别用于电动手或电动夹。全接触式接受腔包裹肩部的容积与残肢长度有关，它由一根背带悬吊在肩胛带上。外臂筒包住电极和导线，并通过一个装有无极调整锁的机械肘关节与假肢前臂相连，借助肩背带来完成假肢的屈肘和锁肘动作。系列电动手或电动夹作为手部装置使用，借助腕关节与假肢前臂相连接，且可互换。

4. 肌电控制上臂假肢   这类假肢适用于不同截肢平面的上臂残肢，其前提条件是，必须有不同的肌电信号用于控制手部装置和肘关节的功能活动。肌电控制上臂假肢的功能控制（手部和肘关节）由肌电信号来执行，装配的前提条件是必须有不同的肌电信号用于控制手部装置和肘关节的功能活动；这种假肢的接受腔与其他功能性上臂假肢相同；弹性悬吊在接受腔里的电极接受了肱二头肌和肱三头肌产生的肌电信号，它们在控制系统里转换为四种脉冲信号，然后向手部装置和肘关节传导，手部和腕部结构与前臂假肢相同。外臂筒包住电极和导线，并通过电动肘关节与假肢前臂连接。系列电动手或电动夹作为手部装置使用，借助腕关节与前臂相连接，且可互换。

（1）国外研制了一种肌电及微机控制的三自由度上臂假肢，配有多条微处理程序，可在肌电控制下完成多种日常生活动作的协调控制。这种假肢具有手指、腕、肘各一个自由度，三个自由度全部由肱二头肌和肱三头肌肌电控制，以两肌肉同时收缩产生的肌电作为切换信号，具有发光二极管和声音信号指示切换部位。在程控状态下，可由肌电控制手指握力和腕的旋转。

（2）电动肘关节（electric elbow unit）一般采用微型电机驱动，图 1 - 3 - 24 是由纽约大学与豪斯莫公司共同开发的 HUSH 电动肘关节，用于骨骼式上肢假肢，通过双向开关，可实现肘关节的屈曲和伸展。

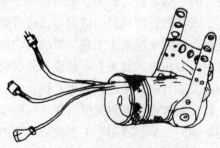

图 1 - 3 - 24   电动肘关节

5. 上臂假肢的接受腔　上臂假肢接受腔一般要包住肩峰，目前上臂接受腔一般采用全接触式接受腔，除了与残肢全面接触，还要求具有自身悬吊机能，肩关节的运动不受限制。其上缘高度随残肢长度而不同，残肢越短，接受腔的上缘越高。

（1）上臂短残肢　为了保证接受腔的稳定性，其上缘至少要包过肩峰 2.5~4cm；在不使患者感到疼痛的情况下，腋窝部分接受腔的壁尽可能抬高。

（2）上臂中长残肢　接受腔的上部要略低于肩峰，以免影响肩关节的外展，要包住三角肌外壁部，为肩关节的屈曲运动留下少许空间。接受腔的口型形成一个前下方有胸大肌沟槽、后下方有背阔肌沟槽的三角形。（图1-3-25）

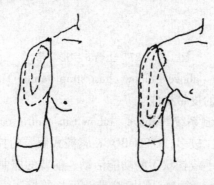

图1-3-25　上臂残肢长度与接受腔的关系

（3）LAPOC吸着式接受腔（图1-3-26）　日本LAPOC吸着式接受腔的口型特点如下：在上口部，前后带有开肩式的突出翼（肩轭），其横截面呈凸镜状，中心部从前后方向夹住肱骨头，宽度为4cm，前、上、下沿翻边，向外张开。上臂前屈、后伸时不会受到锁骨和肩胛冈的限制。

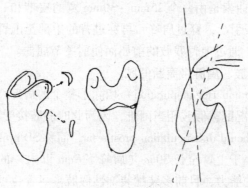

图1-3-26　LAPOC吸着式接受腔

6. 上臂假肢的背带及控制索系统　本系统由背带的控制索构成。上臂截肢者利用其假肢至少要实现以下三种功能：①控制手部装置；②前臂的屈曲运动；③肘关节的闭锁及其解除。因此肩带的形式及其操纵比较复杂。肩胛带和上臂残肢运动为以上控制提供了条件。有许多不同的悬吊固定及牵引控制系统实现上述功能，有采用两根控制索的二重控制系统，其中一根同时控制开手和屈肘，另一根控制肘关节的松锁和伸肘；也有采用两根控制索的三重控制系统，分别控制开手、屈肘和伸肘。

（1）上臂8字形背带（above-elbow figure 8 harness）（图1-3-27）　用于上臂假肢

的一种背带，因固定于非截肢侧腋窝部的环带交叉于背部而使背带看上去呈"8"字形而得名。

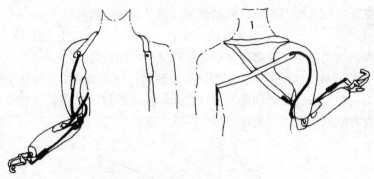

图 1 - 3 - 27　上臂 8 字形背带

（2）胸廓带式上臂背带（above - elbow chest strap harness）　用于上臂假肢的一种背带，由绕非截肢侧胸廓一周的皮带构成。

（3）上臂假肢的三重控制系统（above - elbow trip control cable system）　上臂假肢的三重控制系统种类、式样也比较多，OTTOBOCK 索控式假肢的控制特点是由有部分弹性的背带与控制索共同控制着假手或钩状手的功能活动、前臂的屈曲及锁肘。

1）开手索：开手索是由一个空心的橡胶带及更长的控制索构成。橡胶带从后侧腋窝线引出，固定在后侧隔板上。贝纶电缆线穿过鲍登索线壳，达到前臂的内侧，再通过离合器和虎口连成一体。后部索的控制使双肩胛骨内缘间距变宽，才能自如地控制。

2）开肘索：肘关节锁的开闭索由一个空心的橡胶带和由其引导的控制索构成。开闭索从腋窝的前侧顶点引出，越过颈部的后侧而连到肘关节的锁闭棘爪上。

3）肘屈曲索：肘屈曲索是由一个 25mm ~ 30mm 宽的皮带和一根控制索构成的。肘屈曲索从对侧肩前侧腋窝线引出，穿过肩峰，再穿过背的中部至上臂，再到前臂的外侧，固定到肘关节前 4.5cm 处，通过上臂残肢的前屈而使肘关节屈曲。

（六）肩关节离断假肢、肩胛带离断假肢

半肩胛带离断术（forequarter amputation）切除了整个的肩部（包括肩胛骨、锁骨及附着其上的肌肉）。这种情况配戴假肢相当困难，因为此时假肢接受腔的悬吊功能不良。

肩关节离断假肢（should disarticulation prosthesis，简称 SD prosthesis）适用于肩关节离断、上臂截肢残肢长度小于上臂全长 30%（肩峰下 8cm 以内）的截肢者。这类截肢者因为失去了控制肩部运动的能力，目前多装配装饰性假肢。尽管也可为肩关节离断者装配功能型假肢，但技术难度很高。假肢种类的选择取决于残肢的情况、肌肉的功能以及患者的体力情况和对假肢了解的程度。装饰性和功能型假肢都可供肩关节离断患者配戴。应当注意，配戴功能型假肢时，对患者和康复工作小组的要求都是相当高的。装饰性上臂假肢虽然重量最轻，但它只有一定的被动功能，它多用组件式部件制作；功能型假肢既可以是索控式，也可以是体内、外力源共同作用的混合型假肢。因为高位截肢患者操纵三重控制系统很困难，所以可采用被动型或电动型肘关节，后者借助背带开关或肌电控制而发挥功能活动。

肩部离断的所有假肢都由一个包肩式的全接触内接受腔和树脂积层成型的外臂筒构

成，通过肩关节与假肢上臂、肘关节、前臂、假手相连。

1. 装饰性肩关节离断假肢 这种假肢适合于肩关节离断和半肩胛带截肢的患者，特别适合于放弃配戴功能型假肢的患者以及控制功能型假肢有困难的高位截肢患者。这种假肢具有重量轻、操作简便、只能被动运动的特点。这种假肢由组件式部件制成，并通过带连接罩的因人而异的泡沫装饰外套构成假肢的外形。包裹肩部的接受腔通过背带固定于肩胛带上。截肢范围较大的肩关节离断患者，需采用另外的外臂筒来协调身体平衡。肩关节与假肢上臂相连，而上臂假肢又通过肘关节与前臂相连。装饰性或被动型假手，借助不同的调节器与前臂相连。外形、色泽和表面结构上都近似正常人手的美容手套，使假手具有逼真的外形。

装饰性肩离断假肢（图1-3-1）的重量轻，具有被动功能，采用组件式部件制作，包裹肩部的接受腔通过背带固定在肩胛带上，肩关节与假肢上臂相连，上臂以下部分与上臂假肢相同；国内制作的这种假肢由塑料上臂筒、前臂筒和装饰手构成。

（1）装饰性组件式肘关节

1）适用于肩离断患者的组件式肘关节：由带棘轮锁装置的单轴肘关节通过前臂管与假手连接，其近端借助连接器与肩关节连接，前臂管和积层成型盘的旋转位置可分别调整。

2）带自位拉锁的组件式肘关节：适用于肩离断患者，带可倾式拉锁的单轴肘关节借助组件式连接件连接上臂与前臂管，可分别调整前臂和上臂的旋转。

（2）装饰性假肢的肩关节 OTTO BOCK组件式肩离断假肢是一种装饰性假肢，其关节分为普通肩关节和万向肩关节。

1）普通肩关节：普通肩关节适用于肩离断和上肢带解脱术患者，这种在两个平面运动的肩关节可借助铰链与假肢的上臂连接，借助积层成型盘与肩峰罩连接。肩关节的前后位置及外展均可调整。

2）万向肩关节（图1-3-28）：万向肩关节适用于肩离断和上肢带解脱术患者，这种可以多向运动的肩关节借助连接器与上臂管连接，通过叉形肩支架与肩峰罩连接。球窝关节运动的自由度是可以调整的。

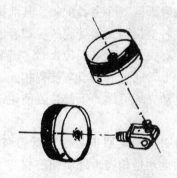
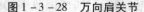
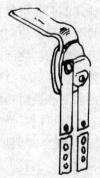

图1-3-28 万向肩关节　　　　　　图1-3-29 外展肩关节

3）外展肩关节（图1-3-29）：外展肩关节装有一个简单的单轴铰链，可做外展运动。

2. 索控式肩关节离断假肢 这类功能型假肢适合于肩关节离断患者，尤其适合于不可能配戴体外力源型假肢而又需要使用功能型假肢的患者。与体外力源型假肢相比，它具有重量轻且不需外来能源的优点，但必须配戴背带控制索，不仅影响了穿戴的舒适性还要求患者积极配合。背带的功能执行状况取决于肩胛带的活动度、残肢的条件以及肌肉的情况等。这些解剖条件也决定了接受腔包裹肩部的体积。接受腔借助背带悬吊于肩胛带上。由肩关节连接假肢上臂，上臂通过肘关节与前臂相连。系列假手或钩状手可作为手部装置使用，借助不同的腕关节与前臂相连。这种假肢的功能活动通过肩胛带的运动带动背带来控制。三重控制索分别控制着手部装置、屈肘和锁肘。与索控式上臂假肢相比，由于配戴了胸廓带而使背带更难发挥功能活动。

索控式肩离断假肢必须配戴肩带，要求患者积极配合，肩带功能执行状况取决于肩胛带的活动度、残肢的条件以及肌肉的情况，假肢的其他部件与上臂假肢相同，与索控式上臂假肢相比，由于配戴了胸廓带而使三重控制索的背带更难发挥功能活动。上述装饰性假肢的肩关节也可用于索控型假肢中，此外还有以下肩关节可用于上肢带摘除患者。

（1）隔板式肩关节（图1-3-30）：隔板式肩关节适用于上肢带摘除患者。这种关节由两块钢板重叠而成，可完成上臂的屈伸运动。

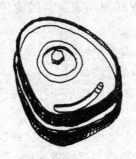 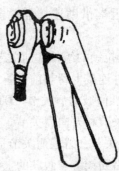

图1-3-30　隔板式肩关节　　　　　图1-3-31　万向球式肩关节

（2）万向球式肩关节（图1-3-31）：万向球式肩关节的球窝关节的运动自由度可以调整，适用于肩关节和上肢带摘除患者。

3. 混合型肩关节离断假肢　混合型肩离断假肢属体内、体外力源共同作用。这类体内、体外力源共同作用的假肢可供肩关节离断和胸肩胛区截除患者配戴，其前提条件是需有足够强的肌电信号分别用于控制电动手和电动夹。全接触式接受腔的容积、电极的弹性悬吊的排列方式以及背带的功能活动均与残肢条件有关。截除范围较大时，需要配戴另外的外臂筒来协调肢体平衡。肩关节连接假肢上臂，上臂通过肘关节与前臂相连。患者通过肩背带来完成假肢的屈肘和锁肘功能。电动手和电动夹均可作为手部装置使用，借助腕关节与假肢前臂相连，并且可以互换。

4. 四自由度肌电控制全臂假肢　美国研制的四自由度肌电控制全臂假肢的肩、肘、腕、手指各有一个自由度，上臂上举时，肩关节的运动是相当于外展与前屈的合运动。四个自由度由胸部、背部和肩部引出的三路肌电信号控制。三块肌肉收缩的组合构成不同的信号模式，完成假肢的协调运动控制和各自由度直接控制。可解决双全臂截肢者喝水、取食等问题。

5. 肩部假肢的接受腔　肩部假肢的全接触式接受腔的形状像一顶帽子扣在肩部，根据不同的截肢平面有以下形式：

（1）肩关节离断接受腔应在不妨碍肩胛骨内收、外展的情况下做得深些，肩峰处应留有一定的空间，后缘沿着肩胛骨椎体，前缘达到乳线的位置。（图1-3-32）

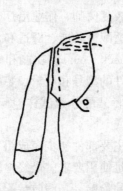

图1-3-32 肩关节离断接受腔

（2）上肢带解脱术假肢的接受腔的包裹范围要加大，可延伸到对侧肩包住锁骨，以增加支撑性；按与对侧肩平齐的位置，将接受腔补接出肩部，以便安装肩关节。

6. 肩部假肢的背带及控制系统（图1-3-33） 本系统由胸廓肩背带、弹力悬吊带及控制索构成。肩关节离断的截肢者仅能利用肩胛骨的外展、内收，肩的上抬、下沉，健侧肩胛骨的外展及扩胸等有限运动，因此用作假肢的力源非常有限。行上肢带解脱术的截肢者，可用力源就更少了。肩部假肢最好的情况下，只能与上臂假肢一样，进行肘关节的屈曲、肘关节锁的开闭和手指的开闭等控制活动，肩关节仅能被动地屈伸和外展，不能进行主动控制。

下面介绍一种索拉式肩部假肢系统，用最少的背带控制主动动作，可不使用腰带。

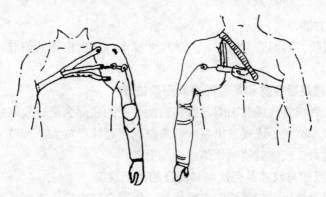

图1-3-33 肩部假肢的背带

（1）胸廓带式肩背带（shoulder disarticulation chest strap harness） 用于肩部假肢的背带，由绕非截肢胸廓一周的皮带构成。

（2）弹力悬吊带 安装在接受腔前面的弹力带很重要，主要用于肘关节的锁定。如果难于打开锁定装置时，可将此带放长；若难于锁定时，则将此带缩短。

（3）控制索系统 ①开肘索：肘的锁定和打开由安装在胸廓带上的控制索利用肩的外展操作。②复式控制索：在索控式肩部假肢中，肩的屈曲、伸展动作用来操纵肘关节的屈曲和手部装置的开闭。

四、上肢假肢装配适合性检查

上肢假肢组装完成之后，要在康复医师、作业治疗师、假肢制作师的共同协作下，检查其是否可以正常操作，检查其在适配、功能、舒适和外观等方面是否满足设计要求，称为适合性检查（fitting）或检验（check‐out）。功能和舒适程度受到年龄、全身状况、截肢原因和部位、残肢情况、假肢部件的型号和质量、装配时间和质量、训练、患者使用环境的积极性、居住环境等因素影响。又可分为试样检验（initial check‐out）和最终检验（final check‐out）。

试样检验又称初检，是在假肢主要部件初步完成组装后，将其初步装配好并让患者试用，以检查假肢的主要部件能否满足使用要求。最终检验简称终检，是在假肢全部制作完成后，在正式交付患者使用前进行的检验，是假肢装配、使用训练工作的最后评定。假肢装配是一个非常复杂的人‐机‐环境相结合的过程，要求在假肢装配过程中，必须在截肢者身上进行系统的细致的适合检查，确保尽可能地得到良好的装配效果。

通过适合性检查，不仅能使患者初步掌握操纵和使用假肢的方法，了解假肢的功能代偿，更重要的是发现和解决假肢制作和装配方面存在的问题，考核性能指标、舒适程度和外观质量。例如：接受腔是否伏帖，各关节活动是否正常，各部位装置是否合适，戴上假肢后，皮肤是否有疼痛和不舒适的感觉。在适合检查中，要及时认真听取患者对假肢的评价和改进意见。上肢适合性检查是一项耐心细致的工作，将直接影响上肢假肢的使用效果，必须由医（康复医生、治疗师）、工（制作人员）、患（患者及家属）三方面的密切合作和及时交流沟通，才能保质保量地完成，只有终检合格的假肢才允许交付截肢者正式使用。

（一）检查处方要求

首次检查的假肢，对照处方检查相应的尺寸要求；再次检查的假肢，对照前一次的修改要求检查。

（二）检查穿戴是否容易和是否能穿到正确位置

一般应以截肢者感觉到残肢末端已接触到接受腔的底部为准，残肢穿戴不到位，有可能是接受腔的容积不够大，或残肢出现水肿等原因引起体积变大。残肢末端出现疼痛，可能是接受腔尺寸过大，或残肢萎缩，体积变小引起。

（三）检查接受腔与残肢是否伏帖和受压的耐受程度

残肢加以适当衬垫后应与接受腔内壁伏帖，操纵假肢时应无疼痛感觉，向接受腔施加压力，患者不应出现疼痛或不舒适感。

1. 检查方法　检查时，可对假肢施加一定力量，模拟假肢提、拿、推、拉动作，残肢无疼痛，取下假肢后，检查残肢皮肤无变色现象。如有异常，其原因可能是：

（1）接受腔口型形状不合适；

（2）接受腔内有螺丝等突出物；

（3）残肢的皮肤尚未定型。

2. 前臂假肢：

（1）检查下垂拉力的稳定性，也可称为移动长度的检查，戴上假肢后，测定接受腔上缘的下滑距离，当假肢处于臂伸直位置时，在末端装置上，加上23kg的垂直牵引力，接受腔下移的位移量应小于2.5cm。

（2）在同样条件下，取下假肢后，残肢皮肤无变色现象，肩背带也不应有损伤。

3. 上臂假肢：

（1）检查抗下拉、下垂拉力的稳定性，按与前臂假肢同样的方式进行，加23kg左右牵引力，接受腔下移的位移量不应大于2.5cm，肩背部不得出现破损情况，肩背带的接缝处的皮革等要缝牢。

（2）检查拉扭转力的稳定性，将肘关节固定在90°位，在手腕处（距肘关节轴30cm处）挂上弹簧秤，用1kg的力向内侧或外侧拉动前臂部，患者可以抵抗该力作用的转动。

（四）检查对线是否符合生物力学要求

1. 对线　对线是指在空间确定假肢部件之间及其和患者之间的相对关系。上肢假肢只起运动（包括平衡）身体作用，必须根据人体上肢解剖学的构造和各部分的配合关系，通过对线来调整和确定假手、腕关节、肘关节、肩关节和接受腔之间的位置和角度关系，使之既符合人体的自然肢位，又便于假手在日常生活和工作中发挥操物的代偿功能。

检查上肢假肢时，基本肢位应是：两手放松垂直于身体两侧，肘关节轻度屈曲，前臂无旋前、旋后，腕关节伸展，手掌平行于躯干，掌心向内，各关节轻度屈曲。

2. 前臂假肢的对线检查　在进行前臂假肢的对线检查时，主要检查腕关节的安装位置和角度。

（1）从侧面看，残肢的中心线是通过腕关节连接盘的后缘，腕关节连接盘与水平面是否保持5°~10°的屈曲位。

（2）从前面看，自肩峰引下的垂线通过腕关节连接盘的中心，腕关节连接盘应与水平面呈5°~10°的内收角。

3. 上臂假肢的对线检查　在进行上臂假肢的对线检查时，主要检查肘关节的安装位置和角度。

（1）肘关节位置的确定：从侧面看，腕关节连接盘后缘，连接盘与水平面成5°~10°的前倾角；从前面看，自肩峰引下的垂线通过连接盘中心，连接盘面内收5°~10°。

（2）上臂假肢的对线位置：上臂前屈5°~10°，前臂前屈5°~10°，手部内收5°~10°，前臂部不得接触到身体的骨盆。

4. 肩部假肢的对线检查　在进行肩部假肢的对线检查时，主要确定肩关节的安装位置与角度，其余和上肢假肢相同。

（1）从侧面看，肩关节的中轴线与自肩峰引下的垂线成5°~10°的屈曲位。

（2）从前面看，肩关节相对于自肩峰引下的垂线内收5°~10°。

（3）从顶部看，肩关节相对于通过肩峰的人体中心线内旋5°~10°。

（五）检查假肢长度

检查上肢假肢长度时，应在穿戴时保持两肩水平的状态下，使假手拇指末端或钩状手的末端与健侧拇指末端平齐或稍短。

1. 前臂假肢中，自肘关节到假手拇指末端长度可比健侧短1cm。

2. 上臂假肢中，肘关节轴与肱骨外上髁的位置一致，而前臂残侧可比健侧短1~2cm。

（六）检查肘关节屈曲角度

1. 前臂假肢：戴上假肢后假肢侧的曲肘程度应与健侧相同，接受腔口型不应妨碍肘关节正常活动，戴上和脱下假肢时，其主动屈肘度必须与被动屈曲度完全相同。

2. 检查上臂假肢的屈肘程度时，应将前臂筒悬处于90°位置上。

（1）被动屈曲范围：假肢肘关节的屈曲应达到135°，继续做屈肘动作，测量由此施加在屈肘牵引索上的力不得超过4.5kg。检查方法是：在肘关节未锁住和前臂屈曲90°的状态下，在距离肘关节30cm处用弹簧拉力计测量，应能支持负荷22kg。达不到标准值的原因可能是前臂筒凹陷口深度不够，或是肘关节调整值不够。

（2）主动屈肘范围：检查时应让患者主动屈肘到最大屈曲角度，测量该角度值，应达到135°。达不到标准值的原因，可能是控制系统不佳，或是肩背带、牵引带不适合，过长、过松等原因。

（3）假肢侧肘关节完全屈曲时，患侧肩的屈曲角不应超过45°。

（七）检查控制系统的操纵效率

患者戴上假肢后固定牵引装置应能有效控制假肢的传动机构，患者操纵假肢应无勒痛感。

1. 前臂假肢的操纵效率：

（1）检查用于手指开闭时牵引索的传递效率，效率应在70%以上。

（2）让患者把假手放在嘴边与裤子前面纽扣处，主动进行手指的开闭，当肘屈曲90°时，测定手指的张开距离，再与手指被动张开的最大距离做比较，其主动完全开闭必须达到70%以上。

（3）患者戴上假肢后，屈肘至90°时，手指应能完全张开；在上臂外展时屈肘夹角为50°时，手指张开距离不应小于40 mm。

2. 上臂假肢的操纵效率：

（1）检查用于手指开闭时牵引索的传递效率应在50%以上。

（2）检查在嘴边和裤前纽扣位置手指的开大距离，方法与前臂假肢相同，应达到被动开手距离的50%以上。

（3）检查牵引索能否有效地控制假手的开闭、屈肘和松锁等机构，在上臂外展至60°时，锁住机构仍可保持于不活动状态，患者在穿戴假肢后，常规步行时，肘关节锁住机构不应自主锁住。

（4）患者戴上假肢后，屈肘夹角达90°时，末端装置的手指应能完全张开和闭合。

（八）检查假肢的重量

由于手在肢体的最远端，加上持重，会产生很大的力距，作用在残肢上。因此必须限制并力求减轻假肢（特别是手部装置）的重量，通常要求：①手部装置重≤0.3 kg；②前臂假肢≤0.5 kg；③上臂假肢≤0.8kg；④肩关节离断假肢≤1.4kg。

（九）外部动力假肢的适合性检查要点

除参考索控式假肢外，应注意检查开手、闭手的随意性和误动作的多少；指间压力应不小于 4kg；拇指、中指间开手的距离不应小于 8cm；开手、闭手噪音不应大于 45 分贝。肌电假手适合检查（出厂检验）表 1 - 3 - 2 介绍了肌电假手适合检查的项目，可供读者进一步了解外部动力假肢适合检查项目时参考。

表 1 - 3 - 2　肌电假手适合检查表

姓名	病历号

假手检验

自由度＿＿＿＿＿＿　电极＿＿＿＿＿＿　电池盒＿＿＿＿＿＿　手头＿＿＿＿＿＿

手套＿＿＿＿＿＿　接受腔＿＿＿＿＿＿　辅助带＿＿＿＿＿＿＿＿＿＿＿＿

盒全重＿＿＿＿＿＿＿＿＿＿公斤

负载电流：开手＿＿＿＿＿＿mA，闭手＿＿＿＿＿＿mA，旋腕＿＿＿＿＿＿mA

残肢检验

开手电极位置＿＿＿＿＿＿＿＿＿＿　肌电值＿＿＿＿／＿＿＿＿

闭手电极位置＿＿＿＿＿＿＿＿＿＿　肌电值＿＿＿＿／＿＿＿＿

穿戴检验

正式穿戴至今时间＿＿＿＿＿＿天，假手比健手长＿＿＿＿＿＿cm

接受腔穿脱舒适感＿＿＿＿＿＿＿＿＿＿＿＿＿＿＿＿＿＿＿

噪音：开手＿＿＿＿＿＿分贝、闭手＿＿＿＿＿＿分贝、旋腕＿＿＿＿＿＿分贝

最大开手距离＿＿＿＿＿＿cm，指端压力＿＿＿＿＿＿公斤，握力＿＿＿＿＿＿公斤

自锁性能＿＿＿＿＿＿　高低速切换＿＿＿＿＿＿

开手控制＿＿＿＿＿＿　时间＿＿＿＿＿＿秒

闭手控制＿＿＿＿＿＿　时间＿＿＿＿＿＿秒

旋腕控制＿＿＿＿＿＿　时间＿＿＿＿＿＿秒

开闭手、旋腕联动功能＿＿＿＿＿＿＿＿＿＿＿＿＿＿＿＿＿＿＿＿＿

简单功能＿＿＿＿＿＿＿＿＿＿＿＿＿＿＿＿＿＿＿＿＿＿＿＿＿＿＿

本人意见

　　　　　　　　　　　　　　　　　　　　　　　　　　　医生：

五、上肢假肢新结构

现代假手利用截肢者残存的功能作为控制信号源，把动力源和信号源分开，实现假肢的多功能化。在上肢假肢的最新研究中，围绕着控制的可靠性、仿生性和提高患者的舒适性方面进行研究与开发。智能驱动器（Smart Actuator），应用电控的变换，齿轮实现体积、重量、功率和速度的最佳匹配，可以同时满足电动假手在力量、速度和工作效率等方面的要求；超声马达在假手中的应用，具有力量大、噪声小、日常生活有效性高的特点；将神经肌肉的再造和神经电极相结合，能够达到下意识的反应对运动的控制，一般采用神经移植，即将神经移植到代用肌肉中，仍然用肌电信号控制；有感假肢研究有了新进展，对握力、温度的反馈信息是通过其他的代用方式（振动信号）反馈给使用者。在控制方式中，

最佳方案是能按照人的意志来控制假手。外部动力上肢假肢研究趋势：

（一）外部动力上肢假肢向多平面、多自由度发展

提取运动神经系统的脉冲到达肌肉所产生的肌电信号，肌电控制假手占据主导地位，多自由度假手肌电信号控制可与人的意念相一致，在单自由度假肢中得到广泛应用。前臂截肢肌电假手已经实用商品化。上臂截肢、肩关节离断假手，主要以控制信号的提取与处理、结构的轻型和系统的可靠性作为研究的突破口。具有手指捏合、旋腕、屈肘功能的"三自由度实用型肌电控制上臂假肢"，全部采用肌肉电信号，有微型单片处理机进行信号处理和实施控制。日本一直在研究多种控制方式的电动、气动和液压传动的外部动力上肢假肢。如：十二自由度全臂假肢、七自由度全臂假肢等。

（二）直接提取中枢神经系统指令的上肢假肢

神经信息控制的七自由电子假手模拟装置提取神经信息，利用神经信息来控制电子假手，七个自由度电子假手装置可做指伸、指屈、腕伸、腕屈、旋前、旋后、伸肘、屈肘、上臂前展、上臂后收、上臂外展、上臂内收、上臂前转、上臂后转十四个动作。利用植入式神经——传感器接口，将力或温度信号直接传给感觉神经的研究在英国进行，使用中很自然地产生感觉。此外，加强对肌电信号和各种生物体内控制信息，包括声音的控制信息的提取和处理的研究；从分子尺度研究的应用 DNA 假肢，将根据截肢者的DNA 制作一个有知觉的，大脑能指挥、神经能协调的声控假手；还有以镍钛记忆合金的可递形状记忆效应产生的回复力作为动力，以声音或语言信号作为控制源，无机械噪音的人工假手。

1. 具有位觉、力觉、压觉和触觉等感觉系统的上肢假肢　增加各种感觉反馈系统，有感觉的智能型假手，具有对被抓握物体形状的适应能力的假手，对握力和温度感觉反馈功能的假手。有力反馈的假手，奥托博克公司生产的指端装有滑移传感器的智能化力度控制假手，可根据所抓握物体的滑移情况自动调节抓握力度，从而解决了肌电假手拾取鸡蛋或饮料纸杯等薄脆物体的安全抓握问题。

2. 微机控制的上肢假肢：

（1）带微机的假肢　利用计算机识别肌电反馈、声音和视向等信号并控制假肢完成各种动作。为了使患者在日常生活中充分发挥手的作用，在假手里安装了 15 个马达，其中上臂由 3 个马达驱动，肘部由 2 个，腕部由 1 个，各个手指 1 个。反馈信号作为控制，识别肌电内所含的信息，如抓、捏等动作。采用患者声带振动和视向（Look sight）定位的同时控制，声带命令系统是通过一个附于喉部的压缩型拾音提取信号的，经滤波获得高低音成分作为控制命令信号，这部分可由一台微机系统处理数据。视向命令系统是根据人们看一个空间物体时头部总是随视线方向自然地转向和倾斜习惯而设计的。当计算机确定物体在空间的位置时，驱动所有的马达，使假肢像正常手臂一样，朝向眼睛看物体时的方向运动。

（2）引进微处理机　在信息处理和控制系统中采用微处理机，可以实施协调控制和反馈系统，以及进行自学习、自适应控制等。智能肌电假肢：通过肌肉电信号的强弱控制假手的握力和速度的力控型；指尖带有传感器的感应型。

（3）带有比例控制的假手　美国"波士顿臂"（Boston Arm）肌电控制上臂假肢，

由肱二头肌和肱三头肌引出的肌电信号控制肘关节的伸屈，其钩状指用牵引索靠自身体力带动，为两个自由度，采用比例控制方式，并有反馈信息。盐湖城犹他大学研制的"犹他假臂"（Utah Arm）具有被动的肩关节屈伸和外展，带有动力装置的手指捏合、旋腕、屈肘和肱骨旋转等动作的组合式系列假肢，肌电比例控制，Ⅱ型在控制系统中引进了微处理机，它将提供多通道的信号发生和控制系统，以及多种类型的脉宽度调制电机的方法。

（4）仿真电子假手　仿真电子假手有模拟人手的指关节，外形更像人手。由于它能在健手的帮助下，使手指弯曲度根据实际需要而改变，使精细和要求高的操作得以实现。如：操作电脑键盘、写毛笔字等。仿真电子假手的控制信息源可适用多种信息，如：人体生物电（肌电、神经信息）或再造成指。手指可以分别调节与组合操作，具有自锁功能。腕关节可以旋转、伸屈、摆动，有助于自理生活，特别是与健手配合可实现几十种日常事务动作的操作。

（5）仿生上肢假肢　全功能意念控制的生物手臂是由神经信号控制的，微感应器在残肢的肌肉上测得来自大脑的神经信号并将它传到芯片器，经过过滤和放大，最后由机械部分来执行这些命令。英国研究人员发明了一种用电子驱动的"仿生假手"，可使残疾儿童能够同时用双手完成日常的工作。这种新型假手是为先天手部畸形、手在腕部或腕部以下被部分截除的儿童设计的。这种仿生假手外面包着硅套，手指由小马达驱动。儿童可以把手臂伸到假手里，握自行车把、剪纸或拿着一本书。假手的拇指和食指的伸屈，是在向一条与假手内的小马达和变速箱相连的电极加电时完成的。

（6）"再造指"控制的单自由度上肢假肢　为解决肌电假肢控制准确率低的问题，关键是抗干扰性，要在外界的干扰信号中分离出控制所需的微弱的肌电信号。上海交通大学的"再造指"将显微外科技术用于康复工程领域，将患者脚趾移植到前臂残端，在截肢者残臂端上再造一个"指"，用以作为能准确传递人脑运动信息的信息源，再用物理学方法将控制信息转化为操作指令，解决了抗干扰的难题，实现了电子假手的准确控制。"再造指"控制的单自由度（可做指伸、指屈两个动作）电子假手及"再造指"控制的三自由度（可做指伸、指屈、旋前、旋后、腕伸、腕屈六个动作）电子假手，帮助患者实现生活自理，如：打毛衣、写字、拿杯子喝水、打电话、提箱包等。

（7）模拟人体神经、肌肉的新型控制、动力装置的上肢假肢　研制模拟人体神经、肌肉的新型控制、动力装置，除气动假肢中已采用、研制的人造肌肉外，犹他大学在犹他四自由度假肘中使用了人造肌肉机构。上海科声假肢公司开发了下肢肌电控制上肢假肢：截肢者残肢肌肉缺失严重，或全臂截肢又很肥胖，难以用常规方法取得控制假肢的肌电信号。由于截肢者在行走时一般不会使用假肢，且下肢肌肉与上肢肌肉有一定对应关系，因此在坐位或站位用下肢肌电控制上肢假肢是完全可行的。提取通过运动神经系统的信号；局部带血管神经肌、腱移植神经源，利用微机控制、中枢神经控制肘关节的仿真研究。

（张晓玉）

第四节　下肢假肢

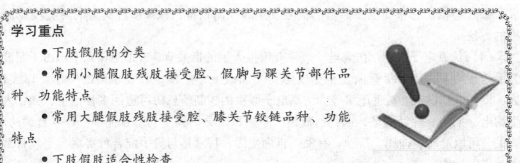

学习重点

● 下肢假肢的分类

● 常用小腿假肢残肢接受腔、假脚与踝关节部件品种、功能特点

● 常用大腿假肢残肢接受腔、膝关节铰链品种、功能特点

● 下肢假肢适合性检查

假肢（Limb Prosthesis）是用于截肢者为弥补肢体外形的缺损，代偿已失肢体部分功能而制造装配的人工肢体。假肢有着悠久的历史。1858 年意大利出土了一条公元前 300 年左右的膝上假肢。这条假肢主要是由木材制成，用皮革、青铜加固。中世纪时期金属材料逐渐代替了木材而作为假肢材料。一些盔甲的制造工匠把他们的手艺转用于制造假肢。这类假肢的功能和外形都较好，但比较重。第一次世界大战后，成千上万的截肢者的需求促使假肢制造成为一个行业。第二次世界大战后，由于众多的截肢者对假肢功能的要求进一步提高，现代科学技术的迅速发展及社会对残疾人事业的更大关注，使假肢制造从一门古老的传统手艺逐步发展成为一门与许多工程学科（机械、电子、计算机技术、生物力学、高分子材料等）、医学技术相结合的学科，成为截肢者康复工作中不可缺少的重要组成部分。

人体下肢的主要功能是站立、移动、行走、跑、跳。目前下肢假肢仅能代偿部分功能。安装下肢假肢的目的在于使截肢者尽可能地恢复失去的正常外形，重建已失去的站立、移动、行走等功能。一具功能好的下肢假肢应具有以下特点：外形近似健肢；有合适的长度，一般以与健肢等长为原则；穿戴舒适，有良好的承担体重的功能；有类似正常关节功能的机械关节及正确的假肢承重方式，以保证步行时假肢在支撑期的稳定性能和摆动期的摆动自然，使截肢者步态近于正常；假肢的重量适中、结实、耐用等。

一、下肢假肢的分类

（一）按结构分

1. 壳式假肢，亦称外骨骼假肢（Exoskeletal Prosthesis）

2. 骨骼式假肢，亦称内骨骼假肢（Endoskeletal Prosthesis）

（二）按安装时间分

1. 训练用，临时假肢（Temporary Prosthesis）

2. 永久性假肢（Permanent Prosthesis）

（三）按功能分

1. 作业用下肢假肢

2. 常用下肢假肢

3. 运动专用假肢

（四）按截肢部位分

1. 半骨盆切除

2. 髋关节离断 ⎫

3. 大腿截肢（极短残肢）⎬ ⟶ 髋离断假肢

4. 大腿截肢 ⟶ 大腿假肢

5. 膝离断 ⟶ 膝离断假肢

6. 小腿截肢 ⟶ 小腿假肢

7. 赛姆截肢 ⎫

8. 皮罗果夫截肢 ⎬ ⟶ 赛姆假肢

9. 包爱得截肢 ⎫ AFO 假半脚

10. 邵帕特截肢 ⎬ ⟶ （支架假半脚）

11. 利士弗兰克截肢 ⟶ 靴形假半脚

12. 经跗骨截肢 ⟶ 靴形假半脚

13. 截趾 ⟶ 塑料海棉脚趾鞋垫

（五）按控制假肢的方式分

1. 气压控制下肢假肢

2. 液压控制下肢动假肢

3. 计算机控制下肢假肢

（六）按制作材料分

1. 皮假肢（腿）

2. 铝假肢（腿）

3. 木制和竹制假肢（腿）

4. 塑料制假肢（腿）

5. 不锈钢假肢

6. 钛合金假肢

7. 铝合金假肢

8. 碳纤假肢（腿）

现按截肢平面介绍下肢假肢：

二、部分足假肢（Partial Foot Prosthesis）

1. 靴形假半脚：适用于经跗骨截肢或跖跗关节离断后，残肢无马蹄畸形，足底承重功能良好的病人。与残肢接触的内衬由软皮革制成，脚前部由软橡胶材料磨成脚的形状，弥补外观缺陷，在跖趾间插入弹性橡胶材料，脚面用皮革包裹粘贴，脚后跟处用鞋带固定。现代也可以用硅橡胶工艺制作，形状更加逼真。（图 1 - 4 - 1）

2. 踝足矫形器式假半脚（AFO 假半脚）：适用于跖跗关节离断，跗间关节离断，残足有马蹄畸形，末端承重功能差的病人。此假肢的特点是在靴形假半脚的基础上增加了塑料

或树脂材料制作的小腿部分，以减少残足末端的承重。内衬用软泡沫材料制作。为穿脱方便，后侧可开口。（图1-4-2）

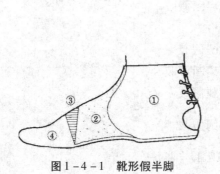 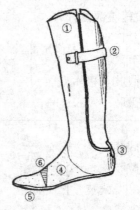

图1-4-1 靴形假半脚　　　　　　图1-4-2 AFO假半脚

三、赛姆假肢（Syme Prosthesis）

赛姆截肢和皮罗果夫截肢后残端有良好的承重功能，锤状残肢有利于悬吊、固定假肢。赛姆假肢的外观和功能都比AFO假半脚好。（图1-4-3）

四、小腿假肢（Below Knee Prosthesis）

近年来国际上称为经胫假肢（Transtibial Prosthesis，缩写为TT prosthesis）
小腿假肢通常由假脚、踝关节、小腿部、接受腔及悬吊装置构成。（图1-4-4）

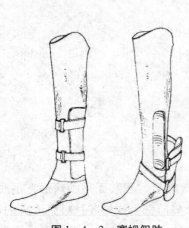 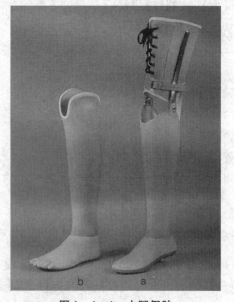

图1-4-3 赛姆假肢　　　　　　图1-4-4 小腿假肢

（一）假脚与踝关节部件

假脚、踝关节，亦称下肢假肢的踝足机构，是各种小腿假肢、大腿假肢所共有的基本部件，种类很多，有各自不同的特点和不同的适用性。目前使用最多的假脚是单轴动踝脚和固定踝关节的 SACH 脚。近来假脚结构的发展有两个主要的方向：一是多轴动踝脚；二是"储能"假脚。为假肢的应用开辟了崭新的领域。

1. 单轴脚（Single Foot）（图 1 – 4 – 5）

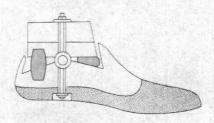

图 1 – 4 – 5　单轴脚

单轴脚是一种动踝脚，主要机械部件是一根垂直于矢状面的旋转轴。假肢的小腿部分和脚之间可以围绕这根旋转轴做相对转动，从而实现假脚的跖屈和背屈。在旋转轴的前后各有一块用硬橡胶做的弹性缓冲块，以适应假脚踝关节所受的跖屈和背屈力。假脚的主体部分是用木材制成的。其底面及前部脚趾部分则是橡胶或聚胺酯材料制作的，因此称为木胶脚或聚胺酯脚。单轴动踝的主要优点是它可以允许假脚有比较大的跖屈和背屈运动。其动踝后方的跖屈缓冲块刚度较低，使得脚跟落地时的冲击力大部分被吸收，因此有助于提高膝关节的稳定性。通过调节前后缓冲块的弹性，可以使假脚适应不同截肢者的需要。脚趾部分在受力时的弯曲变形，使得行走较为自然、舒适。单轴动踝脚的缺点是单轴脚只能有跖屈、背屈运动，无法实现内、外翻及水平面上的转动，所以在不平路面行走时不能补偿其他方向的受力。与固定踝类的假脚相比，单轴动踝脚较重，其外观也不如固定踝假脚好。

2. 万向脚（Multi – Axis Foot）　通常是用一块可以允许任何方向运动的弹性块作为假肢小腿部分和脚之间的连接件，如图 1 – 4 – 6 所示的德国的万向脚——Greissinger 脚的基本构造，这种假脚能够减少假肢其他部件在侧向和水平面上的受力，实现内、外翻及水平转动，适合于截肢者在不平路面上的行走。其缺点是结构复杂，维修需求高，价格较贵，重量也大。

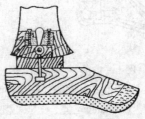

图 1 – 4 – 6　万向脚

3. 定踝软跟脚（Solid Ankle Cushion Heel）简称 SACH 脚（图 1 – 4 – 7）　SACH 脚与单轴脚不同，SACH 脚没有一个活动的踝关节，假肢的小腿和脚是用螺栓固定在一起的。假脚整体用橡胶或聚胺酯材料制成，脚后跟处有一个楔形的、弹性好的软垫。行走时，这一软垫起的作用与单轴动踝脚的跖屈缓冲块的作用相似，而类似于单轴轴背屈缓冲块的作用则是靠胶质假脚前掌部分的整体变形来实现的。假脚的整体都具有一定的弹性，SACH 脚能允许一定的内、外翻和水平转动。由于结构简单，基本上不需要维修，它的重量很轻，因此降低了运动时的能量消耗。SACH 脚的外观可以做得与真实的脚一样，在脚和小腿之间没有像动踝脚那样的缝隙。SACH 脚的缺点是它不能像单轴脚一样很方便地调整脚的跖屈和背屈角度，如果鞋的后跟硬，在不平的路面上行走，穿 SACH 脚的稳定性不如万向脚好。随着橡胶等材料的老化，SACH 脚会逐渐失去弹性，脚前部趾跖关节处也会因反复折曲而断裂。

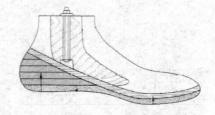

图 1-4-7　SACH 脚

4. "储能" 脚（Storage Foot）（图 1-4-8）

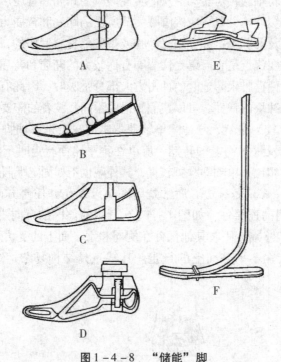

图 1-4-8　"储能" 脚

A. Seattle 脚　　B. Sten 脚　　C. Dynamic 脚

D. Rax 脚　　E. Quantum 脚　　F. Flex 脚

　　"储能" 脚为 SACH 脚的变种，属于固定踝类的假脚，其样式很多。图 1-4-8A 表示了 Seattle "储能" 脚的内部结构。其最主要特征是有一个用特殊弹性材料做的脚芯，称为 "龙骨"，其外面用橡胶或聚胺酯铸成脚的形状。"储能" 脚是为了适应截肢者运动的需要而发展起来的。使用弹性 "龙骨" 是为了让假脚具有良好的回弹性或称 "储能" 性。这样假脚就能在运动时对人的小腿部有一个助力，部分地代偿截肢者所失去的腿部肌肉的功能。"储能" 脚（图 1-4-8F）由碳纤材料制作，质轻、回弹性好，适合于下肢截肢运动员跑、跳运动。

（二）常用的小腿假肢

根据接受腔悬吊装置的不同，小腿假肢主要有以下几种：

1. 传统小腿假肢　多用皮革、金属条或铝、木材制成。（图1-4-9）

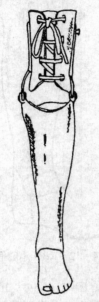
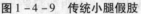
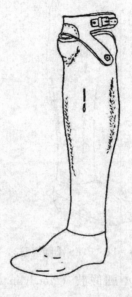

图1-4-9　传统小腿假肢　　　　　图1-4-10　PTB小腿假肢

（1）接受腔：多为开放型，主要承重部位理论上为胫骨内髁、胫骨嵴两侧和残肢后面的软组织，但残肢萎缩时，残肢在接受腔内容易串动，造成与接受腔壁的摩擦，皮肤易磨破。

（2）金属膝铰链和皮上靿：安装膝铰链时应注意铰链中心与正常人体膝关节屈伸运动中的平均运动轴心相对应。大腿处的皮上靿除悬吊假肢外也承担大部分体重和稳定膝关节。缺点是皮上靿束缚大腿会引起残侧大腿肌肉萎缩和影响残肢血运，截肢者不舒适，穿脱不便。

2. 髌韧带承重小腿假肢（Patellar Tendon Bearing below - knee Prosthesis）　简称PTB小腿假肢。（图1-4-10）它与传统小腿假肢的区别是取消了膝关节铰链和上靿，完全由残肢承重、靠髌上环带悬吊。其接受腔都是闭合式，主要承重部位在髌韧带、胫骨内髁、胫骨前嵴两侧，腘窝和小腿后方的软组织。接受腔是用热固性树脂与增强纤维织套，通过石膏阳型真空成型而成。内衬套由软聚乙烯微孔泡沫塑料海绵制成，与残肢形状十分吻合。由于接触面积大，改善了承重功能，增加了病人支配假肢的能力和稳定性。另外，取消了金属膝铰链和上靿，减轻了假肢重量，方便了穿脱，并避免了大腿肌肉萎缩和影响残肢血运。PTB小腿假肢适用于小腿中段截肢者使用，不适用于膝关节过伸或伴有异常活动的截肢者。

在PTB假肢基础上已派生出PTES和KBM假肢。主要特点是悬吊上与PTB假肢不同。

3. 包膝式小腿假肢（Prosthese Tibiale Emboitage Supra Condylien）　也被简称为PTES小腿假肢（图1-4-11）。特点是接受腔前缘侧缘高，包容了髌骨和股骨内外髁。于膝关节屈曲位穿假肢，依靠髌骨上缘和股骨内外髁悬吊假肢，适用于短残肢。主要承重部位同

PTB 假肢。缺点是屈膝 90°时接受腔前缘支裤子，影响外观，不适合于女性。

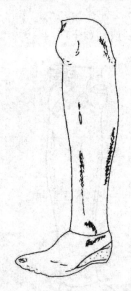 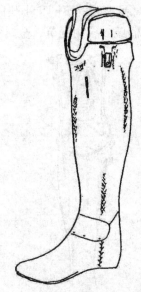

图 1 - 4 - 11　PTES 小腿假肢　　　　　图 1 - 4 - 12　KBM 小腿假肢

4. 髁部插楔式小腿假肢（Kondylin Bettung Munster below - knee prosthesis）　简称 KBM 小腿假肢（图 1 - 4 - 12）。KBM 小腿假肢首先应用于德国明斯特矫形外科医院。其特点是接受腔内、外侧缘高至股骨内、外髁上方，内上壁有一可拆卸的楔形板，扣住内髁。依靠包容股骨内、外髁的接受腔上缘悬吊假肢。主要承重部位同 PTB 假肢。KBM 假肢适用于小腿中段截肢或残肢短于膝关节间隙下 11cm 的病人。

5. 全面承重型小腿假肢（Total Surface Bearing below - knee prosthesis）　简称 TSB 小腿假肢。其特点是接受腔是封闭式的，与残肢全面接触、全面承重。这样不但扩大了承重面积，而且可以预防由于残肢末端不接触、不承重，长期使用假肢后由于负压作用常引起的残端水肿。另外全面承重型小腿假肢也提高了悬吊假肢的性能。

6. PTK 小腿假肢（Prosthese Tibiale Kegel）　这是对 KBM 小腿假肢接受腔的改进。其特点是接受腔内衬套做成整体包膝式，接受腔的两侧壁向上紧紧抱住股骨内、外侧髁，但在髌骨处开槽。两侧壁做成稍有弹性以便于残肢的穿入。其承重和悬吊功能同 KBM 小腿假肢。

五、膝部假肢（Knee Disarticulation Prosthesis）

适用于膝关节离断、股骨髁上截肢（膝关节间隙之上 8cm 以内）和小腿极短残肢（膝关节间隙之下 5cm 以内）的截肢者。该假肢由假脚、踝关节、小腿部、膝铰链和接受腔构成。传统的膝部假肢接受腔为皮革制成，前开口系带子，膝关节为侧方铰链，上部通过金属支条连接在皮质接受腔上，下部和小腿部位连接。该假肢重，外观不好，但悬吊可靠。（图 1 - 4 - 13）

现代膝离断假肢接受腔分内、外二层，内层由软聚乙烯微孔海绵板模塑而成，可以使残肢末端完全承担体重，外层接受腔为合成树脂真空成型制成。（图 1 - 4 - 14）

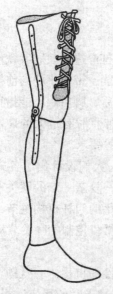
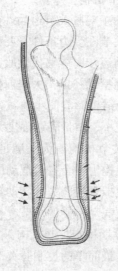
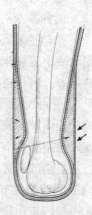

图 1 - 4 - 13　传统的膝离断假肢　　　　图 1 - 4 - 14　现代膝关节离断假肢的双层接受腔

现代膝关节离断假肢的膝关节多用四连杆机构，摆动期可以由气压或液压控制，屈膝角度大，坐下时脚可以较好地藏在膝的下方，外形也较满意。假脚可根据需要选取不同类型的假脚。（图 1 - 4 - 15）

六、大腿假肢（Above - Knee Prosthesis）

近年来国际上称为经股假肢（Transfemoral Prosthesis）。大腿假肢由假脚、踝关节机构、小腿部、膝关节机构、大腿部、接受腔、悬吊装置构成。（图 1 - 4 - 16）

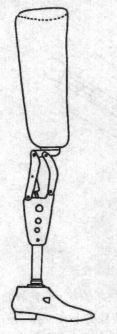
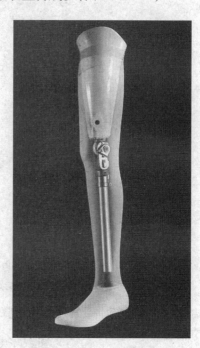

图 1 - 4 - 15　现代膝关节离断假肢　　　　图 1 - 4 - 16　大腿假肢

（一）大腿假肢的膝关节机构

1. 人在行走及其他活动中对膝关节运动性能的要求

（1）稳定性要求：膝关节在受力条件下要稳定，不能打弯造成截肢者跌倒。

（2）助伸要求：在向前迈步时能够代偿股四头肌的功能，带动小腿向前摆动。

（3）摆动控制要求：在摆动初期，大腿前摆，小腿落后，脚后跟不能抬得过高；在摆动中期能使小腿加速；摆动结束时能使小腿减速，不让腿伸直时有过大的冲击，引起膝关节的碰撞声。另外还有体积小、重量轻、强度大、寿命长等要求。

2. 常用的大腿假肢膝关节机构　为了满足上述要求，人们设计出了各式各样的膝关节机构。最简单的膝关节机构为一个自由摆动的单轴关节，复杂一点的膝关节有可调定摩擦的摆动控制膝关节，有模拟真实膝关节转动轴心瞬间变化的四杆机构关节，有承重自锁关节，更复杂的还有液压或气动控制的关节，最先进的是微机控制的膝关节机构。

（1）假肢膝关节的支撑期稳定控制机构：

①手控的带锁膝关节是最简单的控制膝关节站立稳定性的机构。一旦锁上，膝关节就保持在伸直的位置上，不能屈曲，确保了膝关节在站立和行走时的稳定。当需要坐下时，用手把膝锁打开，膝关节可以弯曲。（图1-4-17）

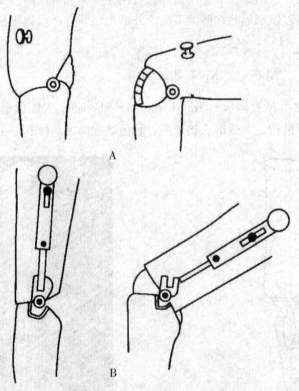

图1-4-17　带手控锁的膝关节
A. 前方按压式带锁膝关节　B. 外侧插销式带锁膝关节

②力线封锁是传统上最常用的保证膝关节支撑稳定性的方法，即在假肢装配对力线时使膝关节轴心位于假肢承重力线的后方，靠重力的作用使膝关节在支撑期的前段和中段保持稳定。根据截肢者的活动程度和控制能力不同，对力线偏移调整的要求也各不相同。

③承重自锁机构一般有两个可以相对运动的摩擦面，在平常状态下不接触；当假肢支承重力时，靠重力使摩擦面压紧，摩擦力就阻止了进一步的相对运动（图1-4-18）。设计得好的承重自锁机构能使膝关节在有一定屈曲角度时仍保持稳定。如果假肢承重不足，则稳定性不能保证。

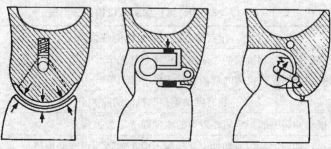

图1-4-18　各种承重自锁机构原理图

④液压或气压传动的支撑期稳定机构。

（2）假肢膝关节摆动期控制机构：传统的膝关节摆动期控制方法是利用滑动摩擦阻尼，即让膝关节相对运动的表面具有一定的摩擦力。在摆动初期，大腿前摆，小腿落后，膝关节有屈曲运动趋势，摩擦力对抗这一运动趋势，帮助带动小腿前摆；而在摆动末期，大腿停止前摆，小腿由于惯性继续摆动，膝关节呈伸展运动趋势，摩擦力则对抗此趋势，使小腿的摆动减速。这种摩擦阻尼是不随运动速度大小而改变的，因此对于一定的行走速度，有一个最佳的阻尼状态；如果希望很快地或很慢地行走，则有必要手动调整阻尼的大小。目前假肢膝关节也采用气压、液压阻尼的方式来实现膝关节摆动期控制。图1-4-19所示，是较典型的液压摆动期控制机构，它由一个液压缸来提供控制膝关节摆动所需要的阻尼，与机械摩擦阻尼不同，液压装置提供液压阻尼是通过控制在连接上下缸体中间油路上的节流阀的流量来控制活塞上下移动的速度实现的，达到控制膝关节的转动速度。液压阻尼与运动速度成正比，因此它在一定的速度范围内可以较好地适应步行速度的变化，大大改善摆动控制的性能。

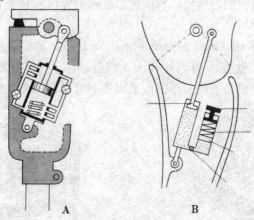

A　　　　　　　　B

图1-4-19　两种典型膝关节液压摆动期控制机构原理图

（3）膝关节助伸装置：助伸装置的主要作用是帮助小腿向前摆动，部分地代偿股四头肌的功能，减少行走能量的损耗。助伸装置有内、外两种形式。外助伸装置一般是简单的弹性带，外挂在膝关节前方；内助伸装置通常是使用弹簧，装在膝下的管子内。内助伸弹簧的起止位置经特定设计，使得弹簧在屈膝超过一定角度时不再助伸而助屈，保证坐下时膝关节的稳定。

3. 按功能、结构膝关节机构的分类：如表1-4-1所示。

表1-4-1　按功能、结构膝关节机构的分类表

1类：没有摆动期控制机能的膝关节	
0型	A. 没有摆动期控制机构的手动解除式锁定膝关节
	B. 没有摆动期控制机构的自动解除式锁定膝关节
2类：具有摆动期控制机能的膝关节	
1型	C. 在摆动期间施加一定屈伸阻力的单轴膝（定摩擦膝）
2型	D. 在摆动期间的特定时期加大屈伸阻力的单轴膝（可变摩擦膝）
3型	E. 具有液压摆动期控制机构的单轴膝
	F. 具有气压摆动期控制机构的单轴膝
3类：具有摆动期和支撑期两种控制机构的膝关节	
1型	G. 可转换为定摩擦摆动期控制膝关节的手动解除式锁定膝关节
	H. 在定摩擦机构中增加承重制动机构的单轴膝关节
	I. 具有定摩擦摆动期控制机构的多轴膝关节
2型	J. 在可变摩擦机构中增加承重制动机构的单轴膝关节
3型	K. 具有液压摆动期和支撑期两种控制机构的单轴膝关节
	L. 在气压摆动期控制机构中增加承重制动机构的单轴膝关节
	M. 具有液压摆动期控制机构的多轴膝关节
	N. 具有气压摆动期控制机构的多轴膝关节

（二）大腿假肢的接受腔

1. 传统的插入式接受腔：末端是开放的，传统假肢中的铝大腿、上皮下铝大腿使用此种接受腔，往往不能确保坐骨承重；常用加橡胶圈的方法减轻耻骨联合部位的压迫，但仍然常引起该处皮肤损伤。

2. 四边形接受腔（Total Contact Quadrilateral Socket）：常称为吸着式接受腔（Suction Socket）（图1-4-20）。这是一种内外径大，前后径小（ML径大于AP径）的接受腔。由于前后径小，在其前壁相当于股三角部位适当压力可以保证坐骨结节落在后壁上缘的坐

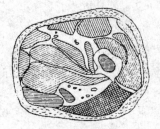
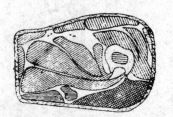

坐骨结节下方残肢　　　　　　坐骨结节下方接受腔的
横截面（右腿）　　　　　　　设计（四边形接受腔）

图1-4-20　大腿残肢、四边形接受腔的横截面

托上。接受腔有四个凹陷，合理的制作不引起内收肌起点、股直肌、臀大肌、腘绳肌过分压迫和限制肌肉的收缩。这种接受腔的承重部位是坐骨结节和大腿上部周围的肌肉组织。接受腔底部可根据残肢的实际情况设计成与残肢末端全面接触，通过负压作用起到良好的悬吊作用。四边形接受腔是目前广泛使用的接受腔。

3. ISNY 接受腔（Icelandic Swedish—New York Socket）：形状上采用四边形或坐骨包容式全接触接受腔，接受腔结构上分内、外二层。内接受腔为透明柔软聚乙烯制成，外层接受腔为碳纤维复合材料制成的承重框架。由于内接受腔柔软，穿着舒适，不妨碍残肢肌肉运动。（图 1 - 4 - 21）

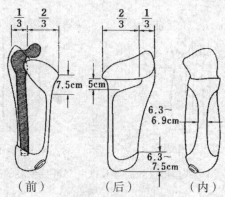

图 1 - 4 - 21 ISNY 接受腔

4. CAT – CAM 接受腔（Contoured Abducted Trochanter – Controlled Alignment Method Socket）：（图 1 - 4 - 22）

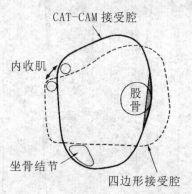

图 1 - 4 - 22 CAT – CAM 接受腔

早在上世纪 70 年代已发现四边形接受腔的缺点：（1）当承重时由于残肢外展的力量使坐托位置外移（图 1 - 4 - 23）；（2）当屈髋位，足跟着地时坐骨不能承重。为此美国 J. Sabolich 提出 ML 径小而 AP 径大（ML 径小于 AP 径）的接受腔，使坐骨内侧面与大粗隆下部同时承重，同时后壁上沿包住坐骨结节。他命名为 CAT – CAM 接受腔，目前许多国家在使用中不断摸索，又有了新的改进和变化。由于该类接受腔的特点是包容坐骨，故现在统一命名为坐骨包容式接受腔，亦称 IRC 接受腔（Ischial Ram Containment Socket）。

（三）悬吊装置

1. 腰带、挡带、大头带的悬吊：适用于传统的皮腿、铝腿假肢悬吊。

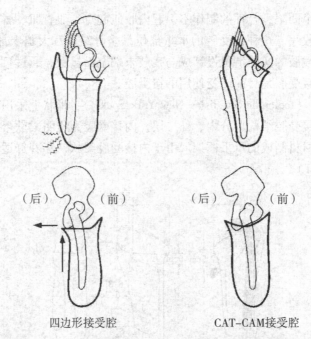

四边形接受腔　　　　　　　　CAT-CAM接受腔

图 1-4-23　四边形接受腔与 CAT-CAM 接受腔的受力比较

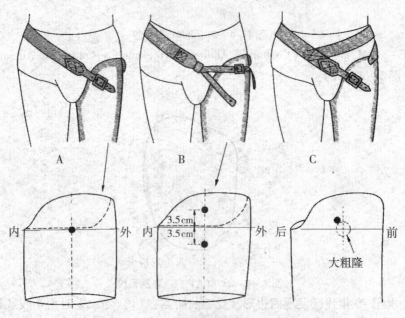

图 1-4-24　希莱森腰带的三种形式

A. 单带型　B. Y 形带型　C. 腰带型

2. 希莱森腰带（Silesian Belt）　是用布或皮革制成，可与吸着式悬吊合用。腰带简便，使用舒适，有一定的控制假肢旋转的功能。缺点是不如吸着式悬吊省事。（图 1-4-24）

3. 吸着式悬吊　接受腔底部安装单向气体阀门，当接受腔承重时残肢向下挤压，排出底部空气。当提起假肢时，底部出现负压，使假肢吸着在残肢上。这种假肢不需另外的悬吊装置，使用方便，但当残肢萎缩时，周长会减小，使假肢漏气、脱落。

七、髋部假肢（Hip Prosthesis）

髋部假肢适用于半骨盆切除、髋关节离断和大腿残肢过短者（会阴下5cm以内）。由假脚、踝关节、小腿部、膝关节、大腿部、髋关节和髋部接受腔构成。（图1-4-25）

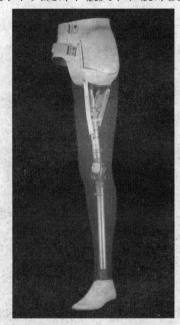

图1-4-25 髋部假肢

接受腔用皮革或合成树脂加增强材料制成，包容着全部截肢端。髋关节有带锁、不带锁之分。前一种多用于年老体弱者，支撑稳定但步态较差；后者多用于青壮年、体质好的人。膝关节多用四连杆或承重制动等支撑期控制机构以确保支撑稳定性。摆动期控制对老年人或体弱者来说应采用定摩擦和助伸机构相结合为好，青年人和活动能力强者可选用气压或液压控制方式。假脚可选用动踝、静踝和储能的，但后跟高度应较低。髋部假肢应尽量减少重量，以减少截肢者的能量消耗。

八、双侧高位截肢假肢

（一）一侧大腿截肢、一侧髋部截肢假肢

一侧大腿截肢、一侧髋部截肢包括一侧大腿截肢、一侧髋离断或大腿极短截肢或残侧股骨颈部位截肢（图1-4-26）。大腿截肢侧假肢由大腿假肢接受腔、连接件、膝关节、小腿连接件、踝关节、假脚组成。接受腔可制成四边形或坐骨包容式，膝关节一定要选择稳定性好的多轴膝或带承重自锁的膝关节。髋部截肢侧假肢由髋部假肢接受腔、髋关节、连接件、膝关节、小腿连接件、踝关节、假脚组成。髋部假肢接受腔的承重部位为坐骨结节及周围的软组织，故对坐骨结节部位的成形要求高。悬吊部位为骨盆的髂嵴。髋关节要尽量安装在靠近残肢的接受腔前侧。膝关节要选择稳定性好的多轴膝或带承重自锁的膝关节，与另侧大腿保持一致。患者借助假肢和拐杖可实现完整人形的站立、交叉步行走（图1-4-27）。

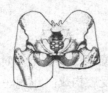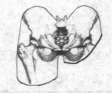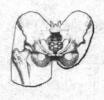

图 1 - 4 - 26　一侧大腿截肢、一侧髋部截肢示意图

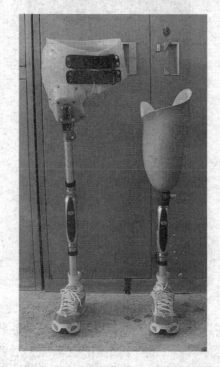

图 1 - 4 - 27　一侧大腿截肢、一侧髋部截肢假肢

（二）双侧髋部截肢假肢

双侧髋部截肢包括双侧髋关节离断或者双侧大腿极短残肢（小粗隆以上位置）。（图 1 - 4 - 28）患者双侧下肢功能完全丧失，但身子可直立。双侧髋部以下截肢假肢由假脚、踝关节、小腿部，膝关节（带锁）、大腿部、髋关节（带锁）和接受腔组成（图 1 - 4 - 29）。患者借助假肢和拐杖可实现完整人形的站立、移动、摆过步、摆至步行走。2005 年中国康复研究中心成功完成中国首例双侧髋关节离断假肢的装配工作。

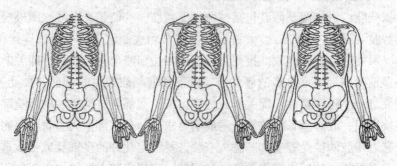

图 1 - 4 - 28　双侧髋部截肢示意图

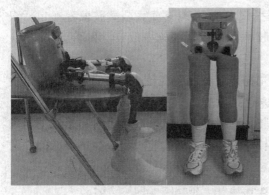

图 1 - 4 - 29 双侧髋部截肢假肢 　　　　　　图 1 - 4 - 30 双侧全骨盆切除示意图

（三）全骨盆切除假肢

全骨盆切除是指包括骨盆、盆腔内容物、外生殖器和双下肢全部切除（图 1 - 4 - 30），2007 年中国康复研究中心成功完成了一例全骨盆切除假肢的装配工作。该患者失去了骨盆及以下的部分，但保留了骶 1 的一部分。患者双侧下肢完全丧失，身子不能直立、移动和行走，只能卧在床上。通过为患者安装立位的接受腔（bucket socket）可以实现其直立活动。接受腔的承重部位为胸廓，尤其是下胸廓。免压部位为骶骨突起处，结肠造瘘口，输尿管造瘘口，肩胛下缘。接受腔的底面制成平面，与水平面平行（图 1 - 4 - 31）。患者借助立位接受腔可实现使用轮椅、小滑板、手撑行走（hand walking）三种移动方式。在此基础上，安装了全骨盆切除假肢。假肢包括以下几个部分：接受腔、环索 RGO 髋关节系统、单轴带锁膝关节、假脚及相关连接部件（图 1 - 4 - 32）。患者借助假肢和拐杖可实现完整人形的站立、移动、交叉步行走和摆至步行走。

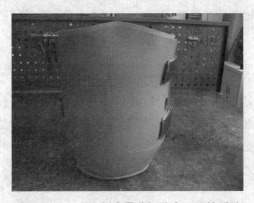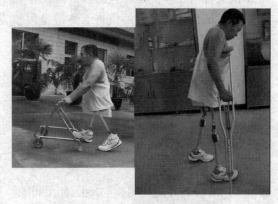

图 1 - 4 - 31 双侧全骨盆切除者立位接受腔 　　　图 1 - 4 - 32 双侧全骨盆切除假肢

九、植入骨骼的假肢

直接植入骨骼的假肢（Direct skeletal attachment，DSA）是指在残肢的骨髓腔内安置一个钛合金植入物，植入物连接部位穿出残肢末端肌肉和皮肤，然后将假肢部件直接与其连接，没有了假肢残肢接受腔的概念。

将假体植入骨骼的技术最早由 Per - Ingvar Branemark 应用于口腔科领域，至今已有 40 余年历史。1990 年，在瑞典完成了第一例将假肢植入大腿截肢者残肢骨骼的治疗。澳大利亚、法国、英国、西班牙等国家陆续开展了该手术，已有100多例大腿截肢患者（包括双大腿截肢者、大腿极短残肢者）、35例上肢截肢患者（包括部分手截肢者和手指截肢者）安装了植入式假肢。

目前，这个手术一般需要分两步进行。首先在残肢骨髓腔内植入一个假体，6个月后再将连接装置安装在假体末端并穿出皮肤，将来连接假肢。

这样，应力就直接从残肢的骨骼传导到假肢。这不仅改善了残肢负重时的感觉功能和对假肢的悬吊与控制，同时避免了残肢软组织长时间受到过度的应力，减少了残肢的并发症，还可以防止残肢（尤其是下肢）的骨质疏松。

但是，这种假肢的技术要求比较高，目前还存在许多难题未能彻底解决。

首先，假肢与骨骼的连接必须长期甚至是无限期地牢固。这涉及植入材料与骨骼的相容性、固定方式、二者的接触面积、接触面的应力分布与局部骨组织生长或吸收等多方面的问题。但是，无论采取何种材料，长时间使用后都会因为疲劳而失效。

其次，要使假肢穿过皮肤的部位长期不发生感染也相当困难。研究表明，刚性材料穿过皮肤时比弹性材料更容易引起感染。

此外，假肢植入骨髓腔后对骨内膜血液循环的影响以及可能与植入物有关的疼痛也是重要的课题。将假肢植入骨髓腔后残肢骨骼始终存在骨折的风险，这一点在骨科人工关节领域已经得到广泛证实。

十、假肢的临床适合检查

假肢的临床适合检查是康复医生和假肢执业制作师的重要职责，也是保证假肢高装配质量的关键性工作。这种检查按装配工作程序可分为初检、终检两个阶段。初检是假肢初步安装、试样、调整后的检查。终检是假肢装配质量的最终评定，只有通过了终检的假肢才准予交付截肢者正式使用。

（一）小腿假肢的临床适合检查

1. 站立位检查　两脚分开保持5cm～10cm，在双腿均匀承重状态下进行以下检查。

（1）穿用感觉：有无不舒适感。若有不舒适感，要检查残肢收纳在接受腔内的状况。如果残肢与接受腔适合良好，则应找寻其他原因。对线不良也会引起穿用假肢时的不舒适感。全面检查后，要确定是接受腔适配问题还是对线问题。

（2）内外侧的对线

1）足底的外侧、内侧与地面有无间隙。

2）接受腔上缘的内侧或者外侧有无缝隙或者压迫感。

若存在以上问题，应检查是由于残肢与接受腔适配不良，还是因为对线的问题。

（3）前后对线

1）膝部呈轻度屈曲，看后方有无压迫感。

2）有无打软腿的感觉。

3）跟部和足趾有无提离地面现象？前后方向的对线是否正确？（膝关节有无不稳定感？膝关节有无伸展过度的动作？）

（4）假脚

1）鞋跟高度是否与假脚的跟高一致？

2）假脚方向是否与健侧相对称？

3）跟部硬度是否合适？

4）假脚与鞋的配合状态如何？左右方向的对线是否正确？（脚掌是否平坦着地？在接受腔的上缘及末端是否有不适的压迫感？）

（5）假肢的长度

1）假腿长度是否正确？（通常是以患者的双侧髂前上棘处于水平位为双下肢等长的标志。一般小腿假肢适配后要求双下肢等长。）

2）如果残肢未完全收纳入接受腔，接受腔初期角度不良，假肢对线不良，及各种截肢者下肢短缩、关节功能障碍等问题，都会影响下肢假肢长度，应加以注意。

（6）假肢的悬吊功能检查

1）假腿提离地面时有无明显的活塞运动？

2）残肢和接受腔之间的活塞运动是否控制在最小限度？

在接受腔后面，腘窝上缘高度的袜套上画标记，当下肢假肢从地面提起时，观察假肢的位移变化。良好的小腿假肢的活塞运动应不超过 5mm，一般不应大于 10mm。

（7）接受腔前、侧、后壁的高度是否适当：检查接受腔的前、后、内、外侧上缘修剪形状是否适当。

（8）带大腿上靿的假腿

1）支条的形状是否合适？（是否沿大腿和股骨髁部的形状弯曲？）

2）膝关节铰链的高度是否合适？屈曲时是否仍能保持两侧支条上端的距离不变？

3）膝关节铰链是否过于偏离股骨内外髁？（3～5mm 为适宜）

4）上靿的适合情况是否良好？是否能在较大的范围内调节其松紧度？

5）在上靿的上、下部位其皮肤有无过度松弛现象？

6）上靿的长度和结构是否达到要求？（能否满足所要求的支持体重、悬吊、稳定膝关节等功能？上靿的外侧支条要比内侧支条高 2～3cm。）

2. 坐位的检查　膝关节 90°屈曲位：

（1）假脚方向是否与健侧相对称？

（2）假脚是否翘起？有无内外翻现象？膝关节是否能至少屈曲 90°？

（3）腘窝部软组织有无挤出现象？腘绳肌腱部位是否疼痛？残肢在接受腔内有无晃动或压迫？

（4）接受腔后壁上缘与膝上环带之间是否夹住软组织？

（5）接受腔后壁上缘有无顶住肢体情况（翻边）？

（6）大腿后肌群通道深度是否适当？

（7）膝上环带的安装位置是否适当，在膝关节 0°～60°屈曲时两侧吊带应无松弛现象；大于 60°时，允许略有松弛。

（8）两侧膝关节的高度是否一致？

3. 步行时的检查　从前后及侧面观察截肢者的步行，特别应注意足底着地状态，膝关节的动作和左右侧步频、步幅。若发现步行异常，则应找出原因。

（1）步行是否有特殊不适感：因站立时和行走时穿用感觉不同，所以需向截肢者说明。若有问题，应确认是在步行周期的哪个时期，并找出原因。

（2）残肢与接受腔之间有无活塞运动？是否控制在很小的范围？

（3）假腿是否与行进方向平行地摆动？

（4）假脚的外展角度是否与健侧相同？

（5）两脚步行时的步长是否一样大？

（6）穿鞋步行，脚跟触地时有无外旋？

（7）支撑期脚掌触地是否偏斜？

（8）患者是否能顺利跪下？

（9）上、下斜坡是否顺利：上下坡容易受矢状面对线、假脚跟部和趾部状态等因素影响，应仔细观察膝部动作加以判断。

（10）上、下楼梯是否顺利：考虑到残肢的长度，观察脚能否交替迈出，脚尖有无擦地和膝关节是否稳定等情况。

（11）膝上环带的检查：检查膝上环带的下缘是否卡在髌骨上缘处，有无下滑，内外侧吊带张力是否适当。

（12）步行时是否有异常声音：检查是否有残肢的活塞运动导致的空气抽吸声音和踝关节等金属部件的杂音。

4. 取下假肢后的检查

【检查残肢】

（1）取下假肢后（穿假肢20～30分钟后），立即察看残肢有无明显出汗、变色及擦伤。特别应注意截肢者步行时反应不舒服的部位。若截肢者不感觉疼痛，皮肤发红，但在10分钟以内恢复正常即可认为无大问题。

（2）承重部位是否起到了预定的作用？观察免压部位是否受到较大的压迫，承重部位是否起到了预定的作用。脱下假肢后，承重部位残肢有无变红，有无印有残肢套的纹迹。

（3）开放型接受腔允许比残肢长0～20mm。可分别测量接受腔的深度和残肢的长度，进行比较。为了防止残肢末端发生软组织的淋巴淤滞性炎症、残肢红肿、变紫，闭合性接受腔应做到全面接触，可以用脱脂棉丝、软的泡沫塑料海绵或凝胶、硅橡胶填充间隙。

【假肢本体的检查】

（1）小腿假肢是否达到假肢处方的制作技术要求？其整体形状、颜色是否与健侧近似？

（2）接受腔口型上缘形状是否符合设计要求？上口边缘修剪线形状是否圆滑、无毛刺？内外壁是否光滑、清洁、平整？检查接受腔的前、后、内、外侧上缘修剪形状是否适当？膝上环带是否安装好，接受腔内壁是否有铆钉凸出？

（3）接受腔体材料是否采用对人体无毒、无刺激性的合成树脂，如丙烯酸树脂等。增强材料是否根据患者体重及使用情况选用了经脱脂处理的丙纶、尼龙、玻璃纤维、碳纤维、涤纶毡等增强材料种类及层数。

（4）软衬套接缝处是否粘合牢固、无胶痕？是否采用厚度 2mm ~ 5mm 的对人体无毒性、无刺激性的柔性材料制作，如聚乙烯泡沫板等。各部位是否厚薄均匀，上缘应比接受腔上缘均匀高出 3mm ~ 10mm。

（5）踝关节类型的核对

1）单轴踝应能实现跖屈 15°、背屈 5° 的活动范围。一般用于为各种残肢条件的截肢者制作的小腿假肢。

2）固定踝一般用于制作防水及轻型小腿假肢。

3）万向踝一般用于为经常在不平路面行走的截肢者制作的小腿假肢。

（6）假脚的核对

1）假脚要近似人体足部的外形，跟高符合要求，能穿上与健侧型号相同的鞋（假脚尺寸应与健足长度相等，允许比健足短 0 ~ 10mm）。

2）在步行中，当假脚与地面接触时，应具有缓冲能力和足够的回弹性。

（7）询问患者对假肢的外观、功能、穿着感是否基本满意。

（8）假肢重量的核对（在中等身高和体重的情况下）

1）骨骼式合成树脂小腿假肢重量应不大于 2kg。

2）壳式合成树脂小腿假肢重量应不大于 1.5kg。

3）整体式合成树脂小腿假肢重量应不大于 2kg。

（二）大腿假肢的临床检查

1. 站立位的检查 两脚跟中心的间隔保持 10cm ~ 15cm，双下肢均等承受体重。

【适合和对线】

（1）患者穿上假肢后有无不适感？（如有不适感，要问明部位、程度。）

（2）检查残肢是否完全收入接受腔内？内收肌腱是否充分容纳在接受腔的沟槽内？患者是否受到接受腔的过度压迫（要弄清残肢是否正确容纳在接受腔内）？假肢侧单腿支撑时，检查接受腔与残肢的适配情况。

（3）坐骨结节是否恰好坐于接受腔的坐骨支撑面上？

（4）假肢的长度是否正确？允许假肢侧比健侧短 10mm 以内。（观察双侧髂前上棘的高度是否相等，有无腰椎侧弯？）

（5）检查假肢前、后方向的稳定性？内、外侧方向的稳定性？接受腔的后侧壁上缘是否大致与地面平行？（偏斜应在 5° 以内）

（6）在垂直方向上会阴部有无压迫感？（使患肢交叉在健肢前，试以承受体重）

（7）冠状面的对线

1）足底的外侧、内侧与地面有无间隙。

2）接受腔上缘的内侧或者外侧有无缝隙或者压迫感。

（8）矢状面的对线

1）有无打软腿的感觉？承重时，膝关节是否稳定？这时患者不使残肢向后用力推压接受腔是否可保持大腿假肢的稳定？

2）跟部和足趾有无提离地面现象？矢状面的对线是否正确？（膝关节有无不稳定感？）

（9）假脚

1）假脚跟高型号是否适合鞋跟高度？

2）假脚方向是否与健侧相对称？

3）假脚跟部硬度是否合适？

4）假脚的形状、大小与鞋的配合状态如何？

（10）假肢的悬吊检查

1）假腿抬离地面时有无明显的活塞运动？残肢和接受腔之间的活塞运动是否控制在最小限度？

2）希莱森腰带（Silesian Band）的最前面与侧面的固定是否处于正确的位置上？（前面：在接受腔中央线上的坐骨支撑面高度上；侧面：在大转子的上方约6mm处，前方约6mm处。）

3）吸着式接受腔阀门的位置是否在纳入残肢时便于用袜套引拉。当残肢承重时，用手在阀门口内是否容易触到膨出的软组织？（阀门位置应在残肢远端、前内侧）

（11）接受腔前、侧、后壁的高度是否适当：检查接受腔的前、后、内、外侧上缘修剪形状是否适当。

（12）假腿的形状、颜色是否与健侧近似？

2. 坐位的检查

（1）在截肢者要坐下时，接受腔与残肢是否有脱出现象？接受腔前壁上缘有无压迫，以及内侧上缘对耻骨有无压迫？

（2）患者坐位弯下腰，试用手摸鞋，臀部下方松弛时是否与接受腔适合不良，如后壁过厚、前壁抵住髂骨等。

（3）患者坐在椅子上时，小腿部分是否垂直（小腿部与地面垂直，脚底放平）？假脚方向是否与健侧相对称？假脚是否翘起？有无内外翻现象？膝关节是否能至少屈曲90°？

（4）患者由坐位站起时，膝、踝等机械关节是否转动自如？由地面提起假腿时，辅助伸展装置是否妨碍膝关节完全屈曲？

（5）由坐位站立时，是否出现不愉快的空气音？（特别要注意检查前壁、侧壁是否松弛）

（6）从前方看两侧膝关节应等高，从上方看膝上部分的长度是否合适？允许假肢膝上部分的长度比健侧略短，控制在10mm以内。

3. 行走时的检查　从前后及侧面观察截肢者的步行，特别应注意足底着地状态，膝关节的动作和左右侧步幅。

要检查在平地上行走的步态是否满意。如有下述明显的步态异常（Gait Deviation）要做记录，应找出原因，然后改进。

【从后方观察】

（1）外展步态（Abduction Gait）：行走时，两脚的间隔比正常的（5cm～10cm）宽。

（图1－4－33）

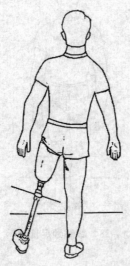 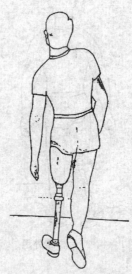

图1－4－33　外展步态　　　　　　图1－4－34　躯干侧倾

（2）躯干侧倾（Lateral Trunk Bending）：在假肢支撑期，可看到身体的躯干向假肢侧偏移。（图1－4－34）

（3）画弧步行（Circumduction Gait）：在摆动阶段，假脚沿着向外弯曲的弧线摆动。（图1－4－35）

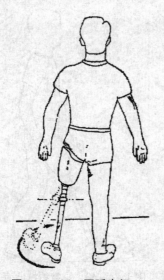 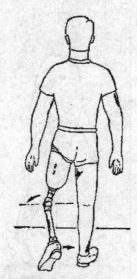

图1－4－35　画弧步行　　　　　　图1－4－36　脚跟内甩

（4）脚跟内甩（Medial Whip）：下肢假肢后蹬时，假肢的脚跟突然出现向内侧扭转、抖动。（图1－4－36）

（5）脚跟外甩（Lateral Whip）：下肢假肢后蹬时，假脚的脚跟向外侧突然扭转、抖动。（图1－4－37）

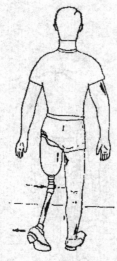 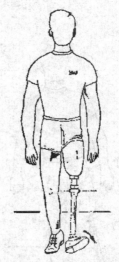

图1-4-37 脚跟外甩　　　　　图1-4-38 跟触地足部旋转

【从前方观察】

（6）跟触地足部旋转（Rotation at Heel Strike）：假脚跟部触地时，假脚呈外旋状态。（图1-4-38）

【从侧方观察】

（7）腰椎过度前凸（Excessive Lumbar Lordosis）：假肢支撑期腰椎过分前凸。（图1-4-39）

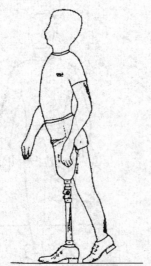 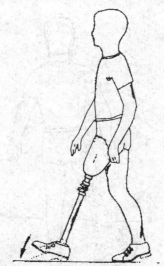

图1-4-39 腰椎过度前凸　　　　　图1-4-40 脚掌拍打地面

（8）假脚拍地（Foot Slap）：当脚跟触地承载体重时，脚掌急速跖屈，拍打地面。（图1-4-40）

（9）脚跟抬得高低不等（Uneven Heel Raise）：摆动初期脚跟抬起不一致（假腿侧抬得过高或假腿侧抬得不够高）。（图1-4-41）

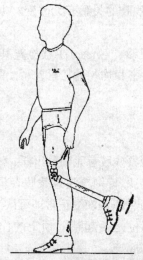

图 1 - 4 - 41　脚跟抬得高低不等

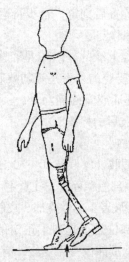

图 1 - 4 - 42　踮脚步态

（10）踮脚步态（Vaulting）：健肢支撑时，脚尖踮起，脚跟跷得过高。（图 1 - 4 - 42）

（11）摆动终期膝撞击（Terminal Impact）：假肢摆动终期，膝伸展停止时有不正常的撞击声。（图 1 - 4 - 43）

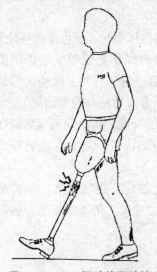

图 1 - 4 - 43　摆动终期膝撞击

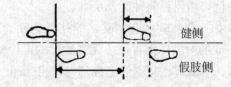

健侧

假肢侧

图 1 - 4 - 44　步幅不均

（12）步幅不均（Uneven Length of Step）：健侧呈小步，假腿侧呈大步。（图 1 - 4 - 44）

另外，还有检查以下问题：

（1）假腿的机械关节是否夹衣服？假肢的机械关节是否转动自如，有无杂音？

（2）行走时有无不愉快的异常杂声？假肢的悬吊是否良好？

（3）全面接触式接受腔时，患者在步行的支撑、摆动期间是否感到残肢与接受腔间一直伏帖？（要弄清有无活塞运动）

（4）上、下斜坡是否满意、顺利？

（5）上、下楼梯是否满意、顺利？

（6）能否顺利地跪下？

（7）步行检查后判定，看步行运动时接受腔与残肢的关系有无改变？坐骨结节是否从坐骨支撑面上偏移？

（8）接受腔上缘的软组织是否隆起最小（用视诊、触诊，注意检查其内壁和前壁的上缘部分）？接受腔的外壁是否与残肢的外侧保持紧密和均匀的接触？（承重时，大转子部位或残肢远端是否感觉疼痛？）

4. 脱下假肢后的检查

【残肢的检查】

（1）脱下假肢（穿假肢20~30分钟后），立刻观察残肢有无明显出汗、浮肿、变色、擦伤等（要了解其部位和程度，注意主诉不舒服的地方）？特别应注意截肢者步行时反映不舒服的部位。若截肢者不感觉疼痛，皮肤发红且在10分钟以内恢复正常即可认为无大问题。

（2）承重部位是否起到了预定的作用：承重部位是否起到了预定的作用。脱下假肢后，检查残肢承重部位有无变红，有无印有残肢套的纹迹。

（3）有无因接受腔底部空间引起的皮肤发紫现象？接受腔深度应与残肢长度一致。开放性接受腔允许比残肢长0mm~20mm。可分别测量接受腔的深度和残肢的长度，进行比较。为了防止残肢末端发生软组织的淋巴淤滞性炎症、残肢红肿、变紫，闭合性接受腔应做到全面接触，可以用脱脂棉丝、软的泡沫塑料海绵或凝胶、硅橡胶填充间隙。

【假肢本体的检查】

（4）大腿假肢是否达到假肢处方的制作技术要求？其整体形状、颜色是否与健侧近似？

（5）接受腔口型上缘形状是否符合设计要求？上口边缘修剪线形状是否圆滑、无毛刺？内外壁是否光滑、清洁、平整？检查接受腔的前、后、内、外侧上缘修剪形状是否适当？接受腔的内面加工是否光滑？（不要有伤痕、捏皱、多余的粘合剂等情况）

（6）接受腔体材料是否采用对人体无毒、无刺激性的合成树脂，如丙烯酸树脂等。增强材料是否根据患者体重及使用情况选用了经脱脂处理的丙纶、尼龙、玻璃纤维、碳纤维、涤纶毡等增强材料种类及层数。

（7）如有假肢软衬套，其接缝处是否粘合牢固、无胶痕、表面清洁？是否采用厚度2mm~5mm的对人体无毒性、无刺激性的柔性材料制作，如聚乙烯泡沫板等。各部位是否厚薄均匀，上缘应比接受腔上缘均匀高出3mm~10mm。

（8）膝关节类型的核对

1）单轴膝关节适用于为残肢控制能力强的截肢者装配假肢。

2）手控锁单轴膝关节适用于残肢控制能力差、年龄较大的截肢者或双侧截肢者。

3）承重自锁单轴膝关节适用于残肢控制能力弱、年龄较大或常在不平路面上行走的截肢者。

4）多轴膝关节适用于残肢控制能力弱的截肢者使用。

5）液（气）压膝关节适用于残肢控制能力强、活动量大的截肢者。

（9）踝关节类型的核对

1）固定踝一般用于制作轻型大腿假肢。

2）单轴踝一般用于为各种残肢条件的截肢者制作的大腿假肢。

3）万向踝一般用于为经常在不平路面上行走的截肢者制作的大腿假肢。

（10）假脚的核对

1）假脚要近似人体足部的外形，能穿上与健侧型号相同的鞋（假脚尺寸应与健足相等，允许比健足短 0～10mm）。

2）在步行中，当假脚与地面接触时，应具有缓冲能力和足够的回弹性。

（11）软性装饰套

1）软性装饰套应用整块材料制成，相对假肢长度应有 3～6cm 的纵向压缩量，以保证假肢屈曲运动时不易断裂。

2）软性装饰套下端应与踝部连接板（罩）粘合连接，并可拆卸以方便维修。

3）软性装饰套上端应与接受腔连接罩粘合连接，再与接受腔连接固定并可拆卸以方便维修。

4）软性装饰套外表面应打磨平整、无破损、无划痕。

（12）假肢的外观

1）假肢的外观是否近似健肢？

2）颜色是否近似皮肤色？

3）软性装饰套外应配有合格的肤色袜套？

（13）假肢重量的核对（在正常身高和体重的情况下）：膝部假肢和大腿假肢重量应不大于 3.5kg。

（14）询问患者对假肢的外观、功能、穿着感是否基本满意。

（曹学军）

第五节　假肢处方学

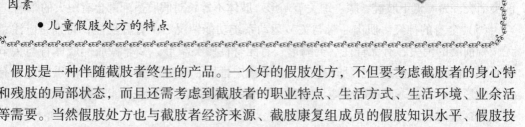

学习重点

- 假肢处方讨论中所需基本资料
- 影响假肢处方的主要因素
- 如何得到适合的假肢处方
- 假肢处方的主要内容
- 各种截肢部位适配假肢的品种及其影响假肢适配的因素
- 儿童假肢处方的特点

假肢是一种伴随截肢者终生的产品。一个好的假肢处方，不但要考虑截肢者的身心特征和残肢的局部状态，而且还需考虑到截肢者的职业特点、生活方式、生活环境、业余活动等需要。当然假肢处方也与截肢者经济来源、截肢康复组成员的假肢知识水平、假肢技师的技术水平、假肢材料–部件供应状况有关。因此，为了能写出一个适合的假肢处方，应该经过康复组成员的仔细讨论，特别是应当强调截肢者、截肢者家属参加的重要性。这样既能帮助康复工作者深入了解截肢者的多方面情况，又能帮助截肢者尽可能多地了解现代假肢技术、品种、部件性能及其技术局限性。

假肢处方的讨论，应当从需要假肢还是不需要假肢开始。如果不装配假肢对功能恢复更有利，则应对截肢者讲清道理，劝其不必装配。

一、假肢处方讨论中所需要的基本资料

（一）截肢者的资料

1. 一般性资料　年龄、性别、身高、体重、职业特点、居住环境。

2. 医学情况

（1）心理情况　一般情况下，人们容易看到截肢者肢体上的缺损，而常常忽略对截肢者心理上严重创伤的理解和重视。应当尽可能多地了解、评估截肢者的心理状况、表现和对假肢的需求。要尽量了解和帮助截肢者提高对假肢的正确理解和应用的积极性。尽管现代假肢技术有了很大的发展，但是与真的肢体相比，不论功能上，还是外形上都仍然有很大的差距。而人的积极性、潜在能力是巨大的。一个非常先进的高科技的假肢装配在一位情绪低落、没有生活积极性的截肢者身上不会有好的结果，而一个比较简单的假肢装配在一个自强不息、充满活力的截肢者身上有可能创造奇迹。

（2）全身情况　包括体力、智力情况，站立、步行平衡能力，肌肉运动的协调能力，视力等情况。

应用大腿假肢者，需要比正常人多消耗50%以上的能量，应用双大腿假肢者，比正常人多消耗60%以上的能量。体力差的截肢者难以安全地应用假肢。假肢仍然是一种用具，低智力可能影响假肢的正确穿戴、训练和应用。平衡功能不良、肌力协调功能不良，会影响截肢者的站立、步行功能，需要加强平衡功能训练。必要时可以建议截肢者使用拐杖，改善平衡功能。目前的假肢，即使使用带指端压力传感器的肌电假手也仍然没有指端的皮肤触觉。假手在开手、闭手运动中手指的位置，需要依靠截肢者的视觉反馈。因此，盲人难以使用假手。

（3）既往病史、合并症的情况　应特别注意高血压、心脏病、糖尿病、肾病、血管性疾病等情况。例如：高血压、心脏病者假肢需要轻，尽量减少能耗，稳定性、安全性好；糖尿病者需要良好的假肢承重和悬吊功能，尽量减少残肢损伤；肾病者的假肢残肢接受腔应当能适应残肢体积的变化；血管性疾病者的假肢设计、适配中应避免加重血运障碍和保护残肢皮肤。

（4）截肢原因　创伤、感染、肿瘤、血管性疾病、神经系统病变、先天性畸形和肢体缺陷。创伤性截肢者，应注意有无合并创伤，及其治疗和预后情况。脊柱侧凸、后凸畸形、腰前突消失，另一侧下肢髋、膝、踝关节畸形，肢体不等长对假肢适配都会有很大的影响。

（5）全身的神经-肌肉-骨与关节运动系统功能情况　①脊柱功能，特别是应注意有无腰椎前突的消失，有无脊柱后突畸形，有无脊柱侧突畸形。②非截肢侧肢体骨与关节运动系统功能情况：包括关节活动范围、关节稳定性能、肌力情况、下肢的承重能力，有无肢体畸形等。③对下肢截肢者应注意其双上肢的功能情况。上肢功能不良，可能影响使用拐杖和穿戴假肢。

（6）残肢的局部情况　残肢长度；残肢形状；伤口愈合情况；皮肤瘢痕大小、部位，与骨的粘连情况；皮肤感觉；皮肤温度；皮肤出汗情况；皮下组织多少、结实程度；皮肤

有无压痛，压痛部位，有无放射性；有无可触及的神经瘤；残肢末端承重能力，关节活动范围，有无关节的异常活动，有无畸形；肌力情况；残肢血运情况。

3. 活动水平 可以根据截肢者的家庭生活、职业、业余活动进行综合判定。简单地可以分为高、中、低三个活动水平。低水平活动者适合选用轻便、安全性高，容易穿脱、适合性好、有良好的装配后服务的假肢。中水平活动者一般适合应用常规假肢。高水平活动者适合选用各种运动功能好、坚固耐用的运动型假肢。

4. 假肢费用来源和支付能力 目前我国截肢者假肢费用来源是多渠道的，主要包括工业企业工伤保险、社会保险、交通事故赔偿、社会保障、社会慈善事业和自费。假肢费用支付能力差异也很大。截肢者康复协作组的所有成员都有责任和义务帮助截肢者，不要盲目地追求高价位假肢，应当开出功能好、实用而价廉的适合假肢处方。

（二）假肢装配的技术能力

包括：假肢技师能力，假肢车间工艺设备水平，假肢材料、部件供应情况。

（三）截肢者康复组成员成功和失败的经验

经验的积累是假肢装配技术的重要因素，应当经常总结经验，记取教训。

（四）新的截肢技术、截肢者康复知识、信息

包括有关截肢、假肢装配的新观念、新技术、新材料、新部件、新工艺的知识和信息。

二、影响假肢处方的主要因素

前面介绍的供假肢处方讨论的有关截肢者医学情况（心理、全身状态、残肢情况）、社会情况（教育、文化、就业、家庭、费用支付等）、假肢制造水平（假肢技师、设备、材料、部件的提供水平）等多方面的资料都是影响假肢处方的重要因素。下面仅就某些因素的影响做一些补充介绍。

1. 截肢部位 下肢假肢按截肢部位的不同可分为套式假足、赛姆截肢假肢、小腿假肢、膝关节离断假肢、大腿假肢、髋关节离断假肢。一般讲，截肢部位越高，可能恢复的功能越差。

2. 残肢长度 按残肢末端测量点的不同，可分为残肢骨长度和残肢软组织长度；一般按残肢长度与健侧肢体长度的比例可分为长残肢、中残肢、短残肢。残肢长度越长，控制假肢的能力越好。实际上，残肢的宽度对控制假肢的能力也有很大影响。因此，应用残肢长度与宽度之比，表达残肢控制假肢能力更好些。残肢长/残肢宽 <1 者为短残肢，残肢长/残肢宽等于 1~2 者为中残肢，残肢长/残肢宽 >2 者为长残肢。常用残肢测量方法如下：

小腿残肢长度 髌韧带中点至小腿残肢末端（骨末端、软组织末端）

大腿残肢长度 会阴部位至大腿残肢末端（骨末端、软组织末端）

上臂残肢长度 肩峰至上臂残肢末端

前臂残肢长度 肱骨外上髁至前臂残肢末端

一般来讲，上肢截肢残肢越长越好；而小腿截肢残肢过长时残肢的血运不好，冬天截肢者会感觉很冷。

3. 残肢的承重能力 穿用假肢步行中，健足处于摆动期时全部体重都会落在残肢上，因此要求残肢各部位（包括残肢末端）应当具有良好的承重能力。具有良好承重能力的残肢应当符合以下要求：

（1）残肢呈圆柱状，残肢末端有皮下组织和肌肉覆盖。

（2）皮肤表面没有大面积疤痕，皮肤与骨骼没有粘连。

（3）残肢骨末端膨大、平整、圆滑，没有骨刺。

（4）残肢各部位没有压痛。

4. 截肢侧关节功能良好　截肢侧髋关节或膝关节的屈曲畸形、异常活动、肌力弱会严重地影响假肢适配和妨碍使用假肢。

5. 年龄　一般年老、体弱、活动量小的截肢者应选择重量轻、稳定性好、穿脱方便的假肢，以避免跌跤和尽量减少使用假肢步行中的体力消耗；中青年、活动量大的人应选择比较坚固、耐用的假肢；喜欢运动的人可以选择万向假脚、储能假脚和各种高功能仿生性能好的膝关节；儿童应选择每年便于更换接受腔和可以及时调节假肢长度的假肢。

6. 体重和活动水平　截肢者的体重和活动水平差别很大。为了适应截肢者不同体重、不同的活动水平需要，应当了解各种假肢部件结构能适应的体重级别和活动水平的级别，根据需要选择。（图 1 – 5 – 1）

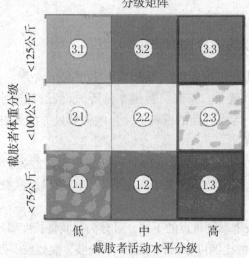

图 1 – 5 – 1　下肢假肢结构承重功能分级矩阵图

（引自奥托博克公司产品介绍）

7. 生活环境　小腿截肢者如生活在丘陵地区适合选用万向假脚，以适应不平的路面；大腿截肢者如生活在丘陵地区，应选择稳定性好的膝关节，以保证下坡时膝关节不会打软腿。某些大山区的截肢者，假肢并不实用，不如使用双拐。

8. 职业需要　经常需要搬运重物者的假肢应当增加金属的膝关节铰链和大腿上靿，用以改善承重和控制假肢的功能。农村需要下稻田者的假肢要求能在稻田中行走，需要有良好的防水性能。

9. 穿鞋习惯　穿戴下肢假肢者赤脚步行的少。穿在假脚上的鞋，对下肢假肢的对线影响很大。一般只能根据截肢者的原有习惯，结合装配假肢后的可能，决定一种鞋后跟的高度，然后选择假脚。截肢者一般应选用与鞋等同号码的假脚。

10. 经济能力和维修条件　一般下肢假肢都是实用性能很强的产品，选用下肢假肢、假肢部件时应当结合个人诸多因素综合考虑，以功能恢复为主，从长计议，连同维修条件合理选配，避免盲目追求高价位。

三、上肢假肢处方

上肢截肢者大部分是单侧截肢，康复工作中应以利手交换的训练为主。目前无论何种技术先进的上肢假肢，功能仍然有限，只能起到一些辅助作用。因此，对于某些单侧上肢截肢者，经过多年的锻炼之后，应用一只健手已经能够很好地适应生活，可能更喜欢的是一只穿戴方便而且重量轻的假手。双侧上肢截肢或一侧上肢截肢而另一侧肢体丧失功能者则情况完全不同。对他们来说，假肢适配和使用训练十分重要。

（一）手掌截肢与手指截肢

1. 手指截肢（截指）　首先要考虑的原则是装配假手指后手的功能是可能改进，还是可能更不好。人的手指功能大部分体现在拇指与示指、中指的运动中。因此，拇指远节截指，示指、中指远节截指、中节截指后，如果残指皮肤感觉良好，仍存在一些捏取、侧取、握取功能，则应劝说截肢者不必装配假手指。这是因为，外套的假手指会影响残指的末端感觉，为了一点点外观，牺牲非常重要的功能很不值得。

2. 拇指全部切除或示指、中指全部切除　装配假手指或对掌物不但可以弥补外观的缺损，重要的是改善了功能。为了轻便，建议装配装饰性假手。

3. 拇指全部切除合并示、中、环、小指切除或经掌骨截肢　只要有良好的残肢，特别是保留了良好的腕关节屈伸功能，前臂旋前功能、旋后功能，则可以建议装配带有四连杆机构的功能性腕部假手。

4. 经掌近侧截肢　为了轻便，可建议装配装饰性假手。为了功能可建议装配掌部肌电假肢。

5. 大多数掌部截肢、截指者装配假手指是用于弥补外观的缺损，虽然只能帮助截肢者的健手扶扶、按按，但是重量轻，穿戴也方便。一般情况，只要残肢部位没有明显的指间关节、掌指关节屈曲或过伸畸形都可以装配。用于拇指远节截指，示指、中指、环指、小指中远节截指者的假手指，根据制造材料、工艺不同可分为三种：皮革的、聚氯乙烯的、硅橡胶的。皮革假手指由于有一定的透气性，穿着舒适，保护性好，价格便宜，但外观较差，因此经常在皮革假手指的外面再套上线手套。聚氯乙烯假手指和硅橡胶假手指的外观都比较好。聚氯乙烯假手指的缺点是不耐污染，另外材料的抗老化性能不好，阳光照射后颜色容易变得越来越深，因此也常常需要在外面套一层手套。硅橡胶假手指外观、耐污染性能都比较好，但价格比较高。

（二）腕关节离断

腕关节离断后保留了良好的前臂旋前、旋后功能，因此腕离断假肢不必要装配带有旋转功能的腕关节铰链。另外，残肢末端比较宽大也有利于假肢的悬吊。

1. 腕关节离断者的假肢选用

（1）可以装配各种被动手和主动手，包括各种装饰手、索控手、工具手、肌电手，可以选用同一接受腔能快速更换各种假手的快速接头。

（2）由于残肢过长，选择假手时应比健手小一号，选用腕离断假肢专用部件，以尽量减少可能增加的假肢长度。

2. 接受腔的选择　残端皮肤良好者，可以选择各种接受腔，包括皮接受腔、各种带与不带内接受腔的塑料接受腔。一般接受腔应依靠残肢末端的膨大部位悬吊，不需要肱骨髁上悬吊，但要求不得妨碍肘关节的屈曲运动；残肢皮肤不良者，要求应用全面接触式塑料海绵内接受腔或硅橡胶内接受腔，以保护残肢皮肤。

3. 悬吊－控制系统部件的选择　腕离断索控假手多应用9字型肩带和单式控制索系统控制假手的开闭动作。

（三）前臂截肢

前臂截肢适合装配各种主动假肢和被动假肢，包括各种装饰假手、索控假手、肌电假手、工具假手。影响前臂假肢选择的主要因素包括：肘关节的屈伸功能；残肢长度；残肢残留的旋前、旋后的功能；双侧肩肱关节前屈功能，双侧肩胛骨沿胸廓向外、向前移动功能；皮肤电极可引出的肌电信号强度。

前臂截肢后，肘关节屈曲功能至关重要，一旦合并肘关节伸直位僵直或屈曲功能严重受限，则使主动性假手难以发挥作用，不得不选用装饰性假肢。

一般的前臂长残肢（前臂残肢长/健侧前臂长≥80）的假肢选择与腕离断的假肢选择相似，可以选用各种假手。只要前臂旋前功能大于70°，可以不必装配带有旋转功能的腕关节，但要求装配全接触式的吸着式接受腔或硅胶悬吊接受腔。

一般前臂中残肢（残肢长/健肢长 =55% ~80%）可以随截肢者的意愿选配各种假手，包括各种装饰手、工具手、索控手、肌电手，但都需要装配具有被动或主动旋转运动功能的腕关节。前臂中残肢，如果皮肤条件好、无压痛，屈肘功能、双侧肩胛带－肩肱关节功能良好，可以选配双肩动作控制的索控假手。如果双侧肩胛带－肩肱关节功能障碍、肘关节屈伸功能良好，可以用伸肘动作牵拉牵引索，完成开手。另外，还可以在肱二头肌、肱三头肌的肌肉隧道成形术（cineplasty）后装配肌肉－隧道索控假手。这类假手虽然应用的技术不是什么新的先进技术，但是与现代化的肌电假手相比其功能相近，结构简单，轻便，故障少。其缺点是需要先做一次手术。装配索控假手多选用被动运动的腕关节。

前臂肌电假手由于技术的发展已经具有一定的实用价值，特别是对于双侧上肢截肢，自身动力来源有限者更有实际意义。前臂肌电假手的选用需要先经过残肢的幻肢肌肉运动训练，然后根据肌电信号的测试情况和肌电假手试用情况决定。肌电假手的优点是控制开手、闭手的随意性好，身体运动不受限制，但是假手的重量大，怕水，也不太适合体力劳动者使用。

前臂假肢多应用尺骨鹰嘴、肱骨的内外髁上悬吊。遇有截肢者需要搬运重物的，则应考虑增加肘关节铰链、上臂围箍和肩部吊带。

前臂短残肢（残肢长/健肢长 =35% ~55%）原则上各种假手都可以安装，但是由于残肢短，力臂短，控制假肢的能力差，特别是屈曲肘关节时容易引起残肢疼痛、损伤。为此，可以选用能够与残肢前面接触，承重功能好的接受腔或硅橡胶接受腔。另外，也可以同时选用四连杆式的或倍增式的肘关节铰链，以帮助增加穿戴假肢后的屈肘功能。有一些短残肢、极短残肢皮肤条件不好，可以考虑装配肘关节离断假肢，带侧方肘关节铰链和铰链锁。对于单侧前臂短残肢截肢者，各种主动假手都可以装配，但是应用一段时间后，往往由于感觉假肢重，穿戴烦琐，不舒服，实用功能又有限而不再使用。他们使用更多的仍然是轻便的装饰性假手。

（四）肘关节离断和上臂截肢

这一类截肢者与前臂截肢者同样可以安装各种假手，其区别是比前臂假肢增加了肘关节铰链。当然肘关节铰链使这类假肢比前臂假肢结构更复杂，更重了，更难以控制了，恢复的功能也更有限了。

肘关节离断残肢末端保留了肱骨的内外髁，有利于假肢的悬吊和控制旋转，但只能选择侧方安装的带锁肘铰链。装饰假手应选用带被动锁的侧方肘铰链。索控手一般选用被动式腕关节铰链，选用带索控锁的侧方肘铰链，通过8字形肩背带、复式控制锁系统控制屈肘、锁肘、开锁伸肘、开手、闭手。

上臂长残肢无法安装中心型肘铰链时，可以选用侧方带锁肘铰链。

一般装饰性上臂假肢分骨骼式、壳式两类。骨骼式的外观好，触摸柔软。这类假肢多用被动带锁肘铰链、被动腕关节和装饰性假手。

一般的索控上臂假肢多选用中心型带锁控的肘关节铰链、被动旋转腕关节、被动上臂旋转机构、索控假手，应用8字形肩带、复式或三重控制系统控制机构，依靠双侧肩部较复杂的运动完成屈肘、锁肘、开肘锁、开手、闭手动作。

上臂电动假肢的控制比较困难，目前多用电控（包括肌电控制、开关控制）与索控的混合控制方案。一般是肘关节选用牵引索控制，旋腕、开手、闭手选用肌电信号控制。肌电控制方案需要经过肌电信号测试、训练、试用后决定。对一些难以应用肌电信号控制的，特别是某些双上肢截肢者或一侧上肢截肢，另侧上肢失能者可以选用索控、肌电控制、开关控制的混合控制方案。目前就假肢技术水平而言，主动型上臂假肢是可以装配的，对于双上肢截肢者有一定的实用价值，特别是在截肢以后的早期大多数截肢者都对现代的高科技寄托了很大的期望，都有强烈的装配肌电假肢的愿望。不过，所有的上臂假肢，包括大部分索控式上臂假肢都仍然存在许多缺点：操纵困难、烦琐，假肢重量大，穿着不舒服，动作不随意，动作慢，用处有限，等等。因此一些年后，人们发现真正常年坚持应用这类假肢的上臂截肢者并不很多。多数单侧上臂截肢者更喜欢的是穿戴轻便、舒服的装饰性假手。

上臂短残肢（腋窝皱壁水平以上的经肱骨截肢）适合选用肩关节离断上肢假肢。

（五）肩关节离断

这类截肢假肢装配要求在上臂假肢的基础上再增加一个肩关节。当然，这类的主动假肢比上臂假肢更重、更难控制，而帮助截肢者恢复的功能更有限。因此，几乎全部选用装饰性肩关节离断假肢，带有被动的肩、肘、腕关节和装饰假手。装饰性肩关节离断假肢分骨骼式的和壳式的。骨骼式的外观好，触摸时感觉柔软。

四、下肢假肢处方

人体下肢功能主要是站立、步行，远比上肢功能简单得多。因此下肢假肢比上肢假肢更实用，应用更多。由于下肢假肢实用性很强，截肢者每天穿用的时间长，天天穿用，终生穿用。有的截肢者还可能每天走很长的路，背着很重的东西。这一切就决定了，如果要得到一个理想的假肢，则必须把下肢假肢处方工作根据多方面的条件，尽量做得全面、细致，做得适合。

（一）足的部分截肢

经跗骨基底松质骨部位截肢，只要残端部位皮肤良好，一般都可以应用矫形鞋垫，改制普通鞋或定制矫形鞋改善截肢者的站立、步行功能。因此，部分足截肢者的假肢处方讨论应有矫形鞋技师参加。

1. 截趾、跖趾关节离断、经跖骨远端截肢　截趾、跖趾关节离断，只要残末端有良好的皮肤条件一般都不需要装配假脚趾，可以穿着普通鞋步行。

为了改善足残肢末端的承重功能，可以定制塑料海绵矫形鞋垫。在残趾末端部位挖个小坑，减轻末端承重。跖趾关节离断后合并跖痛者可以在鞋垫上或普通鞋的鞋底上附加跖骨头横条。经跖骨截肢者残端皮肤承重功能不良者，可以定制模塑矫形足垫，在普通的皮鞋底上附加滚动前掌。其滚动点后移到残肢末端承重点之后。为了避免普通鞋头变形，可以在鞋头内填充塑料海绵或棉花。

2. 经跖骨近端截肢与跗跖关节离断（利斯弗朗克截肢）　这类截肢的残肢长度虽然比经跖骨远端截肢短，但是仍然保留了一定的残肢长度。只要残肢末端，特别是足底、残端皮肤承重功能良好，残肢没有马蹄内翻畸形，一般都可以选用靴型假半脚。传统的靴型假半脚价格便宜，较重。现代的硅橡胶制成的靴型假半脚外观近似健足，与残足全面接触，但是比较重，价格也比较贵。老年人或走路不多者可以选用塑料海绵制成的靴型假半脚，重量较轻，假的前足比较柔软。

3. 跗中关节截肢（邵帕特截肢）　一般的邵帕特截肢术后保留了跟骨与距骨，踝关节仍保留一定的活动能力，但是残肢多合并有马蹄内翻畸形，残端承重功能不良，不得不选择类似小腿假肢的足支架式假半脚，免除残端承重。由于这类截肢术后肢体长度没有短缩，应尽量减薄接受腔的底部，必要时可以补高另一侧鞋。

4. 皮罗果夫截肢　皮罗果夫截肢术后保留了跟骨和足跟皮肤，具有良好的末端承重功能，残肢末端膨大也有利于假肢的悬吊，一般适合选用由后方穿用的支架式假半脚。另外，由于肢体短缩只有3~4cm，因此不穿假肢也可以短时间步行。

（二）赛姆截肢

赛姆截肢残肢与皮罗果夫截肢残肢外形有些相似，都是末端膨大，都具有良好的承重功能。不同的是赛姆截肢后肢体短缩约6cm以上，增加了安装踝关节铰链的空间。赛姆假肢接受腔结构分两种：开窗的穿脱方便；不开窗的坚固、耐用。踝部分为动踝、静踝两类。老年人多用静踝，轻便、耐用。年轻的活动多的截肢者适合选用动踝，适应不平路面的能力较好。

（三）小腿截肢

小腿假肢是目前假肢中应用最多的。小腿假肢选用中应重点考虑的因素如下：

1. 残肢长度与承重能力

（1）长残肢　控制假肢能力好，但残肢供血不好，冬季容易感觉冷，铝小腿散热性强，慎选；一般长残肢皮下组织较少，骨突起较明显，残肢末端承重能力较差，需要接受腔底部应有软的衬垫，闭合性接受腔不得留有间隙，避免残肢末端肿胀。残肢承重能力很差，皮下组织较多，经常发生肿胀的应选用开放式接受腔。

（2）中残肢 是理想部位截肢，可选用各种小腿假肢。肌肉成形术后的残端，一般都有一定的承重能力，适合选用闭合式的全面接触或全面承重接受腔。在可能的范围内尽量发挥残肢末端的承重功能，有利于成人改善残肢骨骼的骨质疏松问题。

（3）短残肢 残肢末端承重功能好，宜选用闭合式、有好的残肢末端承重功能的接受腔。短残肢对假肢的控制能力差，其外接受腔宜选用上缘高过两侧股骨髁和髌骨的小腿假肢。某些极短残肢，末端承重功能不良或合并屈膝畸形超过45°者适合选用跪腿。跪腿结构上类似膝关节离断假肢，具有良好的假肢承重功能和悬吊功能，其区别是残肢膝关节屈曲90°位承重，站立位时残肢末端朝向后方，外观差一些。其他方面的考虑请参考膝关节离断假肢的选用。

2. 活动水平

（1）低活动水平者 多为年老、多病者，适合选用轻便、安全性高、适合性好、调节方便、装配后服务工作好的假肢。为了轻便、耐用，最好选用重量轻的硬踝软跟的聚氨酯假脚或铝合金、钛合金的金属部件。壳式小腿假肢是小腿假肢中最轻的。

（2）中活动水平者 适合选用各种一般的小腿假肢。

（3）高活动水平者 适合选用功能好、适配性好、坚固耐用的假肢，如各种带有储能假脚的小腿假肢。

3. 合并症的影响 截肢侧下肢骨与关节畸形，对线不正常，适合选用结构上方便调整对线的假肢（如带四棱锥的骨骼式结构小腿假肢、带对线装置的小腿假肢、带踝关节的小腿假肢），同时应通过临床治疗尽可能地得到改善。

（1）膝关节屈曲畸形 多由膝关节软组织挛缩引起。长残肢屈曲畸形超过20°，中残肢屈曲畸形超过30°，则会严重地影响假肢的外形和使用。短残肢屈曲畸形超过40°，则应选用跪式假肢（结构类似膝关节离断假肢）。

（2）髋关节屈曲畸形、腰前突消失 多见于老人，经常引起健足向前迈步困难，健侧步距小，假肢侧步距大。

（3）髋关节内收或外展畸形、股骨干的成角畸形愈合、短缩愈合 常引起截肢侧肢体长度的变化。如常见的截肢侧髋外展畸形，站立位常引起健侧骨盆抬高，显得截肢侧下肢变短。因此，假肢长度测量和试样中应注意假肢长度的正确选择和调节。

（4）膝关节不稳定或残肢过短、残肢承重功能较差 这些情况需要考虑选用带膝关节铰链和大腿上勒的小腿假肢。为了完全免除残肢承重可以选用带坐骨承重的小腿假肢。

（5）残肢皮肤瘢痕 适合选用硅橡胶内接受腔。残肢表面涂覆瘢痕霜剂，既能减少内接受腔与残肢皮肤的摩擦，又有软化瘢痕的作用。另外应尽量选用承重、悬吊功能好的小腿假肢。其中带有接插件硅橡胶内接受腔的小腿假肢比较满意。

（6）锤状残肢 多见于初装假肢者，多为截肢手术中软组织保留过多，止血不好引起。锤状残肢适合选用弹力绷带日夜加压包扎（除了清洁和残肢训练时间）和及时装配和使用临时性假肢。

（7）残肢浮肿 截肢者合并心脏－血管疾病、肾脏疾病、内分泌紊乱都可能造成残肢浮肿。在这种情况下，在残肢胫骨内侧面的皮肤上用拇指持续地用力下压，可以压出明显的凹陷。一般残肢浮肿早晨刚起来时表现较轻，晚上加重。要求应用弹力绷带控制残肢浮肿。同时要选用能适合残肢体积变化的假肢接受腔，也可以用增加或减少残肢袜套数量来改善。如果有经济条件，最好选择带插件的硅橡胶内接受腔。这类接受腔容易适应残肢的体积变化。

（8）血液循环不好的残肢 应选用全面接触、全面承重、残肢末端承重的闭合式接受腔，应尽量减少对腘动脉的压迫。

（9）糖尿病人的残肢、残肢皮肤感觉减退或丧失者 应选用重量轻、精密适合、对线方便、悬吊性能好的假肢。这一切都是为了尽量减少残肢皮肤的压伤和摩擦伤。残肢的皮肤损伤主要由于步行中残肢在假肢内的上下窜动，假肢内接受腔或残肢套内表面与残肢皮肤表面之间的剪切力形成的摩擦伤。为此，可以在常规悬吊装置的基础上增加弹性护膝样的悬吊套。当然，能选用带插件的硅橡胶内接受腔的小腿假肢最理想了。

4. 下肢截肢成型术后对假肢的需要

（1）胫腓骨融合术后 小腿截肢后残肢胫腓骨末端骨融合改善了残肢末端的承重能力，要求残肢接受腔充分发挥残肢末端的承重能力，尽量减少髌韧带的承重。

（2）下肢旋转成形术后 股骨肿瘤切除后将胫骨与残余的股骨旋转180°融合，并使保留的踝关节处于膝关节水平。这是一种下肢阶段性切除，术后适合选用特殊的旋转成形术小腿假肢。截肢者用踝关节跖屈、背屈功能代替膝关节的屈伸功能，虽然关节活动范围受到一些限制，但可用足跟承重，承重功能很好。

5. 职业、工作、体育运动、居住环境的需要

（1）需要站立、步行的重体力劳动者应尽量选择强度高的假肢部件和带膝关节铰链和大腿上勒的小腿假肢，以增加残肢、假肢之间的支撑稳定性。

（2）农村需要下稻田的截肢者适合选用带稻田假脚的小腿假肢。

（3）山区截肢者适合选用带踝关节的小腿假肢，要求踝关节具有跖屈和背屈缓冲性能，跖趾关节也能有一定的背屈功能。

（4）运动专用的小腿假肢，需要根据运动项目选择，如用于径赛的储能小腿假肢。

（四）膝关节离断

膝关节离断后可供选择的假肢有两类：

1. 传统的上皮下铝膝离断假肢 由前面系带的皮革接受腔、铝合金板制成的小腿、侧方单轴膝铰链、单轴踝铰链、橡胶假脚组成。其优点是价格比较便宜，但外观差，比较重。

2. 现代的膝关节离断假肢 都采用了塑料海绵的内接受腔，以保证残肢末端百分之百的承重功能。其外部的塑料接受腔上部软，下部硬，以保证截肢者坐位时舒服，步行中不妨碍髋关节任何方向的运动；膝离断假肢的膝踝关节部件选择很重要，除了要考虑体重、活动水平之外，还应当注意截肢者的年龄、合并症（高血压，心脏病）对膝关节铰链稳定性的需要。特别是年龄大，合并腰僵、屈髋畸形者，适合选用带手动锁的四连杆结构膝关节铰链。一般中等活动水平者适合选用无锁的四连杆结构膝关节铰链。高活动水平，要求较好的步态者，适合选用带液压控制的四连杆结构膝铰链。

经髁截肢只要有良好的末端承重功能，选用假肢情况与膝关节离断假肢的选用相同。如果其末端没有良好的承重功能则不能选用膝关节离断假肢，只能选用坐骨承重的大腿假肢。膝关节离断假肢宜选用重量轻，后跟缓冲性能好的假脚，以减少能耗，保证膝关节的稳定性。当然，最好是还能选用带有足部内翻、外翻、旋内、旋外功能的假脚。

（五）大腿截肢

大腿截肢后影响假肢选用的因素比影响小腿的因素更多一些，可以从以下方面考虑：

1. 残肢末端的承重能力 大腿假肢接受腔主要依靠坐骨承重，但是其残肢末端有无承重能力仍然对接受腔的选择有影响。

（1）残肢末端没有承重能力 不适合选用密闭式全接触接受腔，适合选用底部开放式的接受腔。勉强选用密闭式接受腔，由于残肢末端与接受腔底部留有空隙，长期使用这种假肢常引起残肢末端皮下组织淋巴淤滞性炎症和皮肤变性。如果残肢末端不是触觉敏感，有经济条件者可以选用带接插件的硅橡胶接受腔，内衬柔软的硅橡胶垫，可以做到全面接触，避免发生残肢末端的淋巴淤滞性炎症。

（2）残肢末端具有一定的承重能力 多见于肌肉成形术－肌肉固定术后，适合选用一般的密闭式全接触接受腔或全面承重式接受腔。后一种接受腔可以更好地发挥残肢末端的承重功能。这样可以尽量发挥残肢末端的承重功能，对成人有利于改善残肢的骨质疏松问题，对儿童有利于刺激股骨近端骨骺的生长。

2. 残肢长度与是否合并关节畸形

（1）中残肢 经过大腿中 1/3，特别是大腿中 1/3 与下 1/3 段之间的经股骨截肢是理想长度的截肢部位，既有足够的控制假肢的杠杆力量，又有足够的膝关节部件安装空间，可以比较容易地选择大腿假肢接受腔、膝踝铰链和假脚。大腿中残肢合并屈髋畸形者通过加大接受腔的初期安装角度可以改善一些膝关节稳定性，但对老年人有合并症者还是以选用带锁的膝关节铰链为宜。

（2）长残肢 远侧 1/3 段经股骨的截肢。如果残肢末端与膝关节间隙水平距离不少于 12cm，则可以选择如同上述的一般性大腿假肢；如果之间的距离少于 12cm，则只能选用适合膝关节离断的四连杆机构膝关节铰链；如果长残肢不合并屈髋畸形则可以选用无锁的四连杆结构膝关节铰链；如果是长残肢合并屈髋畸形，腰椎后伸功能也减弱了，这些情况常见于老年人截肢者，则适合选用带手动锁的四连杆结构的膝关节铰链，以保证步行中膝关节的稳定性。否则，步行中膝关节容易打软腿。在应用带膝锁大腿假肢的同时应努力加强残肢侧臀大肌的训练和被动矫正屈髋畸形。只有畸形得到了矫正，臀大肌有力了才能改用无锁的膝关节铰链。大腿截肢长残肢，用一般的绸布带子拉穿假肢是很困难的。这种情况，适合选用易拉宝（商品名，一种用特别光滑的织物制成的残肢套），可以帮截肢者比较容易地穿上假肢。

（3）短残肢 小粗隆以远的，近侧 1/3 经股骨截肢，为增加假肢的控制能力适合选用全面接触坐骨包容式大腿接受腔。如果残肢软组织较少，为改善假肢的悬吊功能可以增加腰带或带髋关节铰链的腰带。

（4）极短残肢 从股骨颈至小粗隆近侧的截肢，适合选用髋关节离断假肢。

3. 活动水平

（1）低活动水平者适合选用结构简单、重量轻、膝关节稳定性好的假肢。为了轻些，适合选用铝合金的膝踝部件。为了保证膝关节的稳定性，适合选用带手动锁或带承重自锁的膝关节铰链。大腿假肢的假脚重量越轻越好，步行中假脚越轻，能量消耗越少。

（2）中活动水平者适合选用坚固、耐用、功能好的假肢，重量轻不是最重要的。这类截肢者可以选用的部件品种最多，几乎各种单轴、多轴的，钢质、铁合金、碳纤维增强塑料的，带有膝关节控制功能的各种关节铰链都可以考虑选用。

（3）高活动水平者适合选用既坚固耐用，又重量轻，功能还要好的假肢。主要适合选用钛合金或碳纤维增强塑料制成的，带有气压控制机构或液压控制机构的膝关节铰链。气压控制机构比较适合于生活中使用。液压控制机构更适合运动中使用。假脚适合选用具有高储能性能的储能假脚。年轻人为了参加运动或要求能随个人的意愿及时地改变步速，适合选用近年国际上已投产的用计算机控制的液压膝关节铰链，如 OTTO BOCK 公司的 C - Leg，具有良好的步频变化跟随性能（cadence responsive）。

4. 合并症　合并症中除了前面已经介绍过的残肢末端承重功能不良，残肢关节畸形之外，常见的残肢合并症还有以下几种：

（1）瘢痕　皮肤瘢痕的耐压性能不好，耐磨性能更不好。在残肢接受腔的应用方面，大腿假肢与小腿假肢有很大的不同。穿假肢时，一般是在小腿残肢外面套一或两层残肢袜后再穿入假肢接受腔，一般大腿残肢外面不用套残肢袜套，而直接将残肢用光滑的布或条带包裹、缠绕，然后拉入接受腔。这样的穿戴方法使残肢皮肤表面与假肢接受腔的内表面直接接触，步行中残肢表面与接受腔的内表面之间受到很大的剪切应力。这种剪切力对皮肤瘢痕极容易形成摩擦伤。这类截肢者适合选用带接插件的硅橡胶的内接受腔。穿用假肢前，在残肢上涂一些瘢痕霜剂，这样接受腔不但具有良好的假肢悬吊性能，减少对瘢痕的摩擦，而且硅橡胶还具有软化瘢痕的医疗作用。对于某些大片粘连性瘢痕也只有依靠成形外科手术了。

（2）皮肤过敏性接触性皮炎　残肢皮肤与接受腔内表面的直接接触可以形成过敏性接触性皮炎，主要表现是穿戴假肢后残肢表面很快变红，出现小疱疹、小的水疱、痒感，脱去假肢这些症状可以较快消失。这种皮炎与接受腔内含有的某种树脂，特别是某种硬化剂有关。确切的过敏原诊断需要做过敏原的斑贴试验。对于有残肢皮肤过敏历史的截肢者应避免选用可引起残肢过敏的接受腔材料。

（3）股动脉供血不良　因血管性疾病截肢，股动脉供血不良者适合选用前后椭圆形的坐骨包容式接受腔，以避免压迫股三角区域的股动脉。

5. 居住山区者　使用大腿假肢者上下坡的能力很差，一般只能侧着身子，像上楼或下楼一样地上坡、下坡。如果坡度很大则很难使用大腿假肢。因此居住在大山区的截肢者宁可使用双拐也不愿意使用大腿假肢。

6. 双大腿截肢　双大腿截肢者早期适合选用一对临时性的不带膝关节铰链的短桩大腿假肢，用于站立、步行训练。穿用双侧短桩大腿假肢，开始时需要使用双侧拐杖，熟练以后可以不用拐杖。当截肢者具有良好的平衡功能后再改为带有膝关节铰链的大腿假肢，使用双拐训练站立、步行。开始时双腿可以短些，身高低一些，随着平衡能力的改进，逐渐地增加下肢的长度。截肢者的身高宜于接近原有身高，不宜过高，以免影响站立、步行的稳定性。当截肢者能熟练地控制假肢后再更换为正式的带有膝关节铰链的大腿假肢。

（六）髋离断截肢与半骨盆切除截肢

髋关节离断者适合选用骨骼式的加拿大式髋关节离断假肢，带有髋、膝关节铰链。如果截肢者由于年龄大和/或有合并症，为了增加关节稳定性，则适合选用带有步行支撑期稳定性能控制的膝铰链（承重自锁膝铰链、液压控制膝铰链）。为了确保假肢的支撑期稳定性，适合选用带锁的髋关节铰链。为了减少步行中假肢受到的扭力，适合选用安装在膝关节下部的扭矩式连接盘。这样，既可以减少由于步行中接受腔与残肢之间旋转移动引起的不适，也能延长假肢的使用寿命。另外，为了方便截肢者盘腿坐着和坐进狭窄的空间（小轿车、小的办公桌椅），适合选用用于膝关节上方的旋转连接盘。

五、儿童假肢处方

儿童的特点是处于成长发育阶段。儿童假肢的选用原则是：尽早装配，简单、轻便，能适应生长发育的变化。

（一）早期装配，简单轻便

以不影响儿童的正常发育为原则。早期安装只考虑功能，不必考虑外观。儿童下肢截肢者，当用手扶着东西能站立时则应尽早安装假肢，以免影响正常的发育。儿童上肢截肢者的残肢应用训练很重要。为了配合截肢儿童日常生活能力训练，为了帮助截肢儿童学习，可以装配简单的残肢辅助用具。对于双上肢截肢的儿童，应尽早地开始训练双脚的代偿功能。儿童双前臂截肢者适合选用带有钩状假手的前臂索控假肢，虽然没有外形，但是功能比较好。

（二）能适应生长发育的变化

1. 下肢假肢尽量做到残肢末端承重。这样可以刺激残肢骨骺生长。

2. 下肢假肢应注意经常调节假肢的长度，新的假肢可以比对侧假肢长2cm，健侧肢体暂时补高2cm。随着肢体长高，逐渐减少补高。即使如此，每一年还必须更换一次假肢接受腔和至少调整一次假肢的长度。

3. 正确的对线　儿童的骨骼具有很强的生物可塑性，当经常受到侧方应力时容易引起残肢的内翻、外翻、后翻畸形。

六、如何得到适合的假肢处方与假肢处方的主要内容

（一）如何得到适合的假肢处方

适合的假肢处方应当是截肢者康复组全体成员在广泛收集截肢者的各方面情况的基础上，根据该截肢者全面康复治疗方案的需求，结合本康复机构康复技术条件和假肢装配技术条件，经过反复细致的讨论，并与截肢者本人、家属、费用支付机构进行了充分交流以后决定的最适合的假肢处方。这里应当强调截肢者本人参与假肢处方的重要性。这样既能帮助康复组全体成员全面、深入地了解截肢者的需求，也能帮助截肢者了解现代假肢技术的局限性，以便帮助截肢者更好地认识全面康复的重要性。康复医生是康复医疗工作的主要负责人，负责假肢处方的书写。假肢处方工作中需要康复组的全体成员密切合作，分工负责。治疗师由于较早地介入了截肢者的康复工作，能比较多地了解截肢者的多方面情况，应及时发现问题，提出问题，积极地参与假肢处方的制定和修改工作。

（二）假肢处方的主要内容和格式

截肢者假肢处方的主要内容包括：假肢的品种；残肢接受腔的式样、材料；假肢悬吊装置式样；各个关节铰链的型号、规格；假脚或假手的型号、规格；使用假肢中必要的辅助器具、用品（如残肢袜套、易拉宝、拐杖、助行器等等）。

1. 处方主要内容

（1）截肢者的一般情况　包括姓名、性别、年龄、住址。

（2）截肢原因、时间、截肢部位、残肢长度、身高、体重。

（3）医学情况　应写明影响假肢装配和使用的各种全身性、局部性医学情况。

（4）社会情况　应写明职业、假肢费用来源。

（5）假肢名称　按截肢部位命名。

（6）接受腔的要求　包括形式（插入、全面接触、全面承重、密闭、开放、单层、双层）、材料（皮、塑料）、悬吊方法（PTB、PTES、KBM、PTK、腰带……）。

（7）假肢结构选择　骨骼式的，还是壳式的。

（8）假肢部件选择　包括假脚、踝部、连接部件、膝关节、髋关节及某些特殊功能部件。要求用部件生产厂家名称、型号描述。

（9）装配中特殊的医学要求和注意事项。

2. 处方格式　目前我国尚无统一的假肢处方格式，有待逐步形成、提高与统一。这里仅介绍一种假肢处方格式供参考。（表1-5-1、表1-5-2）

表1-5-1　下肢假肢处方

姓名：　　　　　男、女　　　　　年　　月　　日出生　　　岁						
地址：　　　　　　　　电话：　　　　　　　　　　　职业						
截肢原因　　　　时间　　　　截肢部位（左、右、双侧）　　　残肢长　　　cm						
医学情况（异常　有、无）						
假肢处方						
半骨盆、髋离断	大腿	膝离断	小腿	赛姆	部分足	足趾
（接受腔）加拿大式 侧铰链式 其　他	插入式 全接触式 吸着式 其　他	插入式 开口式 全接触式 其　他	插入式 PTB PTS KBM 其　他	插入式 开口式 全接触式	足套式 小腿式 PTB式	
（内衬套）无、有　　　（材料）皮革、毛毡、橡胶海绵、塑料海绵、硅橡胶、其他						
（支撑结构）壳式：皮革与金属条、木、铝合金、合成树脂、其他 　　　　　　骨骼式：　　　　　　　其他：						
（髋关节）加拿大式（　　　　　）、侧铰链式（　　　　　）						
（膝关节）单轴膝铰链式（　）　　壳式单轴膝关节（　）　　助伸装置（内装　外装　　） 　　　　　多轴（　　　）　　　气（液）压控制（　　） 　　　　　前方锁（　　　）　　　侧方锁（　　　） 　　　　　承重自锁（　　　）　　恒定摩擦阻尼（　　　）　　可调摩擦阻尼（　　　）						
（踝关节）单轴、多轴、固定（　　）（假脚）SACH脚、农田脚、橡胶脚、聚氨酯脚（　　　）						
（悬吊装置）肩吊带、髋吊带、腰吊带、骨盆带、腰斜吊带 　　　　　　大腿皮上鞘、其他（　　　　　）						
（材质）布带、皮革、合成纤维带、其他						
（附件）旋转盘、扭转缓冲器						
特殊的医学要求和注意事项： 　　　　　　　　　　　　　　　签字　　　　　年　　月　　日						

表 1 – 5 – 2　**上肢假肢处方**

姓　名		性　别		出生年月日年　龄		职　业	
住址							

截肢时间　　　　　　　　　　　　　原因

截肢部位（左、右、双侧）　　　　　　　　　残肢长　　　　　cm

有关医学情况：

假肢名称（以截肢部位命名）

结构形式：　壳　　式□　　　骨骼式　　　　□

接受腔：　　插　入　式□　　全面接触式　　□　　吸着式　　□

悬吊方式：　髁部悬吊□　　肘铰链　　　　□　　肩背带　　□

假手部件：　索　控　手□　　钩状手　　　　□　　装饰手　　□

　　　　　　工　具　手□　　肌电手　　　　□　　电动手　　□

腕关节：　　摩擦旋转定位□　　　固　定　□　　屈　腕　□

　　　　　　快换　　　　□

肘关节：　　单轴□　　　　　　多轴□　　　　　　带手动锁□

　　　　　　中心牵引锁□　　　　　　　　　　　　侧方牵引锁□

肩关节：　　外展式□　　　　隔板式□　　　　　万向式

背　带：　　8 字形肩背带□　　　　　9 字形肩背带□

　　　　　　其他□

特殊要求：

　　　　　　　　　　　　　　　　　　签字　　　　　　年　　月　　日

（赵辉三）

第六节　截肢者康复治疗

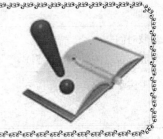

学习重点

- 术前物理治疗
- 术后康复治疗（全身治疗、肺功能训练、残肢处理）
- 临时性假肢的应用
- 残肢保健

一、术前物理治疗

截肢手术前的物理治疗是必不可少的，它可以改善全身功能低下，提高应用假肢和日常生活的能力。术前物理治疗是手术准备的一部分，主要以截肢术后假肢控制功能训练为主。训练内容包括术前评估、关节活动度、肌力训练等。

1. 术前评估（表1-6-1）　物理治疗师在术前评估进行前，首先要认真阅读病历及病房护理记录。并认真准确地进行身体机能检查，尤其检查肌肉力量时要与健侧对照检查，以便截肢术后有所比较。进行关节活动范围测量，训练目的是使相关关节活动范围接近正常范围，以便术后为应用假肢提供条件。

表1-6-1　术前评估

与截肢有关的事项	一般事项	评　估
年龄 性别 既往病史 合并症 心理精神状态（心理检查认知检查） 截肢的理解 现病症检查（生化、运动功能、神经系统、循环系统、皮肤温度等）	职业　职业环境 家庭　住宅环境 家族构成 收入 嗜好	1. 运动能检查 　（1）关节活动度检查 　（2）肌力检查 　（3）感觉检查 　（4）协调检查 　（5）坐位、立位平衡能力检查 　（6）移动步行能力检查（包括步行器、轮椅使用状态） 　（7）日常生活动作检查 2. 生理机能检查 　（1）呼吸功能检查 　（2）循环系统检查 3. 身体测量检查（身长、体重、四肢周径、四肢长） 4. 皮肤感觉检查

2. 关节活动范围训练 术前由于截肢者截肢原因不同，尤其年老及长期患血管病截肢者，由于局部疼痛，长时间卧床，很容易造成关节活动范围受限，术前应尽早预防关节活动受限。关节活动训练之前向截肢者讲明要进行训练的目的，取得截肢者的配合。如果已经发生了关节活动受限，需要适度进行牵张的手法操作，但一定注意在疼痛能忍受的情况下进行。手法开始时以主动运动为主。关节挛缩严重时可以被动牵张手法为主。大腿截肢的患者术后容易出现髋关节屈曲、外展畸形，小腿截肢的患者术后容易出现膝关节屈曲挛缩。因此术前要围绕如上所述的关节问题进行关节运动训练。运动时间为每日两次，每次训练中每项运动完成十回。（见图 1 - 6 - 1）

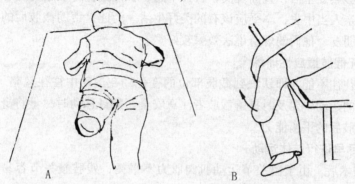

图 1 - 6 - 1 关节活动度运动
A. 髋关节运动 B. 膝关节运动

3. 肌力增强运动训练 为了术后残肢更好地控制假肢，不但要进行可能的患肢局部肌肉训练，同时要增强健侧肌力训练。为了下肢截肢者术后早期进行挂拐步行训练，有必要在术前进行增强上肢肌力的训练。运动的时间每天两次，每次每个关节运动十次。训练方法见图 1 - 6 - 2。

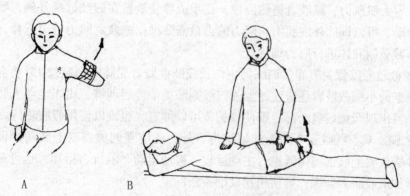

图 1 - 6 - 2 肌力增强运动
A. 肩关节外展肌力运动 B. 髋关节后伸肌力运动

二、术后全身性治疗

截肢术后，截肢者在身体状态允许时应尽早接受康复治疗。可以说从术后第一天就应该开始进行。

（一）早期截肢者的心理康复

截肢对截肢者精神上的打击胜过对身体的打击，尤其是急性外伤引起的截肢。截肢者及其家属没有精神准备，一时难以接受现实。对于这类截肢者除了急救，手术保留适当的肢体长度外，心理上的康复尤为重要，否则会严重影响功能的恢复。早期截肢者情绪低落，除了思想压力外，还要承受身体上的痛苦。即使术前做了各方面的准备，一旦肢体真的截去了，一时也接受不了现实。截肢康复组的所有成员、截肢者家属、朋友都有责任，通过各种方式帮助截肢者面对这一现实，使其认识到肢体失去后必然造成不同程度的残疾，但是只要能够热爱生活，直面现实，自强不息，积极配合各项康复训练，一定能够再回到社会，回到亲人当中去，享受应该有的美好生活。为此，帮助截肢后的截肢者结识一些穿假肢的残疾朋友，他们的现身说法效果较好。

（二）术后无假肢适应性训练

术后截肢者往往不能立即认识到截肢部位的变化，在运动中往往忽略了截去的肢体。在进行翻身转移的运动中要及时提醒截肢者注意安全。翻身移动时尽量将身体向截肢侧移动，尽早恢复截肢后的平衡能力。

（三）术后尽早进行肢体运动

1. 大腿截肢术后　由于髋关节运动肌肉肌力不平衡，残肢髋关节容易出现屈髋、外展畸形，严重影响了假肢的装配和使用。

为预防屈髋外展畸形，术后应注意将残肢侧髋关节置于伸直、内收位，绝对不允许将残肢垫高。让截肢者每日俯卧2次，每次30分钟。

术后4天开始残肢侧髋关节被动的后伸。这个时期的髋关节被动的后伸，重点在于唤起收缩的意识。术后两周当残肢伤口愈合良好时，可以采取抗阻方式加大臀大肌和臀中肌的肌力训练。如：截肢者俯卧位，徒手或沙袋放置在残肢远端部位，嘱咐截肢者将残肢上抬可以训练臀大肌肌力；截肢者健侧卧位，徒手或沙袋放置在残肢远端外侧，嘱截肢者将残肢外展运动，可以训练外展肌力。阻力的力量需要根据截肢者肌力情况选择，同时还应对躯干及非截肢侧肢体进行肌力训练。

2. 小腿截肢者以膝关节伸屈训练为主，长残肢截肢者屈膝畸形超过15°将会影响使用假肢。对年老的小腿截肢者还应注意加强残肢侧髋关节伸展训练，由于老年人腰椎代偿功能减少，一旦出现严重屈髋畸形，即使膝关节可以伸直，也难以使用假肢步行。

3. 双大腿、双小腿截肢者除上述训练内容外，还应强调加强双上肢功能训练，可采用徒手及沙袋放置上肢远端位置进行主动运动、被动运动、阻抗力运动，也可采用双上肢支撑体重增加上肢肌力训练，为使用拐杖准备条件。

（四）术后生活能力的指导

术后第一天开始在床上进行辅助的移动训练。如翻身、坐起、上床、下床、进出轮椅、轮椅操作、腋拐使用、如厕、洗漱等日常生活动作，应根据截肢者病情尽早给予指导。要教截肢者尽早学会转移方法，一旦转移方式确定了，应鼓励其采用。训练中应特别强调在截肢者身体条件允许的情况下进行，以免发生危险。

截肢者转移动作完成以后，开始进行起床、穿衣等动作的练习。在护士协助下，作业治疗师教截肢者进行穿脱衣服的训练。对于年老及双侧截肢的截肢者同时需要家属帮助进行穿脱衣服的训练。这个阶段如果截肢者自己不能穿脱衣服，对下一步的穿脱假肢会有影响。

三、术后肺功能训练

截肢手术对于截肢者及高龄体弱者来讲除了肢体创伤外，对肺功能低下影响也很大。根据截肢者的肺功能状况，物理治疗师要为截肢者进行肺功能训练。方法包括：

1. 教会截肢者如何做全身放松训练　尤其上肢截肢者由于疼痛，颈、肩、面部肌肉的高度紧张会出现不协调运动。让截肢者仰卧在床上，放松全身的肌肉，然后按照治疗师示范的吸气和呼气时肌肉收缩和放松的方法进行练习。

2. 吸气和呼气训练　让截肢者学会用鼻子吸气、用口呼气的自然换气形式。在每次吸气时要充分吸满。治疗师训练截肢者吸气时，可把手放在截肢者上腹部，适当地给予压力，请截肢者用力鼓起腹部的同时完成充分的吸气动作。呼气时，鼓励截肢者慢慢用口呼气，同时治疗师的拇指与四指分开放在截肢者肋弓上，协助完成呼气动作。

3. 呼吸肌肌力增强训练　训练时根据截肢者的状况选择徒手方法或选择在腹部放置沙袋的训练方法。

四、术后残肢的处理

（一）正确的肢体位置

截肢者由于残肢肌肉力量不平衡，很容易发生关节挛缩。大腿截肢者容易出现髋关节屈曲、外展畸形。小腿截肢者容易出现膝关节屈曲畸形。一旦关节畸形，就会对假肢的设计、装配和使用带来影响。因此，术后应保持残肢正确的肢体位置。大腿截肢后残肢肢体位置不良（图1-6-3）。术后大腿截肢者仰卧位时，不要在腰部下面放入枕头或在两腿之间放入枕头，或者在站立时将残肢放在腋拐的扶手上。小腿截肢的截肢者仰卧位时，不要在膝部的下面垫枕头，或躺在床上将小腿垂在床边，或坐在床边或轮椅上下垂小腿。小腿截肢后不良体位（图1-6-4）。

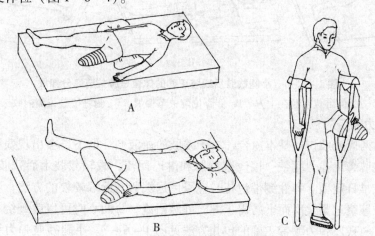

图1-6-3　大腿截肢后残肢不良体位
A. 腰部下面不要放枕头　B. 两腿间不要放枕头　C. 残肢不要放在拐杖扶手上

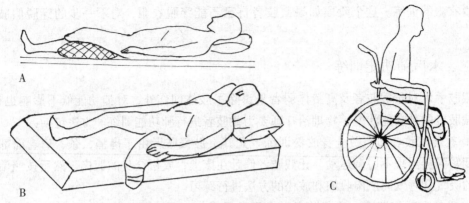

图 1-6-4　小腿截肢后残肢不良体位

A. 不要在大腿下面放枕头　B. 不要将小腿垂放在床边　C. 坐轮椅时不要将残肢垂下

理想的大腿截肢后的功能位应该是仰卧位时，髋关节保持伸展、内收位。侧卧位时以患侧在上方的卧位，使髋关节内收为宜，还可采取俯卧位的睡觉姿势。大腿截肢后肢体正确的体位见图 1-6-5。小腿残肢的正确肢位应当保持膝关节的伸直位。小腿截肢后肢体正确的体位见图 1-6-6。

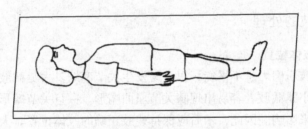

图 1-6-5　大腿截肢后残肢正确的体位

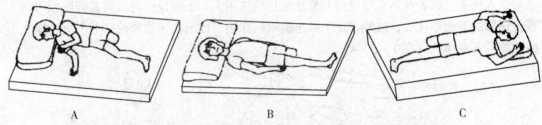

图 1-6-6　小腿截肢后残肢正确的体位是膝关节充分伸展

A. 侧卧位患侧在上方　B. 仰卧位髋关节伸展　C. 俯卧位髋关节内收

（二）弹力绷带的包扎

截肢术后两周残肢伤口基本愈合，由于残肢的血液循环低下，会出现残肢肿胀。解决的办法可在残肢缠绕弹力绷带，以改善静脉和淋巴回流，减轻截肢术后残肢疼痛、肿胀，也可促进残肢早日定型。弹性绷带包扎时应采用远端紧，近端较松的方法，不要像止血带那样中间部位缠绕过紧，反而会妨碍了淋巴静脉回流。每四小时可以改缠绕一次，夜间可持续包扎。大腿残肢弹力绷带正确的包扎方法见图 1-6-7。小腿残肢弹力绷带正确的包扎方法见图 1-6-8。上肢残肢弹力绷带正确的包扎方法见图 1-6-9。

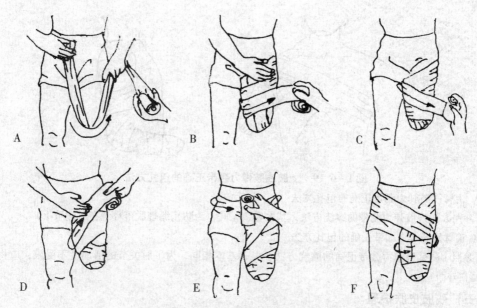

图1-6-7 大腿残肢弹力绷带正确的包扎方法

A. 从前方腹股沟处开始，完全绕过残肢末端到后方臀大肌沟，至少缠绕两层

B. 在后方折返后，从内侧向外侧缠绕数次，以防止向下滑脱

C. 从残肢底部向上方"8"字形缠绕，残肢近端松，远端紧

D. 为了更好地固定，可绕过对侧髋关节上方，在残肢外侧交叉缠绕

E. 从骨盆斜向下的穗状绷带至少要缠绕两次，以覆盖会阴部位突出的肌肉

F. 最后绕过腰部，缠绕后应给人以整齐舒适的感觉

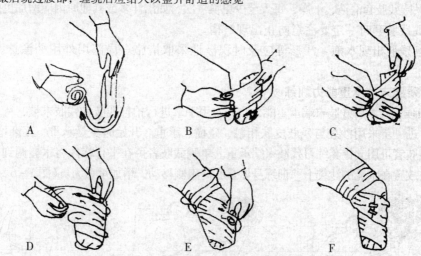

图1-6-8 小腿残肢弹力绷带正确的包扎方法

A. 从前方开始，后方到腘窝部位，至少缠绕两次

B. 从后方折返绷带，然后从内向外缠绕数次，以防止绷带滑脱

C. "8"字形缠绕残肢底部

D. 用上图的方法继续缠绕，最后绕到股骨髁上部分

E. 为了膝关节活动度不受限，髌骨应露在外面

F. 越接近底端缠绕越紧，最后在膝关节上方结束

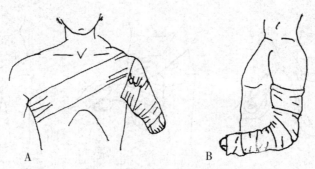

图 1 - 6 - 9　上肢残肢弹力绷带正确的包扎方法

　　A. 上臂残肢弹力绷带正确的包扎方法

　　（参照大腿残肢弹力绷带的缠绕方法，基本要领相同，为防止绷带脱落环绕在对侧腋下）

　　B. 前臂残肢弹力绷带正确的包扎方法

　　（参照小腿残肢弹力绷带正确的缠绕方法，要领基本相同，为了肘关节的活动度不受限，应将肘关节露在外面）

（三）残肢皮肤护理

　　截肢术后残肢的皮肤应保持清洁和干燥，注意防止皮肤擦伤、水疱、汗疹和真菌或细菌的感染。

　　截肢术后手术创伤面积大，血液循环差，再加上术后需使用弹力绷带缠绕，皮肤通透性差，残肢皮肤易出现水疱、汗疹、皮肤擦伤、细菌或真菌的感染。一旦发生以上问题将影响肢体的功能训练及穿戴假肢。因此，要保持残肢皮肤清洁干燥。具体做法：

　　1. 残肢部位应每日睡前用手撩水于残端部清洗，用干毛巾擦干。局部进行轻轻拍打。

　　2. 应保持残肢套清洁、干燥，每天至少更换一次，如出汗多或其他原因应增加更换次数。

　　3. 穿戴残肢套时一定要注意防止出现皱褶。

　　4. 一旦残肢出现水疱、汗疹等应及时积极地采取措施。局部用外用药涂抹，暂时不穿戴假肢。

（四）残肢末端承重能力训练

　　为了加强截肢术后残肢末端承重能力，开始用手掌进行拍打残肢和残肢末端，待局部皮肤能适应时，进一步采用沙袋与残肢皮肤相触、碰撞、承重。开始时少量承重，逐渐增加承重。双侧下肢截肢者可用支撑凳练习残肢末端承重。单侧截肢者可在平行杠内将木凳调到合适的高度，将残肢放置在木凳的沙袋上，训练身体重心向患侧移动，增加承重力。（图 1 -6 -10）

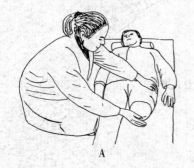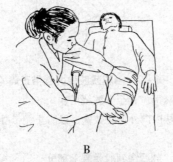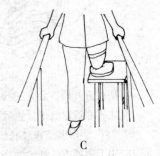

图 1 - 6 - 10　残肢的承重训练

A. 用手掌拍打残肢　B. 残肢与沙袋碰撞　C. 让残肢站在凳子上承重

（五）关节活动范围训练

1. 髋关节活动范围训练

（1）髋关节的伸展 大腿截肢手术后，有些截肢者由于一些习惯舒适的姿势易造成髋关节屈曲和外展畸形，术后应早期进行髋关节伸展运动训练。训练时截肢者俯卧位，治疗师可一手置于截肢者臀部，另一手置于大腿残端后侧，截肢者主动将大腿残肢抗阻力抬高（图1-6-11）；如有髋关节屈曲畸形时，治疗师可将髋关节逐步地被动抬高至正常活动范围。

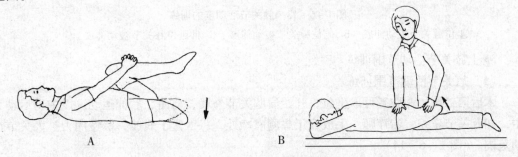

图1-6-11 髋关节的伸展训练

A. 髋关节的主动伸展训练 B. 髋关节主动抗阻力动伸展训练

（2）髋关节的内收、外展 截肢者采取仰卧位，被动或主动将患侧肢体内收外展运动。如关节有挛缩发生，治疗师可一手固定对侧骨盆，一手置于残肢远端外侧，被动地将髋关节向内收方向运动，恢复关节内收活动范围。（图1-6-12）

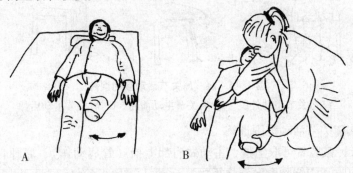

图1-6-12 髋关节的内收、外展训练

A. 髋关节的主动内收、外展训练 B. 髋关节的被动内收、外展训练

2. 膝关节活动范围训练 小腿截肢术后易出现膝关节屈曲畸形，应在术后第二天开始进行伸膝活动范围的训练。如有膝关节挛缩时治疗师采用牵张手法恢复关节活动范围，训练时采取的手法要轻，不要产生疼痛。在训练中可采取三种体位。（图1-6-13）

（1）坐位：截肢者坐床边，将残肢膝关节伸直。

（2）俯卧位：截肢者俯卧位主动伸直膝关节。如有膝关节挛缩，治疗师一手置于截肢者臀部，一手放置残肢，向前下方施加力量，使膝关节尽量伸展。

（3）仰卧位：截肢者仰卧位主动将膝关节伸展，如有关节挛缩，治疗师一手置于膝关节上部，一手置于膝关节下部，用力帮助膝关节尽量伸直。

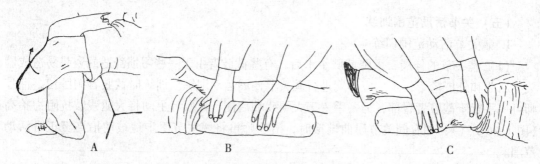

图 1-6-13　膝关节活动度的训练

A. 坐位膝关节主动伸展　B. 俯位膝关节被动伸展　C. 仰卧位膝关节被动伸展

3. 上肢关节活动范围训练

（1）肩关节活动范围训练

术后第二周，截肢者可取坐位，开始肩肱关节外展、前曲、后伸运动。以主动运动为主。如有关节挛缩，治疗师一手放置于患侧肩峰处，一手置于残肢，缓慢用力扩大关节活动范围。（图 1-6-14）

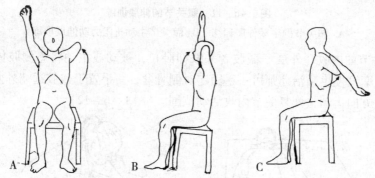

图 1-6-14　肩关节活动度的训练

A. 肩关节主动外展　B. 肩关节主动前屈　C. 肩关节主动后伸

（2）肩胛胸廓关节活动范围训练

术后第二天，截肢者可取坐位，主动做肩部上抬（耸肩动作）、肩胛骨外展（围绕胸廓向前移）和内收（围绕胸廓向脊柱靠拢）运动。（图 1-6-15）

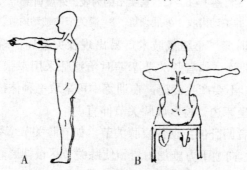

图 1-6-15　肩胛胸廓关节活动度训练

A. 肩胛骨主动外展　B. 肩胛骨主动内收

4. 训练中应注意以下几点：①训练中只在无痛范围内进行，不可采用粗暴手法；②体位避免频繁变动，能在同一体位运动的尽量集中；③在该关节活动度全范围内进行；④术后早期训练时间应每日进行两次，每次 10 分钟，每个运动方向 10 次。

（六）肌力训练

截肢手术后截肢者要尽快安装假肢，控制假肢要有足够的肌力。残肢的肌肉在短时间内会出现萎缩，为了避免残肢肌肉萎缩，术后两周应开始进行肌力训练。

截肢术中非截断的肌肉可早期进行强化训练。对于截断的肌肉，术后两周可以开始收缩意识训练，术后六周开始强化训练。

大腿截肢者容易出现髋关节屈曲、外展挛缩畸形，在训练中特别加强髋关节的伸展、内收肌肉的训练。

1. 髋关节肌力强化训练常用的方法（图 1-6-16）

（1）仰卧位：①双手将健侧膝关节屈曲抱住，残肢伸直贴床，加强臀大肌力量。②双腿之间放置枕头，用力挤压枕头加强内收肌力量。

（2）侧卧位：健侧在下面，残肢侧向后伸，治疗师一手放置于截肢侧髋关节处，一手放置于残肢末端实施阻力。训练过程中要防止骨盆代偿的运动。

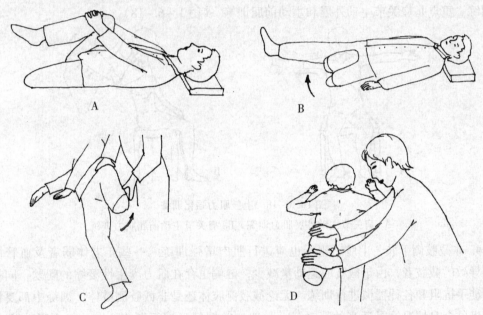

图 1-6-16 髋关节肌力强化训练常用的方法
A. 仰卧位残肢髋关节主动伸展　B. 仰卧位髋关节主动内收
C. 侧卧位髋关节阻抗外展　D. 俯卧位髋关节阻抗伸展

2. 膝关节伸展肌力强化训练　小腿截肢者容易出现膝关节屈曲挛缩，训练中以膝关节伸展运动为主（训练股四头肌），采用等张运动和等长运动的训练方法。常用的方法参见图 1-6-17

（1）仰卧位：治疗师一手放置于膝关节上部，一手放在膝关节下部，请截肢者充分伸展膝关节，增强股四头肌的训练。

（2）坐位：截肢者取坐位，治疗师一手放在关节上一手放在膝关节下，请截肢者充分伸展膝关节。

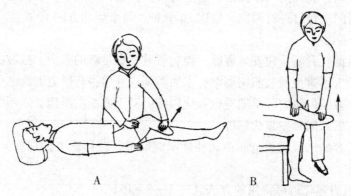

图 1 - 6 - 17　仰卧位或坐位膝关节阻抗伸展运动

A. 卧位膝关节阻抗伸展运动　B. 坐位膝关节阻抗伸展运动

3. 上肢肌力强化训练　上肢截肢者容易产生肩关节功能障碍。截肢者术后可以尽早开始轻柔的训练肩关节的外展、内收、前屈、后伸、外旋、内旋活动以及上肢带的肌群运动训练。重点是肩关节主动外展和主动前屈训练。（图 1 - 6 - 18）

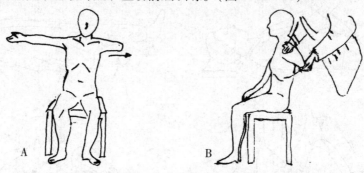

图 1 - 6 - 18　上肢肌力强化训练

A. 肩关节主动外展肌力训练　B. 肩关节主动前屈肌力训练

4. 非截肢侧下肢、上肢、躯干也应进行肌肉增强训练　一些年老体弱者及血管性疾病所导致的截肢者，由于截肢前运动量减少，健侧也存在肌力废用性萎缩的问题，同样要采用徒手抗阻和各种器械进行训练。无论截肢侧肢体还是非截肢侧肢体，训练中都要根据截肢者的全身情况给予适当的运动量，一般应掌握每日进行训练两次，每个运动模式 10 次，训练时间为 20 ~ 30 分钟。

五、临时性假肢的应用

临时性假肢是由临时性残肢接受腔与其他假肢部件构成的简易假肢。临时性的残肢接受腔多用石膏绷带制作，也可以用低温塑化板材直接在残肢上成型。前者便于修改、便宜，后者重量轻、价格贵。临时性假肢主要用于术后早期假肢安装。

1. 装配时间　我国传统的假肢安装方法是截肢术后待伤口愈合、拆线后，出院回家等待残肢消肿，自然定型，一般需等待半年后才能装配假肢。为了帮助截肢者早日康复，近代多主张早期安装临时性假肢。一般的临时性假肢在截肢术后二周，伤口良好愈合、拆线后即可安装。

2. 应用临时性假肢的方法　如穿用临时性小腿假肢时，一般在残肢上先套用 2～3 层残肢棉线袜，然后将残肢袜的远端由腔的底部穿出，再将残肢拉入接受腔。随着残肢消肿、变瘦需要增加袜套层数。穿用大腿临时性假肢是先用光滑的绸布包裹残肢，拉穿入残肢接受腔。为了减少拉穿时的摩擦阻力应在残肢皮肤表面和接受腔内壁涂敷一些滑石粉。随着大腿残肢的逐渐消肿、变瘦，可以在石膏腔的内壁上添加石膏。对残肢不理想的截肢者，特别是老人、妇女、儿童，为了减轻假肢重量和使残肢更容易适应接受腔，可以使用低温塑化塑料板材或某些医用塑料绷带，或使用制作正式假肢的塑料材料制作临时性假肢的接受腔。

3. 使用临时性假肢的优点　可以早日下地，预防关节挛缩畸形，改善全身情况，预防长时间卧床引起的并发症；可以早日进行使用假肢的站立、步行训练，缩短了康复时间；截肢康复协作组的成员通过对临时性假肢的使用观察、修改可以制定出更符合实际的正式假肢的处方；可以促进残肢早日定型，早日定制正式假肢。临床上一般以穿用临时性假肢二周后，残肢的周长测量无变化或残肢不再需要增加袜套，接受腔也不需要再增添石膏，即可视为残肢定型了，可以定制正式假肢了。

六、残肢的保健

残肢一旦出现问题（如残肢的肌肉萎缩，残肢的周径变大，残肢的皮肤出现水疱、汗疹等）都会影响截肢者穿用假肢。因此残肢的保护应特别注意。

1. 残肢的清洁　残肢皮肤要经常保持干燥、清洁。残肢应每天用清水和消毒肥皂清洗，最好在晚上进行，清理干净后，将皮肤擦干。夏天出汗多时，内衬套要多次及时更换，残肢穿上内衬套时，一定要检查是否平整，不要出现皱褶。

2. 如发现有皮肤红肿或有擦伤后应停止使用假肢，请假肢技师、康复医生协助找到原因，积极采取治疗手段，如使用外用药、口服药、按摩、理疗等。

3. 注意接受腔的适配　对于小腿接受腔的髌韧带承重部位，应注意皮肤颜色有无变色，皮肤有无疼痛感觉，一旦发现有疼痛并伴有皮肤发红，应立即调整接受腔。大腿吸着式接受腔的端部如有空隙，会使残肢末端的皮肤变硬、发紫。只有使残肢全面接触接受腔才能改变这一皮肤症状。

4. 注意残肢的瘢痕情况　小腿截肢，皮肤瘢痕与骨骼粘连，由于步行中残肢与接受腔之间的摩擦，很容易擦伤。一旦擦伤则只能停用假肢。因此，对于残肢皮肤大片瘢痕与骨骼粘连的情况，应该特别注意接受腔的适配和内衬套材料的选用，有时需要做瘢痕切除术。

5. 残肢萎缩和残肢套　小腿截肢，当残肢萎缩定型前，截肢者通常用多个残肢袜套起来的方法自行调节接受腔的容积。截肢者应注意，永久性假肢用残肢套调整接受腔的容积时最好不要超过三只袜套，如果超过三只袜套应更换接受腔。

6. 选择合适的残肢袜的材料　截肢者在选择残肢袜时，最好选择纯棉织品，因为棉织品的透气性好，易吸汗。化纤织品透气性差，不易吸汗。

7. 假肢的对线与截肢者的鞋跟有直接关系　如果同一支假肢穿用不同鞋跟高度的鞋，会造成假肢的对线不良。对这个问题假肢制作师要对截肢者交代清楚，避免假肢对线不良。

8. 注意防止残肢体积增大　一段时间不用假肢或体重增加 3kg 以上，会引起残肢周径增大，残肢体积增大，接受腔容积不能适应，使残肢不能在接受腔内处于合适的位置，甚至完全不能穿进去。因此，为了合适地穿用假肢，要求截肢者保持体重稳定；如果有一段时间不用假肢则需要经常用弹力绷带缠绕残肢，以保证残肢体积的稳定。对某些原因引起残肢水肿的情况，一方面需要明确病因，及时治疗，一方面也可以应用弹力绷带控制残肢的水肿。

七、步行辅助器的使用指导

步行辅助器分为两类：拐杖类和步行器。术后鼓励患者尽早下地活动。单侧下肢截肢者手术后假肢装配前，可以使用双侧腋拐或前臂拐下地活动。装配假肢后早期进行步行训练时可使用手杖。使用拐杖类的标准为屈肘 30°，手杖或腋拐拐杖头部的位置在脚小指外侧 15cm 处。双大腿截肢患者早期使用推车式步行器，两手支持稳定性好，使用高度和拐杖类同样。步行辅助器对截肢者具有减轻下肢承重，改善站立、步行平衡功能的辅助作用，需要根据患者疾病和功能障碍的具体情况，按照总体康复治疗计划的需要选用和使用。

（杨永德　庞红）

第七节　下肢假肢使用训练

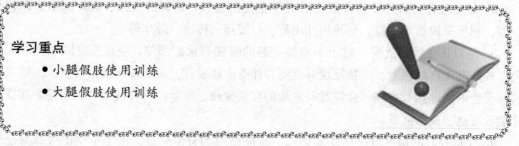

学习重点
- 小腿假肢使用训练
- 大腿假肢使用训练

一、小腿假肢使用训练

（一）小腿截肢者穿脱假肢训练

1. 小腿截肢者穿假肢的训练　先在残肢上套一层薄的干燥的尼龙袜保护残肢，然后套两层棉线袜，再套上软的内接受腔。在软接受腔的外面再套一层尼龙袜，再按以下方法穿戴假肢。（图 1 – 7 – 1）

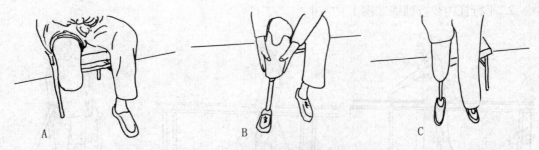

图 1 - 7 - 1 小腿截肢者穿假肢的训练

A. 截肢者取坐位　B. 残肢膝关节屈曲位，将假肢接受腔套在残肢上　C. 截肢者站立后检查假肢对线是否合适

2. 小腿截肢者脱假肢的训练　截肢者取坐位，双手握住假肢，将假肢向下拽，将残肢拉出即可。（图 1 - 7 - 2）

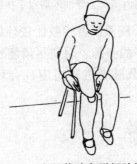

图 1 - 7 - 2 小腿截肢者脱假肢的训练

（二）小腿假肢的使用训练（单侧）

1. 平行杠内的站立训练

（1）躯干挺直，稍向前倾，双腿均匀承重地站立在平行杠内练习站立（可在双足底分别放置体重计，或使用平衡仪用于了解双腿承重的情况）。

（2）重心侧方交替移动，挺胸抬头。（图 1 - 7 - 3A）

（3）假肢单腿站立承重，保持骨盆水平位，将健侧脚稍抬起，维持 3 秒钟。（图 1 - 7 - 3B）

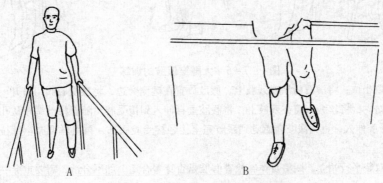

图 1 - 7 - 3 平行杠内的站立训练

A. 重心侧方交替移动　B. 假肢单腿站立承重

2. 平行杠内步行训练（图 1 - 7 - 4）

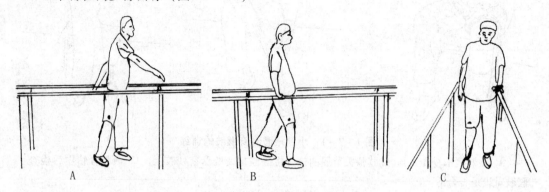

图 1 - 7 - 4　平行杠内步行训练

　　A. 健侧腿向前迈一步，重心转移到健侧腿　B. 假肢腿膝关节屈曲，瞬间膝关节用力向前摆动伸展，足跟触地　C. 交替地在平行杠内步行，后期不需双手扶杠

　　3. 平行杠以外的步行训练　小腿截肢者残肢比较理想，无并发症，接受腔也很适合，经一段时间步行训练，会练出很好的步态。后期尽量能到室外，公共场所，不平的路面，台阶、坡道上行走。治疗师要与截肢者进行适应社会环境方面的交流，使截肢者充满信心。

二、单侧大腿假肢使用训练

（一）大腿假肢的穿脱训练

1. 大腿截肢者穿假肢的训练（图 1 - 7 - 5）

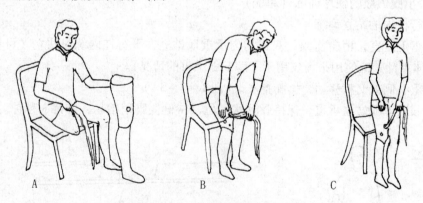

图 1 - 7 - 5　大腿穿假肢的训练

　　A. 截肢者取坐位，将滑石粉涂在残肢上，假肢放置在健侧旁边，将接受腔阀门打开

　　B. 截肢者站立，将丝绸布缠在残肢上，将假肢垂直伸入到接受腔，随着将丝绸布从孔内拉出，随着将残肢向接受腔伸入，直到截肢者感觉到残肢完全接触接受腔底部，再将丝绸布全部拉出。然后盖上阀门，拧紧

　　C. 截肢者双腿平行站立，调整身体，检查假肢是否穿着合适。如不合适，需要重穿一次

2. 大腿截肢者脱假肢的训练 截肢者取坐位，将接受腔的阀门打开取下假肢。（图1
-7-6）

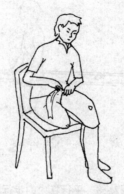

图1-7-6 大腿截肢者脱假肢的训练

（二）单侧大腿假肢使用训练

1. 平行杠内的站立训练（图1-7-7）

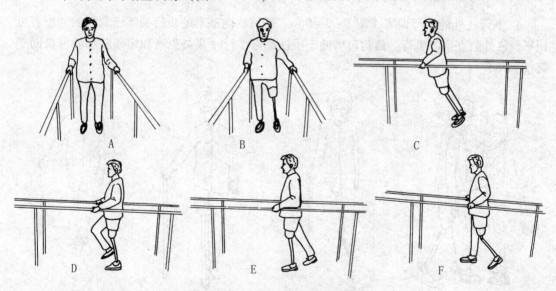

图1-7-7 平行杠内的站立训练

A. 平行杠内站立训练。双手扶平行杠双腿同等负重，挺胸抬头，体会假肢负重的感觉

B. 重心侧方移动训练。双腿分开20cm站立在平行杠内，手扶杠，将双下肢交替负重

C. 重心前后移动训练。健侧腿向前迈一步，挺胸抬头，双目平视前方，躯干向前移动时假肢足跟抬起为止，躯干向后移动，时断时续健侧脚尖抬起为止。注意身体的左右平衡

D. 假肢侧独立站立训练。平行杠内站立，重心移向假肢侧负重，健侧膝关节屈曲抬起，以每次站立5~10秒钟为标准。注意躯干不能侧屈。还可将健侧下肢抬起放在假肢前方，进行增加臀中肌肌力和骨盆水平移动的训练

E. 平行杠内假肢迈步动作训练。平行杠内站立，健侧腿向前迈一步，重心移向健侧，假肢腿迈一大步，足跟在健侧足尖前面

F. 假肢负重健侧迈步训练。平行杠内站立，重心移向假肢侧，健侧腿向前迈一大步，假肢足跟抬起，足尖负重，假肢膝关节进行屈曲伸展训练

2. 平行杠内的步行训练（图 1 - 7 - 8）

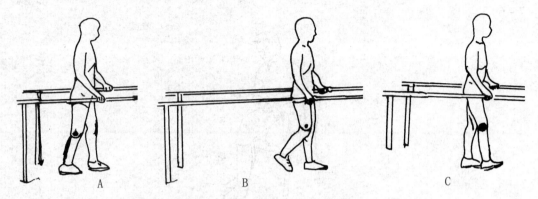

图 1 - 7 - 8　平行杠内的步行训练

A. 健肢向前迈一步，重心向前移到健腿上
B. 假肢膝关节屈曲，同时摆动小腿向前使膝关节伸展
C. 假肢膝部充分伸直的同时，健肢的重心从足跟移到足尖

3. 平行杠外的步行训练（图 1 - 7 - 9）　平行杠内基本的步行训练已掌握后，患者可到平行杠外独立练习步行。最初可借助于手杖练习步行（高龄患者和短残肢患者可借助于腋杖）。

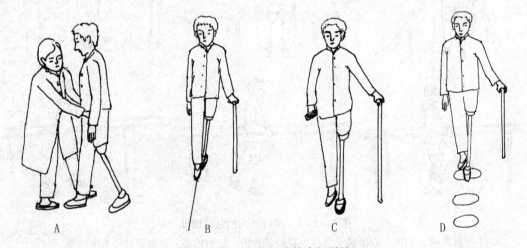

图 1 - 7 - 9　平行杠外的步行训练

A. 步行时重心移向假肢侧，治疗师可采用对骨盆和肩抵抗的方法使重心移向假肢侧。健侧下肢迈步要大，带动假肢侧髋关节充分伸展

B. 为了更好地控制假肢的使用，加强髋关节内收、外展肌群的力量，可在地面上画一直线，让患者沿着直线走

C. 为了更好地掌握步行的速度，可携带节拍器控制步速，也可在地面上画出间隔相同的脚印进行步幅的训练

D. 以上步行能力基本掌握的同时，可以进行健侧和假肢侧的交叉步行训练，在地上放置障碍物

4. 上下台阶的步行训练

（1）上台阶的步行训练（图1－7－10）：健侧腿先上一层，假肢腿轻度外展迈上一层台阶，患侧腿瞬间负重时健侧腿迈上一层台阶。早期可扶扶手，逐渐过渡到独立上台阶。

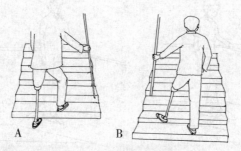

图1－7－10　上台阶的步行训练
A. 健侧腿先上一层台阶　B. 假肢侧再上一层台阶

（2）下台阶的步行训练（图1－7－11）：假肢腿先下一层台阶，躯干稍向前弯曲，重心前移，接着健足下台阶。

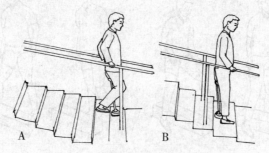

图1－7－11　下台阶的步行训练
A. 假肢腿先下一层台阶　B. 健侧腿再下一层台阶

5. 上下坡道的步行训练　上下坡道分直行和侧行，基本方法相似，侧行比较安全。

（1）上坡道的步行训练（图1－7－12）：健腿迈出一步，步幅稍大一些，假肢侧向前跟一步，身体稍向前倾。为了防止足尖触地面，假肢膝关节屈曲角度稍大。假肢的步幅要比健肢小，防止膝部突然折屈，残端应压向接受腔后壁。

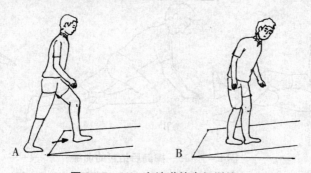

图1－7－12　上坡道的步行训练
A. 健侧腿先走一大步　B. 假肢腿跟上一步

（2）下坡道的步行训练（图1-7-13）：假肢侧先迈一步，防止假肢膝部突然折屈，注意残端后伸。假肢迈步时步幅要小。迈出健侧肢体时，下肢残端压向接受腔后方，健肢在前尚未触地时，不能将上体的重心从假肢移向前方。

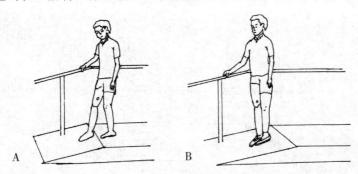

图1-7-13　下坡道的步行训练

A. 假肢腿向前迈一步　B. 健腿小步迈一步，注意膝部后伸

6. 跨越障碍物的步行训练（图1-7-14）

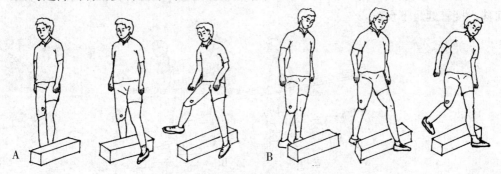

图1-7-14　跨越障碍物的步行训练

A. 横跨：健侧靠近障碍物侧方，假肢腿负重，健侧腿越过障碍物；健侧负重，假肢侧向前方抬高并跨越障碍物

B. 前跨：面对障碍物站立，假肢侧负重，健侧跨越障碍物；健侧负重身体充分向前弯曲，假肢髋部后伸，然后向前摆动跨越障碍物

7. 摔倒后站起的训练（图1-7-15）

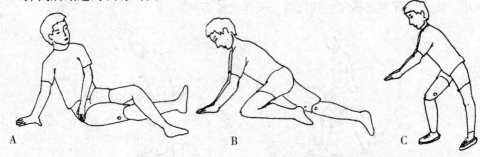

图1-7-15　摔倒后站起的训练

A. 患者坐在地面上，下肢假肢腿放在下方，双手触地变成侧坐位　B. 屈曲健肢，双手支撑上半身旋转躯干　C. 用力支起双上肢和健侧，假肢移向前方并站起

8. 拾物动作训练（图1-7-16）

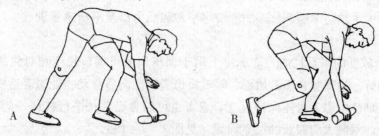

图1-7-16 拾物动作训练

A. 健侧下肢向前屈曲迈一步 B. 假肢腿膝关节伸直状态下健侧膝关节屈曲腰部低下拾起物品

三、双大腿假肢使用训练

（一）双大腿截肢者穿脱假肢训练

1. 双大腿截肢者穿假肢训练（图1-7-17）

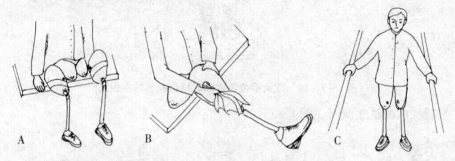

图1-7-17 双大腿截肢者穿假肢的训练

A. 截肢者取坐位，将滑石粉涂在残肢上，双假肢放在手可以够着的地方，将接受腔阀门打开

B. 将丝绸带缠绕在一侧残肢上，将丝绸带伸入到接受腔阀门处，边拉丝绸边将残肢向接受腔底部伸入，直到截肢者感觉残肢完全接触接受腔底部，将丝绸带抽出，扣上阀门

C. 手扶平行杠站立，检查、调整假肢对线是否合适

2. 双大腿截肢者脱假肢的训练（图1-7-18）

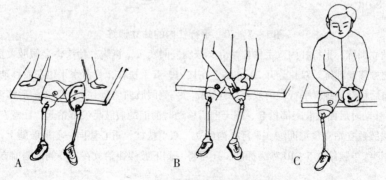

图1-7-18 双大腿截肢者脱假肢的训练

A. 截肢者取坐位

B. 打开一侧假肢的阀门，将假肢取下，另一侧亦同

C. 检查残肢皮肤有无红肿、擦伤，如果有以上情况，请及时处理

（二）双侧大腿假肢使用训练

截肢术后为了预防挛缩和残端肥胖应尽早加强肌力以及平衡感觉训练，尽早地穿临时短假肢训练。

1. 在一个较低的平行杠内，双腿穿上用于训练用的可调节长度和对线的短桩假肢进行前后移动训练。治疗师在患者后面，轻轻将患者向前向后移动，让患者适应在这种移动状态下站立。训练中患者身体保持直立。患者也可以自己手扶平行杠从一侧移向另一侧，为步行做准备。双侧大腿假肢的站立训练（见图1-7-19）。

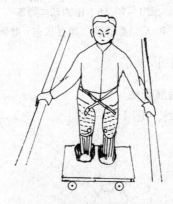

图1-7-19 双大腿截肢者临时短桩假肢站立训练

2. 平行杠内的站立训练（图1-7-20）

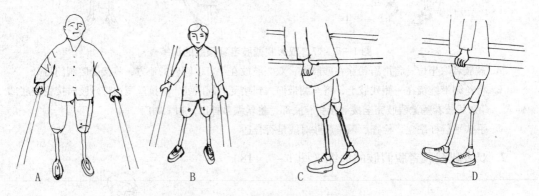

A   B   C   D

图1-7-20 平行杠内的站立训练

A. 负重站立训练。平行杠内双手扶杠站立，双腿同时负重，挺胸、抬头体会假肢负重感觉

B. 重心侧方移动训练。双腿分开20cm站立在杠内，双手扶杠，骨盆水平位左右移动

C. 重心前后移动训练。平行杠内双手扶杠站立，一侧假肢向前迈一步，躯干前后移动，移动的标准为躯干向前移动时后面假肢跟部抬起，躯干向后移动时前面的假肢足尖部抬起，注意左右平衡

D. 一侧假肢独立站立负重训练。平行杠内站立，双手扶杠，重心移向一侧假肢腿上，另一侧假肢抬起，以每次训练单腿站立5~10秒为标准，还可将一侧下肢假腿抬放在另一侧假腿前方交替进行

3. 平行杠内的步行训练　平行杠内站立，双手扶杠，一侧假肢向前迈一步，重心向前移动，对侧假肢膝关节屈曲，然后充分向前迈一步。（图1-7-21）

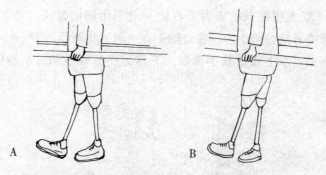

图 1 - 7 - 21　双侧大腿假肢平行杠内的步行训练

A. 平行杠内双手扶杠，一侧假肢向前迈一步　B. 对侧假肢膝关节屈曲迈一步

4. 平行杠外步行训练　有了在平行杠内步行基础后，可进行室外四点步行训练。初期可用步行器，逐渐可过渡到用双侧腋拐杖或手杖步行。（图 1 - 7 - 22）

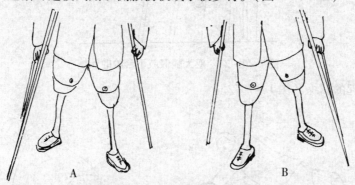

图 1 - 7 - 22　平行杠外步行训练

A. 伸出右拐杖，迈出左腿　B. 伸出左拐杖，迈出右腿

5. 上台阶训练　双大腿截肢的患者，上台阶一般使用一侧肘拐一侧扶扶手的方法。平行站在台阶前，一侧肘拐向上一个台阶一侧手扶扶手，身体重心移向扶手侧，对侧假腿迈上一层台阶，同时双手支撑将身体引上，另一侧假腿迈上一层台阶。（图 1 - 7 - 23）

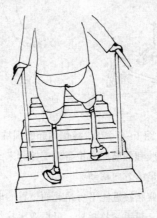

图 1 - 7 - 23　上台阶训练

6. 下台阶训练　双大腿截肢的患者下台阶一般采用侧向方法。患者面对楼梯扶手，双手扶扶手站立，重心移向台阶上方，在台阶下方一侧下肢外展迈下一层台阶，身体随之移动向下方，躯干屈曲，双上肢扶扶手伸展，下移另一侧假肢腿，从身体前迈下一层台阶。（图1-7-24）

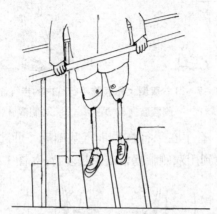

图1-7-24　双大腿假肢下台阶的训练

7. 摔倒站起的训练（图1-7-25）

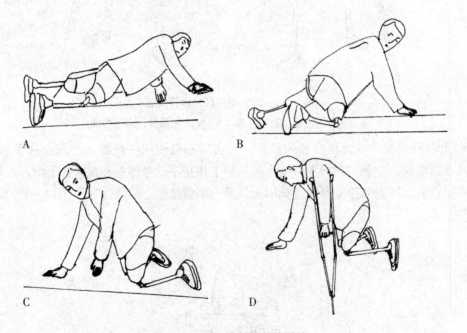

图1-7-25　摔倒站起的训练

A. 患者俯卧位，双上肢和假肢用力把身体支撑起来

B. 双上肢逐渐向假肢足的方向移动

C. 双上肢移动到与双假肢接近能平身站起的位置的地面上

D. 一只手扶地面，另一只手斜挂拐杖，最后双手挂拐杖站立

四、髋离断假肢使用训练

(一) 髋离断假肢穿脱的训练

1. 穿假肢的程序 髋离断截肢者在独立完成穿假肢前必须具有单腿站立平衡能力。穿假肢时，截肢者先靠墙站立或一手扶物品站立，一手抓住假肢接受腔；然后将骨盆伸到接受腔内，使骨盆与接受腔紧紧接触在一起，再将肩吊带与假肢扣带系好。

2. 脱假肢的程序 截肢者靠墙站立或扶物品站立；将假肢吊带与肩吊带松解开，再一手扶住假肢接受腔，将身体向健侧倾斜，脱下假肢，然后检查残肢皮肤有无红肿、擦伤。如果有，应及时处理。检查中可用镜子照残肢的下面。

(二) 髋离断假肢步行训练

髋离断假肢步行训练与大腿假肢步行训练有些内容相同，它的不同之处是利用骨盘的动作将假肢摆出，画弧步态比较常见，膝关节的屈曲少，稳定性好。

1. 平行杠内的训练

A. 平行杠内站立。平行杠内双腿同等负重站立，挺胸抬头，训练平衡能力。(参照图1 – 7 – 7 – A)

B. 重心前后移动训练。平行杠内双手扶杠站立，假肢腿向后迈一步，躯干前后移动，移动的标准为躯干向前移动时后面跟部抬起，躯干向后移动时前面的健肢足尖部抬起，注意左右平衡。(参照图1 – 7 – 7 – C)

C. 假肢摆出训练。将假肢腿向后退半步站立，体重完全加在假肢腿的足趾部，然后急速摆动假肢侧骨盆，向前摆出下肢假肢，使假肢足跟在健侧脚正前方落地。(参照图1 – 7 – 7 – E)

D. 健侧摆出训练。健侧腿向后退半步站立，边将体重移向假肢边摆出健肢。注意跟部先触地。(参照图1 – 7 – 7 – F)

E. 前进步行训练。平行杠内双手扶杠，反复进行 (B)、(D) 的动作训练。注意双手扶杠的位置不要靠前，否则身体前屈，假肢难于摆出，逐渐减少手扶力量。最后双手不扶杠步行。

2. 平行杠外的训练 经过一段时间在平行杠内的平衡训练，假肢侧迈步的训练，健侧腿迈步的训练后，可用拐杖在平地保持一定速度步行。治疗师及时纠正异常步态，尽量使步幅左右对称。尽早到户外不同的地面上行走，如草地、碎石地等，鼓励截肢者建立行走的信心和勇气，以回归社会为目的开展适应不同环境的训练。

(杨永德 庞红)

第八节 上肢假肢控制、使用训练

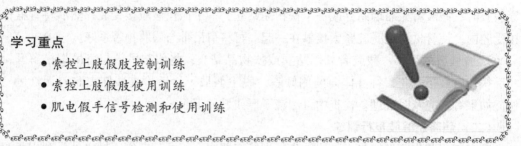

学习重点

- 索控上肢假肢控制训练
- 索控上肢假肢使用训练
- 肌电假手信号检测和使用训练

即使假手设计制作得再灵巧，如果没有截肢者的主观努力，或者缺乏必要的功能训练，也将会有很大一部分人不会或者不习惯使用它。因此，上肢截肢者的功能训练对发挥假肢的代偿功能有着十分重要的意义。作业疗法治疗师的责任就在于充分调动截肢者的积极因素，通过耐心的帮助，增强截肢者使用假肢的信心，使截肢者逐步熟练地掌握控制使用假肢的方法与技术，为日后不断扩大假肢的使用范围创造条件。

装饰假手和工具假手的穿戴、使用比较简单。这里主要是针对索控假手和肌电控制假手的穿脱和使用训练进行一些介绍。

上肢假肢的使用训练分为控制训练和使用训练两个步骤。训练中必须坚持因人制宜、先易后难，发挥截肢者特长为原则。

一、索控上肢假肢的控制训练

上肢假肢控制训练的目的是使截肢者能准确、熟练地控制假肢的使用。各类上肢假肢的控制牵引装置有所不同，但是其控制的基本方法相近。截肢者为了控制好上肢假肢必须先学会几个基本控制动作和这些动作的组合。

（一）五种基本控制动作的训练

1. 肩胛骨外移控制动作　这是双侧肩胛骨围绕胸廓外移（离开脊柱）的动作，常与双侧肩关节前屈动作联合用于控制假手的开手动作。（图1-8-1）

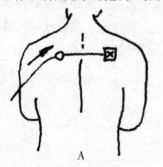
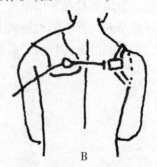

图1-8-1　肩胛骨外移控制动作

A. 控制动作原理　B. 牵引索装配形式

2. 升肩控制动作　上臂假肢的三重控制系统中常以残肢一侧肩部升高运动作为肘关节锁的开锁动力源。在残肢侧肩部升高时，健侧肩部必须保持静止，作为牵引索一端的稳定的支点，当残肢侧提肩时才能产生相对位移。（图1-8-2）

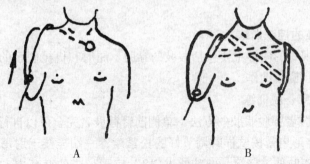

图1-8-2　升肩控制动作

A. 控制动作原理　B. 牵引索装配形式

3. 肩关节屈曲控制动作　残肢侧肩关节的前屈运动是控制上臂假肢的主要动力源，残肢侧肩关节前屈时，健侧肩部应该保持相对静止，这样才能形成控制假肢所必需的牵引位移。（图1-8-3）

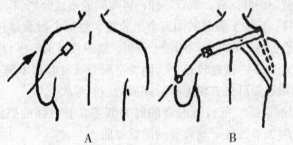

图1-8-3　肩关节前屈控制动作

A. 控制动作原理　B. 牵引索装配形式

4. 肩关节后伸控制动作　肩关节后伸运动实际上是一个组合动作，它是由残肢侧肩关节的后伸与同侧肩胛骨围绕胸廓的前移组合的动作。（图1-8-4）

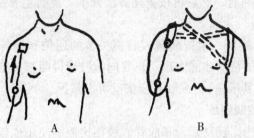

图1-8-4　肩关节后伸动作

A. 控制动作原理　B. 牵引索装配形式

5. 前臂旋前、旋后控制动作　前臂残肢的旋前、旋后控制动作，常用于腕离断假肢或长残肢前臂假肢的控制。对于前臂长残肢假肢者，可以通过增设一个旋转机构，利用残存的旋前、旋后功能来控制前臂假肢的旋转；还可以采用一种增幅的旋转机构，通过残余的前臂的旋前、旋后动作当作力源，增加前臂旋前、旋后的范围。目前已经有人利用前臂残余的旋前、旋后动作触动微动开关控制肌电假手。

熟练地掌握了上述几个基本动作后，再针对截肢者的假手控制系统进行组合动作的训练。

（二）前臂假肢的控制训练

前臂假肢控制训练的内容主要包括假肢的穿脱、屈肘和机械假手的控制，以及被动地完成腕关节的屈伸、旋转动作。

1. 前臂假肢的穿、脱训练

（1）单前臂截肢者穿脱假肢的方法　单侧前臂截肢者完全可以自行穿脱假肢，穿戴时先用健手将"8"字形肩带按试样时调节好的松紧度，一端连接于肘吊带上，另一端连接在牵引带上，再将残肢伸进臂筒，健肢伸入"8"字形肩带的套环内，接着做几个耸肩动作，使"8"字带套在健侧腋下，且使"8"字带交叉点处于背部正中，有皮上鞘的，系好上鞘的皮带即可。脱假肢时，先将"8"字带脱下，然后将残肢从臂筒内抽出。

（2）双前臂截肢者穿脱假肢的方法　第一次穿脱假肢时，应由假肢技师或治疗师帮助。先将假肢的固定牵引装置按试样时调整好的松紧度连接好，然后放在便于截肢者穿戴的地方；穿戴时，截肢者背向假肢站立，双臂后伸，将两侧的残肢分别伸入左右臂筒内，然后抬起双臂，像穿衣服一样，借助于假肢的固定牵引装置，将整个假肢悬挂在截肢者的双肩上，待检查各部分的位置适合后，系好上鞘的带子即可。解脱假肢的顺序与穿戴时相反。

如果残肢的软组织较多、残肢较短小，则在穿脱假肢时亦可不解开上鞘的带子，这样会简化穿脱，使双侧截肢者可更方便地自行完成假肢的穿脱。

2. 前臂假肢的屈肘训练　前臂截肢者的肘关节还具有较强的屈曲能力，因此可由残肢做屈肘运动，通过肘关节铰链带动假肢的前臂屈曲。

3. 开手训练　根据日常生活活动和工作的需要，截肢着的开手动作分为两种：一种是无需屈肘的开手，适于远体工作；另一种是屈肘开手，适于近体工作。

（1）无需屈肘的开手　健侧肩静止不动，作为支点，截肢侧做肩胛骨前移、肩关节前屈和沉肩运动，肘关节伸展，用"8"字形肩带拉动开手牵引索，假手便可张开。

（2）屈肘开手　先屈肘，然后再按上述方法开手，此时主要是依靠肩胛骨前移、肩关节前屈和沉肩动作开手。

4. 腕关节的屈伸和旋转　索控前臂假肢腕关节的屈伸和旋转都是被动运动的，需要借助于另一只手或外界的帮助才能实现。只要向截肢者说明腕关节机构的操作方法，注意屈腕（或伸腕时先按动其压钮），截肢者很快就可以掌握。

（三）上臂假肢的控制训练

由于上臂假肢的结构比较复杂，和前臂假肢相比控制使用也较为困难，所以其控制训练越发显得重要。上臂假肢分三重控制系统和两重控制系统。三重控制系统的控制方案也有所不同。作业疗法师首先需要了解训练对象的上臂假肢的控制方法，然后根据控制系统的特点、训练要求制定相应的训练计划。下面介绍的只是目前国内常用的方法。

1. 假肢的穿脱训练

（1）单上臂截肢者穿脱假肢的方法　单上臂截肢者完全可以自行穿脱假肢。穿戴时，先用健手将假肢的固定牵引装置按试样时调节好的松紧度连接好，然后将残肢伸入假肢的上臂筒内，将肩锁带置于残侧肩上，再将胸部带套在对侧腋下即可。脱假肢的顺序与穿戴时相反。

如果是采用"8"字形肩带，则和前臂假肢的穿脱方法相同。

（2）对于双上臂截肢或一侧上臂一侧前臂截肢的截肢者，其穿脱假肢的方法如同双前臂截肢患者的方法。开始时应由假肢技师或作业疗法师帮助穿脱，日后除了胸围带和牵引带的松紧必要时需请他人帮助调节外，一般截肢者可以自行完成穿脱假肢。

2. 屈肘、锁肘、开锁、开手

（1）三重控制系统的使用 ①屈肘：上臂残肢用力做后伸运动，拉动屈肘牵引索，假肢肘关节即可屈曲。由于上述主动屈肘动作比较费力，使用者常常是利用残肢的摆动使假肢依靠惯性力屈肘，但此法屈肘角度不易控制。屈肘时上臂残肢肩关节的后伸运动应始终在矢状面上（只可前后运动），并且肩胛带必须保持相对静止。②锁肘：当肘关节屈曲到所需要的角度时，放松屈肘牵引索，肘关节自锁机构便自动锁住、定位。③松肘锁：使上臂假肢从屈肘位恢复到伸展位，需通过残端肩胛带的升高动作（可配合以内收）拉动松锁牵引索，打开肘关节锁，肘关节依靠前臂和手的重力恢复到伸展位。④开手：先做肩关节后伸动作，屈曲肘关节，待屈肘到一定角度，自锁定位后，再进行肩关节屈曲牵拉开手牵引索达到开手。⑤闭手：放松开手牵引索，依靠假手内的弹簧闭手、取物、持物。

（2）二重控制系统的使用 ①屈肘：双侧肩胛骨围绕胸廓前移，肩肱关节前屈牵拉背部的牵引线进行屈肘。为了屈肘时能够省力，可以适当地外展肩肱关节。②锁肘：当屈肘达到所需要的角度时，下降肩胛带可以锁住肘关节。③开手：当肘关节被锁住后，再一次重复屈肘的动作则转换为开手。④闭手：当放松背部牵引线时假手依靠手内弹簧的弹力闭手。⑤开肘锁：再一次下降肩胛带可以打开肘锁。二重控制系统机构简单，容易操作，但必须设置能交替开锁、闭锁的肘关节锁。

二、索控上肢假肢使用训练

经过假肢控制训练，能熟练地完成各种控制动作之后，可以进入假肢使用训练阶段。假肢使用训练的目的，是使截肢者学会应用各种控制动作来完成日常生活活动所需要的各种具体操作技术。通过使用训练使截肢者体会到假肢给他们日常生活带来的方便，增加回归家庭、社会的信心。

（一）使用训练前的准备

1. 主动手和辅助手的选择 主动手和辅助手的选择问题，是针对双臂截肢者提出的。选定主动手和辅助手不仅对使用训练具有现实意义，而且对于假肢的结构设计也有指导意义。

事实上，健全人的双手，在使用上也是有主次之分的。一般人习惯以右手为主，又称为右侧优势手（右利手）。安装假肢后的双臂截肢者也是如此。主动手起主要作用，因此功能要多一些；辅助手的功能则可以稍差些。但是，主动手并不一定都选为右手，需要根据残肢的条件和截肢者截肢前的习惯而定。如果右侧残肢很短，或者存在并发症，而左侧残肢较长，又符合理想的残肢条件，在这种情况下，尽管截肢者在截肢前为右利者，仍然应该将左侧假手选为主动手。如果截肢者平时就习惯以左手为主（左利手），而且截肢后又具有同等的残肢条件，则没有必要改变原有的习惯。综上所述，选择主动手的条件应是：①双侧残肢条件不同，取条件优越手的一侧。②双侧条件相同，尊重截肢者的既往习惯。

2. 单手活动和双手活动项目的选择　对于双臂截肢者，在使用训练中单手和双手的活动项目都需要进行，但对于单臂截肢者的训练就应加以选择。一般说来，真手活动总比假手活动好得多，此时使用训练的重点应放在双手活动上，但在一些特殊情况下，真手的活动能力反不及假手，那么就需要以假手为主，尽量训练一些由假手单独操作的活动项目。

（二）使用训练的内容和方法

上肢假肢的使用训练包括基本功的训练和技巧性的训练。基本功的训练包括接近、抓住和放松物体，基本功训练是实际使用训练的基础。进行使用训练时，应从日常生活中所必须做的事情做起，再逐步过渡到某些力所能及的职业性技能的训练。

1. 接近和握持物体　接近和握持物体是使用假手的前提。接近和握持物体的方法需根据握持物体的几何形状和所使用机械假手的类型而定。张开假手后去接近物体时，对于拇指和四个手指同时对掌运动的机械假手来说，有两种方法，即两边接近法和一边接近法。两边接近法，是指假手接近物体时拇指和四个手指从物体的两边同时接近，如握取玻璃杯时就是这种接近法。它是日常生活中经常采用的方法。所谓一边接近法，是指假手接近物体时，某拇指或四个手指先接触物体的一边，然后另一组手指再接近物体的另一边，在平面上拾起硬币就是这种接近法。随意张开式的机械假手握持物体的力量完全来源于假手内的弹簧，不能随意控制握力的大小。对于随意闭合式的假手，其握力可由截肢者控制。

2. 日常生活项目的训练　日常生活项目的训练不仅会使截肢者掌握一些实际使用假肢的方法，而且也是截肢者扩大假肢用途的一种过渡。日常生活项目训练内容大部分列为双臂截肢者的必修课，单臂截肢者可选择部分双手活动项目进行训练。通过这些训练，可使截肢者基本上达到日常生活的自理和从事一些简单的工作。这里对完成各种具体训练项目的方法不再一一举例，只将使用假肢的要领予以简单介绍。

（1）用具要适当　如吃饭时要使用叉子或汤匙，不能使用筷子；梳头时应当使用大一点的梳子。

（2）动作要适应假肢的结构特点　如转动收音机旋钮或打开水龙头时，由于假手指难以完成扭转动作，需利用假手指的推、拨动作去实现；从衣兜内取物时，最好用右手伸进左边的兜（或用左手伸进右边的兜），不能如同健全人那样用手伸进同侧的衣兜内取物。

（3）要充分利用假手的被动装置　如打电话拨号码时，要将假手（主手）的小指和无名指被动地处于完全屈曲位；举杯喝水或穿袜子时要使假手的腕关节机构被动地处于掌屈位；而写字时，要使假手被动地处于旋前约 15°、掌屈约 35°，小指与无名指被动地处于完全屈曲的状态。

（4）注意双手的配合动作　如打开牙膏时，用辅助手拿住牙膏的下部，用主手拨转牙膏盖；从衣兜里取工作证时，要先用一只假手托起兜底，使工作证露出一部分后再用另一只假手拿取。

（5）必要时可借助于辅助工具　如扣衣扣（特别是扣衣服上边的扣）时，使用专门制作的套钩；刺绣时要用特殊绣花绷子。

（6）日常生活中要为使用假手提供方便 如将衣服扣子（尤其是内衣）改用拉锁，以简化穿衣动作；牙膏盖、肥皂盒盖不要扣得很紧，以便于推开；保温瓶的水不要装得太满等等。

（三）上肢假肢使用功能的基本要求

假肢是截肢者康复中的重要工具。假手的使用训练是非常重要的，但是上肢假肢的最终使用效果却取决于多方面的因素。单侧上肢截肢者，由于有一侧上肢存在，应当及时帮助截肢者训练健肢功能。假肢的功能主要用于双手动作时，只作为辅助之用。假手对于双侧上肢截肢者实际用处很大，特别是双前臂截肢者，通过假肢的熟练使用可能自理生活和从事一些适合的工作。对于双上臂截肢者不论是索控假手还是电动假手、肌电假手，其功能都是有限的。许多简单的工具型假手和用于日常生活的技术辅助用具可能对这些重的肢残者更具有实用价值。这里简单介绍双上肢截肢者假肢使用的基本要求，供临床工作参考。

（1）双上肢截肢者能争取在标准时间内完成的一些必要的日常生活动作项目。（表1-8-1）

表1-8-1 双上肢截肢者假肢使用训练要求

日常生活 动作项目	前臂假肢		上臂假肢	
	完成次数	所需时间	完成次数	所需时间
穿衣服、扣衣扣	1	5 分钟	1	15 分钟
系腰带	1	1 分钟	1	3 分钟
穿袜子	1	3 分钟	1	9 分钟
系鞋带	1	3 分钟	1	3 分钟
叠被	1	1 分钟		
打开水龙头	12	1 分钟	6	1 分钟
打开牙膏盖，取牙膏	1	1 分钟	1	2 分钟
打开肥皂盒	12	1 分钟		
拧干湿毛巾	1	1 分钟		
拿起梳子	6	1 分钟		
拿起羹匙	3	1 分钟	3	1 分钟
拿起馒头	12	1 分钟	6	1 分钟
提暖瓶倒水	1	1 分钟		2 分钟
端起口杯	12	1 分钟	2	1 分钟
划火柴	2	1 分钟		2 分钟
旋转门把手	10	1 分钟	4	1 分钟
用钥匙开锁	1	2 分钟		
拿起钢笔	4	1 分钟	1	1 分钟
打电话	1	1 分钟		
开关电灯	12	1 分钟	2	1 分钟
打开收音机、电视机	12	1 分钟	6	1 分钟
从衣兜内取工作证	1	2 分钟		
拾取硬币	4	1 分钟		
解大便、小便	做到	不限时间	做到	不限时间

（引自：张晓玉主编. 上肢假肢. 假肢与矫形器制作师系列培训教材. 1998）

（2）在拿起、使用和放下物体时，动作要自然。

（3）在使用物体的过程中，不得出现物体松脱或其他不安全的现象。

三、肌电假手信号检测和使用训练

肌电假手由残肢肌肉活动产生的生物电流作为信号，以控制假手的动作。因此，装配肌电假手时需要对残肢肌电信号有一定要求。为此对装配肌电假手者需要进行肌电信号的测试，并正确地选择电极的位置。对于因残肢肌肉萎缩，残肢肌肉活动的控制意识已经遗忘者，或由于损伤严重、手术植皮等因素造成肌肉错位、粘连、疤痕挛缩、骨质突出疼痛、神经纤维瘤等妨碍肌电假手的安装者，不但需要进行肌电信号的检测和训练，也必须进行相应的治疗。

（一）残肢肌电信号检测

1. 肌电信号检测设备　一般是使用专用的肌电测试仪进行检测。这是一种利用皮肤电极检测肌电信号的设备。其基本原理是当肢体的某一肌群收缩时，一组皮肤表面电极可以拾取到一组微弱的交变的电压信号，频率大约为 200～1000 赫兹，信号经过放大后，推动显示仪表。利用该肌电信号测试仪的皮肤表面电极在肌肉收缩部位的皮肤表面寻找残肢肌电的最大信号点。（图 1-8-5）

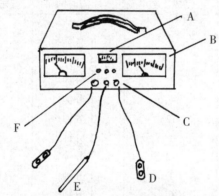

图 1-8-5　肌电信号测试仪

A. 电池校验　B. 肌电信号表　C. 电极插口　D. 皮肤电极　E. 接地电极　F. 电源开关

2. 肌电检测方法　首先在初步确定的皮肤电极部位画上标记，然后将肌电假手的皮肤表面电极放到标记处，用橡皮带扎牢，让患者用另一手握住接地电极。如果是前臂截肢者，可以将接地电极用橡胶带捆绑在上臂。请截肢者放松残肢后进行测试。（图 1-8-6）

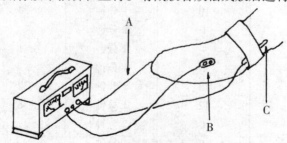

图 1-8-6　皮肤表面电极肌电信号测试

A. 前臂伸肌群电极导线　B. 前臂屈肌群电　C. 接地电极

　　开始检测时可能出现表上显示出的肌电信号低，而干扰信号高的现象。引起这种现象的原因主要有三个方面：①电极接触皮肤不好：应重新捆绑电极，使电极与皮肤全面接触。②皮肤电阻抗过高：多见于冬季，皮肤干燥，油脂过多，可以用酒精擦拭皮肤去脂或用水湿润皮肤后重新测试。③测试的环境存在强的干扰电信号来源：应注意避开干扰源或做好测试的屏蔽工作。

　　如果是前臂截肢者，正式检测前先请他学会做幻肢的伸指、伸腕和屈指、屈腕动作。为了帮助截肢者理解和恢复幻肢感觉，可以请截肢者用健侧手配合，同时做同样的动作。当截肢者做出了幻肢运动时，检查者可以在相应的肌肉收缩部位触到肌肉收缩的感觉。

　　当截肢者初步掌握了幻肢运动后，开始正式检测，观察左右两侧电表上的指针。如果背伸肌侧的表针达到 60 微伏（μV），另一表未达到 20 微伏（μV），就算成功。在拮抗肌一侧的表不超过 20 微伏的前提下，两个表微伏数的差距越大越好，这表示主动背伸动作的肌电发放水平高，而相对应的拮抗肌电发放水平低、干扰少。这样的控制信号状态对肌电假手的控制性能好。

　　然后用同样方法测定主动屈指、屈腕时的两个表的电压值。每种测试反复做三次，取平均值，记录数据。

（二）皮肤电极肌电信号要求和电极位置的选择

1. 皮肤肌电信号要求

（1）有足够的肌电信号强度，一般应大于 60 微伏（μV）。

（2）在发出该组肌电信号的同时，拮抗组肌肉所产生的肌电信号干扰少，不超过 20 微伏（μV）。

（3）主动收缩肌肉产生的电信号稳定性高。

2. 皮肤电极位置的选择　　皮肤表面电极收集的肌电信号是一组肌群的电信号。各个残肢由于截肢部位不同，残留的肌肉情况不同，导致信号的强度也不同，可能引出最强肌电信号的部位不同，需要截肢者配合测试者应用电极，按上述的测试方法在残肢上寻找肌电信号最好的部位。

3. 经常应用的信号部位和方法　　常用的双通道的前臂肌电假肢肌电信号多来自前臂伸肌群和屈肌群，控制开手和闭手；带有肌电分平信号的前臂肌电假手通常用其屈肌、伸肌的低电平信号控制开手、闭手，应用其高电平信号控制腕关节的旋前、旋后。上臂截肢后要求的动作多，而信号来源少，肌电假手装配困难很多，不得不经常应用混合控制方法。常将双通道的上臂肌电假手的电极放在残余的肱二头肌、肱三头肌部位，应用幻肢运动中的屈肘、伸肘动作信号控制假肢的闭、开手动作，假肢肘关节的屈肘和伸肘动作依靠索控机构完成。目前有的肌电假手利用两组肌肉同时收缩作为转换开关信号，通过控制转换开关分别控制假手和各个关节的运动。

（三）肌电假手的训练

　　残肢状况的好坏直接影响假手功能的发挥。对于肌电假手的功能，截肢者的残肢情况、关节活动度、肌力条件、肌电信号的状态都是十分重要的影响因素，特别是肌电信号的状态更是至关紧要。因此，在装配肌电假手前，要对截肢者进行充分的残肢训练，训练主要有以下两个方面的内容。

1. 增大残肢肌力和活动范围的训练　前臂截肢者的训练内容主要是增大肩、肘关节及前臂旋转活动范围的训练和强化肌力的训练。

2. 肌电信号源的训练　据上海交通大学的统计，约有60%～70%的前臂截肢者在装配使用肌电假手时，其肌电信号控制性能不好，不能启动，因此进行残肢肌电信号训练是极为必要的。训练是以生物反馈法为依据进行的，通过训练，反复启发、诱导和鼓励，不断增强截肢者的信心，使他们从仪表指针的摆动或指示灯的变化上，感觉到肌电发放水平在随着意识控制幻肢动作而发生相应的变化，从中悟出要领，建立起联系。其训练方法如下：

（1）自我意识训练　闭目进行自我训练，模拟开手或闭手时幻肢的动作，进行桡侧腕长伸肌或尺侧腕屈肌的收缩运动，反复进行，直到感觉累了为止。

（2）为了有个客观指标，可将皮肤表面电极与信号放大器的指示灯相联，利用指示灯的亮、灭来定性地鉴定肌电是否引出。

（3）将皮肤表面电极与肌电信号测试仪相联，可以定量地测定肌电信号发放水平。

（4）用皮肤表面电极直接控制假手手头，最能提高截肢者的训练兴趣。

（四）肌电假手的穿戴和使用训练

1. 肌电假手的穿戴　现代的肌电假手穿戴与普通假手的穿戴方法没有区别，但是仍然应当注意的是必须保证假肢接受腔内的皮肤表面电极与皮肤具有良好的接触。否则可能由于信号不好，不能控制开手、闭手。

2. 肌电假手的使用训练　假手使用的一般性训练方法，请参阅有关索控假手的训练。肌电假手使用训练的不同在于：

（1）肌电假手由于去除了控制索，截肢者不再依靠自身关节运动牵拉牵引索开手，使得手的应用空间增大了很多，需要注意加强截肢者在尽可能大的空间范围应用假手的训练。

（2）由于肌电假手控制随意性好，应注意训练快速闭手、取物与开手、放物功能。某些带有手指感觉的肌电假手应当注意训练捏取软的物体。

（3）减少使用中误动作的训练　某些假手的动作可能引起电极的接触不良而不能引出正确的信号，不能开手或由于干扰信号过大引起错误动作。如果反复出现某种固定的错误的动作，则需要从接受腔的装配上检查原因或注意回避某种动作。

（赵辉三　顾越）

第九节 截肢常见并发症预防及其处理

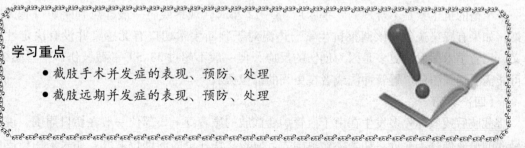

学习重点
- 截肢手术并发症的表现、预防、处理
- 截肢远期并发症的表现、预防、处理

成功的截肢手术、合理的假肢装配和充分的功能锻炼是一个截肢者顺利回归社会必不可少的三个环节。但是，截肢者穿戴假肢、回归社会并不意味着康复的终止。截肢在一定程度上给患者带来了新生，但同时也带来了一些新的问题。这些问题统称为截肢的并发症，包括截肢手术后的并发症和装配假肢后的并发症。

一、截肢手术的并发症

（一）疼痛

这里所说的疼痛是指手术本身的创伤引起的疼痛。严格地讲，疼痛只是一个症状。手术必然伴随着疼痛，它来自手术中受损伤组织的炎症反应。截肢手术产生的疼痛大多在手术后 2~3 天开始明显减轻，手术后 5 天左右即可基本缓解。超过这个时间的疼痛通常提示有其他问题，需要详细检查。现代外科领域非常重视手术后的疼痛控制，不仅仅是出于对患者舒适的考虑，同时，患者对疼痛的恐惧可能会影响到手术后的康复进程，特别是儿童患者。目前，由麻醉科施行的术后镇痛已经成为手术后治疗的常规内容，因手术期应用非甾体类消炎药也可以收到良好的手术后止痛效果。

（二）血肿

截肢手术中不可避免地要切断血管，并且要对大血管（级别高于指动/静脉的血管）进行结扎、缝合或电凝止血。由于大多数截肢手术可以在止血带的帮助下很快完成，所以部分医生采取处理血管后缝合伤口，包扎完毕后放松止血带的方法，这样做要冒很大的风险。截肢手术的创面相对较大，很可能手术后伤口内缓慢渗血，甚至血管断端结扎不可靠导致出血，形成血肿，不仅可能造成伤口延迟愈合，甚至可以引起感染。避免伤口内血肿的方法是在关闭伤口前放松止血带，彻底止血，在伤口内放置负压引流管或引流片。当血肿影响到伤口愈合时，需要穿刺、切开引流或者重新切开清除血肿。

（三）感染

切口感染是一切外科医生最不愿意遇到的情况。目前因为血管病变截肢的患者比例逐渐升高，虽然这类患者在手术前往往存在肢体的坏死和感染，但是绝大多数的截肢手术都应该按无菌手术来计划，因此截肢手术的感染率绝不应该高于其他选择性清洁手术。过去所谓的"开放式截肢"现在已经越来越少施行了，随着外科技术的发展它往往既不必要，又可能会带来一个非理想残肢。周密的术前准备、清洁的手术环境、精湛的操作技术和合理的抗生素使用是控制切口感染的四个基本要素。对于一个无菌的截肢手术，围手术期使用静脉抗生素48小时已经足够。需要强调的是，应该使用广谱抗生素，同时也要考虑患者现有感染灶的细菌培养结果，但是如果仅仅根据患者已有感染灶的细菌培养结果而选择一个窄谱的抗生素是不合理的。手术后48~72小时，观察残肢一般即可判断切口有无感染，如果有感染迹象应该调整抗生素。体温对于判断手术切口有无感染并没有决定性意义，患者手术后发烧更多是因为创伤的反应，但一般不超过38.5℃。截肢伤口一旦感染，可能需要切开引流、置管冲洗或者在更高的部位截肢。

（四）坏死

截肢后残肢坏死多发生在由于血管病变截肢的患者身上，部位一般在切口周围，说明局部的血液循环不充分。如果坏死范围大，应该尽快在更高的部位截肢。如果采用植皮或皮瓣来解决问题，可能会影响将来假肢的穿戴。当然，有些年老体衰的患者截肢只是为了保全生命，没有安装假肢的愿望和可能，可以忽略这个影响。不过，也应该考虑到，植皮或皮瓣手术的创伤程度未必小于再截肢。

（五）肿胀

肿胀是所有手术部位的共同现象。手术后由于组织受到损伤，出现炎症、水肿，或由于出血形成血肿，同时组织中的毛细血管、淋巴管受损，使血液及淋巴液回流受阻，以及肌肉主动收缩减少，都加重了组织的肿胀。血管病变的患者手术前已经存在循环障碍，手术后残肢的肿胀可能更加严重。手术后不能及时进行康复治疗来限制残肢的肿胀发展，促进血液循环和淋巴液回流等，也是肢体发生肿胀的原因之一。

另外，截肢者安装假肢后，如果残肢与接受腔不能达到全面接触，二者之间就会存在间隙。当接受腔悬吊不良时，残肢活动中这个间隙内就会产生负压，出现类似拔火罐的效应，导致残肢局部肿胀。

肿胀的预防和处理要注意以下几个方面：①在决定进行截肢手术前，要正确确定截肢部位，不要盲目追求保留残肢长度而忽视软组织条件。②手术中对血管的处理要完全彻底，防止手术后伤口内出血或渗血；同时要充分引流，防止血肿形成。③手术后应用硬绷带技术，即残肢给予石膏固定，可以加压止血、控制肿胀，同时防止手术后由于不正确的体位造成关节挛缩。④早期康复训练非常重要。手术后3~5天，即伤口疼痛明显减轻之后，就可以开始残肢肌肉收缩训练，促进血液循环，减轻水肿。⑤软绷带技术应用一般在手术后两周伤口愈合拆除缝线后，残肢用弹力绷带包扎促进静脉及淋巴回流。同时应告知患者，弹力绷带需要终生使用。在安装假肢后要在不穿假肢特别是夜间坚持使用弹力绷带，防止因残肢肿胀而影响第二天假肢的穿用。⑥合理应用物理疗法可以改善残肢血液循环，达到减轻和消除肿胀的目的。常用的方法有电疗、光疗等。

（六）瘢痕

瘢痕是人体修复创伤的自然产物，但它不同于正常组织的生理结构和功能。从病理上看，瘢痕组织是一种血液循环不良、细胞结构异常、神经分布错乱的不健全组织。瘢痕组织挛缩可以造成肢体畸形，产生功能障碍。另外，由于瘢痕组织相对不耐摩擦，可能在与假肢接受腔接触的过程中出现破溃。

　　瘢痕过度增生的确切原因目前尚不十分清楚，但一般认为同下列因素有密切关系：①全身因素：如年龄因素，瘢痕过度增生在幼儿、青少年中较易发生，这可能是由于青少年皮肤胶原合成的速度较快。有色人种或者瘢痕体质的人有发生瘢痕的倾向。②局部因素：致伤原因、创伤程度、有无感染等因素与产生瘢痕的多少和程度有直接关系。

　　不合理的手术、感染、坏死、溃疡、窦道等因素可以造成瘢痕和深部组织如肌肉、骨骼粘连，这种瘢痕受到摩擦和压力特别容易破溃，对假肢的穿用影响极大。

　　手术时严格遵守无菌技术和无创操作，可以使瘢痕发生在最小的限度内。切口方向与瘢痕的产生有密切关系，如切口方向与皮肤的自然皱纹一致或与关节平面平行则瘢痕不显著，反之则显著甚至引起关节挛缩。在缝合创口时，创缘对合要整齐，并避免有过大张力存在导致产生宽厚瘢痕组织。若创口不能直接缝合时，应该尽早采用植皮修复，对减少瘢痕也有积极意义。创口愈合后局部加压包扎能防止瘢痕过度增生，适当的物理治疗也有助于创面愈合，防止瘢痕增生。

　　瘢痕一旦影响假肢穿用就需要积极治疗。治疗的目的在于防止瘢痕过度增生，改善瘢痕造成的挛缩以及对功能的影响。治疗应该遵守下列原则：①阶段性原则：组织创伤后应该根据不同阶段采取不同的治疗措施。创伤期，无论是外伤、手术或是感染，主要目标是消炎、消肿、止血、止痛，应根据可能造成瘢痕增生的原因采取相应的处理手段。创伤后期，此时的目的是加速组织的愈合，减少瘢痕的增生，尤其要避免瘢痕增生可能对关节功能的影响，可采取物理疗法、药物治疗、适当的主动运动、体位维持等措施。恢复期，此时期创面已愈合，治疗的重点是瘢痕的处理，减轻瘢痕的过度增生，减轻因瘢痕增生造成的关节挛缩，可采取主、被动运动，配合物理治疗，保守治疗无效时应考虑手术。②特异性原则：涉及关节部位的瘢痕应根据创伤的部位、损伤的情况、对功能的要求等进行因人而异的治疗。早期的积极治疗既要达到预防瘢痕增生挛缩、保持及恢复运动功能的目的，又要避免对创伤本身的过度负荷，产生重复创伤导致损害加重。涉及不同关节的训练应分别采用不同的方法。同时也应考虑到某些功能的特殊要求，如截肢残端皮肤对承重、耐磨的要求。

　　瘢痕的治疗方法包括：

　　（1）压力疗法：压力疗法对瘢痕治疗作用的关键在于通过持续加压使局部的毛细血管受压萎缩，数量减少，内皮细胞破碎等，从而造成瘢痕组织局部的缺血、缺氧，抑制其增生。

　　压力疗法的常用方法包括：弹力绷带、硅材料、硅胶涂层弹力绷带、硅胶垫、硅油软膏、硅胶肢体套等。

　　使用压力疗法的原则及注意事项：①早期应用。应用得越早疗效越好，在创面愈合后、瘢痕形成之前就开始应用。②要有足够的、适当的压力。为达到理想疗效，压力持续保持在 1.33～3.3kpa。压力过低疗效不明显，过高则引起患者不适，甚至造成肢体循环障碍，导致肿胀或坏死。③持续加压。④所用材料定期清洗，随时检查。清洗保持清洁，可以提高舒适性；随时检查弹力绷带的弹力，残肢有无异常，可以确定疗效。

　　（2）物理疗法：放射治疗可通过破坏增殖的成纤维细胞和新生血管芽来抑制瘢痕增生。冷冻治疗利用冷冻剂来破坏局部细胞和血液微循环，使组织坏死脱落，达到去除瘢痕的目的。激光治疗瘢痕的机制为破坏瘢痕内血管、抑制胶原合成和细胞增殖等。音频电疗能缩短瘢痕炎性反应期，促进瘢痕软化，松解粘连，在瘢痕早期有一定的治疗作用。石蜡持久而较深的热作用，使组织温度升高时纤维组织顺应性增加，细胞的通透增强；石蜡含有油质，对皮肤有润泽作用。术后早期残肢音频电疗加蜡疗，促使残肢消肿，软化瘢痕效果较好。

（3）中药治疗：中医药对瘢痕的防治有着久远的历史，对其形成机制也有独特的认识。认为它主要是气血壅滞、经络痹阻、痰湿博结或三者相辅而成所致。治疗上多用活血化瘀、攻毒散结、通络止痛、酸涩收敛之品。方法上主要有内服、外治或者两者合用。药物剂型有汤剂、霜剂、膏剂等。目前临床上更多采用中药药浴治疗，以改善皮肤的血运及柔韧性。

（4）药物治疗包括激素、透明质酸、干扰素等。

（5）基因治疗：基因疗法是基因水平通过基因转移，应用基因工程和细胞生物学技术，将遗传物质导入患者的特定细胞内，使导入基因表达，以补充缺失或去失正常功能的蛋白质，或者抑制体内某种基因过量的表达，达到基因替代、基因修正或者基因增强，最终治疗疾病的目的。利用皮肤进行基因治疗，主要是将一定的生长因子基因转染到角朊细胞或成纤维细胞，使之大量表达，利用高表达的生长因子对创伤愈合与瘢痕形成过程发挥影响，达到促进愈合、抑制瘢痕产生的效果。基因治疗将从根本上为防治瘢痕增生性病变提供新的希望。

（6）手术治疗：对于瘢痕、粘连严重，伴有滑囊炎影响到假肢配戴时，需进行手术治疗。可根据病情不同选择不同的手术方法。皮肤张力不大，瘢痕切除后可直接缝合的可采用瘢痕切除，健康皮肤直接缝合术；否则术前先做皮肤准备，被动牵拉、按摩皮肤，使用皮肤牵引或皮肤扩张器，使皮肤松弛后再进行手术切除；对瘢痕切除后皮肤缺损面积较大时需进行皮瓣移植，有的需要再截肢。

（七）关节挛缩

引起关节挛缩的原因可以是皮肤瘢痕，也可以是深部组织的挛缩。关节挛缩的后果是外观的畸形和功能的受限，这是截肢者的常见问题，慢性病患者甚至在截肢前就已经存在关节挛缩。如果手术时患者还没有出现关节挛缩，那么通过手术后肢体正确位置的维持和早期的肌肉力量、关节活动度练习就可以轻松地防止关节挛缩。挛缩一旦发生，首先要向患者强调防止不正确姿势的重要性。轻度的关节挛缩可以通过被动的牵拉练习结合主动活动来矫正。有的学者推荐在牵拉练习之前在挛缩的关节部位进行超声治疗，原理是超声可以使局部组织温度升高从而增加组织的延展性，使得挛缩的组织容易被拉长。比较严重的挛缩可以使用管型石膏楔形切除、特制矫形器或手术矫正。由于瘢痕引起的挛缩通常需要手术治疗。

此外，当假肢，尤其是下肢假肢存在对线异常时，会造成肢体关节长时间处于非功能位，最终导致关节挛缩。处理原则如上所述。

（八）肌力下降

截肢手术后由于肢体需要制动一段时间，必然带来肌肉的萎缩和肌肉力量的下降，这个改变一般是可逆的。防止肌力下降的唯一方法就是肌肉主动收缩。残肢未受到手术波及的肌肉手术后就可以进行等长收缩练习，根据手术的恢复情况尽早进行等张收缩练习以及抗阻力练习。手术中经过处理的肌肉一般要在手术后 3~6 周才可以开始主动运动，在此期间进行电刺激治疗对于防止肌肉萎缩有一定帮助。

二、远期并发症

下面涉及的问题都发生在截肢手术后的较长时间，大多数是发生在安装假肢后。其中有些问题已在手术并发症中有所论述，在此不再重复。

（一）皮肤损害

残肢的皮肤损害是截肢者终身面临的问题之一，大多数与假肢有关。

造成残肢皮肤损害的原因包括：①残肢端皮肤张力过大或由于血管病变造成皮肤的血液循环障碍。②残肢神经损害导致皮肤感觉障碍，对损害的发生不敏感；植皮或皮瓣手术等形成的瘢痕区域存在感觉障碍。③假肢接受腔与皮肤之间的摩擦、压迫以及假肢接受腔内部的负压。④假肢接受腔与皮肤之间异常的应力集中，包括接受腔不适合、残肢有骨突起或软组织过多等。⑤不注意残肢卫生及接受腔内部保洁。⑥某些过敏体质的患者或人体处于高敏状态时对接受腔的材料过敏。

皮肤损害的常见表现为：①局部充血并疼痛；②皮肤破溃形成创面或窦道，浅表的创面只累及真皮，深的可能通达骨骼，形成骨髓炎；③皮肤坏死，局部形成结痂，可以继发感染；④感染，如毛囊炎；⑤水疱；⑥皮肤病，以湿疹最为常见。

皮肤损害一旦发生，一般均需要暂时停止穿戴假肢，认真寻找原因并积极处理。例如，调整假肢接受腔；对血管病变、循环障碍者采取改善微循环治疗；比较小或浅表的伤口可以通过换药逐渐愈合；深部的感染需要积极地进行清创、引流等；指导患者正确地进行残肢护理及接受腔清洁；及时咨询专科医生等。

残肢皮肤卫生是唯一可以由患者本身控制的因素，要指导患者经常保持残肢皮肤清洁干燥。每天用温水清洗残肢，皮肤表面应用护肤品，如硅霜。硅霜能在皮肤上形成通透性保护膜，调节代谢，保持水分，具有抗冻、抗裂、防皱特性，保持皮肤细嫩防止皮肤过度角质化，同时具有防止酸、碱、有机物对皮肤的刺激。残肢应穿用吸水力较强的棉制袜套，每天清洗残肢套保持清洁。残肢套有破损时应及时更换，避免因残肢套不平整造成对皮肤的损伤。假肢接受腔、内套应每天用温水或酒精擦洗一次，以保持清洁卫生。

（二）滑囊炎

滑囊是由内皮细胞形成、内部含有少许滑液的封闭性结构，多位于关节附近的骨突与肌腱或皮肤之间，少数与关节相通。正常人体在摩擦力或压力较大的地方都存在滑囊。它的主要作用是促进滑动，并减少人体组织间的摩擦和压迫。

人体内，原本没有滑囊的部位在受到长期的摩擦或压力后可以形成滑囊，例如小腿残肢髌韧带、腓骨头、膝关节离断术后的残肢末端由于过大的承重和摩擦引起的滑囊，已存在滑囊的部位如果受到过度的摩擦或压迫可以导致囊内液体增多、疼痛，甚至感染，这就是滑囊炎。

截肢者残肢的滑囊炎一般发生在假肢接受腔与骨突起接触的部位。如果是无菌性炎症，可以停止使用假肢并给予必要的修整，残肢局部理疗，使用非甾体类药物口服或外敷，必要时穿刺抽出囊内积液或者注入激素类药物；如果是感染性炎症，则需要手术切开引流或者切除滑囊。

（三）神经瘤

截肢手术过程中必然伴随着神经的切断。神经截断后，神经纤维有继续向远端生长的趋势，由于新生的神经纤维失去了神经外膜的引导和保护且在生长的过程中遇到软组织阻挡，结果在神经残端逐渐膨大形成神经瘤，即临床上所说的假性神经瘤。神经瘤如果生长较大，就会在穿用假肢时受到挤压产生疼痛或麻木，这种疼痛和麻木一般沿着所切断神经的支配区域放射。

临床上对于截肢者神经瘤的预防尚未找到满意的办法。目前的原则就是把神经断端深埋在软组织内并且置于将来不容易受到外界刺激的位置。最早的处理方法就是神经切断后任其回缩，结果就是神经瘤的生长。后来有学者介绍把神经断端埋入骨内的做法，临床上并未广为使用，说明其效果不能肯定。神经结扎后切断的术式在过去 10～20 年间比较流行，但会在手术后 2～3 周内给患者造成难以忍受的疼痛。神经切断后只缝合、结扎外膜可以防止上述的术后疼痛，但要求较高的手术技术和较长的手术时间。将两个切断的神经断端互相吻合似乎是一个不错的方案，但两个神经断端经常相距较远，难以在常规的截肢切口内做吻合。

截肢者神经瘤一旦发生，可以先试着在假肢接受腔做适当的调整，避免局部压迫。最终的解决方案还是手术切除。局部注射无水酒精的方法现在已经不再被推荐使用。

（四）幻肢感与幻肢痛

截肢者在手术后几乎都有所失去的肢体依然存在的感觉，以远端肢体部分更为清晰，这种现象称为幻肢感。有些患者甚至觉得自己可以使用幻肢进行随意运动。当幻肢"受到"刺激时也会出现相应的"感觉"。通常在截肢 3～6 个月后，幻肢感消失。一部分截肢者，感觉所失去的肢体发生非常剧烈的疼痛，可以为电击样痛、灼烧样痛或其他性质疼痛，感觉远端肢体多数呈屈曲抽搐样位置，这种现象称为幻肢痛，常在再次受伤或精神刺激后发生。有的患者感到幻肢"活动"时更加疼痛。被截除肢体本来就有病痛的更易发生幻肢痛，其部位和性质都可能与截肢前的疼痛非常相似。膝以上截肢后发生幻肢痛较膝以下截肢后发生幻肢痛更为常见，而上肢截肢后发生幻肢痛率较下肢截肢者更为显著。6 岁以前儿童截肢后几乎不出现幻肢痛。

构成幻肢痛的病因和病理机制到目前仍不清楚。它的一些临床现象提示幻肢痛的发生可能与疼痛传导通路的各个水平都有关系：①周围神经机制：幻肢感觉可对残肢的各种刺激有所调节，在残端局部麻醉后幻肢感觉可暂时消失。此外，残端修整和敏感神经瘤的切除常可暂时减轻疼痛。②脊髓机制：脊髓损伤和臂丛神经根断裂有时具有与截肢幻肢痛患者同样特征和定位的疼痛。③脊髓上机制：幻肢感知具有复杂的感知性质以及被各种内部刺激（如集中、分散注意力或紧张）所调节，这清晰地表明幻觉现象最后是在大脑里整合起来的。

通过这些临床现象，可见幻肢痛的发生与疼痛传导通路的各级水平都可能有关，是典型的神经源性疼痛。神经源性疼痛病理生理学特点是痛觉高反应性。其表现为：痛觉阈值下降，初级感觉神经元电活性增加，出现异位放电等。在临床上常表现为痛觉过敏、痛觉超敏以及自发痛。由于构成幻肢痛的病因和病理机制仍不十分清楚，因此给治疗带来了很大的困难。尽管对疼痛的治疗方法很多，但对于病程长、病痛顽固的患者仍然不能从根本上解决问题。很多问题有待于进一步的探讨。

临床上常用以下方法来预防与处理幻肢痛：①早期临时假肢配戴。临床实践中我们发现，截肢术后尽早配戴假肢有助于促进幻肢痛的消失，而且假肢穿用越早，幻肢痛消失得也越快。促成幻肢痛消失的因素可能有两个方面，一是心理方面的因素，另一个是残肢成熟程度的加快，对消除幻肢痛有很大帮助。②残肢弹力绷带包扎。术后及时进行弹力绷带残肢包扎，避免或消除残肢的肿胀，缓解了因残肢肿胀造成的血循环障碍，从而减轻或消除因缺血所造成的残肢痛对大脑皮层的刺激。③物理治疗。目的是改善血液循环，减轻或消除残肢肿胀，缓解因残肢肿胀所造成的疼痛。④针灸治疗。利用针灸止痛的临床效果是被充分肯定的。早在古代就有人利用针灸做麻醉来进行外科手术治疗。针灸在幻肢痛的治疗中，通常可采用头针、体针及耳针。进针的部位选择在健侧肢体相对应部位进行。⑤心理疗法。心理治疗在幻肢痛的治疗中占有不可忽视的分量。由于伤残的病因不同，患者对待疾病的心态不同，对疼痛的耐受性不同，疼痛的程度与主、客观因素有着直接联系等各种因素的存在。因此，在治疗中应根据患者的具体病情，心理变化的不同阶段进行心理评估，疼痛水平的测试。根据心理评估、疼痛测试的结果制定治疗方案，使患者尽早从病痛中解脱出来，达到心理上的康复。对于幻肢痛比较严重，病程较长的患者，也可配合采用暗示疗法、睡眠疗法以提高疗效。⑥药物。治疗幻肢痛的药物大致分为四类：抗癫痫药、抗抑郁药、局部麻醉药和其他。抗癫痫药常用卡马西平。抗抑郁药的不良反应较高，临床使用受到限制。局部麻醉药利多卡因局部注射后可以达到镇痛作用。其他药物包括盐酸曲马多缓释片，主要作用于中枢神经系统与疼痛相关的特异性受体起到镇痛作用。神经妥乐平是牛痘免疫病毒疫苗接种家兔后的炎症皮肤提取物，是神经－免疫－内分泌系统的修复剂，具有神经修复、镇痛、植物神经调节、免疫功能调节的作用，目前是截肢后幻肢痛和其他顽固性疼痛治疗的首选药物。

（五）血管性疼痛

如果残肢在活动时出现疼痛而休息时疼痛可以缓解，提示疼痛可能是血管因素引起的。这种现象比较少见，需要找专科医生解决。

（六）骨刺

截肢后残端发生骨刺的概率较高，发生的原因大致与以下因素有关：①术中残留的骨膜较多，骨髓腔未用骨膜封闭。②术中截骨后残留骨组织未彻底清洗去除。③肌肉未行固定成形术，止血不彻底，出血引起血肿，血肿肌化后引起异位骨化。④儿童截骨后由于生长旺盛的特点，骨端过度生长。

预防骨刺的形成可以采取以下措施：①截肢术中截骨后，创面用生理盐水彻底冲洗，将残留骨组织彻底冲洗干净；骨端以骨锉修整圆钝；骨髓腔断面以骨膜缝合封闭。②残端行肌肉固定及肌肉成形术，使肌肉有了新的止点，避免回缩废用，同时封闭了髓腔减少出血。③术中彻底止血，术后充分引流，残肢以石膏加压固定，减少出血。

如出现骨刺，影响假肢的穿用，需要手术治疗。

（七）骨质疏松与骨折

截肢后患者的残肢由于负重、运动减少或负重、运动模式发生改变，很容易出现骨质疏松。虽然健全人骨质疏松的主要后果是骨折，但截肢者残肢发生骨折的现象却并不常见。无论骨折发生在残肢的哪个部位，处理原则都与正常人有所不同，需要经验丰富并且了解假肢的骨科医生来处理。

（赵利　田罡）

第十节　植入骨骼的假肢

传统的假肢通过接受腔以及悬吊带附着在残肢上，不仅功能上（例如关节活动与姿势）受到很多限制，外观上也经常不让人满意。由于应力要通过软组织传导，在残肢受力集中或者经常受到摩擦的部位很容易造成皮肤甚至骨骼的损害。此外，假肢接受腔穿脱不便、残肢在接受腔里出汗较多也是截肢者常常抱怨的问题。长期反复穿、脱接受腔还会造成残肢软组织逐渐松弛，残肢形状与接受腔不匹配。

直接植入骨骼的骨植入式（Direct skeletal attachment，DSA）假肢是指在残肢的骨髓腔内安置一个钛合金植入物，然后将假肢通过皮肤直接与植入物连接。

将假体植入骨骼的技术最早由 Per‐Ingvar Branemark 应用于口腔科领域，至今已有 40 余年历史。1990 年，在瑞典完成了第一例将假肢植入大腿截肢者残肢骨骼的治疗。澳大利亚、法国、英国、西班牙等国家陆续开展了该手术。已有 100 多例大腿截肢患者（包括双大腿截肢者、大腿极短残肢者）、35 例上肢截肢患者（包括部分手截肢者和手指截肢者）安装了植入式假肢。

目前，这个手术一般需要分两步进行。首先在残肢骨髓腔内植入一个假体，6 个月后再将连接装置安装在假体末端并穿出皮肤，将来连接假肢。

这样，应力就直接从残肢的骨骼传导到假肢。这不仅改善了残肢负重时的感觉功能和对假肢的悬吊与控制，同时避免了残肢软组织长时间受到过度的应力，减少了残肢的并发症，还可以防止残肢（尤其是下肢）的骨质疏松。

但是，这种假肢的技术要求比较高，目前还存在许多难题未能彻底解决。

首先，假肢与骨骼的连接必须长期甚至是无限期地牢固。这涉及植入材料与骨骼的相容性、固定方式、二者的接触面积、接触面的应力分布与局部骨组织生长或吸收等多方面问题。

但是，无论采取何种材料，长时间使用后都会因为疲劳而失效。

其次，要使假肢穿过皮肤的部位长期不发生感染也相当困难。研究表明，刚性材料穿过皮肤时比弹性材料更容易引起感染。

此外，假肢植入骨髓腔后对骨内膜血液循环的影响以及可能与植入物相关的疼痛也是重要的课题。虽然尚未见报道，但是将假肢植入骨髓腔后残肢骨骼始终存在骨折的风险，这一点在骨科人工关节领域已经得到广泛证实。

（田罡）

第十一节 假肢效果评价

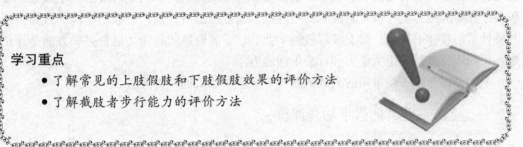

学习重点
- 了解常见的上肢假肢和下肢假肢效果的评价方法
- 了解截肢者步行能力的评价方法

早在 20 世纪初，著名的外科医生 Ernest Amory Codman 就提倡全面、系统地记录治疗的效果，不仅要重视结果，还要对所有的治疗方法都进行质量控制。假肢代偿截肢者所失去的肢体功能，在某种意义上也可以算作治疗，同样需要对其效果做出评价。

我们经常使用的评价方法可以分成两类：客观评价和主观评价。客观评价经常采用评分式或分级式的评价标准，一般需要由专业人员进行；而主观评价通常是指问卷调查，代表患者的自身感觉或自我评价。

评分式的评价标准是最常用的。虽然百分制最为常见，但是实际上并没有规定必须采取多少分。一个好的评价标准不仅应该针对性强、内容全面、使用简便，更应该注重分值的权重分配合理。根据实际得分，可以把最终结果分成：优、良、中、差四个等级，分别对应达到 90 分、70~89 分、50~69 分、不足 50 分。

分级式的评价标准也分为优、良、中、差四个等级但不设分数，每个等级有相应的功能表现。一般在无法使用分数分级的情况下采用。

问卷调查主要强调患者的主观感受，侧重于主观感觉、运动能力、日常生活能力和社交能力等。问卷的优点是简便易行、成本低廉，并且避免了不同评价者之间的差异性；缺点是受病人的智力水平、理解能力、文化水平、生活环境等的影响。

各种疗效评价的具体方式主要包括：①交谈 可以了解患者的主观感受、对病情和治疗的看法等。一般来说，交谈获得的资料比较可靠。②观察 可以对患者的全身或局部、在静态或动态下进行观察，还可以从患者的言谈举止中对其心理、精神进行观察。这需要一定的经验。③填表 特点是可以迅速收集大量资料。④体检 需要比较强的专业技能。⑤仪器检查 优点是结果准确，缺点是受到条件限制、费用昂贵等。

另外需要特别强调的是随访，包括定期复诊、信访和电话访问，还可以利用互联网进行。

对于截肢者的评价，可以安排在截肢前、截肢后安装假肢前、安装假肢后定期进行。每一次评价都需要包括以下几方面的内容：①残肢 ②假肢 ③功能。

残肢的评价包括：①外观，包括形状、长度、周径、皮肤是否完好、有无骨性突起、有无肿块或局部肿胀等；②疼痛，包括确切的痛点和幻肢痛；③肌肉力量；④关节活动有无受限；⑤感觉功能；⑥有无合并症，如骨折、血管病变等。同时也要了解患者的其他主要疾患和心理状态。

假肢的评价见假肢的临床适合性检查。

最后进行截肢者使用假肢的功能评价，一般需要在穿与不穿假肢时分别评价，目的主要是：①确定患者的功能状态，指导选择治疗与假肢方案。②判定假肢的代偿效果。③比较各个方案的优劣。④确定新技术的适应证。⑤进行预后评估。假肢的功能一方面是评价其所代替的肢体的功能，如上肢假肢的手功能，下肢假肢的行走功能；另一方面是评价截肢者使用假肢的日常生活能力和社会生活能力。

下面分别介绍一些常用的上肢假肢与下肢假肢效果的评价方法。

一、上肢截肢者的假手功能评价

（一）南安普顿手评价表（Southampton Hand Assessment Procedure，SHAP）

2002 年，Colin Light、Paul Chappell 和 Peter Kyberd 合作设计了 Southampton 手功能评价表，最初的目的是用来评价上肢假肢的效果，现在已经广泛应用于上肢骨关节和神经肌肉系统疾病的评价。它可以用来评价单只假手的功能，在测试中，另一只手只起辅助作用。

此评价分为两部分。第一部分是检验手或假手握持一些抽象形状物体的能力，每种物体又分为轻、重两个等级，主要检验手的握力、捏力等。第一部分的动作 1 要求被检者先后握起并移动轻与重的球体，动作 2 要求被检者用拇、食、中三指先后捏起并移动轻与重的三棱柱体，动作 3 要求被检者先后握起并移动轻与重的圆柱体，动作 4 要求被检者先后用拇指和食指侧面捏起并移动轻与重的物体，动作 5 要求被检者先后用拇指和食指指腹捏起并移动轻与重的物体，动作 6 要求被检者先后用拇指和其余四指捏起并移动轻与重的物体。第二部分包括 14 项日常生活动作：捡硬币、解纽扣、切食物、翻书页、旋开瓶盖、用瓶子倒水、从盒子中倒物、拿起重物、拿起轻物体、拿起托盘、用钥匙、拉拉锁、拧螺钉、拧门把手。检测时对每个动做计时，再将所消耗的时间转化为得分。

Southampton 手功能评价的优点是以手的功能为核心，比较全面地评价了手的常用功能。缺点一方面是需要专用的器具，该套设备比较昂贵；另一方面是它的测试重点局限在手部的活动，没有考虑前臂和上臂的配合。

（二）肌电控制能力评价（Assessment of Capacity for Myoelectric Control，ACMC）

这是一个专门为肌电假肢设计的评价工具，主要测试截肢者对肌电假手的控制。它有 30 项评价内容，涉及假手的抓握、释放、协调性等内容。由于测试相对复杂，要求评价者具备丰富的肌电假肢训练经验，接受 ACMC 课程培训并通过考试，这就限制了它在实际工作中的使用。

（三）单侧肘下截肢者测验（The Unilateral Below Elbow Test，UBET）

设计单侧肘下截肢者测验最初的目的是对先天性单侧肘部以下缺损的儿童进行功能测试，在穿与不穿假肢的情况下测试其双手功能。它按 4 个年龄组（2 ~ 4，5 ~ 7，8 ~ 10，11 ~ 21 岁）分别以能否完成任务和使用的方法两个尺度来评价。评价方法选择了对日常生活而言重要的双手动作，共 9 项任务。2 ~ 4 岁组的 9 个动作包括从塑料袋中拿出玩具、穿袜子等。5 ~ 7 岁组的 9 个动作包括：削铅笔、扣扣子、系鞋带打结等。8 ~ 10 岁组的 9

个动作包括：给健手戴手套、用尺子画线等。11～21 岁组的 9 个动作包括：使用刀叉、使用笤帚簸箕等。能否完成的评分从不能的 0 分到顺利完成的 4 分共 5 档，而完成的模式则按穿戴或不穿假肢时对患肢的使用方法来区分。

（四）New Brunswick University 假肢功能测试（University of New Brunswick Test of prosthetic function，UNB）

这个测试是专门为单侧上肢截肢的儿童设计的，在国际临床界非常有名。它测试的是使用假肢的技巧和自发性，选择的动作都是儿童在日常生活中可能遇到的。在 2～13 岁的年龄段里按每三年一组分为 4 组，选择适合的动作进行测试。2～4 岁组的测试项目包括：骑三轮车、用剪刀、开胶水瓶、给玩具娃娃脱衣服－梳头－铺床、敲小鼓、穿袜子、擦手、组装螺母和螺栓、荡秋千等。5～7 岁组的项目包括：挤牙膏、松纽扣、系腰带、拧毛巾、钉钉子、系鞋带打结、转万花筒、用弓箭、给玩具上弦等。8～10 岁组的项目包括：拉拉锁、玩溜溜球、玩纸牌、给饼干涂果酱、打棒球、叠衣服、用纸杯接水、系围脖、打羽毛球、铺桌布等。11～13 岁组的项目包括：测量长度、用钻、将信装入信封、给手表上弦、削苹果皮、撑开雨伞、穿针、缝扣子、用刀叉切肉、洗盘子、扫地、切西红柿、胡萝卜擦丝、划火柴等。假肢使用的技巧和自发性分别由低（0）到高（4）分为5 级。

另外，Michigan 手功能问卷和臂、肩与手残疾结果测量（Disabilities of the Arm, Shoulder and Hand Outcome Measure.，DASH）也是临床上常用的工具，但它们都不是专门为截肢者设计的，在截肢人群中使用的效度还不能肯定。

二、下肢截肢者的行走能力评价

（一）截肢者步行能力预测（Amputee Mobility Predictor，AMP）

AMP 是评价下肢截肢者步行潜力的预测工具，也可以观测在康复过程中的进展变化。测试内容包括：转移、坐/立平衡和各种步行技巧，具体 6 部分 21 项评价内容包括：坐位平衡、移动、立位平衡、步态、上下台阶和使用辅助具。一般需要 10～15 分钟完成测试。它可以在截肢者安装假肢前/后的任何时间使用。它可以显示出医学功能分级（Medicare Functional Classification Levels or K－Levels）各级之间的差别。该评分系统简单，对环境和设备的要求也较少。医学功能分级具体内容见附录 1，AMP 具体内容见附录 2。

（二）运动能力指数（Locomotor Capabilities Index，LCI）

运动能力指数的应用十分广泛，它测试下肢截肢者穿假肢的运动能力。包括 2 个分量表（基础和高级）14 项内容。截肢者自己填写，一般 5 分钟可以完成。运动能力指数是专为下肢截肢者设计的自测量表。每个项目从 0～3 分评为 4 级，0 表示不能完成，1 表示有人帮助下能完成，2 表示有人在旁边保护就能完成，3 表示能够独立完成。后来，又将独立完成分为 3 表示需要辅助具独立完成，4 表示不需要辅助具独立完成。得分高说明运动能力强。具体内容见附录 3。

（三）计时起立与行走测验（Timed Up and Go Test，TUG）

计时起立与行走测验通过评价一些行走的基本动作来测试行走能力。这个测试起初是为老年人设计的，观察内容包括从扶手椅中站起、行走 3 米、返回座椅，整个过程在地毯上完成，以秒计时，通常完成时间在 1~2 分钟。计时起立与行走测验被认为在很多情况下都是快捷、可信和有效的工具，但在截肢人群中的构想效度不佳。尽管如此，它还是被推荐用作常规的临床与研究方法。

（四）计时行走测验（Timed Walk Tests）

计时行走测验广泛应用于临床，也包括下肢截肢者。具体可以采取多种方法，包括：短距离（10 米包括转身 180°）行走的速度、定时行走的距离（在指定时间内以最快速度行走 2、6 或 10 分钟，其中 6 分钟最常用，即 6 分钟步行测试）等。

这个测试的方法看上去比较简单，实际操作中也存在不少注意事项：

（1）要让受试者穿着舒适

（2）要让受试者单独测试，不要陪同他行走，更不能让多个受试者同时测试

（3）要让受试者独立行走，不要提供任何帮助

（4）不要使用跑步机来测试

（5）不要在环形路上测试

（6）有心肺疾患的受试者测试时要有医生在场并准备好急救措施

三、截肢者日常生活能力和社会参与能力的评价

（一）健康调查简表 – 36（Medical Outcomes Survey Short Form – 36，MOS SF – 36）

健康调查简表 – 36 是比较常用的一个方法，主要针对由于健康和情感原因引起的功能障碍，涉及的内容包括：身体功能、疼痛、睡眠、心理健康、情感问题、行为限制、社会角色等等。但是由于这个量表不是针对截肢者设计的，所以有些评分对截肢者不尽合理。

（二）Barthel 指数（Barthel Index）

Barthel 指数最初用来评价神经系统疾病的功能状态，现在已经广泛应用于包括截肢在内的许多功能障碍的评定。评价包括日常生活活动的 10 项内容。评价时让受试者按过去 24~48 小时的情况回答。通常 Barthel 得分低表明截肢者在上下台阶、行走不平路面、如厕等方面存在困难。

（三）Trinity Amputation and Prosthesis Experience Scales

这是专为上肢截肢者设计的问卷，内容涉及穿戴假肢对行为的限制和截肢者对假肢的满意程度。它包括 54 项内容：社会心理的调整适应、行为限制（包括功能、社会活动和运动）、对假肢（重量、功能和外观）的满意程度，此外还涉及疼痛和一般健康状况。

（四）矫形器与假肢使用者调查（Orthotics and Prosthetics User Survey，OPUS）

这是专门针对截肢者的评价工具。它的内容包括：行为限制的改善、生活质量的提高、截肢者对假肢和相关服务的满意程度等等。

（五）Attitude to Artificial Limb Questionnaire（AALQ）

专门用于评价下肢截肢者安装假肢后的生活质量。共 10 个项目，包括对假肢、行走功能、身体形象、其他人的看法等方面的满意程度。每个项目分为 5 级评分。

（六）Amputation Related Body Image Scale（ARBIS）

评价截肢者过去 6 个月中与身体形象相关的生活质量。共 11 个项目，包括：假肢、

残肢、其他人对截肢者的态度、社会活动等。

（七）身体形象问卷（Body Image Questionnaire，BIQ）

从身体形象方面评价生活质量，是从评价饮食失调者身体形象的问卷修改而成的，可以在下肢截肢者安装假肢后使用。包括 17 项内容：身体外形、假肢外形、其他人的态度、截肢对社会活动的影响。每个项目从"没有"到"总是"分为 6 级评分，总得分从 17～102 分。得分低说明对身体形象满意。

（八）Orthotics and Prosthetics National Office Outcomes Tool（OPOT）

评价 3 方面内容：与健康相关的生活质量，截肢者的满意度，功能能力。与健康相关的生活质量包括完整的 SF－12，但是把其中的身体功能和疼痛部分扩展为 35 项，其中 24 项来自 SF－36，另外 11 项为新添加的内容。满意度部分的 13 项内容包括：服务、假肢的外形与舒适性、行走能力、生活质量等。功能能力包括上下台阶、行走和使用辅助具 3 项内容。

（九）假肢评价问卷（Prosthesis Evaluation Questionnaire，PEQ）

假肢评价问卷评价截肢者过去 4 星期内与假肢相关的生活质量。被调查者凭感觉在问题下方的长 10cm 线段上做出标记，调查者测量标记的位置就可以得出该问题的得分。使用时可以让截肢者回答全部问题，也可以根据实际需要选择某一组或几组问题来评价截肢者某些方面的情况。假肢评价问卷对于评价截肢者的变化非常有效。但它不能显示不同假肢组件之间的差异，也不与功能评价关联。（具体内容见附录 4，P148）

假肢评价问卷内容包括七组问题：

第一组是问截肢者四周中使用假肢的有关感觉的合适、满意程度，包括：对假肢重量、使用假肢带来的快乐、站立合适、坐位合适、使用假肢中有无失去平衡、体力消耗、对假肢接受腔（内腔、内衬套、残肢袜套）感觉合适程度、假肢外观、有无出现响声、有无损坏衣服、对穿鞋有无影响、穿假肢时残肢出汗多少、接受腔内有无异味、是否出现过残肢皮肤问题（发红、发紫、水泡、皮疹、溃破）。

第二组是问截肢者的特殊感觉，包括：幻肢感和幻肢痛（发生时间、疼痛性质、强烈程度、持续时间、发生频率）。

第三组是问截肢者使用假肢后带来的社会和情感方面的问题，如：有没有由于周围的人（陌生人、朋友、家人）对你假肢的反应令你回避了本来想做的事情；周围人对假肢的好坏反应等。

第四组是问截肢者的运动能力，如：能走吗？室内走、室外走？一次能走多远？能上、下台阶楼梯吗？能上下坡吗？能走光滑路或泥泞道路吗？能上下汽车吗？能使用假肢使用坐便器吗？能使用假肢安全地洗澡吗？

第五组是问截肢者对截肢后一些情况的满意程度，包括：对现用的假肢、对自己的步态、对自己的生活质量、对假肢技师、对训练的满意程度等。

第六组是问截肢者当假肢出现问题时（不合适、不舒服、没有假肢了）会什么事都不做还是尽力去做。

第七组是问截肢者假肢的性能、质量对他的重要性，以便了解截肢者对假肢的进一步要求：包括询问有关假肢外观、穿脱方便、选择不同跟高和样式鞋、选择装饰套、避免残肢皮肤问题的重要性等。

附录 1

医学功能分级（Medicare Functional Classification Levels or K – Levels）

K0　无论有无介助均没有能力或潜力安全地步行或移动，假肢不能提高生活质量或运动能力

K1　有能力或潜力使用假肢在平地以固定步幅移动或步行，活动范围局限在室内

K2　有能力或潜力越过低的障碍物如台阶或不平坦的地面，可以进行有限的户外活动

K3　有能力或潜力变换步幅行走，在户外活动可以越过大多数障碍物

K4　有能力或潜力使用假肢行走，超越基本的步行技巧，表现出高强度、力量或能量等级

附录 2

下肢截肢者步行能力预测（AMP）以下评价内容为原英文评价的中文翻译，仅供参考。

1. 坐位平衡：双臂交叉在胸前，面向前保持坐姿 60 秒，背部不能有任何支持　　　　不能完成 = 0
能完成 = 1

2. 坐位伸手抓物：物体距指尖 30cm（注：原单位为英寸，换算后大约相当于 30cm，下同）
不能尝试 = 0
抓不住或需要上肢支撑 = 1
成功 = 2

3. 坐位转移：2 把椅子按 90°夹角放置，患者自选方向　　　　不能完成或需要帮助 = 0
可独立完成，但不稳定 = 1
可独立完成，很稳定 = 2

4. 坐位到立位 1：双手交叉放在胸前从座椅上站起　　　　在没有帮助的情况下不能完成 = 0
（若不能完成，可使用上肢或辅助器）　　　　能完成，需借助上肢或辅助器具 = 1
能完成，不需借助上肢 = 2

5. 坐位到立位 2：当患者试图独立完成 4 时尝试的次数　　　　在没有帮助的情况下不能完成 = 0
能完成，尝试次数 > 1 次 = 1
1 次完成 = 2

6. 立位平衡 1：从患者站起来时开始计时 5 秒　　　　不稳（脚移动，身体晃动）= 0
能站稳，但需用拐杖或其他辅助器具 = 1
不需辅助器具能站稳 = 2

7. 立位平衡 2：能否持续 30 秒　　　　不稳 = 0
需借助辅助器具才能站稳 = 1
不借助可以站稳 = 2

8. 单腿站立计时：健侧时间：　　秒　　健侧　　　　不稳 = 0
需借助辅助器具才能达到 30 秒 = 1
无借助可以达到 30 秒 = 2

　　　　　　　患侧时间：　　秒　　患侧　　　　不稳 = 0
需借助辅助器具才能达到 30 秒 = 1
无借助可以达到 30 秒 = 2

9. 站立伸手抓物：物体距指尖 30cm　　　　不能尝试 = 0
抓不住或需要上肢支撑 = 1
成功 = 2

10. 保持平衡：患者双足并拢，检查者以手掌推其胸骨 3 次，患者足趾需离地　　　　摔倒 = 0
身体摇晃或需辅助器具借助 = 1

稳定 =2

11. 闭目立位平衡　　　　　　　　　　　　　　　　　　　　　不稳定，需要辅助 =0

稳定，不需辅助 =1

12. 弯腰拾物：物体置身体中线，足前 30cm 处　　　　不能捡，回到站立姿势 =0

需要帮助 =1

独立完成 =2

13. 立位到坐位：双臂交叉放在胸前　　　　　不安全，错误判断距离，摔倒 =0

坐的过程中借助了其他辅助装置，不流畅 =1

安全坐下，流畅 =2

14. 起步　　　　　　　　　　　　　　　　　　　　　　　有迟疑，需借助 =0

没有迟疑 =1

15. 步态：沿着 12 英尺的距离来回走 2 次　　a. 能摆腿　　　步幅达不到 12 英寸 =0

（左、右分别记分）　　　　　　　　　　　　　　　　　能达到 =1

b. 脚离地　　脚不完全离地，没有明显的偏移 =0

脚完全离地，没有明显的偏移 =1

16. 步态的连续性　　　　　　　　　　　　　连续步行过程中有停顿 =0

连续步行无停顿 =1

17. 转身 180°回到座椅　　　　　　　　不能转身，需要干预来防止摔倒 =0

转身超过三步，不需要干预 =1

转身不超过三步，无论是否需要帮助 =2

18. 变换步速：让患者在 12 英尺的距离行走 4 次，由快到慢或由慢到快　　　　不能变化速度 =0

速度变化不均匀 =1

均匀变化速度 =2

19. 跨越 10cm 高的障碍物　　　　　　　　　　　　　　不能跨越 =0

能跨越但是绊脚 =1

能跨越，不绊脚 =2

20. 上下台阶：尽量不用旁边的扶手　　　　　　　上台阶：　　　　不稳定或不能 =0

（若患者感觉不安全，可用扶手）　　　一次上一个台阶，或者需要扶 =1

能交替上台阶，不需手扶 =2

下台阶：　　　　不稳定或不能 =0

一次下一个台阶，或者需要扶 =1

能交替下台阶，不需手扶 =2

21. 选择辅助器具　　　　　卧床 =0　　使用轮椅 =1　　使用助行器 =2　　使用腋杖或肘拐 =3

使用手杖 =4　　无辅助器具 =5

附录 3

运动能力指数（Locomotor Capabilities Index，LCI）

现在你穿上假肢，是否能完成下列动作？

1. 从椅子站起

2. 穿假肢站立时从地面捡起物品

3. 从地面站起（如摔倒时）

4. 室内行走

5. 室外平整路面行走

6. 室外不平整路面行走（草地、碎石路、斜坡）

7. 恶劣天气行走（雨、雪、冰）

8. 上带扶手的楼梯

9. 下带扶手的楼梯

10. 上便道

11. 下便道

12. 不扶扶手上台阶

13. 不扶扶手下台阶

14. 携带物品行走

项目 1，4，5，8～11 属于基础量表，2，3，6，7，12～14 属于高级量表。

附录 4

假肢功能问卷调查

说明：

1. 每个问题的答案无所谓正确或错误，请您对每个问题做出自己的结论，在直线上做出标记来说明您的结论。

2. 如果你有多个假肢，请按照最常用假肢的情况回答。

举例：

你早上是否喝牛奶？

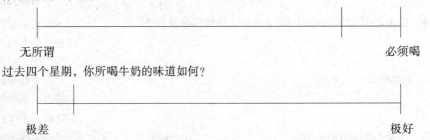

过去四个星期，你所喝牛奶的味道如何？

或者选择__ 我过去四个星期早上不喝牛奶。

这个例子显示答题的人感觉每天早上喝牛奶对他很重要，他同时认为他最近喝的牛奶味道不佳。如果他在过去的四周不喝牛奶，则选择下面的叙述来代替在图表中画线。

如例子所显示，在直线上画标记而不要画×或 O

请回答下面全部问题

第一组

第一组问题是关于你使用的假肢的情况

A. 在过去四周里，你现在的假肢带给你的快乐程度如何？

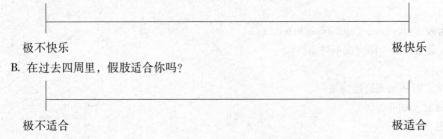

B. 在过去四周里，假肢适合你吗？

C. 在过去四周里，你假肢的重量怎么样？

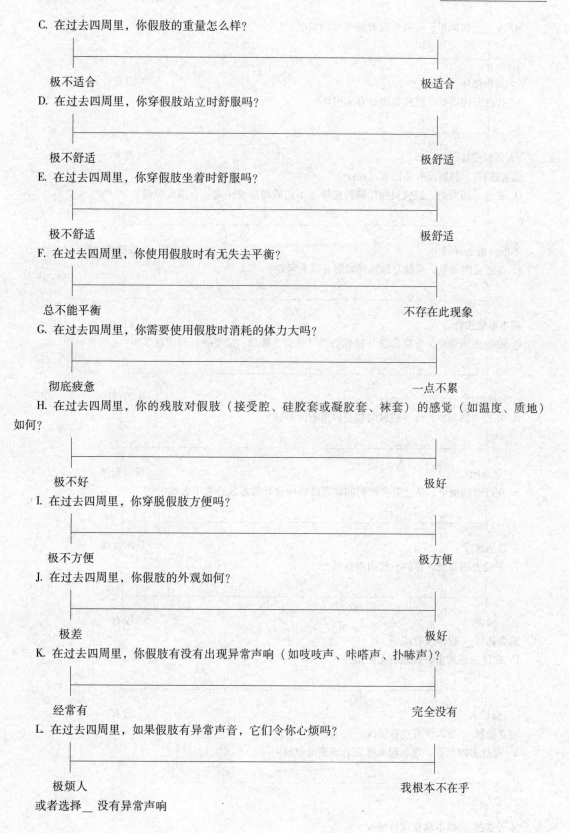

极不适合　　　　　　　　　　　　　　　　　　极适合

D. 在过去四周里，你穿假肢站立时舒服吗？

极不舒适　　　　　　　　　　　　　　　　　　极舒适

E. 在过去四周里，你穿假肢坐着时舒服吗？

极不舒适　　　　　　　　　　　　　　　　　　极舒适

F. 在过去四周里，你使用假肢时有无失去平衡？

总不能平衡　　　　　　　　　　　　　　　　不存在此现象

G. 在过去四周里，你需要使用假肢时消耗的体力大吗？

彻底疲惫　　　　　　　　　　　　　　　　　一点不累

H. 在过去四周里，你的残肢对假肢（接受腔、硅胶套或凝胶套、袜套）的感觉（如温度、质地）如何？

极不好　　　　　　　　　　　　　　　　　　极好

I. 在过去四周里，你穿脱假肢方便吗？

极不方便　　　　　　　　　　　　　　　　　极方便

J. 在过去四周里，你假肢的外观如何？

极差　　　　　　　　　　　　　　　　　　　极好

K. 在过去四周里，你假肢有没有出现异常声响（如吱吱声、咔嗒声、扑哧声)？

经常有　　　　　　　　　　　　　　　　　　完全没有

L. 在过去四周里，如果假肢有异常声音，它们令你心烦吗？

极烦人　　　　　　　　　　　　　　　　　我根本不在乎

或者选择__ 没有异常声响

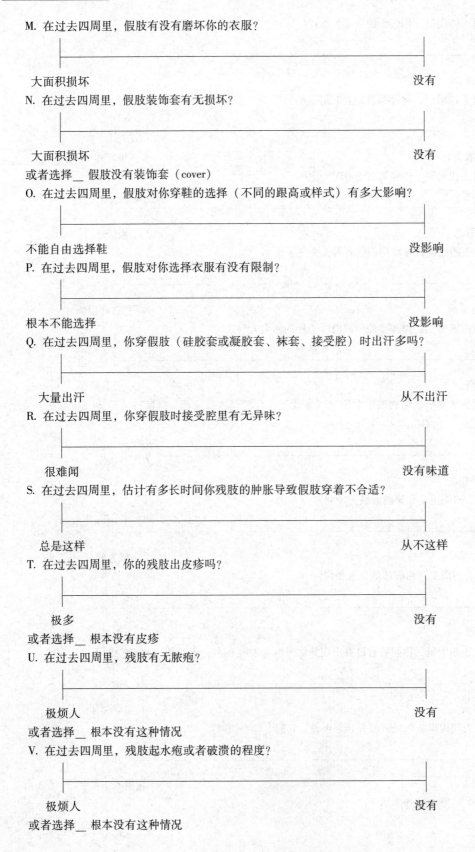

M. 在过去四周里，假肢有没有磨坏你的衣服？

大面积损坏   没有

N. 在过去四周里，假肢装饰套有无损坏？

大面积损坏   没有
或者选择__ 假肢没有装饰套（cover）

O. 在过去四周里，假肢对你穿鞋的选择（不同的跟高或样式）有多大影响？

不能自由选择鞋   没影响

P. 在过去四周里，假肢对你选择衣服有没有限制？

根本不能选择   没影响

Q. 在过去四周里，你穿假肢（硅胶套或凝胶套、袜套、接受腔）时出汗多吗？

大量出汗   从不出汗

R. 在过去四周里，你穿假肢时接受腔里有无异味？

很难闻   没有味道

S. 在过去四周里，估计有多长时间你残肢的肿胀导致假肢穿着不合适？

总是这样   从不这样

T. 在过去四周里，你的残肢出皮疹吗？

极多   没有
或者选择__ 根本没有皮疹

U. 在过去四周里，残肢有无脓疱？

极烦人   没有
或者选择__ 根本没有这种情况

V. 在过去四周里，残肢起水疱或者破溃的程度？

极烦人   没有
或者选择__ 根本没有这种情况

第二组

第二部分主要针对特殊的躯体感觉，以下是我们给出的定义；

1. 感觉是指像压力或搔痒之类的感觉，或者是一种姿势觉或位置觉，如大拇指呈屈曲状态。截肢者曾经描述了在他们失去的肢体里的感觉如"失去的脚裹在棉花里"。

2. 疼痛是一种极度的感觉，可以用以下词汇描述：刀割样、针刺样、烧灼样、酸痛。

3. 幻肢是指已经失去的肢体。截肢者自己描述说有一种感觉或痛觉存在于被截掉的肢体中，即存在于幻肢里。

4. 残肢是指客观存在的那部分肢体。

描述幻肢感

A. 在过去四周里，你感觉到幻肢没有疼痛的频率

    a. __ 从来没有

    b. __ 一到两次

    c. __ 大概每周一次

    d. __ 每周两到三次

    e. __ 每周四到六次

    f. __ 每天几次

    g. __ 总存在或几乎总存在

B. 在过去四周里，如果你有无痛性的幻肢感存在，描述它平均有多强烈。

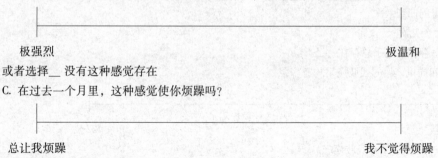

极强烈   极温和

或者选择__ 没有这种感觉存在

C. 在过去一个月里，这种感觉使你烦躁吗？

总让我烦躁   我不觉得烦躁

或者选择__ 没有这种感觉存在

描述幻肢痛

D. 在过去四周里，你感觉到幻肢痛存在的频率如何？

    a. __ 从来没有

    b. __ 一到两次

    c. __ 大概每周一次

    d. __ 每周两到三次

    e. __ 每周四到六次

    f. __ 每天几次

    g. __ 总存在或几乎总存在

E. 在过去四周里，你幻肢痛通常持续多长时间？

    a. __ 没有

    b. __ 几秒钟

    c. __ 几分钟

    d. __ 几分钟到一小时

    e. __ 几小时

    f. __ 一到两天

    g. __ 超过两天

  F. 在过去四周里，描述你的幻肢痛平均有多强烈？

极强烈   极轻

或者选择__ 我根本没有幻肢痛

  G. 在过去四周里，幻肢痛令你烦躁吗？

极烦躁   极轻

或者选择__ 我根本没有幻肢痛

描述残肢痛

  H. 在过去四周里，你感觉到残肢痛吗？

    a. __ 从来没有

    b. __ 一到两次

    c. __ 大概每周一次

    d. __ 每周两到三次

    e. __ 每周四到六次

    f. __ 每天几次

    g. __ 总存在或几乎总存在

  I. 在过去四周里，你的残肢痛平均有多强烈？

极强烈   极轻

或者选择__ 我根本没有残肢痛

  J. 在过去四周里，残肢痛令你烦躁吗？

极烦躁   极轻

或者选择__ 我根本没有残肢痛

评价另一下肢（非截肢侧）

  K. 在过去四周里，你感觉到疼痛吗？

    a. __ 从来没有

    b. __ 一到两次

    c. __ 大概每周一次

    d. __ 每周两到三次

    e. __ 每周四到六次

    f. __ 每天几次

    g. __ 总存在或几乎总存在

L. 在过去四周里，你的疼痛平均有多强烈？

极强烈　　　　　　　　　　　　　　　　　　　　极轻

或者选择__ 我根本没有疼痛

M. 在过去四周里，疼痛令你烦躁吗？

极烦躁　　　　　　　　　　　　　　　　　　　　极轻

或者选择__ 我根本没有疼痛

评价腰背痛

N. 在过去四周里，你感觉到腰背痛吗？

　　a. __ 从来没有

　　b. __ 一到两次

　　c. __ 大概每周一次

　　d. __ 每周两到三次

　　e. __ 非常频繁，每周四到六次

　　f. __ 每天几次

　　g. __ 总存在或几乎总存在

O. 在过去四周里，你的腰背痛平均有多强烈？

极强烈　　　　　　　　　　　　　　　　　　　　极轻

或者选择__ 我根本没有疼痛

P. 在过去四周里，疼痛令你心烦吗？

极烦　　　　　　　　　　　　　　　　　　　　　极轻

或者选择__ 我根本没有疼痛

第三组

第三组是关于假肢给你带来的社会和情感方面的问题

A. 在过去四周里，陌生人对你假肢的反应可能会令你避免做一些本来要做的事情，发生这种事情的
概率多大？

总是这样　　　　　　　　　　　　　　　　　　没有

B. 在过去四周里，有多少时间假肢让你感觉沮丧？

总是这样　　　　　　　　　　　　　　　　　　没有

C. 在过去四周里，如果你有这种感觉，请你回忆最让你感觉沮丧的那件事并且评价当时沮丧的程度

极为沮丧   不沮丧

或者选择__ 我的假肢根本不令我感觉沮丧

在你跟周围的人接触时会有乐观的和沮丧的经历，回答下列的问题来评价你得到的反应。

D. 在过去四周里，你的同事对你假肢的反应如何？

很差   很好

或者选择__ 我根本没有同事

E. 在过去四周里，他的这种反应对你们俩的关系有影响吗？

很坏   很好

或者选择__ 我根本没有同事

F. 在过去四周里，找两个家庭成员，写下他们和你的关系，如母亲或儿子

#1 _____   #2 _____

或者选择__ 我们家庭无其他成员

G. 在过去四周里，家庭成员#1 对你假肢的反应如何？

很坏   很好

或者选择__ 我们家庭无其他成员

H. 在过去四周里，家庭成员#2 对你假肢的反应如何？

很坏   很好

或者选择__ 我们家庭无其他成员

I. 在过去四周里，假肢对你的同事或家庭成员有多大负担？

极大的负担   没有负担

或者选择__ 我没有同伴或家庭成员

J. 在过去四周里，假肢在你的社会活动中对你有影响吗？

有很大影响   没有影响

K. 在过去四周里，你有照顾其他人（同事或朋友、子女）的能力吗？

没有能力   没问题

或者选择__ 我不需要照顾其他人

第四组

这一组问题是关于你的运动能力

A. 在过去四周里，你穿戴假肢能行走吗？

不能步行   没有问题

B. 在过去四周里，在室内穿假肢能行走吗？

不能步行   没有问题

C. 在过去四周里，穿假肢能上台阶吗？

不能   没有问题

D. 在过去四周里，穿假肢能下台阶吗？

不能   没有问题

E. 在过去四周里，穿假肢能上斜坡吗？

不能   没有问题

F. 在过去四周里，穿假肢能下斜坡？

不能   没有问题

G. 在过去四周里，穿假肢能在街道上行走吗？

不能   没有问题

H. 在过去四周里，穿假肢能在光滑地面（湿的瓷砖、雪地、下雨的街道、船甲板）行走吗？

不能   没有问题

I. 在过去四周里，穿假肢能上下小汽车吗？

不能   没有问题

J. 在过去四周里，穿假肢能从相对比较高的椅子（餐厅、办公室的椅子）上站起或坐下吗？

不能   没有问题

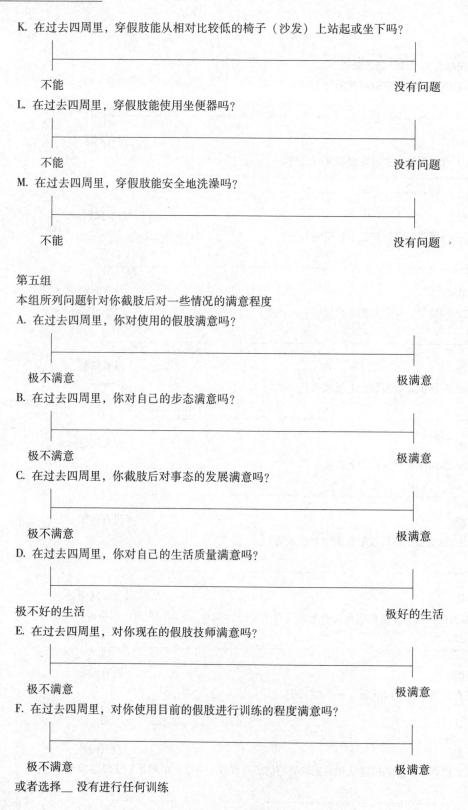

K. 在过去四周里，穿假肢能从相对比较低的椅子（沙发）上站起或坐下吗？

不能　　　　　　　　　　　　　　　　　　　没有问题

L. 在过去四周里，穿假肢能使用坐便器吗？

不能　　　　　　　　　　　　　　　　　　　没有问题

M. 在过去四周里，穿假肢能安全地洗澡吗？

不能　　　　　　　　　　　　　　　　　　　没有问题

第五组

本组所列问题针对你截肢后对一些情况的满意程度

A. 在过去四周里，你对使用的假肢满意吗？

极不满意　　　　　　　　　　　　　　　　　极满意

B. 在过去四周里，你对自己的步态满意吗？

极不满意　　　　　　　　　　　　　　　　　极满意

C. 在过去四周里，你截肢后对事态的发展满意吗？

极不满意　　　　　　　　　　　　　　　　　极满意

D. 在过去四周里，你对自己的生活质量满意吗？

极不好的生活　　　　　　　　　　　　　　　极好的生活

E. 在过去四周里，对你现在的假肢技师满意吗？

极不满意　　　　　　　　　　　　　　　　　极满意

F. 在过去四周里，对你使用目前的假肢进行训练的程度满意吗？

极不满意　　　　　　　　　　　　　　　　　极满意

或者选择＿ 没有进行任何训练

G. 在过去四周里，总的来说，对你的步态训练和假肢的使用训练情况满意吗？

|
极不满意   极满意

或者选择__ 截肢后没有进行任何训练

第六组
评价当你假肢出现问题时，你的日常活动能力
A. 在过去四周里，当我的假肢不适合时，我会_____

|
什么事情也不做   尽力去做

B. 在过去四周里，当我的假肢让我感到不舒服时，我会_____

|
什么事情也不做   尽力去做

C. 在过去四周里，当我没有假肢时，我会_____

|
什么事情也不做   尽力去做

第七组
这是最后一组问题，假肢的性能或质量对你的重要性
A. 在过去四周里，假肢的重量对你有影响吗？

|
没有影响   非常关键

B. 在过去四周里，穿脱假肢的方便程度对你重要吗？

|
根本不重要   极为重要

C. 在过去四周里，假肢的外观对你重要吗？

|
根本不重要   极为重要

D. 在过去四周里，能否选择不同跟高或样式的鞋对你重要吗？

|
根本不重要   极为重要

E. 在过去四周里，假肢装饰套的耐磨性（破裂、刮伤、褪色）对你重要吗？

|
根本不重要   极为重要

或者选择__ 假肢无装饰套

F. 在过去四周里，当你的假肢在接受腔、袜套里面出汗时对你有影响吗？

|————————————————————————————————————|

非常烦人　　　　　　　　　　　　　　　　　　　不重要

G. 在过去四周里，残肢肿胀时，心情烦躁吗？

|————————————————————————————————————|

非常烦　　　　　　　　　　　　　　　　　　　　不重要

H. 在过去四周里，能够避免残肢上出现皮肤问题（如水疱、脓疱、丘疹等）对你重要吗？

|————————————————————————————————————|

根本不重要　　　　　　　　　　　　　　　　　极为重要

I. 在过去四周里，别人看待你和你的假肢的态度给你带来烦恼吗？

|————————————————————————————————————|

极烦　　　　　　　　　　　　　　　　　　　　无所谓

J. 在过去四周里，对你而言，能够上斜坡重要吗？

|————————————————————————————————————|

根本不重要　　　　　　　　　　　　　　　　　极为重要

补充：

A. 如果下列情况在过去四周内发生过，请你选择并做简要描述

　　__ 身体有其他疾病

　　__ 疼痛有明显改变

　　__ 有严重的个人问题

　　__有严重的家庭问题

　　__ 生活中有其他重大改变

若有上述问题中的任何一个，请做简单描述_____

B. 若你认为你的假肢还有其他问题并且这些问题对我们有帮助，请写出来

（非常感谢）

（田罡　杨平）

第二章 矫形器

第一节 矫形器概述

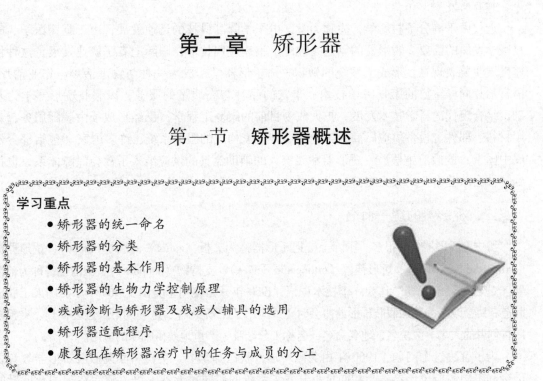

学习重点
- 矫形器的统一命名
- 矫形器的分类
- 矫形器的基本作用
- 矫形器的生物力学控制原理
- 疾病诊断与矫形器及残疾人辅具的选用
- 矫形器适配程序
- 康复组在矫形器治疗中的任务与成员的分工

矫形器（Orthosis）是用于改变神经肌肉和骨骼系统的机能特性或结构的体外装置。近代神经、肌肉、骨骼疾病的内科、外科治疗已经取得很大进展，但许多儿麻、脑血管意外、肌无力、骨关节等疾病仍然要求装配矫形器，以预防、矫正畸形或代偿失去的功能。

随着各项康复医学的发展，随着现代材料学、生物力学的发展，现代矫形器开发、制造、装配都有了很大进步。同时矫形器技术和服务工作的发展又促进了康复医学的发展，特别是对神经、肌肉骨骼运动系统疾病的治疗，对肢体残疾人的康复医疗，对残疾人功能、活动能力、社会参与能力恢复，矫形器治疗是十分必要的。因此近代康复医学和全面康复工作发展以后，人们已把假肢矫形器技术视为与物理治疗（PT）、作业治疗（OT）、语言治疗（ST）一样重要的四项康复技术之一。

一、矫形器的历史

历史上，矫形器被称为夹板（Splint）、支具（Brace），现在称为矫形器。有关矫形器制造、装配、临床应用的系统知识被称为矫形器学（Orthotics）。从事矫形器装配工作的技术人员称为矫形器技师（Orthotist）。

用于医疗的夹板、支具与假肢一样有着悠久的历史。最早的夹板是用于固定、治疗肢体的骨折。公元前370多年之前，西方医学之父希波克拉底（Hippocrates）就提出了超关节固定骨折的原则。早年用于制造假肢的材料，如木材、皮革、金属，也用于制造矫形器，而早期制造夹板和支具的也正是那些木匠、皮匠、铁匠和盔甲工。18世纪以后薄铁制造工艺已经高度发展，欧洲已有大量精巧的夹板、支具生产。我国相传在明代已经应用了木柱（一种木制围腰）。中医骨伤科应用小夹板治疗骨折，不但历史久远，而且应用至今，并有所发展。

近代由于高分子材料学、生物力学、电子学等高科技的迅速发展，由于临床医学、康复医学发展的需要，矫形器的制造、装配、临床应用技术在国际上有了快速发展。这种快速发展主要表现在：形成了系统的知识——矫形器学；成为一种与物理治疗、作业治疗、语言治疗同样重要的康复医学技术；丰富的品种与高质量的服务；以假肢矫形器学为基础，结合现代的科学技术发展，扩大成为目前的康复工程学；已经形成了由装配服务，专用材料、部件、设备供应厂商，工业化生产厂家构成的服务系统；许多国家（包括部分发展中国家）的政府把假肢－矫形器和残疾人的辅助器具的供应纳入了社会保障体系，也得到了社会慈善事业的大力支持。

二、矫形器的统一命名

历史上矫形器名称很多。国际上曾把矫形器称为夹板（splint）、支具（brace）、矫形器械（orthopedic appliance）、矫形装置（orthopedic device）、支持物（supporter），国内也曾称为辅助器、支架等。"矫形器"作为一个技术词语，1950 年开始使用于美国。1960 年原美国人工肢体制造者协会改名为美国假肢矫形器协会时正式应用了"矫形器"这一词语。过去支具、夹板多用首创者的人名、医院名、地名命名，名称十分杂乱，严重地妨碍临床的应用。

为了解决这个问题，1960 年由美国矫形外科医师学会、美国科学院假肢矫形器教育委员会和美国假肢矫形器学会共同负责开发了系统的假肢矫形器术语，随后在美国及世界的一些地区进行了试用和修改，并形成了国际假肢矫形器技术术语的核心。1992 年国际标准化组织（ISO）公布的残疾人辅助器具分类（ISO 9999－1992）采用了系列化的矫形器术语。我国国家质监局 1996 年公布了我国国家标准 GB/T16432－1996（等同采用国际标准 ISO 9999－1992）。标准中也采用了系统的矫形器（Orthosis）的统一命名方案。该方案规定按矫形器的安装部位英文字头的缩写命名。（见表 2－1－1）

表 2－1－1　矫形器按装配部位统一命名及缩写

中文名称	英文名称	缩写
骶髂矫形器	Sacro－iliac orthoses	SIO
腰骶矫形器	Lumbo－sacral orthoses	LSO
胸腰骶矫形器	Thoraco－lumbo－sacral orthoses	TLSO
颈部矫形器	Cervical orthoses	CO
颈胸矫形器	Cervical－thoracic orthoses	CTO
颈胸腰骶矫形器	Cervical－thoraco－lumbo－sacral orthoses	CTLSO
手矫形器	Hand orthoses	HO
腕矫形器	Wrist orthoses	WO
肘矫形器	Elbow orthoses	EO
肘腕矫形器	Elbow－wrist orthoses	EWO
肩矫形器	Shoulder orthoses	SO
肩肘矫形器	Shoulder－elbow orthoses	SE
肩肘腕矫形器	Shoulder－elbow－wrist orthoses	SEWO

中文名称	英文名称	缩写
肩肘腕手矫形器	Shoulder – elbow – wrist – hand orthoses	SEWHO
足矫形器	Foot orthoses	FO
踝足矫形器	Ankle – foot orthoses	AFO
膝矫形器	Knee orthoses	KO
膝踝足矫形器	Knee – ankle – foot orthoses	KAFO
髋矫形器	Hip orthoses	HO
髋膝踝足矫形器	Hip – knee – ankle – foot orthoses	HKAFO

三、矫形器的分类

1. 按装配部位分　上肢矫形器（upper limb orthotic systems）；下肢矫形器（lower limb orthotic systems）；脊柱矫形器（spinal orthotic systems）。

2. 按矫形器的作用、作用目的分　即装矫形器（quickly made orthoses）；保护用矫形器（protective orthoses）；稳定用矫形器（stabilization orthoses）；减免负荷用矫形器（weight bearing orthoses）；功能用矫形器（functional orthoses）；站立用矫形器（standing orthoses）；步行用矫形器（walking orthoses）；夜间用矫形器（night orthoses）；牵引矫形器（traction orthoses）；功能性骨折治疗用矫形器（functional fracture orthoses）。

3. 按主要制造材料分　塑料矫形器；金属矫形器；皮制矫形器；布制矫形器。

4. 按其他原则分　模塑矫形器（molded orthoses）；外动力矫形器（externally powered orthoses）；标准化矫形器（modular orthoses）。

5. 按产品状态分

（1）成品矫形器（prefabricated orthoses）：这是一类预先按照肢体形状、尺寸制作好的成品矫形器，由于批量生产，比较便宜，如各种限制颈部活动的围领，各种围腰，平足垫等等。一般商家都备有不同的规格、尺寸供选用。成品矫形器仅适合用于一些问题比较简单，只是暂时用于损伤保护的情况。成品矫形器不适合用于畸形明显、皮肤表面感觉丧失的患者使用。

（2）订配成品矫形器（custom – fitted prefabricated orthoses）：这是一类用高温塑料板模塑制成的矫形器。与成品矫形器的区别是这些制品可以根据患者的肢体形状，在成品矫形器的局部加热、变形和修改边缘，使产品比较适合患者的解剖特点。

（3）订制矫形器（custom – made orthoses）：这是一类根据患者解剖特点严格适配的矫形器，具有良好的生物力学控制能力。订制矫形器还可以分为两类：

1）测量订制矫形器（custom made – to – measurement orthoses）：这是一类依靠患者的肢体投影图和有关测量尺寸制造的矫形器。

2）模塑订制矫形器（custom made – to – patient orthoses）：这是一类根据患者肢体的模型模塑制成的矫形器。这是一类全接触型的矫形器，具有相当好的生物力学控制能力。

6. 按所治疗的疾病分　脊髓灰质炎后遗症用矫形器；马蹄内翻足矫形器；脊柱侧弯矫形器；骨折治疗矫形器；股骨头无菌坏死矫形器等。

四、矫形器的基本作用

1. 稳定和支持　通过限制关节的异常活动范围，稳定关节，减轻疼痛或恢复其承重功能，如儿麻后遗症，下肢广泛肌肉麻痹者应用的膝踝足矫形器（图2-1-1）。

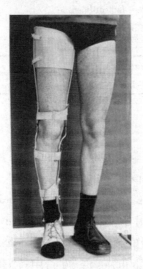

图2-1-1　儿麻患者膝踝足矫形器

2. 固定和保护　通过对病变肢体或关节的固定和保护以促进病变的愈合，如用于治疗骨折的各种矫形器。

3. 预防、矫正或稳定畸形　多用于儿童预防畸形。儿童生长阶段，由于肌力不平衡，骨发育异常或外力作用常引起肢体的畸形，应以预防为主。生长发育期间由于骨、关节生长，存在着生物可塑性，应用矫形器能得到一定的矫正效果。矫形器的预防作用主要体现在防止出现畸形或防止畸形快速发展。

矫正的目标是将肢体非生理的对线关系矫正或改善为生理的对线关系。上述目标是通过三点力矫正实现的，三点力矫正是通过杠杆原理发挥作用的，力的大小、位置、方向都对矫正效果有影响。（图2-1-2、2-1-3、2-1-4、2-1-5、2-1-6、2-1-7、2-1-8）

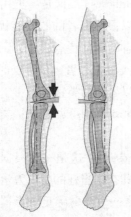
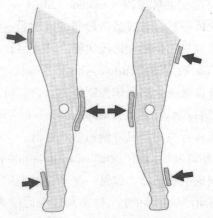

图2-1-2　膝内翻与膝外翻　　　　**图2-1-3　膝内翻与膝外翻矫正原理**

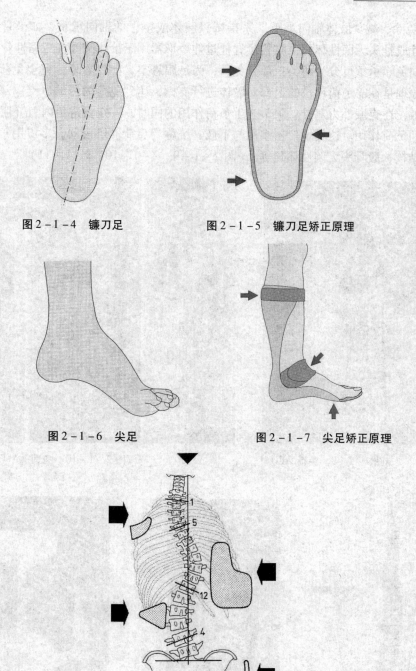

图 2 - 1 - 4 镰刀足　　　　　图 2 - 1 - 5 镰刀足矫正原理

图 2 - 1 - 6 尖足　　　　　图 2 - 1 - 7 尖足矫正原理

图 2 - 1 - 8 脊柱侧弯矫正原理

预防畸形的前提是能预见畸形，以下几种情况应注意预见和预防畸形。

（1）由于上下运动神经元损伤、疾病或肌肉病变引起的关节周围肌力不平衡。

（2）由于上下运动神经元损伤、疾病或肌肉疾患使肌肉无力对抗重力。

（3）损伤引起的反应性瘢痕。

（4）关节炎症。

4. 免除、减少肢体轴向承重　系指减轻肢体或躯干的轴向承重，如坐骨承重矫形器用于治疗股骨头无菌性坏死，胸腰骶脊柱过伸矫形器用于治疗胸腰椎压缩性骨折。

轴向免除承重可分为两类：部分免荷，为足跟悬空，前足着地；完全免荷，为全足悬空。其原理是在需免荷部位的上部对肢体进行支撑，达到免荷的目的。支撑部位的承重应准确有效，在克服外力对骨、关节产生负荷作用的同时，一定要避免内力（肌肉收缩）对骨关节的负荷作用。这类矫形器多用与下肢，统称为免荷性矫形器，多应用于骨折、假关节、骨结核、股骨头无菌性坏死等。（图2－1－9、2－1－10、2－1－11）

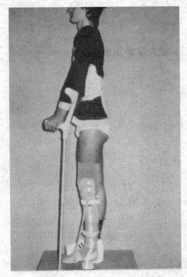

图2－1－9　免荷AFO

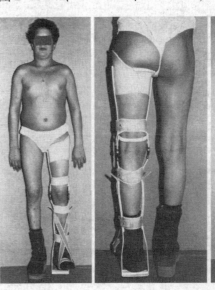

图2－1－10　免荷KAFO

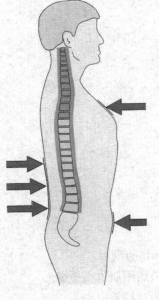
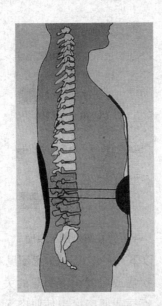
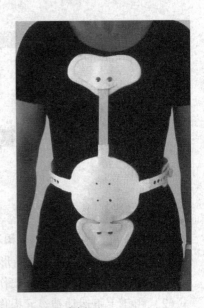

图2－1－11　过伸矫形器用于胸腰椎压缩性骨折原理及实例

5. 抑制站立、步行中的肌肉反射性痉挛　这是控制关节运动，减少肌肉反射性痉挛的结果。如硬踝足塑料矫形器用于脑瘫可以防止步行中出现痉挛性马蹄内翻足，改善步行功能。

6. 肢体不等长的补偿　双下肢不等长是残疾人常见问题。下肢不等长的主要原因包括先天性、后天发育障碍、创伤后短缩畸形愈合、关节畸形、关节功能障碍等。对双下肢不等长进行长度补偿的基本原则是站立位达到骨盆水平。补偿方法是鞋内补高与鞋外补高相结合；要求补高后的肢体承重应符合生理对线要求；补高后的鞋后跟适当往前移有助于步行中减轻踝关节背屈肌的疲劳，改善跟着地时膝关节的稳定性，补高后鞋后跟适当的往外移有助于步行中外侧的稳定性。（图2-1-12）

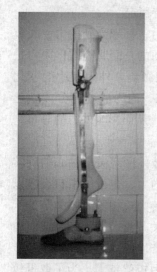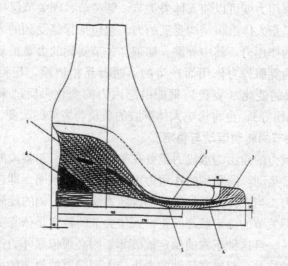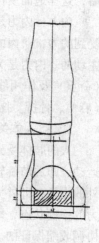

图2-1-12　高度补偿矫形器实例及原理

7. 改进功能　系指改进病人步行、饮食等日常生活、学习能力、工作能力等，表现在改善日常生活质量与参与社会的能力，如各种帮助手部畸形残疾人改进握持功能的腕手矫形器等等。有些矫形器为了改进功能而借助于自身关节运动，被称为自身力源功能性矫形器。

以上7个基本作用，在某个矫形器上可以有其中一个或几个。

五、矫形器的生物力学控制原理

从前述的矫形器的基本作用可以看出，矫形器的基本作用不外乎是固定、稳定、预防-矫正畸形、减免轴向承重、抑制肌肉痉挛以及补偿肢体的不等长。这些都与人体的生物力学有关，这些都是依靠矫形器对人体一些部位形成的外力作用达到的。因此，矫形器的生物力学知识是理解肢体畸形，进行矫形器需求评估，写好矫形器处方，做好矫形器设计的基础。有关矫形器生物力学方面的知识很多，包括人体功能解剖学、人体的步态、人体运动学、动力学等方面。此处仅对与矫形器基本作用密切相关的生物力学知识做些简单的介绍。

力具有大小和方向性。力能引起物体围绕旋转轴转动的效果，被称为"力矩"。力矩的大小取决于力与力臂（从力的作用点至转动轴心的距离）的乘积。力矩的单位用Nm（牛顿米）表示。顺时针方向的力矩为正力矩，逆时针方向的力矩为负力矩。矫形器对身体某个部位形成了矫形力矩（modifying moment）。这些力矩对人体的主要作用是抑制或减轻某部位肢体围绕关节轴的旋转运动。

（一）几个基本概念

外力：这里的外力是指外界对人体力的作用，包括重力、地面反作用力等。若穿上矫形器，则还有矫形器对肢体的作用力。外力对下肢主要关节的平衡和稳定有重要的影响。作用于人体的重力线相对于人体关节的位置，会随着站立姿势的不同发生变化。外力对关节的作用与外力和关节间的位置有关，外力作用线相对于关节的位置取决于人体站立姿势。

静态力线：静态站立平衡时，地面反作用力的作用线便是人体静态力线。舒适的姿势站立时，地面反力作用线通过人体髋关节后方、膝关节前方、踝关节前方、足的中间偏后，这样地面反作用力就可以使人体髋关节、膝关节、踝关节保持稳定。

内力：内力是指人体组织结构受到的力。它包括骨骼受到的力，韧带受到的力，关节受到的力，肌肉的作用力。其中骨骼、韧带、关节受到的力是被动的，而肌肉的作用力是主动的。内力是为克服外力作用而产生的。两者互相依赖、互相影响。外力大小的变化（荷重）及作用线的变化（姿势）都能引起内力的变化。反过来，内力的不充分或缺乏（麻痹、骨折、挫伤等），也将影响人体下肢的负重与姿势的改变，从而影响外力的分布。

（二）人体关节的转动运动与稳定

人的肢体受到力的作用，形成力矩可在某一平面内引起某段肢体围绕关节轴心的旋转运动，即关节旋转运动。所受到的作用力可能来自肌肉收缩，即内力，也可能来自人体以外的力量，即外力。当人体关节轴的一侧旋转力矩与另一侧的旋转力矩相等时则关节处于力的平衡状态，即关节的稳定状态。正常人体关节的稳定是依靠关节囊、周围韧带、肌肉协调收缩保证的。一旦这种正常的稳定被破坏了则必须依靠外力产生的力矩才能对抗关节的异常运动。显然这种引起异常运动的力矩越大则需要的稳定的力矩就越大。为了取得较大的力矩，可以增加外力，也可以增加从关节旋转轴心到作用力点的距离，即增加力臂。

矫形器设计中，为保持关节的稳定多采用在某一平面上的三点力控制系统。设计中为了增加稳定力矩，在可能的情况下尽量将矫形器边缘向上、下延长，增加固定范围，增加稳定力臂的长度。当然还可以增加作用力的总面积，增加作用力，减少局部压强。（图 2 - 1 - 13）

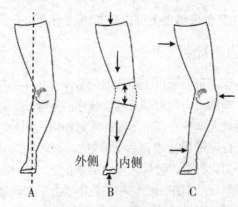

图 2 - 1 - 13　控制膝外翻畸形的三点力系统

A. 膝外翻畸形，虚线表示通过下肢的承重线　B. 膝外翻的下肢在体重和地面反作用力的作用下加重膝外翻的趋向　C. 为预防膝外翻加重需要矫形器的外力

（三）人体关节的平移动

人体关节在剪切力的作用下可以产生平的移动。这种平的移动见于膝关节前交叉韧带损伤后，当膝关节承重时，膝关节的屈曲角度越大则膝关节平的移动越大。为了能在屈膝位能控制膝关节的平动需要应用四点力控制系统矫形器（见图 2 – 1 – 14）。这种矫形器要求严格地进行模塑，最好应用双轴的膝关节铰链。双轴膝关节铰链的运动特性比单轴膝铰链的运动特性更接近膝关节的运动特性。

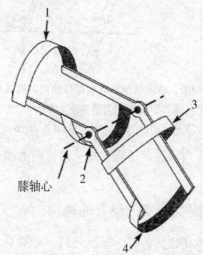

图 2 – 1 – 14　用于治疗膝关节前交叉韧带损伤的四点力控制系统膝矫形器（引自 Bowker）

（四）骨的轴向力

正常躯干、下肢承重来源于体重和地面的反作用力，是顺着躯干、下肢的长轴传递的。当脊柱、下肢骨折与关节损伤时，躯干或下肢承重可能引起病变部位的疼痛、畸形和支撑功能的伤失。为了促进病变的痊愈，减少疼痛，改进支撑功能，可以应用矫形器减轻其轴向（即纵向）承重。如带坐骨承重的 KAFO 可以免除下肢的承重。

（五）地面反作用力

地面反作用力只涉及下肢假肢与矫形器的设计、适配问题。正常人步行中从足跟触地到足尖离地，髋、膝、踝关节的运动都会受到地面反作用力的影响。地面反作用力对髋、膝、踝的作用随着地面反作用力线与髋、膝、踝关节运动轴心的位置变化而变化。这种影响的力量是很大的，在单足支撑期地面反作用力等于或大于体重。因此，在矫形器的设计中应该了解步行周期中不同时期地面反作用力对髋膝踝关节运动的影响。例如穿戴硬踝的 AFO 的病人足跟触地和足平时能向前推动小腿，促使膝关节屈曲，而穿戴跖屈位硬踝的 AFO 的病人足平时和蹬离期能向后推动小腿，促使膝关节伸直。在足矫形器设计中应用地面反作用力的例子也很多，例如：在后跟的内侧垫偏，利用地面反作用力矫正足跟外翻；在鞋后跟的后部切除部分后跟，可以减少足跟触地时由于地面反作用力而引起的膝关节屈曲力矩。（图 2 – 1 – 15）

（六）皮肤表面压力的均匀分布

矫形器对肢体局部皮肤加压部位在可能的情况下应该尽量扩大加压面积，并使压力尽量均匀分布，以避免压力过分集中，造成皮肤损伤，引起压疮。为此，矫形器的压力部

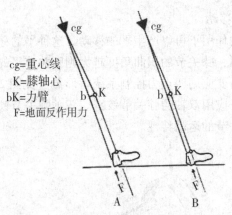

cg=重心线
K=膝轴心
bK=力臂
F=地面反作用力

图 2-1-15　切跟与不切跟，后跟触地时地面反作用力对膝关节屈曲的不同作用力臂

A. 一般鞋跟，地面反作用力对膝关节屈曲的力臂

B. 鞋跟后部切除一部分时的膝关节屈曲力臂（引自 John B. Redford）

位，特别是在骨的凸起部位应当精密的进行模塑，并应用泡沫塑料垫、硅凝胶垫，使皮肤表面的压力分布尽量均匀。

六、疾病诊断与矫形器及残疾人辅具的选用

现代矫形器和残疾人辅具在创伤骨科、矫形外科、骨病科、小儿骨科、手外科、足踝外科、烧伤科、骨肿瘤科、神经科、显微外科、普通外科等临床科室已经得到了广泛的应用。特别是在肢体残肢人康复、社区康复领域中已成为重要的康复技术内容，得到广泛的应用。临床疾病诊断与矫形器、用具的选用，参见表 2-1-2

表 2-1-2　疾病诊断与矫形器及残疾人辅具的选用

诊断分类号	疾病诊断		矫形器、辅具的选用
897	创伤性下肢截肢		手动（特殊设计或重量的）或电动轮椅
887	创伤性上肢截肢		为没装配假肢的提供单手或双手日常生活自助具
724	腰背痛		LSO 或 TLSO，特殊的鞋和足部矫形器
353	臂丛神经损伤		肩矫形器、可动的手矫形器
94.9	各种烧伤		各种用于保持上肢或下肢姿势的矫形器和各种定制的压力衣
429.8	心功能障碍		轻的手动或电动轮椅
41.4	脑瘫		
343.	脑瘫　痉挛型		特殊的鞋；AFO；DAFO；KAFO；带坐姿保持器的手动或电动轮椅；小儿车
333.7	脑瘫　手足徐动型		特殊的鞋；特殊的轮椅；环境控制装置
436	脑血管疾病		
342.9		1 偏瘫	用于支持肩部和痉挛的手、腕的矫形器 用于下肢 AFO，DAFO，KAFO；单臂驱动的或低座位的轮椅，或带有特殊小腿托板的轮椅
		2 四肢瘫	特殊的手动或电动轮椅，带有可后仰的后靠背或定制的座位，ADL 用具，环境控制系统
		3 运动失调	特殊的轮椅，ADL 用具，重的 AFO，环境控制用具

诊断分类号	疾病诊断	矫形器、辅具的选用
754	先天性肌肉、骨骼畸形	取决于畸形的部位
754	踝足畸形	AFO，KAFO；特殊的鞋；手动或电动轮椅
829	肢体骨折	取决于骨折的部位，要求具有支撑功能和某些关节的被动活动
340	多发性硬化（脑干、脊髓病变） 1 运动失调型 2 痉挛型	 减重步行器，ADL 用具 特殊的鞋，AFO，KAFO；手动或电动轮椅
359	进行性肌肉萎缩	姿势保持装置，预防挛缩的矫形器，上肢可动的矫形器，手动或电动的轮椅特 特殊的坐姿保持器，小儿车
335	运动神经疾病	AFO，颈部和躯干的支撑，特殊的轮椅，ADL 用具，电动轮椅，环境控制装置 可动的上肢矫形器
723	颈痛	颈部矫形器
119	赘生物　恶性肿瘤	TLSO，LSO 用于脊柱　矫形器的形式取决于肿瘤的位置，AFO，KAFO 用于下肢，轮椅，弹力衣
356	遗传性和原因不明的周缘神经疾病	
357	炎性和中毒性神经炎（多发性神经炎）特有的神经功能丧失	WHO，AFO，KAFO，特殊的鞋，轮椅，根据缺失的功能决定用电动的还是手动的 局部的可动或静态的矫形器，WHO 用于腕管综合征，可动的 WHO 用于桡神经麻痹，AFO 用于腓神经麻痹
733	骨质疏松症	TLSO 和 LSO
715	骨性关节炎	KO；KAFO，AFO 用于减少膝关节的承重或改善膝关节的功能，轮椅，改制的鞋或足部矫形器
332	帕金森氏病	矫形器用于保持肢体位置，防止关节挛缩，手动轮椅
443	周围血管疾病	特殊的鞋或足部矫形器；AFO；各种静脉静压装置
138	儿麻　晚期	TLSO，KAFO，KO，特殊的鞋或足部矫形器，ADL 辅助用具，手动或电动轮椅
492	肺部疾病（肺气肿）	轻的手动或电动的轮椅，小儿车
716	类风湿性关节炎	WHO，指矫形器，足部矫形器或特制的鞋，KO，AFO，轻质轮椅，小儿车
726	肩部旋转性环带综合征	肩矫形器
737	脊柱侧突	各种 CTLSO，TLSO
784.3	语言和言语的障碍	信息交流装置，计算机语言辅助装置，环境控制装置
784.5		
741	脊柱裂	站立移动架；AFO，KAFO，HKAFO（交互式）；脊柱矫形器；轮椅；特殊的坐姿保持系统

诊断分类号	疾病诊断	矫形器、辅具的选用
344.	1 四肢瘫	支持性 WHO，可动性 WHO，特殊的手动或电动轮椅，坐姿保持器，环境控制，ADL 辅助用具
344.1	2 痉挛性截瘫	KAFO，手动或电动轮椅
	3 松弛性截瘫	AFO，KAFO，手动轮椅
737	脊柱畸形	CTLSO，TLSO
726	踝和跗骨的肌腱端病：跟腱滑囊炎、跟骨骨刺、跖痛病（非特指）	支持性的 AFO，特殊的足部矫形器或鞋
800	头部创伤	
803.1	1 早期	各种静态的上肢或下肢支持装置，手动或电动轮椅
854	2 晚期	KAFO，AFO，ADL 辅助用具，环境控制，特殊的座位，信息交流设备

赵辉三译自 Orthotics: Clinical Practice and Rehabilitation Technology

七、矫形器的服务和需要量

当前许多国家，包括一些发展中国家，已将假肢矫形器及残疾人技术辅助器具的适配，专用材料、部件的工业化生产和供应，形成了系统化的服务体系，成为康复工作的重要组成部分，并且纳入了国家社会保障系统。

1977 年美国卫生部报告全国使用矫形器（包括矫形器、轮椅、拐杖、矫形鞋）的总人数为 650 万人，占总人口数的 3%，其中应用下肢矫形器者 40 万人。2006 年 4 月世界卫生组织官员 Chapal Khasnabis 先生根据美国国家健康统计中心（National Center for Health Statistics）资料报告：美国应用矫形器和假肢的总人数为 460 万，占总人口 1.6%。460 万人中残疾人大约占 20%。460 万人中使用假肢者占 4.3%，使用下肢矫形器者占 41.7%。据 Nielsen 的预测美国 2020 年使用矫形器的人数将达到 740 万人。

1994 年印度全国人口 85000 万人，其中残疾人 4250 万人，据印度社会保障部门估计残疾人辅具需要者占残疾人总数约为 20%，约占人口总数的 1%。1993—1994 年印度人工肢体制造公司（Artificial Limb Manufacturing Corporation of India，ALIMCO）向全国供应各种假肢、矫形器和残疾人其他用具用品总计 3407696 件，其中下肢矫形器 3226271 件，占 94.67%。

目前我国肢体残疾人约有 2400 万人。王宝堂报告：1995 年山西省残疾人香港关怀行动中检查肢残人 875 人，其中 253 人装配了矫形器，表明肢残人矫形器需要率为 28.9%。作者于 1999 年在深圳市六个社区检查 131 位肢残人，需要装配矫形器者 60 人，矫形器需要率约为 46%。我国 2006—2007 年第二次全国残疾人抽样调查结果表明：在 51545 位残疾人中有 14589 位肢体残疾人非常需要辅助器具（包括矫形器与假肢），占 28.3%。

为了满足肢体残肢人对矫形器的需求，我国卫生部要求全国三级甲等医院康复科必须建立矫形器制造室。为此，国务院批转的《中国残疾人事业"九五"计划纲要》和《中国残疾人事业"十五"计划纲要》都在有关实施方案中明确指出："肢体残疾康复工作应注意矫形手术、假肢矫形器装配、功能训练三者之间的有机结合和系统服务。"2010 年 3 月 10 日国发办（2010）19 号文件，《中国残联等部门和单位关于加快推进残疾人社会保障体系和服务体系建设指导意见》中又进一步明确"完善社会化康复服务网络，逐步实现残疾人人人享有康复服务。……形成社会化的残疾人康复服务体系，全面开展康复医疗、功能训练、辅助器具适配、心理辅导、康复转介、残疾预防、知识普及和咨询等康复服务"。随着我国社会保障事业、康复事业逐步的发展，假肢、矫形器及其他残疾人辅助器具的服务工作必然会有较快的发展。

八、矫形器适配程序

（一）矫形器处方前的信息收集、检查和矫形器治疗需求评估

矫形器治疗需要多专业技术人员密切合作。因此矫形器治疗，特别是矫形器治疗的需求评估最好是以组的工作形式进行。患者临床治疗或残疾人康复目标及其计划决定着矫形器治疗的需求。矫形器处方前的信息收集、检查、需求评估亦可称为矫形器需求的技术分析。其内容应当包括伤病诊断、既往史、临床检查情况（体检和心理检查）、主要畸形功能障碍、既往使用矫形器情况、矫形器使用目的、矫形器使用环境、矫形器费用和费用支持情况。研究和分析这些信息对决定患者或残疾人矫形器处方十分重要。

（二）处方

制定矫形器处方是康复组的重要任务，需要根据总体医疗方案或康复工作的需要制定。矫形器处方的书写应在康复协作组（包括医生、治疗师、矫形器师、患者等）充分讨论，取得共识之后由医生负责书写。有些由于条件所限，康复医生单独开处方，经患者认同，转交矫形器师后，如执行有困难应及时提出修改意见，并征得康复医生的同意，修改处方后执行。

（三）矫形器材料、部件选择、结构设计和矫形器服务费用计算

康复组应根据相关政策、规定协助患者或残疾人书写费用支持申请书。费用支持申请书应当包括详细的矫形器处方、设计内容、费用、预期效果、适配必要性、重要性和不提供矫形器时对患者的危险、有害性。费用申请经过费用支持机构批准后交付矫形器师提供或定制矫形器。

（四）适配前的治疗

主要是为患者进行肌肉力量、关节运动范围、肌肉协调能力、平衡能力等的训练。

（五）制造、装配

由矫形器师按矫形器处方、设计进行测量、绘图、制造石膏阴模、阳模，制成半成品后试样，交付初检。

（六）初检

开出处方后，康复组第二个重要任务是初检。初检是对穿戴矫形器患者进行系统生物力学适合性检查，也是交付患者进行训练前的检查。初检的矫形器是没完成的半成品，这样做修改容易、费用少。初检的重要性有两方面。

（1）康复组可以对写出的处方进行评价，发现问题并及时修订。

（2）按产品作用、设计要求和质量标准进行恰当的生物力学适合性检查（参见下肢矫形器检查）。矫形器只有通过了初检，才能允许交付患者训练、使用。初检时应注意根据患者身体和心理上的反应进行改进。总之，初检对保证穿戴训练、交付使用时能尽可能地取得满意结果非常重要。

（七）矫形器的使用训练

矫形器初检满意后移交治疗师进行使用训练。训练的时间长短、训练的种类和强度取决于残疾人情况、一般状态和其他方面情况。在治疗师的指导下可以准许残疾人把矫形器带回家中训练。治疗师通过各种临床的客观检查、评估，认为矫形器满意后再安排完成产品，交付终检。

（八）终检

终检是临床医疗和康复工作中第三项主要任务，应当在可能给予的外科治疗、一般医学治疗、矫形器适配、康复训练工作完成以后进行。终检工作由医生、治疗师、矫形器师等康复专业人员共同协作完成。其主要内容包括：矫形器生物力学性能的复查；矫形器实际使用效果的评价；残疾人身体、心理残疾康复状况的评估。

（九）随访

终检后随着时间的推移，患者情况、矫形器的情况都可能会发生变化，必须定期随访。间隔时间视具体情况而定，如1个月、3个月、6个月或1年一次。患者常常对矫形器变形并不了解，需要在临床上做些专门的测量，记录在案，这样可以在随访中发现问题，及时纠正。

上述矫形器临床工作程序中的处方、初检、终检是矫形器临床医疗工作中三项主要任务。初次装配矫形器者应严格地履行三项程序。当患者的矫形器随访满意后，只是以旧换新时，初检与终检可以合而为一；当随访不满意时则仍应坚持反复检查、修改，直至满意为止。

九、康复组在矫形器治疗中的任务与成员的分工

矫形器治疗是重要的临床医疗技术和残疾人康复技术，其特点是极其需要多学科技术人员的密切合作。这种合作的最理想和最佳形式当然是康复组的形式，康复组的成员最起码应当包括患者、医生、矫形器师、治疗师。

（一）康复组在矫形器治疗中的主要任务

1. 根据已经制定的康复治疗目标、计划的需求，通过成员之间的良好的沟通和相互学习，经过讨论后共同决定矫形器治疗的需求，写出矫形器处方。

2. 矫形器适配的适合性检查。

3. 矫形器使用效果评价。

4. 随访。

（二）康复组成员在矫形器治疗中的各自责任

1. 医生的责任

（1）医学评估：包括一般资料、病史收集、体检、相关检查的数据、表格、图形、影

像收集。

（2）对组内的所有成员解释疾病、损伤、畸形、功能障碍的诊断和预后。

（3）向组内的所有成员提示应考虑的特殊问题，包括：皮肤问题、承重限制、血管疾患、肌肉痉挛情况。

（4）根据矫形器治疗中可能出现的并发症和危险提出预防要求。

（5）检查和处理治疗中出现的疼痛。

（6）检查和处理治疗中患者的心理问题。

（7）为矫形器治疗费用支持机构书写需求证明，解释提供矫形器治疗的必要性、合理性及不提供矫形器时可能出现的问题和危险。

（8）书写矫形器处方、康复治疗处方、药物处方。

（9）为所有治疗计划制定复查和长期随访计划。

（10）分享其他组员的知识。

2. 矫形器师的责任

（1）参与患者、残疾人的评估和矫形器的处方决定。

（2）为组内成员提供矫形器矫形器设计、材料、部件、价格信息和咨询。

（3）教育患者和残疾人关注矫形器。

（4）按照处方要求适配矫形器。

（5）交付矫形器和检查适合性能、功能性能。

（6）改进和维修矫形器。

（7）与患者或残疾人、组内成员共同进行矫形器使用复查。

（8）分享组内其他成员的知识。

3. 治疗师的责任

（1）参与患者、残疾人的评价，特别是参与功能性能力的评价，如：参与转移能力、步行能力、上下楼能力、使用辅具能力（轮椅、如厕等等）的评定。

（2）参与矫形器治疗处方的制定

（3）提供治疗训练，包括肌力、关节活动范围、步行、轮椅运动、生活自理能力、使用矫形器训练。

（4）分享组内其他成员的康复知识。

4. 患者、残疾人及其家属的责任

（1）向组内所有成员表述恰当的信息。

（2）注意听取、学习和认真执行组的治疗建议。

（3）遵从共同制定的治疗计划，做好使用矫形器的准备。

（4）会同组内成员共同做好复查、随访，特别是出现并发症，发现矫形器功能和适配问题时。

康复组所有成员应以患者、残疾人为中心，以其功能恢复为根本利益，通过平等、坦诚的沟通和认真负责的讨论，求得矫形器治疗目标、处方、适合性检查、使用效果评价的共识。这是矫形器治疗成功的基础和关键。

（赵辉三　刘劲松）

第二节 矫形鞋与鞋的改制

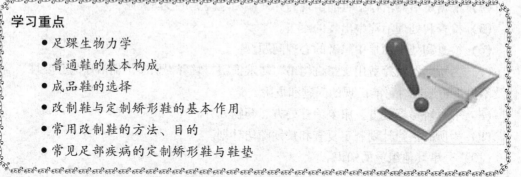

学习重点

- 足踝生物力学
- 普通鞋的基本构成
- 成品鞋的选择
- 改制鞋与定制矫形鞋的基本作用
- 常用改制鞋的方法、目的
- 常见足部疾病的定制矫形鞋与鞋垫

矫形鞋（orthopedic shoe）是治疗下肢和足部疾病的鞋、靴的总称，俗称病理鞋。经验表明，几乎可以认为所有的下肢矫形器能否有用，很大程度上取决于患者所穿的鞋是否合适。比较简单的足踝问题可以通过使用足垫和普通鞋的改制，比较复杂的需要定制的矫形鞋。

步行是所有人的基本移动功能，步行功能的基础是足。鞋是人类保护足部特有用具，要求鞋具有好的功能性、耐用性和外观。不同的人不同的时间对鞋有不同的需求。从残疾人康复的角度看对鞋的主要要求是具有良好的运动功能，包括：适合行走、跑、跳等不同的下肢运动的生物力学要求；散热、散湿、保护皮肤，防止摩擦伤、感染，保温，防止冻伤。人们长期穿用不合适的鞋会引起许多足踝问题。令人值得注意的是许多人并不知道什么是合适的鞋。美国足踝矫形学会（American Orthopedic Foot & Ankle Society，AOFAS）于 1993 年对 356 名妇女穿鞋情况的调查报告表明其中 90% 的鞋不合适。改善下肢残疾人站立、步行功能，特别是为改善足踝患者的功能，预防畸形、功能障碍和防止畸形、功能障碍加重是所有肢体残疾康复工作者的基本责任。

一、足踝生物力学的解剖学基础

人的足部解剖非常适合双足步行（有关步态学请参见恽晓平著《康复评定学》）。本节主要介绍与穿鞋相关的足踝的一些解剖特点，以及这些特点结合之后形成的足踝的复杂功能，以及与其相关的步行中，足如何从柔软的具有缓冲的状态转变成硬的状态。以期了解正常步行中各种解剖结构功能和各种功能之间的相互作用，以便帮助矫形工作者从生物力学角度理解足踝功能、功能障碍与矫形器的需求。

（一）踝关节

踝关节又称为距上关节，其轴心位于内外踝的远侧尖端，可以用两个手指尖放在内外踝的远侧尖端估计出位置。人体测量学研究证明尽管胫骨的下关节面与地面是平行的，但是踝关节轴与胫骨的纵轴仍然是向内倾斜约 80°（轴心内端高，外端底）。足的长轴比踝关节轴稍有内旋。而踝关节轴比膝关节轴外旋 20°～30°。尽管这些轴的位置，人与人有所

不同，不过为此，在做踝关节固定术时要把踝足的外旋角度比对侧足的外旋要多一些。（图 2 - 2 - 1）

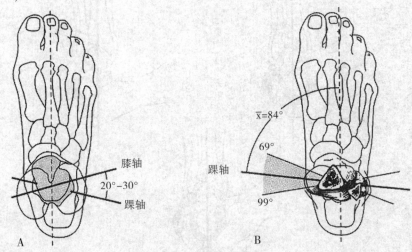

图 2 - 2 - 1　膝踝足轴的位置关系

踝关节运动是背屈和跖屈。尽管个人的运动轴各有不同，但是一般的踝关节的被动的背屈位可达到 20°，跖屈可达到 50°。

（二）距下关节

距下关节的运动轴在矢状面和水平面上都是倾斜的。在水平面上从足的长轴向内倾斜大约 23°。在矢状面上，从水平面线倾斜大约 40°。人与人的距下关节轴情况各有不同。（图 2 - 2 - 2）

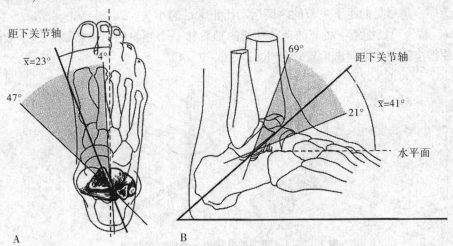

图 2 - 2 - 2　距下关节轴的位置
A. 在水平面　B. 在矢状面

距下关节的运动是内翻（inversion）和外翻（eversion）。距下关节的内翻是指足跟的向内旋转运动，距下关节的外翻是指跟骨的向外运动。（图 2 - 2 - 3）

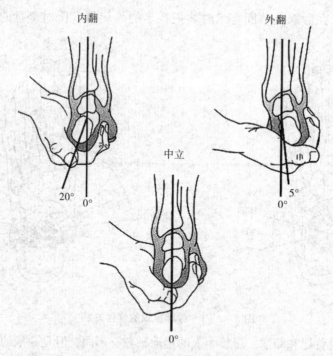

图2-2-3 距下关节运动

　　尽管人与人不同，但是距下关节的内翻范围都大约30°，外翻大约10°。正常步行中，足跟内翻通常发生在从步行周期足跟触地到步行周期15%时，之后转为足跟外翻，直到足尖离地。正常的足支撑相中足跟大约内翻8°，而足平时足跟大约内翻12°。这种增加的内翻动作是一种动态对线中的代偿功能。这种代偿功能来自胫前肌，因此平足患者容易出现胫前肌劳损。高弓足的距下关节的内翻运动比正常足的小。

　　Inman认为可以把距下关节的运动功能的轴看作一个倾斜的机械铰链。这个倾斜的机械铰链使得小腿与足之间产生旋转运动。（图2-2-4）

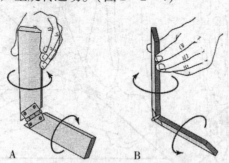

图2-2-4 距下关节类似一个倾斜的铰链

　　这种旋转运动同时发生在两个平面上，在水平面上胫骨呈外旋或内旋运动，在额状面上，后足、前足呈内翻或外翻运动。距下关节的正常运动功能需要良好的距舟关节和跟骰关节配合。如果距舟关节和跟骰关节运动功能不良则距下关节的功能也受到限制。同样，距下关节功能丧失，则踝关节和距舟关节的负荷增加。当距下关节僵硬时，长期站立也会引起踝关节的退变性关节炎或距舟关节的改变。

（三）跗横关节（transverse tarsal joint）

跗横关节由距舟关节和跟骰关节构成。跗横关节应该是完整的距下关节的一部分。这是因为正常的情况下都是这三个关节一起运动。Elftman 对跗横关节的运动进行了研究，他提出：当距舟关节和跟骰关节彼此处于平行位时则跗横关节处于柔软状态；当处于不平行时则处于僵硬状态；当距下关节外翻位时，跗横关节轴处于平行状态，跗横关节呈柔软状态。在足跟初期触地时需要吸收来自地面的冲击力，在支撑相后半期，距下关节逐渐内翻引起两个关节轴的不平行，从而导致跗横关节变硬，使得前足成为一个硬的杠杆。

（四）跖趾关节（metatarsophalangeal joints）

跖趾关节的运动是背屈和跖屈。运动范围人与人很大不同，一般是背屈 60°，跖屈20°。其背屈运动是足向前滚动而引起的被动运动。步行中跖趾关节的跖屈，一般是不发生的。支撑相的后半期，跖趾关节会被动地背屈，因而从远侧拉紧了跖筋膜。这样会降低跖骨头和升高足弓。

（五）跖骨滚动轴（metatarsal break）

跖骨滚动轴在水平面上，位于足外侧的 4 个跖趾关节相连的滚动轴线，相对足的纵向轴线内旋大约 50°~70°（平均约 62°）（图 2-2-5）。当支撑相后期时足跟向上抬起，这个轴的倾斜有助于下肢的外旋，也会继发距下关节的内翻。

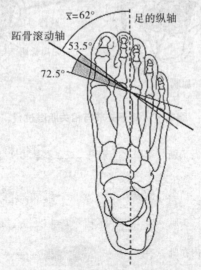

图 2-2-5　跖骨滚动轴与足纵轴线位置关系

（六）横截面的旋转（Transverse plane rotation）

步行中整个的下肢包括骨盆、大腿、小腿，在横截面上具有旋转运动。由于足的距下关节旋转轴是个倾斜的轴，当足跟触地时足跟外翻的力量通过踝关节引起小腿的内旋。这样可以吸收部分来自地面的冲击力。在支撑期的后半期逐渐出现下肢的外旋。这时另侧摆动腿移动到支撑腿的前方，下肢外旋是由于骨盆的外旋引起的。这个外旋动作通过股骨、胫骨越过踝关节、距下关节使足跟处于内翻。距下关节的内翻也有助于通过稳定跗横关节稳定足的纵弓。

（七）与各个关节轴对应的肌肉功能

下肢的各个肌肉对踝足生物力学运动起着至关紧要的作用。在步行周期的各个阶段，不同的肌群有着不同的同步地、顺序地、精确地，彼此协调地收缩，以保持正常的步行功能。比如：足跟触地后胫前肌和伸趾肌的离心性收缩可以控制踝关节跖屈使踝关节跖屈减速，缓冲来自地面的冲击力；足平之后，小腿三头肌呈离心性收缩，踝关节背屈。当小腿三头肌转变为向心性收缩时，踝关节出现跖屈，表现为足的蹬离动作。足后跟抬起后能使足的距骨头部位承重；当支撑相的后期足的内翻运动会有助于锁住跗横关节，使足部变硬以利于足部的蹬离运动。当进入摆动相，胫前肌群向心性收缩，背屈踝关节，抬起足尖避免足尖拖地。肌肉功能与相关运动轴心的距离和肌肉肌腹截面面积有关。（图2-2-6，图2-2-7）

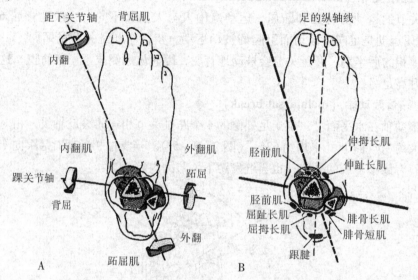

图2-2-6 踝关节、距下关节与相关肌腱位置、功能关系

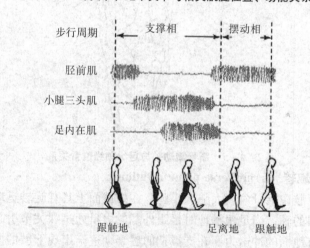

图2-2-7 正常步态踝足肌肉运动肌电图

二、普通鞋简介

1. 普通鞋的基本构成。（图2-2-8）
2. 普通鞋的种类繁多：按功能分为运动鞋、工作鞋、雨鞋、凉鞋等；按鞋靿的高矮

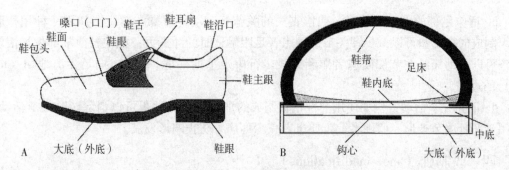

图 2 - 2 - 8 普通鞋的基本构成

可分为矮勒鞋、半高勒鞋、高勒鞋、靴子；按鞋的开口可分为前开口、侧开口、后开口、前方大开口；按系紧方式可分为系带的、扣带的、松紧口的；按鞋帮材料分皮鞋、布鞋、塑料鞋、橡胶鞋等；按鞋底材料分皮底、胶底、塑料底、布底；按鞋帮、鞋底的结合方法分外绱底、内绱底、胶粘底、注塑底等；按鞋的大小和肥瘦分为不同的长度号码和肥瘦型号的成品鞋，以及按照足的尺寸或形状制作的定制鞋。各式各样的鞋，各有不同的性能、特点，供人们选用。

3. 成品鞋的选择　肢残人选鞋主要考虑是合适、改制容易和耐用。当然有感觉障碍的要求鞋帮材料能具有保护皮肤的功能。

（1）合适：选鞋首先是要很合适。如果患者使用足矫形器或模塑的踝足矫形器，则选用一双能合适地穿在外面的鞋就是个挑战。这是因为这些装置会占用鞋内的许多空间。如果使用的踝足矫形器笨重，而且是单侧使用的则需要两只不一样的鞋。合适的含义包括：①合适的长度　要求足负重时最长的足趾末端到鞋的最前端应有大约 0.5～1cm 的间隙。②合适的宽度　要求足负重时第一和第五趾骨头部位位于鞋的最宽部位，松紧合适。③鞋面的高低合适，耳扇间距有调节余量。④鞋的包头高度合适，不会引起趾背的疼痛。⑤鞋帮的深度合适，步行中不会因过高引起内外踝下缘疼痛，也不会因过低引起鞋后跟脱落。⑥兜跟的弧度合适，过大鞋后跟容易脱落，过小容易损伤足跟上部皮肤。⑦大部分的足矫形器和踝足矫形器都是放在鞋内使用的。因此要求把足矫形器放入鞋内后，能再穿上鞋或穿上矫形器后能再穿上鞋，并且能符合上述要求，这是很大的挑战。如果选用的成品鞋不能达到要求，则需要改制鞋，如果改制也不能使用则只能定制。

（2）选择容易改制的成品鞋：鞋的可修改性很重要，但是选鞋时经常会被忽略。不能改制的鞋不多，不过有些鞋底和鞋帮更适合改制。当然能否改制也与改制技术人员的技术水平有关系。一般皮底或橡胶底、真沿条、外绱线、可拆卸后跟的鞋最容易改制。当前市场上有许多旅游鞋和休闲鞋，带有一定程度的滚动底，鞋帮较深，开口大，比较适合穿用足矫形器或踝足矫形器的患者选用和改制。

三、改制鞋与定制矫形鞋的基本作用

1. 改善足底承重功能，减轻疼痛：如使用海绵鞋垫，特制的足跟刺垫或在鞋内后跟部位挖坑，可以减轻跟骨骨刺、跟骨骨膜炎患者步行中的足跟疼。

2. 预防和矫正畸形：矫正软的足部畸形，改善足部的承重力线。如果是体重大、超负荷承重或长期站立的人，使用平足垫、平足鞋可以预防足弓下陷。

3. 适应足部的固定性畸形，代偿丧失的关节运动功能：如在鞋跟上加用一种用橡胶海绵制成的楔形垫可以减少踝关节僵硬患者足跟触地时的冲击力；如在鞋前掌部位加滚动横条可以帮助跖趾关节僵硬患者顺利完成步行中足平期（foot plate）向足尖离地期（toe off）的过渡。

4. 消除关节活动：例如使用弹性钢板制成的加长的鞋底硬板可以消除跖趾关节活动，常用于跖趾关节畸形、僵硬者，可使患者减少疼痛，防止畸形发展。

四、改制鞋（shoe modifications）

改制鞋有许多不同的方法。改制鞋帮可以帮助鞋和足踝矫形器的穿和脱。改制鞋底可以帮助适应足的畸形，提供一些支持或控制力量和改进功能，使步行容易些。常用的鞋的改制方法如下：

1. 滚动底（rocker soles）　滚动底是应用最多的。正如其名，滚动底是帮助从跟触地到足尖离地，完成足部滚动过程的鞋底。滚动中鞋底不需要弯曲。滚动底可以使小腿容易向前移动。滚动底还可以用于减少前足掌承担的高压力，减少跗间关节、跖趾关节的背屈力量，也能替代或帮助恢复由于损伤或畸形引起的运动功能丧失。滚动底有多种式样，要根据患者足部的特殊问题和对滚动底的生物力学需求，选择使用。有两个与滚动底相关的术语需要先讨论：支撑中部（midstance），这是滚动底在支撑相滚动底与地面接触面的中间部分；顶点（apex），是支撑中部最高点。如果滚动底是为了减少趾骨头的承重，则滚动底的顶点必须接近跖骨头部位。滚动底需要根据每个患者治疗需求改制或定制。滚动底有以下6种基本式样。（图2－2－9）

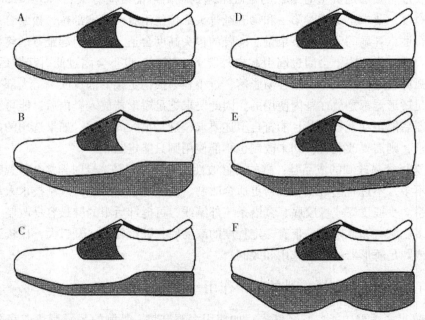

图2－2－9　滚动底的六种形式

（1）轻度滚动底（mild rocker sole）：是所有滚动底中应用最广的。这种滚动底的跟部和足趾部位都有轻度的滚动底。这种滚动底可以有效地用于减少跖骨头的压力，能够帮助小腿向前移动，方便步行。另外可以足够地减少第一跖趾关节的运动，可以减轻第一跖趾关节早期僵硬合并的疼痛。轻度滚动底也可以用于第一跖趾关节功能障碍，代替硬趾板或加长的钢钩心。这种轻度滚动底的性能，有些旅游鞋和跑鞋带有。（图 2 - 2 - 9A）

（2）跟 - 趾滚动底（hell - to - toe rocker sole）：这种底比轻度滚动底厚，滚动角度在后跟和足趾部位都明显。这种设计有助于推动足趾抬起，也有利于减少跟触地时跟骨、距骨和小腿部位来自地面的冲击力，还有利于减少对于踝关节运动的需求。跟 - 趾滚动底适合用于踝关节融合或三关节融合术后的患者，也能代替由于使用硬踝足矫形器而丧失的踝关节运动功能。由于这种滚动底的支撑中部很短，足底支撑面很小，因此这类滚动底禁忌用于平衡功能不良和本体感觉不良的患者。（图 2 - 2 - 9B）

（3）趾滚动底（toe - only rocker sole）：仅在趾部设有明显的滚动角，在跟部的滚动角很小。其支撑中部向后一直扩展到底的后端。这种滚动底主要用于增加趾骨头的接近部位的承重。这种滚动底提供了一个稳定的支撑中部，也减少了足趾离地时对足趾背屈的需求。这种滚动底的适应证包括：跖趾关节僵硬和伴随糖尿病神经性病变的跖骨头溃疡。这种滚动底适合用于平衡功能不良和本体感觉有问题的患者。（图 2 - 2 - 9C）

（4）明显角度的滚动底（severe - angel rocker sole）：这种滚动底在跖趾部位有大的滚动角度，没有大的滚动跟。大的足趾滚动角的目的是减少前足的承重。这种滚动底的禁忌证是平衡功能和本体感觉不良的患者。（图 2 - 2 - 9D）

（5）负跟滚动底（negative hell rocker sole）：这种滚动底有轻度的滚动跟和明显的足趾滚动角度。这种滚动底特点是在支撑相，患者的一双鞋跟是一样的，但是患侧的鞋跟的高度比足趾部位的高度低。负跟滚动底的目的是适应固定性踝关节背屈畸形的一种姿势。对于使用其他正常高度的滚动底或使用高跟鞋感觉不稳的患者，这种改制很好。要谨慎地使用负跟滚动底，用于不能够达到背屈要求的的患者（如跟腱挛缩，严重的踝关节炎症，踝关节融合后）会引起畸形和不平衡，会引起有问题的部位增加压力。（图 2 - 2 - 9E）

（6）双滚动底（double rocker sole）：这种滚动底基本是轻度滚动底，在其中部去除一部分。这样则成为两个滚动底，一个在前足，另一个在后足。这种滚动底应用于使中足部位减少承重，用于中足的夏科氏病或高弓足的第五跖骨基底减轻承重。所有其他的滚动底都会增加中足的承重，只有双滚动底可以减少中足承重。（图 2 - 2 - 9F）

2. 鞋底加偏和底的外闪（wedges and flares）　鞋底或鞋跟的底面边缘向内或向外扩展称为外闪（flare），可以提供支撑稳定性。外闪可以只加在跟上，也可以加在底的全长。底或跟的外闪不是为了矫正畸形，仅仅是为了控制内外侧的运动。外闪的适应证包括创伤后足跟内翻固定畸形者和感觉不稳定者。外闪跟增加了足跟的支撑面，起着支持作用，可以减少患者足部向外侧滚的感觉。鞋底加偏适用于帮助矫正后足或前足的柔性畸形。鞋底内侧加偏是鞋底的内侧比外侧厚。鞋跟内加偏适用于胫后肌容易疼痛的患者。加偏禁用于固定性畸形。

3. 补高　需要补高的原因很多。补高可以补偿先天的或后天的肢体不等长。补高也可以用于使用踝足矫形器或小腿石膏（walker boot）引起的肢体不等长。当使用一个硬踝足矫形器时，为了方便抬腿可以加高患者的另一侧的鞋。

在鞋上的补高可以仅仅垫高鞋跟，也可以在鞋的前后一起垫高，可以在鞋底内垫高，也可以在鞋底外垫高。仅仅鞋内垫高，适用于固定的马蹄畸形或减少对跟腱的拉力。补高少于1cm可以只垫在鞋内。鞋内垫得高了，鞋后跟会从足跟滑脱，补高超过1cm应当垫在鞋外。在前文中讨论过了，不论什么目的，不要只是垫高后跟，这是因为会引起步态问题，会有跟腱进一步挛缩的危险。

从跟到足趾都垫高，在跖趾部位需要带一个滚动底便于行走时滚动。这对代偿肢体不等长是个很实用的方法。实际上垫高可以加在任何鞋上。值得注意的是在高度增加的同时，需要把鞋底的宽度适当地增加，以便提供较好的内外侧稳定性。

4. 缓冲跟（cushion heel）　缓冲跟是用楔状的吸震材料制造的，装在后跟和鞋底之间。其目的是当跟触地时能吸收来自地面的冲击力，保持支撑相的稳定。

5. 主跟加硬（extended rigid shanks）　鞋的跟部鞋帮部分称为主跟。皮鞋主跟较硬，旅游鞋、运动鞋主跟较软。为控制跟部畸形有时需要加硬主跟，主跟可以用玻璃纤维增强树脂加硬，然后用薄、软的材料覆盖。适应证包括松弛性的胫后肌无力、跟内翻或跟外翻和高弓足。

6. 鞋帮改制（upper modifications）　鞋的开口可以开打到鞋的远端，把常规的矮勒鞋改为系带到足趾的鞋；把系带的鞋改为尼龙搭扣的；当然尼龙搭扣的也可改成系带的；有时鞋的后鞋口向上延伸，这样可以把跟部把持得更好。对于锤状趾或拇囊肿，可以在皮面上切除一些，再用带同样颜色、柔软的麂皮补上，最后皮鞋或麂皮鞋总会被牵拉得比较合适。

五、常见足部疾病的定制矫形鞋与鞋垫

当改制鞋很难成功时或改制比定制的价格还要高时，需要定制矫形鞋。定制的矫形鞋是按照患者足形、尺寸和治疗需求专门定制的鞋，多为皮鞋。这是由于皮鞋帮硬、底宽，不易变形，稳定性好。矫形鞋垫也通常是矫形鞋的一部分，为了便于更换，应当是可以从鞋里取出的。当成品矫形鞋垫选择不到合适的时候也需要按足型和治疗需求定制。

（一）平足

平足是一种临床常见的足部畸形。平足按照部位分为纵弓塌陷、横弓塌陷。纵弓塌陷主要表现为足纵弓下陷，前足外展、旋前，足跟外翻，胫骨内旋。横弓塌陷主要表现是第Ⅱ、Ⅲ跖骨头承重过大、疼痛，前足变宽；按照下陷的程度分为轻、中、重；按照畸形的软硬性质、可矫正的情况，可分为软性的（松弛性）、硬性的（僵硬性）、痉挛性的。常用的矫形鞋、鞋垫的处理方法包括：

1. 平足垫　平足垫一般是指足的纵弓垫。平足垫的品种很多，需要根据平足的具体情况选择。（图2-2-10）

（1）柔软的平足垫：多用泡沫塑料、硅橡胶、凝胶、皮革等材料制成。泡沫塑料、硅橡胶、凝胶制的平足垫柔软，富于弹性，适合应用于早期轻度松弛性平足的患者使用，以免足底压力过大，引起足底肌肉压迫性萎缩。这类患者在应用平足垫的同时应当加强患足足底肌肉的肌力训练。

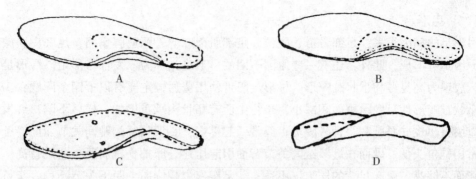

图 2 - 2 - 10 平足鞋垫

A. 泡沫平足垫 B. 皮质平足垫 C. 金属平足垫 D. 模塑的塑料平足垫（UCBL 型）

（2）硬性平足垫：使用金属板或塑料板制成，制品坚硬、耐用、不易变形，适合于成人比较严重的松弛性平足需要长期穿用的患者使用。这类平足垫多为模塑成型的定制品。为了增加足跟内翻、前足外展的矫正能力，提高了塑模平足垫的边缘，见图 2 - 2 - 1 中的 D。

（3）平足垫在痉挛性平足治疗中的应用：痉挛性平足多为腓骨肌肉痉挛所引起的外翻平足畸形。这类畸形无法用手法矫正，因此不适合直接使用平足鞋垫，必须经过在麻醉下矫形，石膏固定，拆除石膏后在使用平足垫保护。

（4）僵硬性平足的处理：平足呈僵硬状态，畸形不可能被矫正，使用矫形鞋垫的主要目的是适应畸形状态、分散足底压力、改善足底承重功能和承重力线。这类足垫都需要应用患者严格的足底模型模塑成型。

平足垫使用方便，可以方便的换鞋。一般应用布鞋、旅游鞋多没有问题，当应用市场成品皮鞋时，则应注意将一般的皮鞋改制成平足鞋。参见下文平足鞋。

2. 平足鞋 这是一种特制的或改制的皮鞋。其特点是：要求能良好地托起足的纵弓；鞋的主跟和鞋帮足纵弓部分加硬；鞋跟的前缘内侧部分向前延长至舟骨下方（即托马斯跟）；鞋跟的内侧垫偏，矫正足跟的外翻畸形。（图 2 - 2 - 11）

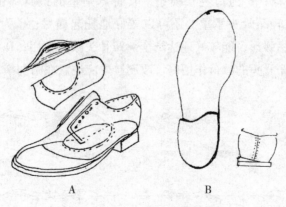

图 2 - 2 - 11 平足鞋

A. 纵弓垫 B. 托马斯跟

（二）弓形足

弓形足的病因很多：足部骨折、脱位，足部肌肉麻痹，跖筋膜挛缩，足底皮肤瘢痕挛缩等原因都可形成；此外，还有一些原因不明的弓形足，称为原发性弓形足。弓形足的主要临床表现为高足弓和爪状趾畸形。弓形足患者使用普通鞋主要有以下四个问题：①高弓足和爪状趾畸形使足底承重面积减小，步行中所有跖骨头承重增加，横弓下陷，继发跖骨头下骨膜炎、皮肤胼胝和跟骨骨膜炎，经常引起疼痛；②爪状趾的趾间关节屈曲，趾背隆起，常因鞋包头低、硬而在近节趾间关节背面引起压疼、摩擦伤、胼胝；③足背高，普通鞋的蹠面不够高，引起足背的压迫、不适；④足跟有内翻倾向，距下关节不稳，步行中常发生内翻、崴脚。常用矫形鞋、鞋垫处理方法：

1. 横弓垫　鞋内用毛毡、塑料海绵或硅橡胶制造的横弓垫托起横弓。（图 2 - 2 - 12）

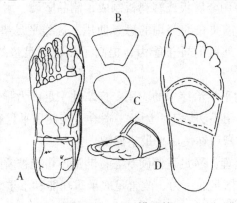

图 2 - 2 - 12　**横弓垫**

A. 有形横弓垫　B. 无形横弓垫　C. 横弓垫　D. 带围带的横弓垫

2. 跖骨头横条　对于使用皮鞋的患者亦可在鞋底加用各种跖骨横条以减轻跖骨头的承重。（图 2 - 2 - 13）图中 A 为一般的跖骨头横条，置于鞋底，跖骨头稍后方，横条宽约 1.5～2cm，用皮革或橡胶板制成，粘或钉在鞋底，可以减轻第一、五跖骨头承重，同时有利于步行中足的向前滚；B 为荷兰式横条，其特点是垫的最高部位比鞋底约高出 5～10mm，这样不但可减轻跖骨头承重，还可以较好地托起横弓；C 为 Mayo 弧形跖骨头横条，特点是横条前缘呈弧形，能较好地达到全部跖骨头减荷作用；D 为托马斯横条，特点是前缘呈台阶状，对跖骨头的减荷作用好。改制鞋中应注意在附加横条后需要适当增加鞋后跟高度。

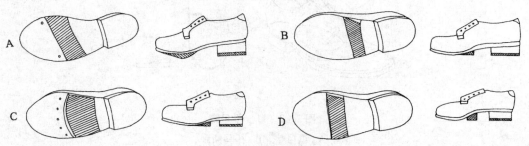

图 2 - 2 - 13　**跖骨头横条**

3. 改用反托马斯跟　鞋跟的底面外缘向外展宽 5～10mm，鞋跟外侧垫偏 3～6mm，鞋跟前缘外侧部分向前延长至骰骨下方，以矫正足跟内翻倾向，改善足外侧纵弓的承重功能。（图 2 - 2 - 14）

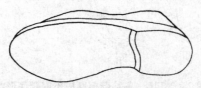

图 2 - 2 - 14　反托马斯跟

4. 合并症的处理　合并有锤状趾、爪状趾畸形时鞋包头应高、宽、软，内侧直，以防趾背磨伤。另外，锤状趾、爪状趾的远节末端常呈近似垂直状而引起损伤和疼痛，可以在鞋内加软的塑料海绵垫缓解压痛，也可以在鞋的前掌加用滚横条（图 2 - 2 - 15）。这样步行中蹬离期既可减少跖趾关节背伸，减少趾末端压力，又便于完成步行的后蹬动作。如果足背皮肤不好，可以在鞋舌部位加泡沫塑料垫保护皮肤。

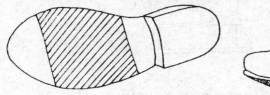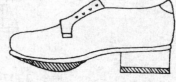

图 2 - 2 - 15　滚横条

（三）马蹄足

马蹄足多因跟腱挛缩、踝关节僵直所引起。穿用普通鞋的主要问题是前足承重过大，跖痛，不能将足全部穿入鞋内。矫形鞋的常用处理方法如下：

1. 轻度马蹄足　可选用后跟高度合适的普通鞋，在鞋内加后跟垫，使患者穿鞋后，站立时小腿前倾 5°。

2. 中度马蹄足　应定制高勒鞋，在鞋内附加内侧纵弓垫和跟部加高垫。当合并横弓下陷、跖痛时，应加用横弓垫或跖骨头横条，以便改善足底承重功能。

3. 重度马蹄足　应用修改后的足部石膏模型，特制鞋垫与鞋，以尽量减少前足承重。

4. 中、重度马蹄足　应考虑到患侧足跟垫高后需要适当垫高健侧肢体。

5. 马蹄足合并有垂足或为防止马蹄足的加重　常以矫形鞋为基础与踝足矫形器合用。

（四）马蹄内翻足

常见于先天性马蹄内翻足和小儿脑瘫后遗症。临床主要表现为前足内收、内翻，中足内翻，足跟内翻和马蹄畸形。马蹄内翻足可分为挠性和僵硬性两种。

1. 挠性的马蹄内翻足　多见于小儿。矫形鞋多用于手法矫形或用丹尼斯 - 布朗夹板矫形后，及石膏矫形后或手术矫形术后，以防止畸形复发。这种鞋有以下特点。

（1）使用直足鞋楦或前足外展鞋楦（反楦）。（图 2 - 2 - 16）

（2）选用半高勒或高勒鞋。

（3）加高、延长外侧主跟，加反托马斯跟支撑跟骰关节和骰跖关节，矫正足内翻。

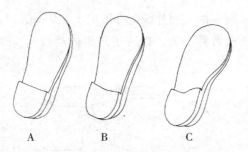

图 2 - 2 - 16　各种鞋楦制成不同鞋底形状

A. 普通鞋楦制成的鞋　B. 直足鞋楦的鞋　C. 前足外展档的鞋

（4）鞋后跟和外底部位外侧垫偏，以矫正足跟内翻。底面向外展边，亦称外闪，目的是增加外侧支撑稳定性。（图 2 - 2 - 17）

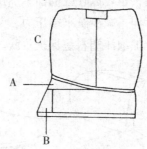

图 2 - 2 - 17　鞋跟的垫偏与外展边

A. 跟的垫偏　B. 跟的外展边　C. 外侧

（5）在鞋的内底相应跖骨头部位，特别是外侧部位挖坑，镶嵌橡胶海绵，以分散跖骨头，特别是第五跖骨头的过度承重。

2. 僵硬性马蹄内翻足　无手术适应证的患者，可以应用矫形鞋改善足底承重功能。常用的处理方法是：①轻度的僵硬性马蹄内翻足可通过鞋内加软垫，托内侧足弓，外底和后跟间的内侧垫偏，垫高后跟，使足底在站立、步行时能全面承重和保持良好的对线。②严重的僵硬性马蹄内翻足需要先用精确的患足石膏阳模制造出特殊的足部承重鞋垫，然后制造矫形鞋，以确保承重功能的改善。

（五）下肢不等长

双下肢不等长多因一侧下肢发育迟缓或骨折短缩愈合所致，部分是由于髋、膝、踝关节畸形引起。前者长度的差异多为下肢真性长度的差别，而后者多为站立时相对功能长度的差别。

临床双下肢不等长的测量，常采用患者仰卧位，摆正骨盆后测量双侧下肢从髂前上棘至内踝的距离差。这种测量用于定制下肢不等长患者的补高矫形鞋（简称补高鞋）是不够精确的。为了较精确地测出所需补高的高度，需要让患者处于站立位，用木板一块、一块地逐渐垫高短侧下肢，垫至两侧髂前上棘处于水平位和两侧下肢能均匀承重时，所垫高度即为所需补高高度。当髋关节存在内收或外展畸形时只要求补高至双下肢能均匀承重即可，不必要求两侧髂前上棘处于水平位。

由于正常人腰椎对下肢不等长有一定的代偿功能，因此一侧下肢短缩1cm以下的可以不予补高。短缩 1cm 以上的患者，长期站立、步行后可引起骨盆倾斜、脊柱侧凸、跛行、易于引起疲劳和腰疼，需要补高短侧肢体。

1. 补高 1cm 以下者　可用后跟厚、前掌薄的鞋垫放入普通鞋内使用，换鞋方便。

2. 补高 1~3cm 者

（1）定制补高鞋　这是一种鞋腔够深的低靿鞋，鞋内补高垫应用软木、毛毡、橡胶或塑料海绵制成，垫的后跟高 1~2.5cm，垫的前掌高 0.5cm，鞋的后跟应加高 0.5cm。

（2）用普通旅游鞋或各种球鞋改制　在鞋底上粘合厚度合适的塑料或橡胶微孔海绵板。后跟可厚 1~3cm，前掌可厚 0.5~2cm。这种鞋方法简单，使用轻便。

（3）补高 3~7cm 者　需定制内补高鞋（图 2-2-18）。这是一种足够深的半高靿鞋。内补高垫，多用软木制成，上面覆盖一层泡沫塑料和一层皮革。垫的后跟部位可加高 2.5~6cm，前掌部位可加高 1~2cm，靴的后跟可加高 0.5~1cm，另侧靴跟应去掉 0.5cm。这种靴子，患者穿上裤子以后大部分被遮盖，不太明显。缺点是后跟垫至 6~7cm 时，前掌部位至多可垫高 2cm（再加高鞋的包头过高，外观难看），这样会使踝关节处于大的跖屈位，前足承重过大，可引起跖痛。为此，这类鞋应尽可能好地托起足的内外侧纵弓，表面覆盖一层泡沫塑料垫，以减轻跖骨头部位过大承重。为了取得更好的跖骨头免荷作用，有时可以合并使用跖骨头垫和跖骨头横条。使用这类补高鞋时另一值得注意的是对下肢短缩 3~7cm 而又合并股四头肌麻痹的患者，补高鞋使足处于大的跖屈位可能破坏患肢膝关节原有的支撑期稳定性，必要时应考虑选用下面将介绍的内外补高鞋。

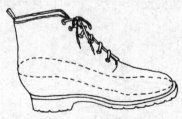

图 2-2-18　内部高鞋

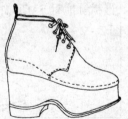

图 2-2-19　内外部高鞋

（4）补高 7~14cm　需要定制内外补高鞋。这是一种在内补高鞋底附加船形补高托的高靿鞋。船形补高托多用软木制成，外包鞋面皮。船形补高托固定在内底和外底之间，为减轻船形补高托的重量可制成拱桥形。（图 2-2-19）

（5）补高 14cm 以上　建议定制补高假足。这种假足分上下两层：上层为足套，下层为假足。其中间由木块、人工踝关节相连。步行中踝关节可以有良好的跖屈功能和地面反作用力的缓冲功能。由于足套处于大的马蹄位，患者穿较肥的裤子可以很好地遮盖，外观较好。假足适合穿用各种普通鞋，更换方便。由于外观的原因，患者总是希望鞋的前部少加高一些。但是鞋后部比鞋前部加高过多，踝关节呈现大的跖屈位会使前足承重过大，引发跖痛。另外在决定鞋后部、前部的加高高度时如遇有下肢不等长合并踝关节功能障碍或脊髓灰质炎后遗症股四头肌无力时，应注意患者穿用补高鞋后仍保持下肢良好的承重力线，不应破坏原有的代偿功能。（图 2-2-20）

（六）踝和距下关节炎症

使用矫形鞋的目的是适应畸形，减少关节活动，缓解疼痛。

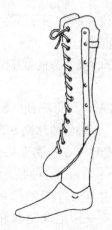

图 2 - 2 - 20　补高假足

1. 高勒鞋　鞋帮软，能调整以适应肿胀的踝部。为增加鞋帮控制踝关节活动的能力，在帮的两侧附加弹性钢条或塑料条。

2. 在鞋外底的前掌部位加滚横条　最厚部位约 9 ~ 12mm，应位于跖趾关节的后方。这样有利于完成足的滚动动作，并减少了滚动时的踝关节运动。

3. 加跖骨横条　如果患者合并有跖痛也可使用跖骨横条代替滚横条。

4. 改用 SACH 鞋跟　SACH 即硬踝软跟（solid ankle cushion heel），是一种假足的名称。这种鞋跟的工作原理类似于 SACH 足的工作原理，在鞋跟的后部改用一块楔状塑料海绵或橡胶海绵。当跟触地时 SACH 跟可以吸收地面的反作用力，也可以减少踝关节、距下关节的活动。（图 2 - 2 - 21）

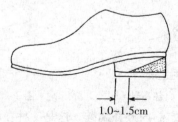

1.0~1.5cm

图 2 - 2 - 21　SACH 鞋跟

（七）跚趾外翻和第一跖骨头内侧滑囊炎

除先天性原因、炎症性原因（如类风湿性关节炎）外，长期穿用鞋跟过高、鞋头过窄的鞋是常见原因。

使用矫形鞋的主要目的是减少第一跖趾关节的侧方压力和摩擦，限制第一跖趾关节的跖屈、背屈活动。

常用处理方法：①鞋和袜子应有足够的长度和宽度；②鞋的腰窝部位应足够瘦，以减少足在鞋内的窜动、减少摩擦；③降低鞋跗面的高度，尽量减少足的前移；④合并使用纵弓托与跖骨头垫，托起纵弓，减轻第一跖骨的承重。

（八）足前部截肢

经跖骨近侧 1/2 及其近端部位的足部截肢适合装配半脚假肢（详见下肢假肢章节）。跖骨远侧 1/2 及其远端部位的截肢适用补缺垫和补缺鞋以弥补缺损，恢复功能。

1. 补缺垫　用皮革、泡沫塑料、泡沫橡胶制成。适于跖趾关节离断患者用来弥补缺损和防止鞋头变形。

2. 补缺鞋　鞋内放置海绵补缺垫，弥补缺损并托起足弓。鞋的内底、大底间改用通长、加硬的钢钩心或鞋后跟前缘向前延长至跖骨残端之后。这样既可以减少残足末端承重，改善足底承重功能，又能防止鞋的变形。(图2－2－22)

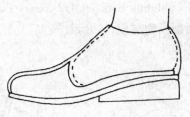

图2－2－22　补缺鞋

（赵辉三　杨平）

第三节　下肢矫形器

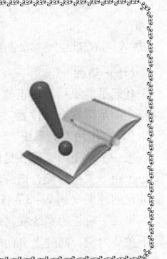

学习重点

●常用足矫形器品种、结构特点、功能、适应证、适合检查要点

●常用踝足矫形器品种、结构特点、功能、适应证、适合检查要点

●常用膝踝足矫形器品种、结构特点、功能、适应证、适合检查要点

●常用膝矫形器品种、结构特点、功能、适应证、适合检查要点

●常用交替迈步矫形器品种、结构特点、功能、适应证、适合检查要点

下肢矫形器（lower limb orthoses，LLOs）是目前矫形器中应用最多的一类。这是因为大量的肢体残疾人有强烈的愿望，希望在社区中能独立地活动，希望依靠下肢矫形技术服务能真的从总体上回复站立能力、步行能力，以便回复学习和工作能力。下肢矫形器的适应证相当广泛。应用下肢矫形器的主要目的是：稳定关节或控制关节运动，改善下肢的运动功能；保护下肢的骨与关节，减少疼痛，促进病变痊愈；畸形矫正或关节置换术后功能位的保持；下肢不等长的补偿。下肢矫形器的品种很多，这里只能就经常用的、典型的下肢矫形器品种、结构特点、三点力系统、适应证、适合检查要点做一些简要介绍。

一、足矫形器（Foot Orthosis，FO）

足矫形器是各种矫形鞋垫、足托的总称，是下肢矫形器的基础部分。足矫形器的部分内容在上一节矫形鞋中已有介绍。这里仅仅重点介绍模塑型带距骨支持垫的 UCBL 足托。（图 2 - 3 - 1）

UCBL 足托（University of California Berkeley Laboratory Foot Orthosis，UCBL FO），应用热塑板材，按患者足部石膏模型模塑制成，边缘比较高。（图 2 - 3 - 1A）

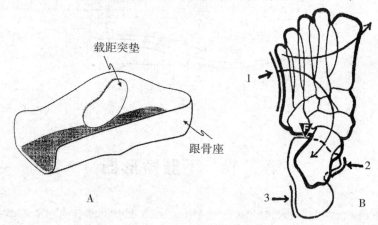

载距突垫　　跟骨座

图 2 - 3 - 1　UCBL 足托

A. 带有载距突垫和跟骨座的 UCBL 足托　　B. 三个箭头表示在水平面上控制前足外展的力量

（一）功能

托起足的纵弓，矫正前足的外展、外翻（亦称旋前）畸形，矫正足跟的外翻畸形，控制整个的足部在自然位置，控制小腿的内旋趋向。

（二）作用力的系统

第一个矫正力系统在足的水平面上，三点力：①位于第 5 距骨干的外侧，向内的力。②位于距下关节内侧，向外的力；③位于跟骨的外侧，向内的力。依靠这个三点力系统控制前足的外展（图 2 - 3 - 1B）。

第二个矫正力系统在足的额状面上，三点力：①位于跟骨的外侧，向内的力；②位于距下关节内侧，向外上方向的力；③来自足跟内侧下方，向上的地面反作用力。依靠这个力系控制距下关节的外翻运动和小腿的内旋趋向。（图 2 - 3 - 2）

（三）适应疾病、症状

脑瘫，儿麻后遗症，类风湿性关节炎，格林巴氏综合征，可复性的平足，足的旋前、旋后畸形，跟骨的外翻畸形。

（四）适合检查要点

①穿用后能控制前足、足跟在较正常的位置；②足托的上缘不超过鞋帮；③舟骨部位隆起明显的应加用载距突垫；④跟部的内侧应有垫偏；⑤步行中足托不妨碍足的向前滚动。

二、踝足矫形器（Ankle - Foot Orthosis，AFO）

踝足矫形器是用于踝关节及全部或部分足的矫形器，国际上简称 AFO。

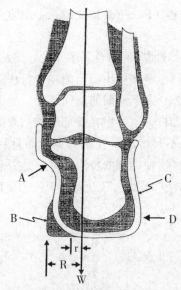

图 2 - 3 - 2　踝关节的额状剖面与 UCBL 足托的控制力

A. 载距突垫的力　B. 跟的内侧扩延（跟内闪）　C. 足托（UCBL 式）的剖面　D. 跟外侧，向内的力　W. 身体的重力　r. 一般足托的矫形力矩　R. 跟内侧扩延后的矫形力矩

（一）全接触塑料踝足矫形器（total contact plastic AFO）

多用聚乙烯板材或聚丙烯板材（含改性聚丙烯板材）为材料，以患者小腿、足部石膏阳模为模具，应用真空模塑工艺制成，具有与肢体全面接触性好、重量轻、易清洁、外观好、容易换鞋等特点。常用的有以下几个品种。（图 2 - 3 - 3）

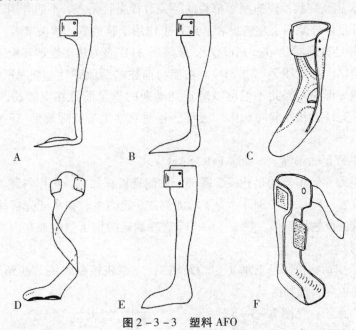

图 2 - 3 - 3　塑料 AFO

A. 后侧弹性塑料 AFO　B. 改进型后侧弹性 AFO　C. 带有隆起增加筋的后侧弹性塑料 AFO
D. 螺旋形 AFO　E. 硬踝型塑料 AFO　F. 带侧方垫的硬踝塑料 AFO

1. 后侧弹性塑料踝足矫形器（Posterior Leaf Spring AFO，PLS AFO），也称为柔性踝足矫形器（flexible AFO）。

（1）结构功能特点：后侧弹性塑料 AFO（图2-3-3A），其壳体的踝部变窄，不大阻碍踝关节背屈，对踝部内外侧稳定作用小，但能在步行摆动期矫正垂足，足跟触地后具有踝关节跖屈阻力，可以吸收部分来至地面的反作用力。为了增加了矫正垂足的力量，可以加宽足托和踝部（图2-3-3B），也可以在踝部增加凸起的增强筋（图2-3-3C）。带有隆起增强筋的后侧弹性 AFO 不只增加了控制力量，而且后侧开口也有利于观察足跟状态，减轻重量和改善透气性能。这种类型的矫形器许多是成品矫形器。

（2）作用力系统：在足部的矢状面，三点力位于：①足底的前部；②足背部位；③小腿肚近端。（图2-3-4）

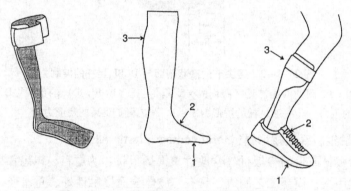

图2-3-4　后侧弹性塑料 AFO 的三点力系统

（3）适应疾病及症状：仅适用于单独的踝关节背屈肌无力。不适合用于踝关节跖屈肌有明显痉挛和踝足内外侧向不稳的患者，或要求作用于膝关节、髋关节者。

2. 螺旋形踝足矫形器（spiral AFO）　螺旋形 AFO 多为热塑性塑料板或碳纤维层叠塑料制成的模塑定制产品（图2-3-3D）。功能与前述的后侧弹性塑料 AFO 相近似。不同的是，由于是螺旋形的，因此不但可以矫正摆动期的垂足而且在支撑期踝关节背屈运动中，能促使足部有外旋和外翻的动作。近年已有商家推出带有螺旋形 AFO 功能的订配成品 AFO。

3. 硬踝塑料踝足矫形器（Solid AFO，SAFO）

（1）硬塑料踝足矫形器的足托板、踝部、后侧壳板都加宽，可以将踝关节可靠地固定在某种预定的位置（图2-3-3E）。为了增加侧方矫正力量，在小腿壳板踝上部位加用泡沫塑料或硅橡胶制成的均压垫（图2-3-3F）。外翻足的均压垫应加在内侧，内翻足的均压垫应加在外侧。

（2）功能：摆动相控制足下垂（止动跖屈），支撑相控制踝关节的跖屈、背屈活动，控制距下关节的内翻、外翻活动。

（3）作用力系统：见图2-3-5

第一个作用力系统在矢状面上（图2-3-5B），控制踝关节的跖屈。三点力位于：1. 足Ⅰ—Ⅴ跖骨头和足趾，向上的力；2. 足背的上部；3. 小腿肚的上部。

第二个作用力系统在额状面上（图2-3-5C），控制距下关节的内翻。三点力位于：

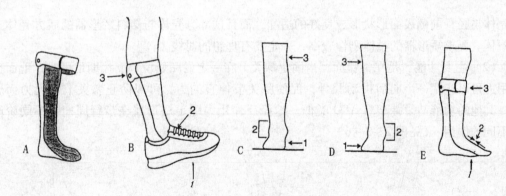

图 2 - 3 - 5　硬踝塑料 AFO

A. 外观　B. 摆动期垂足控制力系统（第一个力系统）　　C. 跟内翻控制力系统（第二个力系统）

D. 跟外翻控制力系统（第三个力系统）　　E. 踝背屈控制力系统（第四个力系统）

1. 足跟的内侧，向外的力；2. 外踝上部，向内的力；3. 小腿近侧，向外的力。

第三个作用力系统在额状面上（图 2 - 3 - 5D），控制距下关节的外翻。三点力位于：1. 足跟的外侧，向内的力；2. 内踝部，向外的力；3. 小腿近侧，向内的力。

第四个作用力系统在矢状面上（图 2 - 3 - 5E），控制踝关节的背屈。三个力位于：1. 步行中支撑中点到足趾离地，AFO 的足底前缘受到向上的地面反作用力；2. 步行中从支撑中点到足趾离地，塑料矫形器的踝部的前缘（弯曲部位）受到压缩力；3. 胫骨的近侧前面受到向后的推力。

（4）适应疾病和症状：脑卒中、脑瘫（弛缓性、轻度痉挛性、重度痉挛性）、截瘫、脊髓侧索硬化、周围神经损伤、儿麻后遗症、格林巴氏综合征、肌肉萎缩、类风湿性关节炎、脊椎裂（$L_1 - L_4$）、跟腱挛缩、跟腱断裂、踝关节骨折、马蹄足、马蹄内翻足、马蹄外翻足。

（5）选择时考虑要点：①为了全面接触，多选用定制模塑硬踝塑料 AFO；②主要适用于踝关节趾屈肌明显痉挛、腘绳肌挛缩、足踝内外侧不稳和需要用踝足矫形器影响膝关节、髋关节运动时；③为了步行中便于支撑后期足的向前滚动，应注意患者穿鞋后在矢状面上，能保持正确的对线，还可以把矫形器的足托前缘做得短一些，略超过跖骨头即可，但是为了控制跖趾关节的背屈或抑制屈趾肌的痉挛，应注意把足托的前缘向前延长到足趾的前方，并保持合适的上翘，以便于足底跖趾关节部位向前滚动，减少滚动时地面反作用力对膝关节的伸展力矩；④由于硬踝足矫形器支撑期承重很大，应力集中在矫形器踝部的前缘，应给予增强；⑤嘱咐患者使用的鞋要保持一致的有效鞋跟高度。矫形器适配和适合性检查中应当让患者穿着鞋站立位进行检查和调整对线。应当特别注意检查和调整矢状面的对线。良好的对线是硬踝足矫形器成功的关键。

4. 地面反作用力踝足矫形器（Ground Reaction Ankle Foot Orthosis，GRAFO）　以色列的矫形器技师 Jimmy Saltiel，1969 年首先报告了为他自己设计的这种踝足矫形器的应用情况。

（1）结构特点：地面反作用力踝足矫形器是一种改进的定制模塑型硬踝塑料 AFO。与一般塑料 AFO 的共同点是踝部刚性都比较大，不同点是这种 AFO 的胫骨前方上段有塑料壳体与胫骨前侧表面形状形成良好的适配，而且这部分壳体与塑料矫形器的后方壳体连成一体。要求矫形器的整体刚性较高，一定要有理想的对线。

（2）主要功能：是在矢状面，当固定踝关节在一定的跖屈位，支撑期足平时，地面反作用力可以产生一个向后推动胫骨，促使膝关节伸直的力，可以防止膝关节因无力而屈膝。其他的功能与硬踝塑料 AFO 类似。地面反作用力踝足矫形器在步行周期中不同阶段的不同的作用。（见图 2 - 3 - 6）

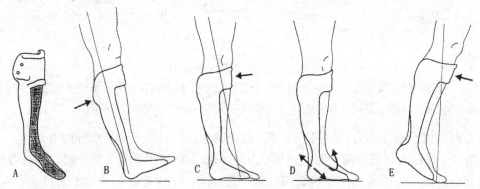

图 2 - 3 - 6　步行周期的不同时期地面反作用力的不同作用

A. 地面反作用力踝足矫形器　B. 足跟触地时地面反作用力推小腿向前　C. 足平时推小腿向后，帮助股四头肌力弱者稳定膝关节　D. 足平时控制距下关节的内翻、外翻及前足的旋前、旋后　E. 足的蹬离期推小腿向后，妨碍屈膝

（3）作用力系统：有四个作用力系统，第一个作用力系统：参见后侧弹性塑料 AFO 的介绍。第二个作用力系统和第三个作用力系统：参见硬踝塑料 AFO 的介绍。第四个作用力系统在矢状面，三点力位于：① 胫骨的前侧（可以包括髌韧带部位），向后的力；② 步行中从支撑中点到足趾离地，矫形器踝部的前缘受到压缩力；③ 步行中支撑中点后，矫形器足托的前部受到向上的地面反作用力。

（4）适应疾病及症状：脑卒中、脑瘫（迟缓性的、轻度痉挛、中度痉挛）、儿麻后遗症、格林巴斯综合征、马蹄足、马蹄内翻足、马蹄外翻足、膝关节过伸、膝关节屈曲行走。

（5）选用时要点考虑：这是一种应用踝关节不同的固定角度和地面反作用力对膝关节影响的原理设计的矫形器。因此，根据这一基本原理正确地选择患者，正确地选定踝关节的固定角度和精确地调整矫形器的对线是非常重要的。比如：一个脑瘫患儿的股四头肌的肌力良好，合并膝关节过伸畸形。为了控制这种过伸畸形可以固定踝关节在背屈位，训练患儿屈膝步行。一个儿麻后遗症的患儿臀大肌肌力良好、股四头肌力弱、小腿三头肌麻痹，步行中膝关节不稳。为了稳定膝关节，矫形器的踝关节应固定在轻度的跖屈位。

5. 动态踝足矫形器（dynamic ankle - foot orthosis，DAFO）　简称动态 AFO，是目前广泛应用的一种肌张力抑制性的矫形器，使用改性聚丙烯塑料板模塑制成，该种材料可以拉伸很薄，便于穿脱以及穿鞋，但是整体结构又保证了矫形器的刚性（图 2 - 3 - 7）。由于矫形器的内外上缘超过踝部，因此又称为踝上矫形器（supramalleolar orthosis，SMO）。为了尽量减少因距骨头承重引起的小腿三头肌的原始痉挛性反射，这种矫形器要求与足底全面接触。这种矫形器对软的足的内翻、外翻、平足畸形有较强的矫正作用，能保持足部较好的正常承重力线。这种矫形器既可以一定程度地抑制痉挛，矫正畸形，保持比较正常的对线，又能保留一定的踝关节活动范围，促进下肢肌肉运动的协调发展，不断地改进步态。动态踝足矫形器适用于轻度痉挛，足部畸形比较容易矫正的脑瘫患儿。对于痉挛比较严重的患儿则应选用硬踝塑料踝足矫形器。

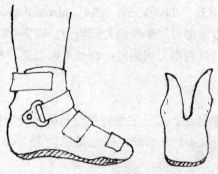

图 2 - 3 - 7 动态踝足矫形器

（二）带踝关节铰链的塑料踝足矫形器（articulated plastic AFO）

1. **结构特点** 带踝关节铰链的塑料踝足矫形器具有带踝铰链金属条踝足矫形器的各种功能，但又具有塑料矫形器的一系列优点：与肢体的伏帖性好，重量轻，外观较好，易清洁。常用的踝关节铰链品种举例如图 2 - 3 - 8。

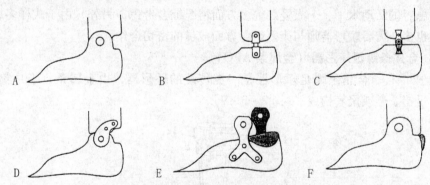

图 2 - 3 - 8 **各种塑料踝足矫形器中常用的踝关节铰链**

A. 双叠式（Overlap） B. 柔性（Gillette） C. 鱼叉式（Gaffney） D. 奥克拉荷马式（Oklahoma）
E. 嵌入足镫式（Insert Stirrup） F. 跖屈止动式（Plantar Flexion Stop）

2. **功能** 踝关节铰链塑料踝足矫形器的功能取决于踝关节铰链的式样和结构。其式样、结构种类很多，几乎每一种式样的踝铰链只要稍加改变、调整结构或增加一些附加部件，都可以完成临床提出的踝足矫形器的生物力学控制要求。其基本功能包括以下几项，供临床选用：

（1）跖屈止动（plantar flexion stop）：例如图 2 - 3 - 8 F，可以控制足的内翻或外翻，控制踝关节的跖屈，但是不限制踝关节的背屈运动。这个功能应用最多，常用于预防和矫正马蹄畸形，改善垂足步态。

（2）跖屈、背屈自由动（plantarflexion and dorsiflexion free motion）：例如图 2 - 3 - 8 A、

B、C、E，只控制足的内翻、外翻，不限制踝关节的跖屈、背屈运动，常用于预防和矫正足的内、外翻畸形。

（3）背屈止动（dorsiflexion stop）：例如图2-3-8 D，可以控制足的内翻、外翻运动，控制踝关节的背屈运动，但是不控制踝关节的跖屈运动，常用于改进跟足步态和抑制痉挛性尖足步态，也可用于动踝地面反作用力踝足矫形器，提高膝关节稳定性。

（4）背屈助动、跖屈阻动（dorsiflexion assist，plantarflexion resist）：图2-3-8中的各种式样铰链附加一些弹力带都可以提供助力或阻力。图2-3-8 B是一种柔性铰链，不但可以提供踝关节的跖屈、背屈助力或阻力，而且可以提供一些距下关节内翻、外翻异常运动的阻力。

3. 作用力系统

（1）第一个力系统控制跖屈，参见后侧弹性塑料踝足矫形器的介绍。

（2）第二个力系统、第三个力系统，控制足的内翻、外翻，参见硬踝塑料AFO的介绍。

（3）第四个力系统跖屈或背屈止动，参见硬踝塑料踝足矫形器的介绍。

4. 适应的疾病和症状：弛缓性的、轻度痉挛、中度痉挛的脑卒中、脑瘫、截瘫、儿麻后遗症、周围神经损伤、多发性脊髓侧索硬化、进行性肌肉萎缩、脊椎裂（L_1-L_4）、跟腱断裂、马蹄足、马蹄内翻足、踝部骨折、膝关节过伸等。

5. 选择中的其他考虑　踝关节铰链的选用是个复杂的问题，需要康复组根据治疗需要，结合患者的活动水平、个人爱好等多方面情况综合考虑。另外，由于式样多，工艺方面的问题也多，需要矫形器师与康复组各方面成员的密切合作。

（三）金属条踝足矫形器（金属条AFO）

1. 构成特点　金属条踝足矫形器是一类传统的矫形器，由金属条、半月箍、环带、踝铰链、足镫、鞋或足套构成。（图2-3-9）

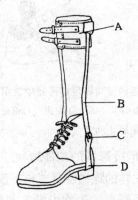

图2-3-9　金属条AFO的构成
A. 半月箍与环带　B. 钢条或铝条　C. 踝关节铰链　D. 足镫

（1）鞋或足套：是AFO的基础，选用普通鞋时应选用后跟可拆下来的，以便安装足镫（stirrup）。带鞋的AFO外观较好，带足套的AFO换鞋方便，常配用轻便的旅游鞋。

（2）足镫（stirrup）：分为固定式、可卸式、圆棍卡钳式（caliper）。后两种换鞋方便，但卡钳式的运动轴心与生理踝关节运动轴心不同心。（图2-3-10）

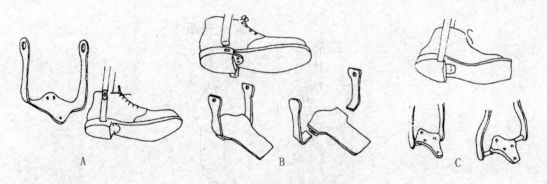

图 2 - 3 - 10 足镫式样

A. 固定式 B. 可卸式 C. 圆辊卡钳式

（3）踝铰链（ankle joint）：由钢、不锈钢或钛合金制成。结构的式样很多。根据踝足矫形器的生物力学需要，金属踝关节铰链可以分为以下几种：

1）止动装置：跖屈止动装置 依靠铰链中的阻挡块，制止踝关节的跖屈运动（图 2 - 3 - 11A）。这种装置是传统踝足矫形器中应用最多的。多用于控制垂足和预防马蹄足畸形。这种装置的优点是结构简单、价格便宜，缺点是足跟触地时由于缺少踝关节的跖屈动作，缺少对地面反作用力的缓冲，可能引起股四头肌无力者膝关节的不稳定。

背屈止动装置 依靠铰链中的阻挡块制止踝关节的背屈运动（图 2 - 3 - 11B）。多用于改善跟足畸形者的步态，改善膝关节的稳定性。

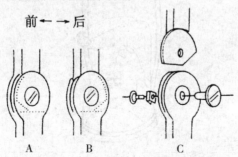

前 ← → 后

图 2 - 3 - 11 金属踝关节铰链及其止动装置

A. 踝铰链跖屈止动装置 B. 踝铰链背屈止动装置 C. 踝铰链分解图

2）助动装置与阻动装置：多用金属弹簧制成，分为单向助动装置、双向助动装置两种（图 2 - 3 - 12）。

单向助动装置 多用为背屈助动装置，依靠钢丝弹簧的弹力在步行摆动期帮助踝关节背屈，成为背屈助力，足跟触地后则转变成为踝关节跖屈动作的阻力，可以吸收一部分来自地面的冲击力。多用于控制垂足，预防和矫正马蹄足畸形。

双向助动装置 这种装置有几种使用方法，有不同的功能：既具有背屈助动、跖屈阻动功能，又具有跖屈助动、背屈阻动功能。背屈助动装置帮助摆动期抬起足尖；跖屈助动装置，步行支撑后期可以帮助完成后蹬动作，能辅助膝关节后伸，以保持膝关节稳定。这类装置通过一个螺丝可以方便地调节助力的大小和踝关节的角度。

3）另外还可以卸下螺丝，取出弹簧，再拧上螺丝形成跖屈止动或背屈止动，也可以形成双向止动。双向止动可以把踝关节固定在合适的角度。当然也可以改变成跖屈止动，

前 ← → 后

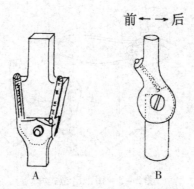

图 2 - 3 - 12   踝铰链助动装置

A. 踝关节跖屈背屈双向助动装置   B. 踝关节背屈助动装置

而背屈为自由活动或为助动装置。由于这类踝关节铰链具有良好的可变性、可调性，很适合用于早期患者，可以方便地随着治疗需要的变化来改变矫形器的性能。当然把这类矫形器作为一种试用性的矫形器帮助康复工作者和患者本人了解矫形器也是很有用处的。

（4）T 形或 Y 形矫形带（T／Y strap）：用于矫正足内翻、外翻。足外翻时 Y 形带置于足内侧。足内翻时 T 形带置于足外侧（图 2 - 3 - 13）。

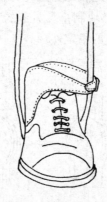

图 2 - 3 - 13   足外侧的 T 形矫形带

（5）金属直条（metal upright ）：由钢或铝合金制成，与踝铰链相连。单侧支条可置于内侧或外侧。置于后侧的支条应设有上下滑动装置，以减少步行中由于矫形器踝关节与生理踝关节轴心不一致而导致半月箍与小腿肚之间的上下窜动。

（6）半月箍与环带（band and cuff）：半月箍为金属制成，连结两侧支条。环带由皮革、尼龙搭扣制成。

2. 单直条 AFO

（1）主要功能：控制垂足和/或跟骨的内翻、外翻。

（2）作用力系统：（略）

（3）生物力学性能：限制踝关节的运动范围；踝关节背屈助动，跖屈阻动；踝关节背屈、跖屈双向阻动；矫正足跟内翻畸形、外翻畸形。

（4）主要适用疾病和症状：适用疾病：脑卒中；脑瘫（弛缓性，轻度痉挛型至重度痉挛性）；多发性脊髓侧索硬化；腓总神经损伤；儿麻后遗症；肌肉萎缩；格林巴氏综合征；脊椎裂（$L_4 - L_5$）；类风湿性关节炎；马蹄足；马蹄内翻足；马蹄外翻足；踝关节损伤；跟腱挛缩。

（5）选用时的其他考虑：这种 AFO 的外观不如塑料 AFO，主要适用于小腿、足部水肿、体积变化大的患者使用。由于重量轻，因此也多用于儿童和老人。如果使用了可拆卸式的足镫，则有时可以只用矫形鞋，使踝足功能得到动态性的改善。用于单直条 AFO 的鞋很重要，要求主跟加硬、硬鞋底，鞋跟是可拆下来的，以便安装足镫。另外，小儿的鞋不宜过大，应每半年到一年更换一双。

3. 双直条 AFO

（1）主要功能：与单直条 AFO 的作用相同，不同的是增加了一侧钢条，增加了矫形器的整体刚性，具有了更好的矫形力量。为了轻，多用铝合金直条，如果为了结实、耐用则可以选用钢直条。（图 2 - 3 - 14）

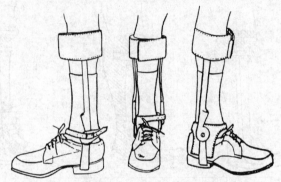

图 2 - 3 - 14　带外侧 T 形皮带的双金属直条 AFO

（2）矫形器的作用力系统与生物力学性能（略）。

（3）适应疾病和症状：参见单直条 AFO。

（4）选用时的其他考虑：金属双直条 AFO 是传统产品，目前大多为塑料 AFO 所代替。目前主要应用于：①由于水肿等原因小腿、足部体积变化比较大的患者；②嫌塑料 AFO 太热的患者；③小腿、足部皮肤感觉不良，为了预防皮肤损伤而选用。

4. 钢丝弹簧踝足矫形器　这是一种传统的产品，在鞋底后跟前方或踝的双侧缠绕钢丝弹簧。钢丝的近端与膝下箍相连，远端固定在鞋底，适用于矫正摆动相的垂足和缓冲跟触地后来自地面的冲击力。矫形器作用力系统和适用疾病、症状参见后侧弹性塑料 AFO。这种踝足矫形器优点是简单、轻便，缺点是钢丝寿命有限，大约半年。

（四）免荷性 AFO

免荷性 AFO（weight bearing AFO）亦称为髌韧带承重矫形器（Patellar Tendon Bearing Orthosis，PTB AFO），按制造材料分为金属条型与塑料型（图 2 - 3 - 15）。按免荷的程度不同分为全免荷性和不全免荷性（图 2 - 3 - 16）。

1. 结构特征

（1）AFO 小腿的前方、髌韧带承重部位应前倾 10°。

（2）固定式足镫，双向止动，固定踝铰链于背屈 7° 位。

（3）金属条髌韧带承重矫形器与足镫相连的钢板向前延长至跖骨骨头下方。

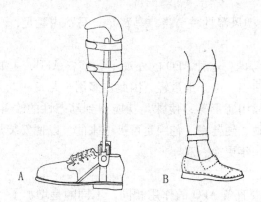

图 2 - 3 - 15　金属条免荷 AFO 与塑料免荷性 AFO
A. 金属条免荷 AFO　B. 塑料免荷 AFO

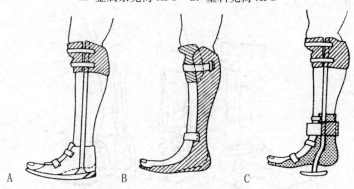

图 2 - 3 - 16　全免荷与不全免荷 AFO
A. 不全免荷金属条 AFO　B. 不全免荷塑料 AFO　C. 全免荷塑料 AFO

（4）不全免荷的 AFO 要求患者足跟与鞋底间保留有 1cm 的间隙，为便于鞋底的向前滚动可加用滚动底（Rocker）。

（5）全免荷 AFO 要求增加马镫，在鞋底、马镫之间应保持 2～5cm 的距离，以保证步行中支撑期足尖不会触地。一旦足尖触地则会形成下肢承重。

2. 注意事项　使用上述结构矫形器应适当垫高健肢，训练步行中不使足尖蹬地，这样肢体承重可减少 40%～70%。

3. 功能　免除小腿远 1/2 部位、踝关节和足部的承重，保护胫骨 1/2 以远部位、踝关节及足部病变部位，促进病变痊愈。

4. 适应证

（1）短期使用（6 个月以内），适用于：①促进骨折愈合；②踝关节融合术；③足跟痛，无手术适应证，保守治疗无效。

（2）长期使用（6 个月以外），适用于：①胫骨远端骨折或踝足关节融合术后迟缓愈合或不愈合；②距骨缺血性坏死；③距下关节或踝关节变性关节炎；④跟骨骨髓炎；⑤坐骨神经损伤合并足底感觉丧失；⑥慢性皮肤疾病，如糖尿病性溃疡；⑦其他不适合手术的慢性足部疼痛。

5. 检查要点　由于具体的疾病、对象、情况不同，AFO 的要求不同，检查的要点有很大区别。这里仅就标准型塑料全免荷 AFO（图 2 - 3 - 17）的检查提出一些要点。

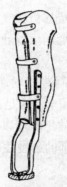

图 2 - 3 - 17 **标准型塑料全免荷 AFO**

（1）矫形器的承重部位类似髌韧带承重接受腔，除了髌韧带部位要求良好的承重功能外，要求小腿上部，特别是胫骨髁的斜面能承担一定的负荷。

（2）鞋底距离足镫 3cm～5cm，确保患者站立、步行中足尖不会触地。最好也能训练患者，注意步行中足尖不触地。

（3）足镫应大致位于足的舟骨下方，在矢状面和额状面都有正确的对线。（图 2 - 3 - 18，图 2 - 3 - 19）

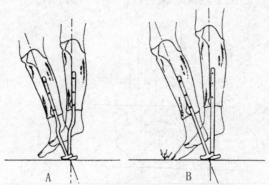

图 2 - 3 - 18 **带马镫的全免荷 AFO 的矢状面对线**

A. 正确的对线 B. 错误的对线

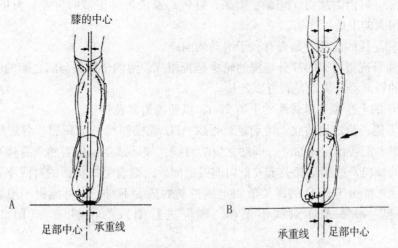

图 2 - 3 - 19 **带马镫的全免荷 AFO 的额状面对线**

A. 正确的对线 B. 错误的对线

（4）不论是足镫、足托或鞋底都应成摇椅状，以利于足的向前滚动。

（5）健侧鞋底应垫高到骨盆两侧的髂前上棘处于同一水平。

（五）软踝足矫形器

这是一类应用特殊的弹力纤维织物制造的软性踝足矫形器，品种很多，大部分是成品。例如：夜间使用的踇外翻矫正带可用于治疗足部的踇外翻；弹性的踝固定带、强固定护踝（附加低温热塑性塑料板增加固定效果）可以辅助治疗足踝外侧副韧带损伤；内衬黑色泡沫塑料的护踝可用于辅助治疗踝足部的急慢性炎症。

（六）AFO 的常规适合检查

1. 穿着检查

（1）是否符合处方要求。

（2）患者能否没有困难地穿上矫形器。

2. 站立位检查：要求患者穿上鞋，双足间距 5～10cm，双下肢均匀承重。

（1）鞋的肥瘦、长度是否合适。

（2）鞋底和鞋跟在地上是否放平。

（3）矫形器踝铰链轴心位于内踝下缘。（图 2－3－20）

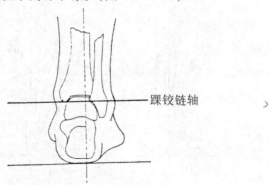

踝铰链轴

图 2－3－20　正确的踝关节铰链位置

（4）鞋底、鞋内附加物（垫偏、横条、鞋垫）及 T 形矫正带的位置、力量是否合适，会不会引起很大的不适、疼痛。

（5）鞋和足托的前部分是否有利于滚动的前跷。

（6）金属条或塑料壳的部分与腿的轮廓是否相符，两侧金属条与腿之间的间隙是否均匀，儿童用的矫形器金属条是否可以延长。

（7）AFO 的上缘位于腓骨头的下方 2cm，以免压迫腓总神经。

（8）患者能否稳定地站立：特别是对硬踝 AFO 或控制踝关节跖屈、背屈的 AFO，必须认真检查患者能否稳定地站立，即站立位的对线。如果站立位患者感觉身体有向前倾倒或向后倾倒的倾向，或感觉膝关节被推向前或退向后，则表明矢状面的对线不正确。引起不正确的对线可能由于 AFO 的踝关节固定或控制的角度不对，也可能由于患者的鞋跟高度不合适引起。如果 AFO 对线不正确，则应进行细致的调整。　（图 2－3－21，图 2－3－22）

（9）踝部与踝铰链之间有无足够的间隙。

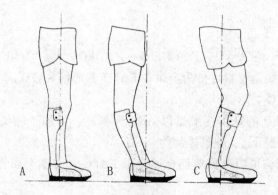

图2-3-21　AFO的踝关节角度对下肢的影响

A. 合适的对线　B. 踝关节跖屈过大　C. 踝关节背屈过大

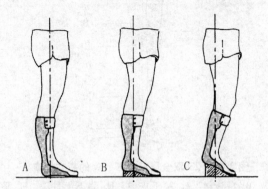

图2-3-22 鞋跟高度对AFO对线的影响

A. 鞋跟过低　B. 鞋跟合适　C. 鞋跟过高

3. 步行中检查

（1）步态检查 在平路上步行，应注意观察有无以下异常步态：躯干侧摆；提髋步行；下肢内旋或外旋；下肢向外划圈；步行中双足跟间距过宽或呈剪式步态；足内缘或外缘着地；躯干前屈；躯干后伸；膝关节过伸；膝关节屈曲；膝关节内翻或膝关节外翻；足部难以向前滚动；足的后蹬力不够，向前滚动过快；跳跃式步行；健患侧下肢步长不一样，节奏不均匀。

（2）有无特殊的响声。

4. 坐位时检查　患者能否屈膝105°位，使患者舒适地坐着。

5. 脱去矫形器检查

（1）肢体有无皮肤压迫症状。

（2）在没有任何控制下观察踝关节运动有无异常。

（3）检查矫形器内、外侧踝铰链的止动装置当踝铰链跖屈或背屈时，是否能同时接触。

（4）从矫形器工艺和外观角度是否满意。

（5）询问患者对矫形器重量、功能、舒适、外观等方面的满意程度。

三、膝踝足矫形器

膝踝足矫形器（Knee – Ankle – Foot Orthosis，KAFO）是一类用于膝关节、踝关节和足部的矫形器，按主要制造材料可分为金属条 KAFO 和塑料 KAFO。

（一）金属条 KAFO

1. 基本结构　KAFO 的基本构成是以 AFO 为基础，增加了膝关节铰链、膝上支条、金属箍和环带（膝上、膝下）、膝罩等部件。

金属条 KAFO 按结构可以分成单侧金属直条 KAFO 和双侧金属直条 KAFO。（图 2 – 3 – 23）

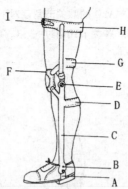

图 2 – 3 – 23 双金属直条 KAFO 的基本构成

A. 足镫　B. 踝铰链　C. 膝下支条　D. 膝下半月箍　E. 膝铰链

F. 膝罩　G. 膝上半月箍　H. 髌下半月箍　I. 髌下环带

2. 膝关节铰链种类与选用　膝关节铰链是 KAFO 的基本部件。常用的有以下几种。（图 2 – 3 – 24）

（1）自由运动膝铰链（Free Motion Knee Joint）：可以控制膝关节侧方运动，允许膝关节自由屈伸，但不允许膝关节过伸；主要适用于站立、步行中控制膝关节的过伸和侧方的异常活动。

（2）轴心后移膝铰链（Offset Knee Joint）：又称为功能性膝铰链。其特点是在下肢的矢状面上膝关节的转动轴心位于下肢承重力线的后方 1cm ~ 2cm。这种膝铰链轴心的后移可以增加膝关节步行中支撑期的稳定性，而摆动期又可以自由屈膝。这种膝铰链适合于四头肌麻痹，没有屈膝畸形，臀大肌、小腿三头肌力量良好的患者使用。这样可以帮助患者既能膝关节支撑期保持稳定，又能步行中摆动期屈膝，改善了步态。

（3）带锁的膝铰链（Knee Joint with Lock）：膝关节伸直位一般都是自动锁住，可以可靠地稳定膝关节，以利于无力的下肢步行；打开膝铰链锁可以屈膝，坐下。常用的膝铰链锁有两种：一种是落环锁（Drop Ring Lock），又称箍锁。一般只在外侧铰链加锁，使用方便，对合并有屈膝畸形或腘绳肌痉挛的患者应两侧应用环锁，否则矫形器容易发生扭转变形。另一种是棘爪锁（Pawl Lock），又称瑞士锁（Swiss Lock），特点是当膝关节伸直时可以自动锁住，升提拉线可以方便地打开膝锁。

品种	例图	生物力学控制作用	典型的临床应用
自由运动膝铰链	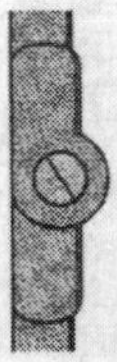	冠状面稳定膝关节，控制内翻、外翻；矢状面自由屈伸；过伸止动	轻度、中度膝内翻或膝外翻
轴心后移膝铰链	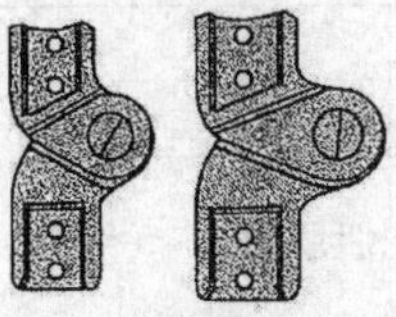	冠状面稳定膝关节，控制内翻、外翻；矢状面自由屈伸；过伸止动；支撑稳定性较好	中度、重度膝过伸
带锁单轴膝铰链	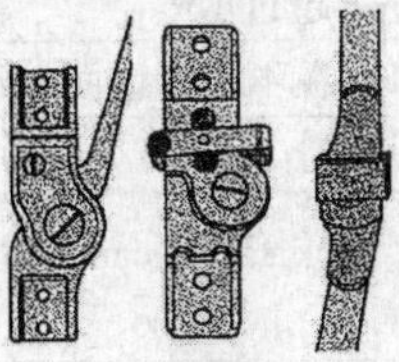	冠状面稳定膝关节，控制内翻、外翻；矢状面步行支撑相、摆动相膝关节所在完全伸直位；打开锁可以坐下；过伸止动	伸膝肌无力，不能控制支撑稳定
支撑期控制膝铰链	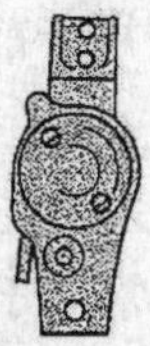	冠状面稳定膝关节，控制内翻、外翻；矢状面当承重时不能屈膝；不承重时膝关节可以自由屈伸；过伸止动	伸膝肌麻痹、无力
带锁可调角度膝铰链	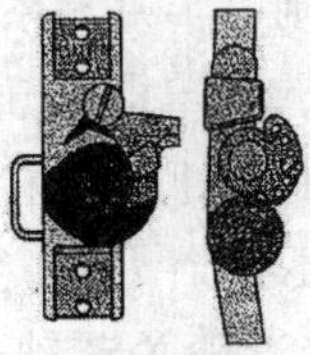	冠状面稳定膝关节，控制内翻、外翻；矢状面步行支撑相、摆动相膝关节所在完全伸直位；打开锁可以坐下；伸膝止动角度可调	用于痉挛性麻痹，减轻膝关节的屈曲挛缩
多轴膝铰链	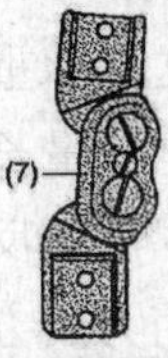 (7)	冠状面稳定膝关节，控制内翻、外翻；矢状面自由屈伸；过伸止动	用于自悬吊的膝矫形器，可以减少矫形器在腿上的窜动

图 2 - 3 - 24　膝关节铰链品种、生物力学作用和典型应用

（4）支撑期控制膝铰链（stance control knee joint）：用这种铰链制成的膝踝足矫形器称为支撑期控制膝踝足矫形器（Stance Control Knee Ankle Foot Orthoses，SCKAFOs），也称为支撑控制矫形器（Stance Control Orthoses，SCOs）。传统的膝踝足矫形器只能依靠膝关节锁，帮助残疾人保持步行中支撑期的稳定，而摆动期膝关节不能屈曲，只能直腿迈步，这样步态不良而且费力。而膝关节轴心后移型膝踝足矫形器步行摆动期允许屈膝，但是减少了支撑期稳定性，增加了膝关节打软腿、摔倒的危险。支撑期控制膝踝足矫形器的设计任务就是在步行的支撑期能自动锁住膝关节，而在摆动期能及时地自动打开锁，允许膝关节屈曲、摆动，步态更自然，更省力。这是近 10 年来国际上的新产品。其中的 E - MAG 就是由于应用了电磁（Electronic Magnet）技术而命名。E - MAG 膝铰链由于价格高，使用

受限。（有关 E – MAG 的应用适应证、禁忌证参见表 2 – 3 – 1）

表 2 – 3 – 1　E – MAG 的适应证和禁忌证

适应证	禁忌证
下肢肌群的瘫痪和麻痹（股四头肌无力是基本适应证）	认知损害，不能了解装置，不能进行步态训练
声称在额状面、冠状面上有倾斜（膝、踝）	膝关节不能过伸
肌肉的严重萎缩	严重的痉挛
严重的短缩（超过 5cm）	膝关节屈曲畸形超过 15°
为了帮助伸直膝关节，需要踝关节设有背屈止动装置	髋关节伸肌、屈肌肌力 3~5 级
踝关节僵硬	膝关节内翻、外翻超过 15°
有踝关节背屈功能要求者	要求应用 SCKAFO 在不平的地面上步行和能登高者
体重不大于 85kg	

引自：Balkowski J. Market Manager – Technical Orthopedics, Otto Bock Healthcare, Burlington, Ontario. Email Mar 25, 2010

（5）可调节膝关节角度的膝铰链（adjustable knee joint）：适用于前交叉韧带损伤及膝关节置换术后膝关节保护。

（6）多轴心膝铰链（polycentric knee joint）：较符合生理膝关节的运动特性。适用于膝关节屈伸运动中需要严格控制小腿前后异常运动的患者使用，常用于自悬吊膝矫形器。

3. 半月箍、环带、膝罩的位置与 KAFO 三点作用力的原则　半月箍系金属板制成，连接着两侧金属条，形成受力的框架结构；环带（或半环带）、膝罩既是矫形器的固定带、悬吊带，也是稳定膝关节的作用力带。神经肌肉疾病患者使用 KAFO 的主要目的是稳定膝关节，避免无力的膝关节承重时突然弯曲。稳定膝关节需要三个力量（图 2 – 3 – 25）。①位于膝前中部的作用力：一些研究工作表明作用力越是接近膝关节轴心，作用力矩越大，需要维持膝关节稳定的力越小；如膝屈曲畸形越严重，站立位承重时维持膝关节稳定所需要的作用力也越大。②位于大腿后上部的反作用力：为取得尽量长的杠杆臂，大腿上箍尽量往上置放，但不能引起坐骨结节和耻骨联合处的不适。③下部反作用力：作用点位于鞋处。一般是通过安装环带、半环带、膝罩来调节前部的作用力。方法有六种，可以根据临床需要选用。（图 2 – 3 – 26）

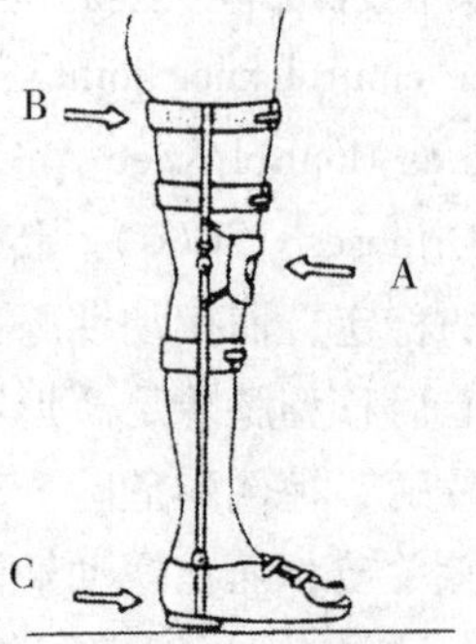

图 2 – 3 – 25　用于稳定无力的膝关节的三点作用力
A. 作用力　B. 反作用力　C. 反作用力

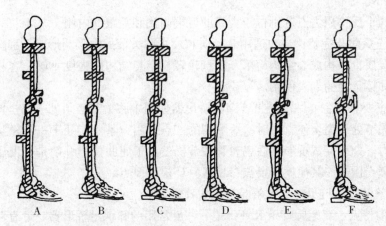

图 2 – 3 – 26　膝作用力带和膝罩使用的六种方法

A. 髌上带、髌韧带带　B. 大腿下带、小腿肚前方带　C. 大腿下带、髌韧带带

D. 髌上带　E. 髌韧带带　F. 膝罩

4. 单侧金属条 KAFO

（1）结构特点：带有膝关节铰链、踝关节铰链；根据控制畸形的需要决定支条放在下肢的内侧或外侧。（图 2 – 3 – 27）

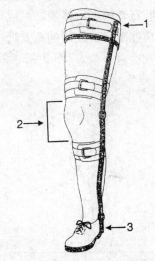

图 2 – 3 – 27　金属单支条 KAFO

（2）功能：主要用于控制膝关节内翻或外翻。典型的使用方法是：膝关节内翻时，将支条置于下肢的内侧；膝关节外翻时，将支条置于下肢的外侧。膝关节可以带锁，打开后可以坐下，站立、步行中需要锁住，保持膝关节处于伸直状态。踝关节铰链可以根据病人踝足畸形状态决定其控制功能，可以跖屈、背屈自由活动，而控制距下关节的内翻或外翻活动，也可以背屈自由活动，跖屈止动等等。（详见 AFO 中有关踝铰链的介绍）

（3）作用力系统：对于膝外翻畸形，金属支条置于下肢的外侧。其主要的三点作用力系统位于额状面（图 2 – 3 – 27）。三点力位于：① 反作用力点位于大腿近端外侧，为向内侧方向的力；②作用力点位于膝关节的内侧，为向外侧方向的力；③反作用力点位于跟骨外侧，向内侧方向的力。对于膝内翻畸形，金属条置于下肢的内侧。其作用力点位于膝关

节的外侧，两个反作用力点分别位于大腿的近端内侧和足跟的内侧。

（4）适应疾病与症状：主要适用于预防和矫正膝关节的内翻畸形或外翻畸形。由于矫形器是单侧金属直条构成，结构简单，重量较轻，但是结构的强度不够，容易变形，因此只适合小儿和体重轻的老人使用。

（5）检查要点：主要一点是患者穿戴矫形器使用中膝关节必须处于完全伸直位。这是因为只有膝关节处于完全伸直位时，矫形器的三点作用力系才能处于一个额状面内，才能具有矫正能力。如果穿戴矫形器后患者膝关节仍然处于屈曲位，哪怕是轻度屈曲位，矫形器也会变得毫无用途。其他检查要点参见 KAFO 检查要点。

5. 双支条 KAFO 与塑料金属条混合式 KAFO

（1）结构特点：双金属直条 KAFO 是一种最常用的膝踝足矫形器，带有双侧金属直条和膝、踝铰链。根据疾病及其畸形控制的生物力学需要选用膝关节铰链和踝关节铰链的品种。双金属直条 KAFO 是一种传统的矫形器，优点是坚固、耐用、便宜，缺点是比较重。为了减轻重量，用铝合金直条或钛合金直条代替钢直条。铝合金直条 KAFO 重量轻，但是结构的强度较差，仅仅适合儿童或体重小、活动水平低的成人使用。钛合金的 KAFO 重量轻，强度也好，但是价格比较贵。

塑料金属条混合式 KAFO 一般是一种带有双侧金属直条、膝关节铰链、硬踝的塑料膝踝足矫形器，都是应用患者的下肢石膏模型，经模塑制成。膝、踝关节铰链的选择及生物力学控制要求应根据下肢畸形和功能障碍的控制的需要选用。这类矫形器的优点是与肢体的伏贴性好、重量轻，缺点是透气性差一些。（图 2 - 3 - 28）

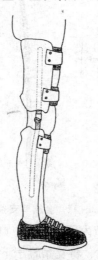

图 2 - 3 - 28　塑料金属条混合式 KAFO

这种矫形器的模塑塑料部分的制造材料分两类：一类是应用了树脂（如丙烯酸树脂）及增强材料制造的，结构强度好，稍重一些，但坚固耐用；另一类是应用了热塑性的塑料板材制成的，工艺比前者简单，较轻，价格较便宜。

（2）功能：①控制膝关节的内翻畸形，控制膝关节的外翻畸形，控制膝关节的过伸畸形。②控制膝关节的屈曲，改善膝关节的支撑稳定性。③踝部可以根据踝足畸形控制需要选用合适的踝部结构，得到不同的功能：可以是跖屈、背屈自由，止动距下关节活动；可以是跖屈止动；可以是背屈助动，跖屈阻动；也可以制成硬踝。参见有关踝关节铰链介绍。

（3）作用力系统

1）第一个力系统位于膝关节的额状面，控制膝关节的内翻畸形或外翻畸形，三点力位置参见金属单直条 KAFO。

2）第二个力系统位于膝关节的矢状面，控制膝关节的屈曲或过伸。控制膝关节屈曲的三点力参见图 2 - 3 - 25。控制膝关节过伸的三点力：①位于大腿近端的前方，向后的力；②位于膝关节的后方，向前的力；③位于足跟的后方，向前的力。

有关踝足的作用力系统，参见踝足矫形器。

（4）适用疾病与症状：这一类矫形器主要适用于脑卒中引起的偏瘫，脊髓损伤后的截瘫，儿麻后遗症、肌肉营养不良、格林巴式综合征、脊椎裂等原因引起的下肢肌肉广泛无力，用于稳定膝、踝关节，改善站立步行功能；也适用于预防和矫正由于各种原因引起的膝关节外翻畸形、内翻畸形、过伸畸形以及各种踝部、足部畸形。如果在 KAFO 的大腿塑料后托上缘或大腿近端后箍的上缘增加坐骨托则可以形成免荷性膝踝足矫形器，可以全部或部分免除下肢的承重。

（5）检查要点：参见 KAFO 检查常规。

（二）全塑料 KAFO

全塑料的 KAFO 的品种较少。塑料髁上 KAFO 是一种全塑料的 KAFO。（图 2 - 3 - 29）

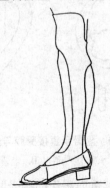

图 2 - 3 - 29　全塑料髁上 KAFO

1. 结构特点　全部为塑料制成，与全塑料的 KO 相似，不同的是在 KO 的基础上向下延长到足部，把踝部、足部都包括在内。这种矫形器由于是全部为塑料制成，具有重量轻，与下肢伏贴性好，便于清洁，穿戴方便的优点。另外，由于是全塑料制成的，没有应用任何零部件，因此整体性好，使得矫形器比较坚固耐用。

2. 功能　踝部为硬踝结构：具有控制距下关节内翻、外翻的功能；具有踝关节的背屈、跖屈的止动功能。对膝关节具有内外侧的稳定作用。当踝关节被固定在轻度跖屈位或中立位，站立、步行中足底放平时，地面反作用力可以形成一个位于胫骨上端的前方，能推动膝关节向后，伸直膝关节的力量。

3. 主要适应疾病、症状和选择中的考虑　主要适用于一部分由于各种原因引起的股四头肌、踝足肌肉麻痹者，用于控制膝踝关节不稳和膝关节过伸，可以代替一部分带膝关节铰链的 KAFO。这种矫形器没有膝关节铰链和铰链锁，步行中可以做到支撑期稳定，摆动期可以屈膝，不必总是直腿走路。与此同时还具有一定的预防和矫正膝关节过伸的功能。

这种矫形器的缺点是患者穿戴矫形器坐下时矫形器的上缘突出，外观不大好看。如果把上缘降低则会将减少了矫形的作用力臂，而会增加上缘的局部压力。

4. 检查要点　可较好地限制距下关节和踝关节活动。由于踝关节固定在轻度马蹄位，因此步行中站立后期由于地面反作用力的作用可以产生一个伸膝力矩，用于辅助稳定膝关节。这个由于地面反作用力产生的伸膝力矩，与矫形器的踝足部分的固定角度密切相关。要求固定角度稍有跖屈，跖屈角度过大则会引起向后推动膝关节的推力过大，使足部难以向前滚动；而踝部跖屈过小则会引起支撑期膝关节的不稳。为此需要患者穿戴矫形器后，一定要在穿上鞋后再进行站立、步行检查和精细的调整。要求：支撑期膝关节稳定；支撑期足平之后，患足能容易地向前滚动。如果患足向前滚动不好除了可能与踝关节的固定角度有关外，还可能与足底板过长，足底板前部上翘不够、前部过硬有关。

（三）免荷性 KAFO

免荷性 KAFO（Unweighting Knee Ankle Foot Orthosis），亦称为坐骨承重矫形器（ischial weight bearing orthosis）。

1. 结构特点　其特点是大腿的上部设有类似大腿假肢的接受腔或坐骨承重圈。（图 2-3-30）

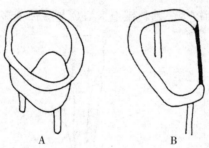

图 2-3-30　坐骨承重接受腔与坐骨承重圈
A. 坐骨承重接受腔　B. 坐骨承重圈

图中的 A 是为达到较好地坐骨承重而制作的接受腔。这类接受腔如同大腿假肢的接受腔一样，可分为四边形接受腔和坐骨包容性两种。坐骨包容性接受腔为坐骨、坐骨支内侧面与股骨上段外侧面形成的骨性支撑，不压迫股三角部位的血管与神经；B 为坐骨承重环，制造简单，但坐骨承重效果较差，患者也不舒服。为了确保坐骨承重，在矫形器的下端加用马镫。（图 2-3-31）

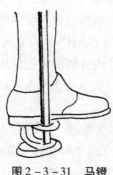

图 2-3-31　马镫

2. 功能 此矫形器的主要作用是使站立、步行中的体重通过坐骨结节传至矫形器，再传至地面，减轻髋关节和下肢的承重。免荷性 KAFO 的免荷作用受矫形器结构和是否经过使用训练很大的影响（图 2 - 3 - 32，表 2 - 3 - 2）。

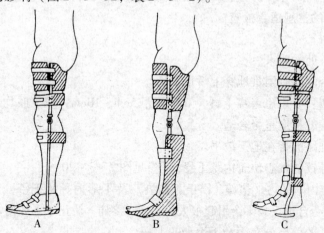

图 2 - 3 - 32 免荷性 KAFO 品种

A. 部分免荷金属条 KAFO B. 部分免荷塑料 KAFO C. 全免荷金属条 KAFO

表 2 - 3 - 2 使用训练对下肢减轻承重的影响

膝关节铰链	踝关节铰链	足部	使用训练	下肢免荷
固定	自由	鞋	无	50%
固定	自由	鞋	有	50%
固定	自由	鞋	无	50%
带锁铰链	固定	鞋	有	50%
带锁铰链	固定	鞋	无	86%
带锁铰链	固定	滚动底	有	90% 以上
带锁铰链	固定	马镫	有	100%

坐骨承重矫形器对髋关节减轻承重的作用在理论上想象体重通过坐骨结节传至矫形器的坐骨承受部位，可以 100% 地免除髋关节荷重；但实际测量结果表明通过坐骨结节传至矫形器的力仅 40%，其余部分则仍然通过髋关节传至股骨，再经大腿软组织传至矫形器。因此，坐骨承重矫形器用于治疗股骨头缺血性坏死时，仍应辅助使用拐杖，以尽量减轻股骨头的承重。

3. 适应疾病与症状 主要适用于胫腓骨上段、膝关节、股骨及髋关节部位的骨折与疾病，促进骨折愈合，辅助治疗骨折的迟延愈合、不愈合，及膝关节炎症，也可以用于治疗青少年的股骨头无菌性缺血性坏死。用于治疗青少年股骨头无菌性缺血性坏死时，应要求尽量做到全免荷，并注意保持髋关节处于外展、内旋位。

4. 适合检查要点

（1）可靠的坐骨承重。

（2）部分免荷的 KAFO，其踝部应固定于背屈 5°～7°位，鞋底的形状应有利于足的向前滚动。

（3）全免荷的 KAFO，其马镫下方的胶垫应利于向前滚动，鞋底与马镫间应留有 3 ~ 5cm 的距离，以确保步行中足尖不会触地。

（4）健肢应补高到患者的骨盆的两侧髂前上棘处于水平位。

（四）KAFO 的常规适合检查

1. 穿着时检查

（1）是否符合处方要求。

（2）患者是否能没有困难地穿上矫形器。

2. 站立位检查：要求患者穿上鞋，双足间距 5cm ~ 10cm，双下肢均匀称重。

（1）鞋的肥瘦、长度是否合适。

（2）鞋底、鞋跟能否在地上放平。

（3）矫形器踝铰链轴心位于内踝下缘。（参见图 2 - 3 - 20）

（4）鞋底、鞋内附加物（垫偏、横条、鞋垫）及 T 形内翻矫正带、Y 形外翻矫正带的位置、矫正力量是否合适，会不会引起很大的不适、疼痛，矫正效果如何，适应效果如何？

（5）鞋、足托的前部分有无利于滚动的上翘。

（6）膝铰链轴近似地与解剖膝关节轴心相符。（图 2 - 3 - 33）

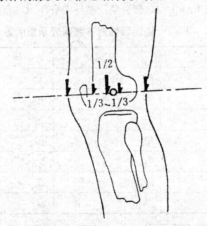

图 2 - 3 - 33　矢状面膝关节铰链轴心位于膝关节前后径的中点
与中后 1/3 分界点之间的中点

正常膝关节屈伸运动时的运动轴心位置在不断地变动着，单轴的膝关节铰链轴心只能近似地与正常膝关节运动轴心位置相近。临床要求患者由站位转为坐位时或由坐位转为站位时，患者的膝部在 KAFO 内没有明显的向上、向下、向前、向后的移动，不会造成膝部皮肤的不适、疼痛。

（7）膝铰链锁是否可靠，打开是否容易。

（8）金属条或塑料壳的形状与大腿、小腿轮廓相符，两侧金属条与腿之间的间隙是否均匀。

（9）内侧金属条的上端与会阴部位有足够间隙。

（10）外侧金属条的上端应位于大转子之下，比内侧金属条高 2cm ~ 3cm。

（11）儿童 KAFO 的金属条长度是否可调。

（12）所有的半月箍、环带符合腿形。

（13）腓骨头与其下 2cm 的部位留有间隙，以免引起皮肤损伤和压迫腓总神经。

（14）膝上箍和膝下箍离膝铰链轴心的距离相等，以免屈膝时压迫大腿远端后面或小腿近端后面的软组织。

（15）免荷性 KAFO，四边形接受腔上口的后缘，应近似地与地面平行，坐骨结节应落于坐托部位，内收肌部位不受压，会阴部位不受压。

（16）髋铰链中心位于大转子最突起前约 1cm、上 2cm 处。

（17）髋关节锁可靠，打开容易。

（18）骨盆带与骨盆部位轮廓相符。

（19）患者能否稳定地站立：特别是对硬踝 AFO 或控制踝关节跖屈、背屈的 AFO，必须认真检查患者能否稳定地站立，即站立位的对线。如果站立位患者感觉身体有向前倾倒或向后倾倒的倾向，则表明矢状面的对线不正确。引起不正确的对线可能由于 AFO 的踝关节固定或控制的角度不对，也可能由于患者的鞋跟高度不合适引起。如果 AFO 对线不正确，则应进行细致的调整。（参见图 2-3-21，图 2-3-22）

（20）膝、踝铰链与膝、踝皮肤间有足够的间隙。

3. 步行中检查

（1）步态检查 在平地上步行，应注意观察有无异常步态，参见 AFO 检查。

（2）有无特殊响声。

4. 坐位检查

（1）膝关节屈曲 105°时患者能舒服地坐着。

（2）膝铰链轴心与解剖膝关节轴心大致相符，没有因为坐下引起膝关节在矫形器内发生明显的向上、向下、向前、向后运动。

5. 脱去矫形器检查

（1）肢体有无皮肤压迫症状。

（2）在没有任何控制下观察膝、踝关节活动范围。

（3）检查矫形器内、外侧的踝关节铰链的止动装置，当踝铰链跖屈或背屈时，是否能同时接触。

（4）从矫形器工艺和外观角度检查是否满意。

四、髋膝踝足矫形器（Hip - Knee - Ankle - Foot Orthosis，HKAFO）

1. **基本构成** 髋膝踝足矫形器（Hip - Knee - Ankle - Foot Orthosis，HKAFO）以 KAFO 为基础，增加了髋关节铰链和骨盆带。

2. 髋关节铰链的品种与功能 髋关节铰链多用钢材、铝合金制成，常用品种见图 2-3-34。

（1）单轴髋铰链：允许髋关节屈、伸，限制内收、外展与内旋、外旋活动。伸髋止动装置可以限制髋关节的过伸。环状锁可于髋铰链伸直位自动锁住。

（2）双轴髋铰链：双轴方向交叉呈 90°，允许髋关节屈、伸、内收、外展，只控制髋关节的旋转活动。

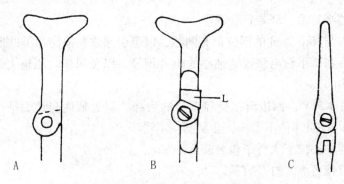

图 2 - 3 - 34　髋关节铰链

A. 单轴髋关节铰链　B. 带环锁（L）的单轴髋关节铰链　C. 双轴髋关节铰链

3. 骨盆固定装置与髋关节铰链配合使用。（图 2 - 3 - 35）

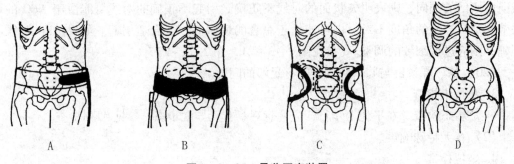

图 2 - 3 - 35　骨盆固定装置

A. 单骨盆带　B. 双骨盆带　C. 骨盆架　D. 模塑骨盆座

（1）骨盆带：以 T 型金属板将骨盆带与髋铰链相连，骨盆带位于髂前上棘与大粗隆之间，分单侧与双侧，有较好的下肢悬吊与控制旋转功能。

（2）骨盆架：由金属条、皮革制成，能较好地控制髋关节屈、伸、内收、外展、内旋、外旋各方向的活动。

（3）模塑骨盆座：由塑料制成，与骨盆相当伏贴，不但具有良好的髋关节屈、伸、内收、外展、内旋、外旋控制力，而且使用比较舒服。

4. HKAFO 的适应疾病和适应症状　主要适应小儿麻痹后遗症下肢广泛肌肉麻痹、脊髓损伤、脊椎裂、肌肉营养不良等神经肌肉疾病引起的截瘫，可以帮患者扶双拐站立、步行。临床经验表明，使用带骨盆带的 HKAFO，由于限制了髋的活动，腰椎活动不得不加大，因而步幅减小，步行中身体重心上下移动的幅度大，使能耗增加。目前大多数使用的 KAFO 的患者都不带骨盆带。带骨盆带、无锁双轴髋铰链的 HKAFO 适用于矫正儿童的下肢旋转畸形；带骨盆带、环锁单轴髋铰链的 HKAFO 主要适用于某些下肢肌肉广泛弛缓性麻痹者，以便控制髋、膝、踝关节的异常活动和预防髋关节脱位、半脱位。对某些特殊的痉挛性麻痹患者可用于预防、控制髋关节的内收、内旋畸形。

5. HKAFO 的适合检查要点　除 KAFO 的适合检查要点外，对髋关节铰链、骨盆带有如下要求：

（1）髋铰链中心位于大转子最突起前方 1cm、上方 2cm 处。（图 2 - 3 - 36）

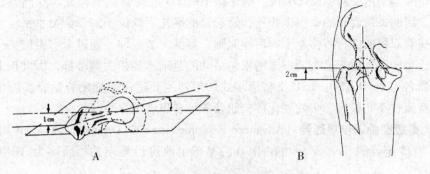

图 2 - 3 - 36 髋关节铰链的正确位置

A. 水平面髋关节铰链中心位于大转子最突起处前方 1cm 部位

B. 额状面髋关节铰链中心位于大转子最突起上方 2cm 部位

（2）髋关节锁可靠，打开容易。

（3）骨盆带与骨盆部位轮廓相符。

（4）骨盆带、骨盆支架、模塑骨盆座 患者坐位时腹股沟部位无明显的压迫、不适。

五、交替迈步矫形器（Reciprocating Gait Orthses，RGO）

上个世纪的大部分时间中对于各种原因形成的 L1 截瘫患者多应用 HKAFO 辅助患者步行，多应用双拐，采取迈至步态或迈过步态，很是费力。1983 年美国路易斯安那州大学（Louisana state university，LSU）的 Douglas R 等人首先报告了 LSU 交替迈步式矫形器。这是一类能帮助患者独立地交替迈步行走的双下肢矫形器。近年交替迈步矫形器不断地改进，已推出多种品种，这里不能一一介绍，只能就目前国内常用的品种做些简介。

（一）路易斯安那大学交替式迈步矫形器（Louisana State University Reciprocating Gait Orthosis，简称 LSU - RGO，图 2 - 3 - 37）

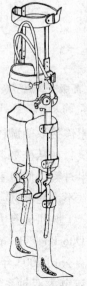

图 2 - 3 - 37 LSU 交替迈步式矫形器

这种矫形器是由一对 HKAFO 和一条连接 HKAFO 的硬骨盆带构成。双侧髋铰链仅有屈伸功能，用两条带套管的牵引索相连，矫形器的胸托下缘位于胸骨剑突水平。当患者站立位时，扶着双拐或助行器将躯干向后倾时则一侧髋关节后伸，通过牵引索使另一侧髋关节屈曲、迈步向前。由于这类矫形器的限制活动的范围已经扩大到腰部，因此按 ISO 的命名原则应命名为 LSHKAFO。LSU 交替迈步式矫形器主要适用于辅助脊髓脊膜膨出症患儿及外伤性截瘫、小儿脑瘫、多发硬化症、肌营养不良患者独立步行。

（二）高级交替迈步矫形器（Advanced Reciprocating Gait Orthosis，简称 ARGO）

这是 1995 年英国 Steeper 公司在 RGO 的基础上改进后推出的，简称为 ARGO。（图 2-3-38）

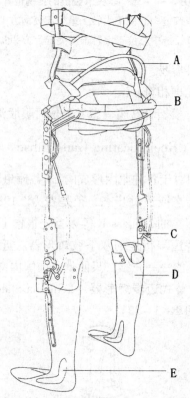

图 2-3-38　高级交替迈步矫形器（ARGO）
A. 传动轴索　B. 关节间连接杆　C. 膝关节铰链　D. 模塑的小腿后壳　E. 踝部增强条

其特点是只用一条带套管的牵引索连接双侧髋铰链，相互交替控制髋关节的屈伸，减少了摩擦阻力；膝铰链后侧有气压弹簧，在从坐姿起来时有辅助伸展的作用。ARGO 由于去除了大腿内侧金属直条和后侧金属半月箍，使患者可以于坐位方便地从头上套下来穿戴矫形器，当然矫形器的重量也减轻了。不论是 RGO 还是 ARGO，成功的关键在于矫形器制造要轻，要求患者的躯干上部、肩部、上肢肌肉有力，能操纵矫形器。

（三）奥托博克交替迈步矫形器（Otto Bock Reciprocating Gait Orthosis，Otto Bock RGO）

1. 结构、功能特点　这是奥托博克公司 2003 年推出的 RGO 系统。这一系统与 LSU-RGO 类似，其主要特点是双侧髋关节铰链为双轴系统：一个是坐轴（Seating axle），另一个是步行轴（Walking axle）。坐轴铰链带有锁，坐位时打开。步行轴是个倾斜35°的轴。在 Otto Bock RGO 之前的这类矫形器，不论是 ARGO 还是 Walkabout 系统都有一个共同缺点，当患者步行旋转骨盆时矫形器的双侧足托会出现旋转变化。奥托博克 RGO 的倾斜步行中，可以做到当骨盆旋转15°时双下肢矫形器的足托不会出现旋转变化，使下肢矫形器的前进方向保持不变，这样可以使步态变得流畅、平滑。（图 2 - 3 - 39）

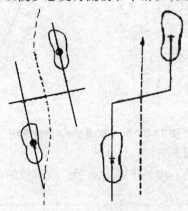

图 2 - 3 - 39　Otto Bock RGO 步行中髋关节的屈伸运动伴随有髋关节的外旋和旋运动，
可以使得骨盆旋转时仍然能保持下肢的前进方向不变

A. 髋关节没有旋转功能的步行方向不断变化

B. Otto Bock RGO 步行中髋关节具有旋转功能，下肢前进方向不变

2. 适应证　脊椎裂、脊髓损伤（$T_5 - L_2$）的截瘫。

3. 禁忌证：

（1）因某些疾病，患者不适合站立者。

（2）脊柱屈、伸旋转活动受限，脊柱后凸畸形。

（3）髋关节脱位，髋关节屈曲挛缩畸形超过20°，膝关节屈曲挛缩畸形超过15°。

（四）沃克博特步行系统（Walkabout Walking System）

1992 年 Chris Kirtley 和 Stewart 在 LSURGO 的基础上开发出 Walkabout 步行系统。

1. 结构、功能特点　没有骨盆装置，髋关节铰链装配在大腿的内侧，可以有效地控制髋关节的内收、外展和内旋、外旋运动，借助于躯干的前倾和下肢的惯性使下肢向前摆动。Walkabout 步行系统的优点是：髋关节装于大腿的内侧，没有笨重的骨盆装置，不但重量轻，而且外观类似双侧 KAFO，外观好，容易穿脱。缺点是：髋关节轴心的位置与髋关节的生理轴心位置不符合，步行中髋关节缺少旋转运动。（图 2 - 3 - 40）

2. 适应证：主要适合于胸腰段脊椎裂、脊髓损伤的截瘫患者。

3. 禁忌证：

（1）躯干和下肢对线不良、姿势不良，脊柱和髋、膝、踝关节有固定的屈曲畸形。

（2）腰段脊柱后伸、侧屈功能不良。

（3）躯干上部和双上肢肌力不够有力。

4. 适合检查要点

（1）关节铰链应位于会阴下 2cm ~ 3cm 部位。特别是男性患者，应注意避免髋铰链碰到生殖器官。

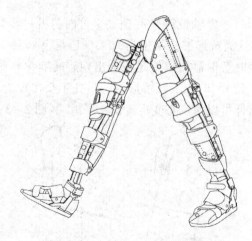

图2－3－40 Walkabout 步行系统

（2）髋铰链的轴应与地面平行。

（3）双下肢的膝铰链的轴心应处于同一水平，双下肢的内侧膝铰链之间保持一横指的间距。

（4）站立位具有良好的对线和能稳定地坐在轮椅上。

六、截瘫站立架

截瘫站立架（parapodium）是一种穿在衣服外面的站立支架，它可以帮助截瘫患者不用拐杖保持站立姿势。（图2－3－41）

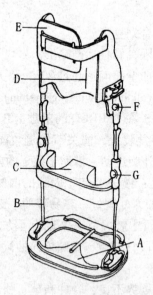

图2－3－41 截瘫站立架

A. 站立架托板 B. 铝的立柱 C. 膝部泡沫塑料挡块 D. 臀托 E. 胸托 F. 髋关节铰链
G. 带锁的膝关节铰链

这种站立支架由一个能卡住鞋的托板（图中A）、一对铝的立柱（B）、膝部泡沫塑料制的挡块（C）、臀托（D）、胸托（E）构成。在髋关节部位设有髋铰链（F），在膝关节部位设有膝关节铰链（G）及铰链锁，锁住时可保持躯干、下肢良好的站立姿势，打开锁患者可以坐下。为了克服患儿不能独立地由坐位到站位的困难，在站立架托板上安装了一个可以拉长和缩短的杆，作为患者站起时的拉手。另外有的还在髋、膝铰链部位附加了四连杆机构，帮患者能更容易地独立站起来。站在这种矫形器上交替地左右扭动身体时，也可以前进或后退，因此也可以认为是交替步行矫形器的一种。

主要适应证：用于脑瘫、脊椎裂、脊髓损伤截瘫患儿，辅助站立，配合使用高的桌子患儿可以进行双上肢作业训练、学习、游戏和日常生活。

七、膝矫形器

（一）品种与结构特点

膝矫形器（Knee Orthosis，KO）有多种（图2-3-42）。

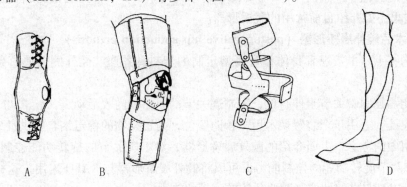

图2-3-42 膝矫形器的常用品种

A. 金属条KO B. 带多轴心铰链的KO C. 瑞典式KO D. 全塑料髁上KO

1. 金属条KO 属于传统式KO，见图2-3-42之A，多带有双侧钢制的膝铰链、支条、大腿与小腿半月箍、环带，尚可加用膝罩或膝部矫形带。KO悬吊于股骨踝上和髌骨上缘。为了增加KO的悬吊能力，可以增加腰部吊带。金属条KO适用于控制膝过伸、膝内翻、外翻活动。

2. 带多轴心铰链的KO 见图2-3-42之B，是传统KO的改进型，带多轴铰链和大腿、小腿模塑壳形，以弹力布、尼龙搭扣捆在大腿和小腿上。这种KO限制异常活动的功能好，不易脱落。

3. 瑞典式KO 见图2-3-42之C，为金属条制成。由于矫形器较短，因而控制侧方异常活动的功能较差，故仅适用于控制膝关节的过伸。

4. 全塑料髁上KO 图2-3-42之D，是按患者下肢石膏模型，经塑料板材真空成型工艺制成，没有膝关节铰链，控制膝过伸和侧向异常活动的能力较强，但坐下时上缘有些高，影响外观。

5. 软性膝矫形器 是一类用特殊的内衬泡沫材料的高弹性织物制成的膝关节矫形器。其特点是内衬的泡沫材料具有良好的保温性，能有助于治疗膝部炎症、缓解疼痛；高弹性织物制品穿着舒适。另外，为了增加膝关节的稳定性能，可以增加膝关节铰链。主要适用于辅助治疗膝关节内及膝关节周围软组织炎症、侧副韧带损伤、交叉韧带损伤，具有制动、保温、消炎、缓解疼痛作用。

（二）KO 的适合检查要点

参见膝踝足矫形器，重点注意以下几点：

1. 符合处方的功能要求。

2. 膝关节铰链轴心与人体膝关节屈伸运动轴心相符（参见图 2 - 3 - 33）。

3. 膝上箍、膝下箍距膝关节铰链轴心的距离相等。

4. 有良好的悬吊功能。

八、髋矫形器

髋矫形器（Hip Orthoses，HpO）由骨盆带或骨盆架与髋关节金属铰链、金属直条、大腿箍和腿套组成。大腿套向下延长至股骨内髁。根据所选的骨盆固定装置、髋关节铰链的不同，HO 对髋关节可以具有不同的功能，请参见 HKAFO 中有关髋铰链和骨盆固定装置的介绍。这里主要介绍目前常用的髋矫形器。

（一）术后髋外展矫形器（postoperative hip abduction orthosis）

1. 结构特点　由按患者身体石膏模型定制的塑料骨盆座、髋外侧金属直条、大腿箍和腿套组成。

2. 功能　控制髋关节于伸直位，限制髋关节的屈曲和内收活动。

3. 适应证　适用于全髋置换术后，预防脱位，为置换物的稳定结合提供良好的环境。

4. 选用中的考虑　上面介绍的髋外展矫形器，对于髋关节的旋转功能控制能力较小。为了增加髋关节旋转功能的控制能力，可以将髋外展矫形器与 KAFO 连用。这样矫形器的 AFO 部分可以具有良好的控制髋关节旋转活动的能力。

另外，应当注意做好患者的治疗工作：①要求治疗师和协作组的全体成员都应当帮助患者充分了解使用这种矫形器的目的；②要患者注意不要坐在椅子上强行地让自己坐直，使髋关节成屈髋位；③不要坐在轮椅内，使髋关节成内收位；④教会患者下地会使用拐杖或助行器，尽量减少患肢的承重；⑤学会处于髋关节外展，屈髋受限的情况下适应生活的能力。（图 2 - 3 - 43）

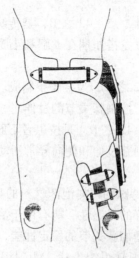

图 2 - 3 - 43　术后髋外展矫形器

（二）髋内收、外展控制矫形器

髋内收、外展控制矫形器（hip abduction adduction control orthosis），亦称为髋活动支具（hip action brace）。（图2-3-44）

1. 结构特点　由模塑塑料骨盆座、双侧双向轴（矢状轴、冠状轴）、髋关节铰链、双侧大腿箍与环带构成。

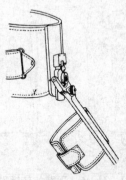

图2-3-44　髋内收、外展矫形器

2. 功能　髋关节屈、伸自由活动，控制髋关节的内收和旋转活动，限制内收的程度是可调的。

3. 适应证　适用于下肢痉挛性麻痹的脑瘫患儿，逐步改善剪式步态。

4. 适合检验要点

（1）髋关节屈伸铰链的轴心应位于大粗隆的凸起点的上方2cm处，前方1cm处。

（2）髋关节内收、外展铰链的轴心位置应尽量接近髋关节的生理性轴心位置。

（3）对内受的限制应可以用螺丝进行调节。

（4）骨盆带应位于髂前上棘与带转子之间。

近年国内多用一种带有双侧单轴的（矢状轴）髋铰链的髋内收、外展控制矫形器控制脑瘫患儿的剪式步态。特点是结构简单。（图2-3-45）

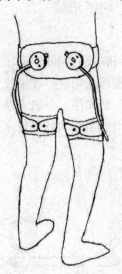

图2-3-45　单轴髋内收外展控制矫形器

九、下肢旋转矫形器

1. 结构特点　下肢旋转矫形器（torsion shaft orthosis，twister）分两种：一种是利用布带或弹力带制成。另一种是利用钢丝软轴传动轴索制成，其上端与金属骨盆箍和骨盆带相连，另一端与鞋相连。（图 3 - 2 - 46）

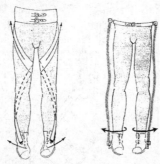

图 2 - 3 - 46　下肢旋转矫形器
A. 弹力带下肢旋转矫形器　B. 钢丝轴索下肢旋转矫形器

2. 功能　利用弹力带或软轴传动轴索的弹力矫正下肢的内旋畸形或外旋畸形，但是不妨碍髋关节的屈、伸、内收、外展，不妨碍膝关节的屈、伸，不妨碍踝关节的屈、伸和距下关节的内翻、外翻活动。

3. 适应证　主要适用于轻度痉挛型麻痹的脑瘫患儿，矫正站立、步行中的下肢内旋畸形。年岁大的效果不好，一般应用不超过 10 岁。股骨颈前倾角大的效果也不好。

4. 适合检查要点

（1）骨盆箍、骨盆带与身体有良好的适配，避免转动。

（2）用于旋转畸形的力量合适；不妨碍髋、膝、踝关节的自然活动。

（3）软轴传动轴索可靠地固定在肢体上。

十、先天性马蹄内翻足治疗用矫形器

（一）品种和结构特点

1. 丹尼斯 - 布朗足板（Denis - Browne splint）是个简单而且常用的装置，由两个可调旋转角度的足板和一条可调长度的连接条构成。逐渐改变足板外旋角度，通过踝关节和膝关节可以对胫骨、股骨产生有限的旋转作用；一般直条长度以与骨盆的宽度一致为宜，通过弯曲直条使直条两端向上，可以增加足板的外翻角度。以矫正先天性马蹄内翻足患者的足内翻、内旋畸形。（图 2 - 3 - 47）

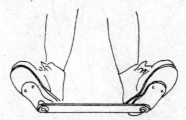

图 2 - 2 - 47　丹尼斯 - 布朗足板

主要作用是利用交替蹬足的动作辅助治疗 3 岁以前的先天性马蹄内翻足。适合检查要点包括：

（1）金属连接条的长度是可以调节的。

（2）金属连接条是可以根据病情的需要适当弯曲。

（3）足板的旋转角度是可以调节的。

（4）穿戴后，矫形器对患儿的踝关节的跖屈、背屈运动没有明显的限制。

2. Bebax 鞋或靴（Bebax shoe or Bebax boot）在前足和后足之间有个多方向运动的铰链，允许方便地不断地调节和改善畸形的位置。这样不但可以较好地矫正畸形，而且会使畸形变得柔软些。Bebax 靴会通过对距下关节的作用控制足跟部外翻或内翻畸形。（图 2 - 3 - 48）

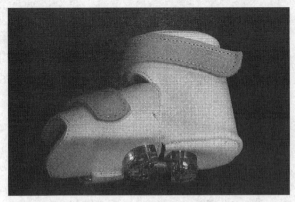

图 2 - 3 - 48　Bebax **靴**

3. 威顿支具（Wheaton brace）用热塑性塑料制成。其特点是都有个前足内侧挡板，足托的前部呈外展状（类似反足鞋楦），带条矫形带，用于矫正或阻止跖骨内收畸形。可以制成威顿 AFO 或 KAFO。（图 2 - 3 - 49）根据此设计原理也可以制成跖骨外展矫形鞋或靴（outflare shoe or boot）。

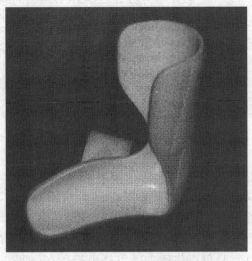

图 2 - 3 - 49　**威顿支具**

十一、髋臼发育不良、髋脱位治疗用矫形器

先天性髋臼发育不良、先天性髋脱位是小儿骨科的常见疾病。矫形器在先天性髋臼发育不良、先天性髋脱位治疗中的主要作用是早期固定髋关节在某种特定的位置，促进髋臼发育。

（一）品种与结构特点

1. 巴甫立克肩吊带（Pavlik harness）

1944 年首先由 Anord Pavlik 提出，由软的布带制成，控制髋关节于屈曲位，不限制膝关节、踝关节的运动。8 个月以内的婴儿使用效果最好，可以用到 12 个月。每间隔 4~6 星期应临床检查一次，直到髋臼和股骨头骨骺发育正常为止。（图 2-3-50）

2. 冯·罗森夹板（Von Rosen splint）

最初的罗森夹板是由有延展性能的薄铝板制成，外包一层橡胶，后来多改用塑料板制成，与小儿身体很伏贴。板的上部钩在肩部，板的中间部位抱在腰部，板的下方绕过大腿，将髋关节控制在屈曲、外展、外旋位。这类矫形器对髋关节的控制功能比较好，但属于硬性支具，需要经常检查肢体控制的位置和注意防止皮肤压伤。（图 2-3-51）

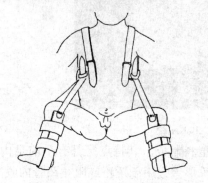

图 2-3-50　巴甫立克肩吊带

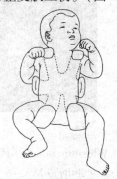

图 2-3-51　罗森夹板

3. 蛙式外展矫形器（图 2-3-52）

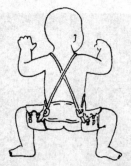

图 2-3-52　蛙式外展矫形器

俗称蛙式支架，是目前应用比较多的品种，有多种结构形式。其共同特点是都是由臀部托板、大腿固定箍、固定带、肩吊带构成，可以将髋关节可靠地控制在屈髋、外展位，即蛙式位。适用于 3 岁以下先天性髋脱位幼儿，手法复位后蛙式石膏固定 1~3 个月后使用。蛙式外展矫形器的优点是可以将髋关节可靠地控制在屈髋外展位，由于内收肌的张力，形成股骨头对髋臼的压力，可以有效地刺激髋臼的发育，因此治疗效果比较好。缺点

是长时间的内收肌张力过高，股骨头对髋臼压力过大可以导致股骨头缺血性坏死。

4. 蒂宾根屈髋矫形器（Tubingen Hip Flexion Orthosis） 这种矫形器是1987年德国的贝尔瑙（Bernau）教授根据萨特尔（Salter）提出的"治疗髋关节发育不良，应当使患儿尽量保持在母体中的自然姿势"的理论开发的。

（1）结构特点：矫形器主要由肩带、大腿托、大腿托间直条、四条连接链珠构成，可以将患儿的双侧髋关节控制在屈髋90°以上，轻度外展位，而膝关节、踝关节的运动不受限制。由于不像蛙式外展矫形器那样使患儿髋关节长时间地保持在极度的外展位，因此很大程度地减少了出现股骨头缺血性坏死的可能性。

（2）适应证：适应于先天性髋臼发育不良，格拉夫（Graf）超声波检查分类Ⅱ级，1岁以下的婴幼儿使用。

（3）选用和使用中应注意：①制品分大中小三种尺寸。小号的适用于适合于1个月左右患儿，中号的适合于2~6个月的患儿，大号的适合于6~12个月的患儿，需要根据年龄选择。②使用中的头几天如果患儿不停地啼哭则需要取下矫形器，请医生进行检查。③每天应用23小时，1个小时用于换尿布和清洁护理。④注意经常复查，最好是每3~4周复查一次，认真检查肢体位置和装配的适合情况，应按儿童的生长给予调节。⑤患儿俯卧位睡眠时，请俯卧在泡沫塑料枕头上。德国的儿科医生建议当患儿有能力自己翻身之后，再让患儿俯卧位睡眠。

5. 膝上髋外展矫形器

（1）结构特点：双侧膝上的大腿托和围带。腿托之间安装一根使双侧髋关节外展的连接杆，可以通过改变连接杆的长度改变髋关节的外展角度。（图2-3-53）

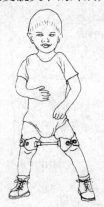

图2-3-53 膝上髋外展矫形器

（2）适应证：适用于爬行或学走路的先天性髋关节发育不良，格拉夫超声波分类Ⅱb的患儿（6~18个月），亦可以用于先天性髋关节脱位闭合复位后残余髋臼发育不良，格拉夫超声波分类Ⅱb的患儿。

（二）髋脱位治疗性矫形器适合性检查要点

1. 髋关节能被有效地控制在治疗要求的位置上（屈髋90°以上，轻度外展位，或屈髋90°，外展90°位）。

2. 腿部的固定带可靠，但不宜过紧。

3. 胸部固定带位于腋下，不妨碍上肢运动。

4. 肩带应有足够的宽度。

十二、股骨头无菌性缺血性坏死治疗用矫形器

股骨头缺血性坏死是一种儿童发育中股骨头缺运障碍引起的股骨头骨骺部位全部或部分缺血性坏死，是一种自愈性疾病，多见于 4~8 岁的小儿。保守治疗的原则是尽量将全部股骨头包容在无病变的髋臼中，尽量减少股骨头的承重，这样既可以缓解髋部疼痛，解除软组织痉挛，又能避免在股骨头的承重中塌陷、变形。

1. **常用品种结构特点** 用于治疗股骨头缺血性坏死的矫形器结构很多材料也不同，但基本原理相同，都是尽量做到坐骨承重，免除股骨头的承重；保持髋关节于外展、内旋位，尽量使股骨头能包容在无病变的髋臼中。（图 2-3-54）

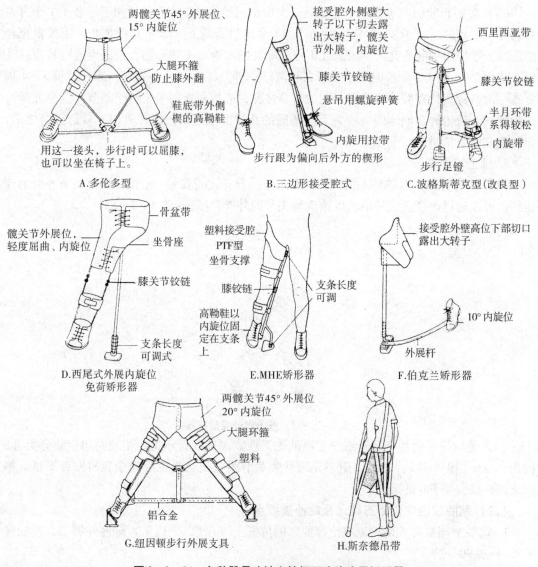

图 2-3-54 各种股骨头缺血性坏死症治疗用矫形器

（引自：加仓井周一著，孙国凤译，《矫形器学》）

2. 适应证　适用于儿童股骨头缺血性坏死症早期，防止坏死的股骨头发生塌陷和变形。

3. 选用和使用中应考虑

（1）品种的选用和髋关节外展角度的设计应根据股骨颈颈干角的大小和骨骺板的倾斜度而定。髋关节的外展度，原则上应使骨骺线的外侧与髋臼的上缘接触。一般以髋关节外展 $35° \sim 55°$，内旋 $5° \sim 10°$ 为宜。

（2）治疗师有责任让患儿家长充分了解使用矫形器的必要性、重要性，得到家长的密切配合，做好矫形器的坚持使用工作。坚持正确的使用是成功的关键。

（3）定期复查、拍摄 X 线片观察股骨头骨骺坏死情况的变化。当股骨头骨骺坏死完全恢复之后才能去除矫形器开始下肢承重。

4. 适合性检查要点

（1）能有效地将患侧髋关节控制在处方要求的外展角度和内旋角度。

（2）有良好而稳定的坐骨承重：让患儿在站立位轻轻提起患肢，检查者用示指触摸到坐骨结节的下方，然后让患儿下肢承重，如果示指明显地感到了压力则表示具有良好的坐骨承重。

（3）膝关节铰链的轴心与膝关节生理轴心有良好的同轴性（参见 KAFO 的适合性检查）。

（4）足镫的外侧应根据髋关节外展的角度适当地补垫楔形块。

（5）为确保股骨头的完全性免荷要求：膝关节带铰链锁；大腿接受腔的外侧壁的下部切除，露出大转子；鞋底与足镫之间保持适当的距离。

（6）健侧的鞋应适当补高。

（7）金属支条的长度是可调的，以适应生长的需要。

（赵辉三　刘劲松）

第四节　脊柱矫形器

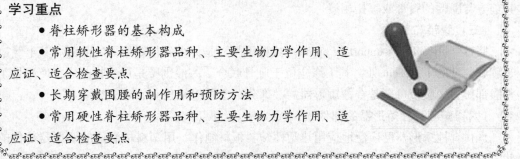

学习重点

- 脊柱矫形器的基本构成
- 常用软性脊柱矫形器品种、主要生物力学作用、适应证、适合检查要点
- 长期穿戴围腰的副作用和预防方法
- 常用硬性脊柱矫形器品种、主要生物力学作用、适应证、适合检查要点

人体脊柱可以视为一个可以弯曲的弹性杆状体。人体站立时脊柱的稳定性取决于脊柱的内在稳定因素和外在稳定因素。其内在稳定因素包括脊柱的结构因素和脊椎间的各种韧

带，而维持人体站立、运动中脊柱稳定性的最重要的因素是其外在稳定因素——脊柱周围的肌肉。当脊柱因某些疾病或损伤不能维持其稳定性时可以应用脊柱矫形器作为一种外在稳定因素增加脊柱的稳定性。脊柱矫形器（spinal orthosis）主要用于限制脊柱运动，辅助、稳定病变关节，减轻局部疼痛，减少椎体承重，促进病变愈合；支持麻痹的脊柱肌肉；预防和矫正脊柱畸形。文献上和市场上脊柱矫形器的设计、品种相当多，本章仅介绍一些基本的常用的脊柱矫形器品种。

一、脊柱矫形器的基本构成

尽管脊柱矫形器的品种、结构、功能不同，但是几乎所有脊柱矫形器都是由各种单一的功能部件构成。这里先介绍传统脊柱矫形器的金属、皮革部件，然后介绍现代脊柱矫形器的部件。对传统脊柱矫形器的金属、皮革部件的了解将有助于对现代脊柱矫形器的理解。

（一）胸带

大多数 LSO 或 TLSO 需要胸带（thoracic band），多用铝板制作。为了发挥脊柱矫形器控制中最大的杠杆作用，胸带的位置应当尽量高一些，但不得妨碍肩胛骨的运动，胸带的上缘应位于肩胛下角的下方约 2cm 处。胸带的侧端位于腋中——大转子连线。胸带可以与侧方支条、后背支条或肩带相接。

（二）骨盆带

骨盆带（pelvic bend）是脊柱矫形器最下部位的部件，其后下缘位于骶尾关节水平的下方。其侧方位于髂前上棘与大转子之间，其前端止于腋中——大转子连线。要求骨盆带能包住臀大肌，符合臀部的形状。

（三）后背支条

后背支条（paraspinal uprights）多用钢板、铝板制成。两根后背支条平行地位于脊柱的两侧肌肉最丰满的部位，不应碰到棘突。其上端与胸带相连，其下端与骨盆带相连。后背支条的曲线可以按站立位腰前凸的形状制作，使腰椎处于后伸位，也可以制成较平直的曲线，使脊柱处于某种屈曲位。

（四）侧支条

侧支条（lateral upright）位于腋中——大转子连线上。其后方与胸带、骨盆带相接，其前方与围腰的腹带或腹托相接。

（五）腹带

腹带（abdominal support or apron）或称围腰，是许多脊柱矫形器的前部。其上缘应位于胸骨剑突的下方 1cm 处，其下缘应位于耻骨联合。一般围腰是用织物制成，使用带子调整腹部压力。腹带可以是脊柱矫形器的一部分，也可以是独立的矫形器。

（六）塑料脊柱矫形器的部件

现代脊柱矫形器已广泛地应用热塑性塑料板材制作。用塑料板制作的矫形器部件的形状，安装部位要求与脊柱矫形器的金属部件的要求一样，其不同在于塑料脊柱矫形器部件具有重量轻，与身体全面接触性能更好，也容易清洁的特点。

二、软性脊柱矫形器

软性脊柱矫形器（Flexible Spinal Orthoses）是指以各种织物（棉布、帆布、网状尼龙布或其他弹性布）为主要材料，内加弹性支条增强的制品，俗称软围腰或围腰（corset）。

（一）软性矫形器的主要作用和作用原理

软性矫形器的主要作用是限制腰部脊柱的运动和减轻腰部脊柱的承重。其作用原理是利用内加弹性支条增强的软性材料裹住躯干，给腰部、腹部软组织施加一定压力，提高腹腔内压，借以减轻腰椎对体重的负荷，并且限制脊柱运动，从而达到消除疼痛的目的。

（二）软性矫形器的主要品种和适应疾病、症状

1. 骶髂带（sacro‑iliac belt）与骶髂围腰（sacro‑iliac corset）　骶髂带多用帆布制成，是一条位于髂嵴与大转子之间，环绕骨盆的非弹性的带子。为了防止使用中骶髂带向上移动附加两条绕过会阴部位的带子。要求骶髂带必须位于髂前上棘的下方，但坐下时不能压迫股直肌腱。适用于产后耻骨联合分离、创伤后引起的骶髂关节分离和体力劳动引起的骶髂关节劳损。

骶髂围腰比骶髂带宽，也是围在骨盆的外面，其前上缘、后上缘位于髂嵴水平，其前下缘位于耻骨联合，其后下缘位于臀部最隆起的部位。其周长可以通过前方、侧方、后方的带子或钩子进行调节。处于外观的考虑其上缘可以升高到腰部，其下缘可以延伸到臀皱襞。另外根据需要可以附加一些硬的或半硬的支持条、骶部垫和绕过会阴部的裆带。骶髂围腰的固定性能更好一些，适用于稳定骶髂关节和耻骨联合，常用于治疗产后引起的耻骨联合分离，外伤后引起的骶髂关节分离和因重体力劳动引起的骶髂关节劳损，有时也用骶髂围腰处理下腰痛。

2. 腰骶矫形器（lumbo‑sacral orthosis，缩写为 LSO）　亦称软围腰（soft corset），这是应用最多的一种脊柱矫形器（图 2-4-1）。图中 A 为弹力围腰，B 为布围腰，C 为花篮式皮围腰。选用中一般首先选用成品，不合适时则需按身体的尺寸定制。有时为了增加固定效果，在围腰的后部附加腰垫或在脊突的两侧、躯干侧方、腹部附加与腰部曲线相符的弹性钢条。控制脊柱运动的能力取决于支持条的数量、硬度、位置。脊柱两侧的支持条一般宜于做得比较平直，不宜做出腰前凸。为了增加腹部压力可以附加增强的腹托。为了防止使用中围腰上移可以附加跨过会阴部的裆带。利用弹力织物制成的成品弹性围腰，穿用比较舒服，但限制运动的功能较差。为了增加弹性围腰控制腰椎活动的能力，在围腰的后面可以附加一片低温塑化板材。

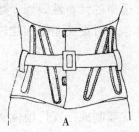 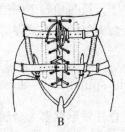 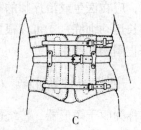

图 2-4-1　各种腰骶围腰

A. 弹力围腰　B. 布围腰　C. 花篮皮围腰

（1）主要生物力学作用：①减低腰椎与腰椎间盘的承重；②限制脊柱的运动。

（2）适应证：主要适用于辅助治疗腰部肌肉劳损、腰间盘突出症等各种慢性下腰痛。也可以用于处理悬垂腹和减轻妊娠中腹部膨大引起的腰疼。

（3）禁忌证：仅用于合并呼吸窘迫的病人。

（4）适合检查要点：注意分清围腰的上下边缘；仰卧位穿戴，系紧后站起来检查；围腰的各部位与体形相符；其前上缘位于胸骨剑突水平，前下缘位于耻骨联合，后上缘应位于肩胛下角以下，后下缘男性达臀的最隆起部位，女性则应达于臀皱襞；在围腰的后面、两侧及前面附有弹性钢条或塑料条，用以增加限制腰椎活动的能力和防止围腰卷成一束。

3. 软性胸腰骶矫形器（soft thoraco – lumbo – sacral orthosis） 亦称为胸腰骶围腰（TLS Corset），这是一种在腰骶围腰的基础上改进的软性脊柱矫形器，可以包住整个躯干和骨盆，可以从其前方、侧方、后方调节围腰的围长。其前上缘位置与腰骶围腰一样，其后上缘位于肩胛骨内缘的中部水平。其后下缘，男用的位于臀部最隆起的部位，女用的位于臀皱襞水平。肩带起于后背直条的上端，交叉于胛骨之间，绕过肩部后经过腋下交叉于背部，再经过躯干的两侧绕到前面，拉紧并与对侧的带子扣住。肩带垫有衬垫，其他要求与腰骶围腰相同。

（1）生物力学作用：对胸椎、腰椎提供矢状面、额状面运动的控制功能；增加了腹压，减轻了胸腰椎的承重。

（2）适应证：适用于辅助治疗胸腰部各种软组织性腰痛，也经常用于骨质疏松症继发的脊柱后凸畸形。

（3）禁忌证：合并有呼吸窘迫症的患者。

（4）适合检查要点：参见软围腰检查。

（三）长期穿戴围腰的副作用和预防方法

配戴围腰可以帮助腰部损伤患者减轻或消除疼痛，缓解疾病进程，提高生活质量。但在另一方面，围腰带来的某些负面影响也不可否认：①长期使用会使一些患者出现不同程度的废用性肌萎缩，从而产生身体上和心理上对围腰的依赖性；②长期使用固定性强的围腰，还可能引起腰椎关节功能障碍；③当某个部位被固定后其他部位的运动会有代偿性的增强。

因此，为了预防上述副作用的产生，穿用围腰时一定要注意以下几点：①根据不同疾病的不同程度选择合适的围腰；②在不影响治疗效果的前提下，尽量缩短使用时间；③穿用期间，应在医生或治疗师的指导下，适时地脱下围腰进行适当的针对性锻炼，如腰背肌肉的等长运动训练；④可以根据疾病康复的情况或缓解程度，及时更换固定性能较小的围腰或停止围腰的使用。

三、硬性脊柱矫形器（rigid spinal orthosis）

亦称为躯干矫形器，传统硬性脊柱矫形器多为金属条、皮革制成，现代硬性脊柱矫形器多用塑料板制成。常用的品种包括：

1. 屈伸控制腰骶矫形器（LSO flexion – extension） 可简写成 LSO（F – E），亦称为

椅背式支具（Chair back brace）。这种矫形器由骨盆带、胸带、两条后背直条和腹托构成。

（1）生物力学作用：这种矫形器有两个三点力系统（图 2 - 4 - 2），Ⅰ 为第一个三点力系统，可以限制脊柱后伸，减少腰前突，增加腹压，减少脊柱负荷；Ⅱ 为第二个三点力系统，主要作用是限制腰椎前屈。

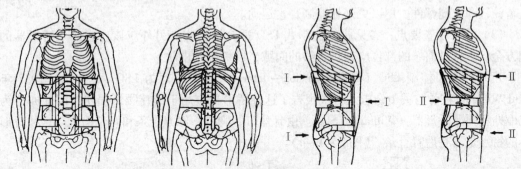

图 2 - 4 - 2　屈伸控制式 LSO

（2）适应证：这种矫形器多用于需要暗示性限制腰部运动的腰部疾病。有时也用于治疗下腰疼和腰椎间盘突出。可以用于治疗中部腰椎稳定性骨折，但由于不能提供足够长的杠杆力量，因此使用非常有限。

（3）禁忌证：不适合用于控制胸腰骨折部位的运动，也不适合用于控制腰骶骨折部位的运动。

（4）适合检查要点：胸带位置应尽量高，但应位于肩胛骨以下，不妨碍肩胛骨的运动，不妨碍呼吸运动；金属骨盆带的前端应达到腋中线与大转子的连线，置于髂前上棘的下方，但不妨碍坐下，应能抱住骨盆的侧方；后背条位于脊柱两侧肌肉的丰满部位，站立位时后背条与腰部应保持足够的间隙，以便拉紧腹带时可以适当地减少腰前突，另外坐下时也舒服些；腹带拉紧后能提供合适的腹部压力；对某些驼背畸形、乳房下垂或剑突突起的患者，胸带可以低于肩胛下角，使腹带上缘、胸带上缘位于剑突以下。

2. 屈伸侧屈控制 LSO（LSO flexion - extension - lateral）　可缩写成 LSO（F - E - L），亦称为奈特式腰骶椎矫形器（Knight LSO）。这种矫形器的材料、结构、作用与 LSO（F - E）相近，由于增加了侧方的金属支持条，因此限制侧方活动的功能更好一些。（图 2 - 4 - 3）

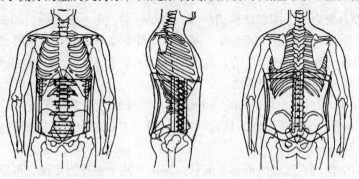

图 2 - 4 - 3　屈伸、侧屈控制式 LSO

（1）生物力学作用：与前面介绍的屈伸控制式 LSO 相似，具有两个三点力系统，可以控制腰椎的屈、伸运动，不同的是比前者具有较好的侧屈控制功能。

（2）适应证和禁忌证：1884 年 James Knight 报告了这种矫形器的使用情况，当时主要用于治疗腰椎结核病。目前主要适用于治疗下腰痛和腰椎间盘突出。由于限制脊柱运动的杠杆力臂短，因此一般不适合用于治疗腰椎骨折，仅用于中部腰椎稳定非压缩性骨折。胸腰椎损伤需要使用 TLSO 固定病变部位。腰骶部损伤需要在屈伸侧屈 LSO 的基础上附加髋关节铰链和大腿部件，用以更好地控制骨盆运动。

（3）适合检查要点：参见屈伸控制式 LSO 适合性检查。另外应该注意的是矫形器的侧方金属条越过髂嵴的部位应保持足够的间隙，以免压伤皮肤。

3. 后伸侧屈控制 LSO（LSO extension – lateral） 可缩写为 LSO（E – L）。1937 年 Paul Williams 在骨与关节杂志上首次报告了这种矫形器应用于治疗腰骶损伤，因此亦称为威廉斯型腰骶矫形器（Williams LSO）。由骨盆带、胸带、侧方直条和腹带构成。这种矫形器的特点是没有后背直条。（图 2 – 4 – 4）

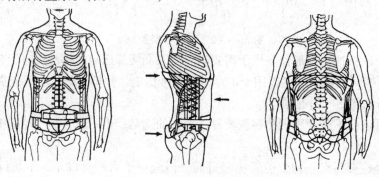

图 2 – 4 – 4　后伸侧屈控制 LSO

（1）生物力学作用：这是一种特殊的动态性矫形器。首先是依靠骨盆带、胸带、腹带、侧方直条，利用三点力系统限制腰部的后伸、侧屈活动，但允许腰部的自由活动，让病人坐、站立、步行中保持腰骶段脊柱处于屈曲位。对于脊椎前移的患者，保持腰骶椎的屈曲位，可以减少骨折部位的剪切位移，保持骨折部位的稳定，防止脊椎滑脱症；其次是利用腹带不但减少了腰前突，而且增加了腹压，减少了腰椎、腰骶关节的承重。

（2）适应证、禁忌证：适用于治疗腰椎的峡部裂、脊椎滑脱。禁忌用于任何病理上不允许处理成屈曲位的疾病、损伤，如压缩性骨折等。

（3）适合检查要点：①限制腰椎的后伸、侧屈运动，不限制腰椎的屈曲运动；②胸带铝条前端与侧方铝直条上端呈铰链连接，侧方铝直条下端与骨盆铝直条不连接，而通过皮带与骨盆皮带连接，腹带是有弹性的。矫形器的这一切要求都是为了能限制腰椎的后伸、侧屈运动，但能适应腰椎的屈曲活动。

4. 屈伸控制 TLSO（TLSO flexion – extension） 可简写为 TLSO（F – E），亦称为泰勒支具（Taylor brace）。这种矫形器的结构与 LSO（F – E）相似，不同的是后上缘位置高，设有肩带。（图 2 – 4 – 5）

（1）生物力学作用：这种矫形器在矢状面提供了两个三点力系统，可以比较好地控制胸椎和上腰椎的活动，但值得注意的是胸椎、上腰椎脊柱活动受限以后，颈椎、下腰椎和腰骶关节活动会有代偿性的增加。

（2）适应证：这种矫形器主要适用于辅助治疗脊柱结核病，将脊柱控制在伸直位，预

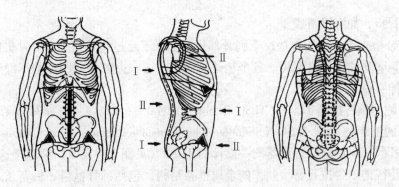

图 2 - 4 - 5 屈伸控制式 TLSO

防脊柱的畸形。目前多用于辅助治疗老年人脊柱骨质疏松症，预防驼背畸形。由于穿戴矫形器限制了活动，让老年人长期坚持使用是有困难的。

（3）禁忌证：由于这种矫形器不能很好地控制骨盆的运动，难以限制下腰椎和腰骶关节的运动，因此不适合用于治疗青年性驼背，如休门氏病（Scheuermann's disease）。

（4）适合检查要点：固定脊柱于伸直位；腹带或腹托有合适的压力，以保证对骨盆有良好的固定性能；肩带不过多地妨碍上肢活动，腋窝无明显的不适感。

5. 屈曲控制 TLSO 可缩写为 TLSO（F），亦称过伸式 TLSO，或称为 Jewett 矫形器。这是一种预制品矫形器，可以根据患者身体的测量尺寸快速组装。按其结构的不同，可分为两种类型：一种称为前十字脊柱过伸型 TLSO（cruciform anterior spinal hyperextension thoraco - lumbo - sacral orthosis，缩写为 CASH TLSO）；另一种称为朱厄特型 TLSO（Jewett type thoraco - lumbo - sacral orthosis，缩写为 Jewett TLSO）。（图 2 - 4 - 6）

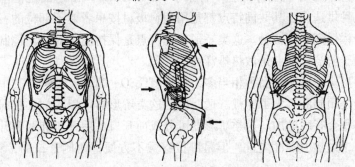

图 2 - 4 - 6 朱厄特型屈曲控制式 TLSO

（1）生物力学作用：上述两种类型屈曲控制 TLSO 都是具有典型的脊柱矫形器三点力控制系统。前面胸骨托垫、耻骨上托垫，两个向后的力，后面胸腰垫，一个向前的力，限制了胸腰段脊柱前屈，但允许自由地后伸。

（2）适应证：最初的设计就是为了代替石膏背心治疗脊柱骨折。目前一般适用于治疗胸腰椎的创伤性压缩性骨折。有时也用于治疗休门氏病（Scheuermann's disease）和胸椎骨质疏松症引起的后突畸形。值得注意的是这种矫形器由于胸腰垫向前的力位于胸腰椎部位，胸骨托垫向后的力大约位于胸骨或 T_5 水平，因此这种矫形器对于中胸椎屈曲畸形的控制缺乏足够的杠杆力臂，控制效果不好。

（3）禁忌证：由于不能限制脊柱的旋转和后伸运动，因此不适合用于不稳定的骨折和某些病理性骨折，如脊椎滑脱。

（4）适合检查要点：胸骨垫位于胸骨部位，上缘不超过胸骨切迹；耻骨垫位于耻骨联合的部位；胸腰垫位于胸腰部位。各个垫子的面积合适，患者没有明显的不舒适；控制脊柱于合适的伸直位。

6. 屈曲侧屈旋转控制 TLSO（TLSO flexion – lateral – rotary）　可缩写为 TLSO（F – L – R）。传统的斯坦德勒型 TLSO（Steindler type thoraco – lumbo – sacral orthosis）、牛角型 TLSO 以及我国 1964 年脊柱矫形器统一设计的 TLSO（见图 2 – 4 – 7）都属于这类矫形器。这类矫形器传统的多为按石膏型制作的金属框架结构，包括：骨盆条、后背条、胸条、侧条、前直条、两个胸托垫和一个耻骨联合托垫。金属条外面包复一层塑料防护层，两个胸垫分别位于胸骨柄的两侧，锁骨的下方，耻骨垫位于耻骨联合部位。现代的这类矫形器选用塑料板模塑成型。

（1）生物力学作用：在矢状面、冠状面具有较好的屈伸、侧屈运动限制功能。在水平面上，由于骨盆部位的固定功能较好，两个胸托垫分别位于锁骨下，胸廓的两侧，因此对胸椎、胸腰椎的旋转运动具有较好的限制功能。

（2）适应证：多用于辅助治疗胸椎、腰椎骨折、结核。

（3）禁忌证：禁忌用于高位胸椎损伤。

（4）适合检查要点：胸托、耻骨托位置正确，局部无明显压痛；固定脊柱于伸直位，矫形器的后上缘位于病变锥体棘突之上两个棘突的位置（病变锥体位于 T_8 以下的矫形器后上缘应位于肩胛下角之下约 2cm 处。

7. 模塑型躯干矫形器　也称为躯干背架（body jacket），由于固定范围不同，结构的区别，有多种品种供选择。其共同特点都是用塑料板材按患者躯干部位的石膏模型模塑成型的，都能与身体做到全面接触。这类矫形器的特点是保持躯干对线，控制运动的功能最好，重量轻、便于清洁，缺点是散热排汗性能较差。

常用的模塑型躯干矫形器品种相当多，包括 CTLSO、TLSO、LSO，其中大多数是模塑制品，也有少量是预制品。为了穿戴舒适一些，这类矫形器可以内加一层衬里，加了衬里以后矫形器的体积会有所增加。这类矫形器可分成前开口、后开口和两侧开口。前或后开口的，整体性好，生物力学性能好，但是卧位穿戴不方便，两侧开口的，穿戴比较方便。（图 2 – 4 – 8）

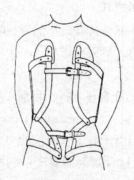

图 2 – 4 – 7　屈曲侧屈旋转控制 TLSO

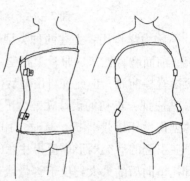

图 2 – 4 – 8　模塑型 TLSO

（1）生物力学作用：具有在矢状面、冠状面、水平面上，三维地保持对线、控制运动的功能。因此这是一种屈伸侧屈旋转控制 TLSO，可以缩写为 TLSO（F－E－L－R）。

（2）适应证：适用于创伤性脊柱骨折治疗和骨折手术后的治疗，也可以用于治疗下腰痛、腰椎间盘突出、间盘突出术后和脊柱融合术后。

（3）禁忌证：不适合用于皮肤不能忍受压力和对热敏感的患者。

（4）选用中的考虑：①选用 CTLSO，还是 TLSO，还是 LSO，取决于创伤脊椎的部位，是单发的还是多发的。②对于创伤脊椎位于从中胸椎到中腰椎的患者应选用 TLSO，躯干背夹的前上缘应承双峰突起状，向上延至锁骨下方，以尽量减少生活中上肢运动时胸椎脊柱的前屈运动。这种运动可能会影响压缩性骨折的愈合。③对于高位的压缩性骨折，应选用 CTLSO 型的或 CTO 型的。颈椎稳定性的骨折可以选用 CTO 型的。对于包括下胸椎或腰椎的多发性骨折，适合使用 CTLSO。如果颈胸椎水平骨折合并严重的胸椎后突畸形，为了改进姿势适合选用 CTLSO 型的躯干背夹；LSO 型的，由于比较短，不可能具有足够长的控制脊柱运动的杠杆，因此只适用于治疗中腰椎的损伤。④LSO 型的，用于治疗腰骶关节损伤时需要增加髋关节铰链与大腿部件。这是由于髋关节后伸时必然会引起腰骶关节后伸，不控制髋关节的后伸则会影响腰骶关节损伤的愈合。

（5）适合检查要点：矫形器的各个部位都能与躯干的皮肤全面接触，能将脊柱固定在合适的位置；髂前上棘、髂嵴、胸托部位、耻骨托部位没有局部压痛；不妨碍呼吸；不明显地妨碍上肢运动。

四、颈椎矫形器（cervical orthosis，缩写为 CO）

颈椎矫形器是用于限制全部或部分颈椎运动的矫形器，可分为两类：一类是预制品，可以快速装配。这类制品包括软海绵围颈、可调节的塑料围领、费城围领、胸枕颌固定矫形器、头环式颈椎矫形器等。另一类是定制的模塑制品，如模塑的头颈胸矫形器等。由于各种颈椎矫形器的安装部位、材料、结构不同，因此限制运动的性能也不同。（表 2－4－1）

表 2－4－1　各种颈椎矫形器的固定效果比较

测试范围	测试对象数量	平均年龄	屈伸范围	旋转范围	侧屈范围
正常，无限制	44	25.8	100	100	100
软海绵围领	20	26.2	74.2	82.6	92.3
费城围领	17	25.8	28.9	43.7	66.4
四直条式颈椎矫形器	27	25.9	20.6	27.1	45.9
模塑颈胸矫形器	27	25.9	12.8	18.2	50.5
头环式颈胸矫形器	7	40.0	4	1	4

引自：R. M. Johnson, J. R. Owen, D. L. Hart, et al, J.. Bone Joint Surg. Am. , 59：332（1977）

1. 软海绵围领（Soft Foam Cervical Collar）　软海绵围领多用聚氨酯泡沫塑料，外包棉布外套，用尼龙搭扣调节松紧。

（1）生物力学作用：这种围领相当柔软，因此这种围领本身对颈椎并没有限制颈椎运动的作用，但是由于软围领与颈部皮肤的接触形成一种运动感觉的提示。当颈椎出现运动时，颈部皮肤会有感觉，而促使患者自觉地限制颈椎的运动。这种围领限制运动的功能有限，但是戴用舒适，有温暖感。（图 2－4－9）

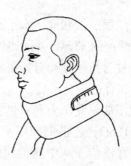

图 2 - 4 - 9　软海绵围领

（2）适应证：适用于颈部的软组织损伤，如鞭梢性损伤后引起的颈部软组织扭伤。

（3）禁忌证：由于这种围领不能真正地限制颈椎的运动，因此禁用于颈部的韧带、骨骼损伤。

（4）适合检查要点：多用预制品，应注意正确地选用合适的型号，应帮助头部保持在两眼平视的位置，并感觉有合适的松紧度。

2. 塑料围领（Plastic Collar）　多用薄的聚乙烯塑料板制成，边缘上镶有塑料海绵的边缘。塑料围领多为预制品，可分为两种：一般的塑料围领；可调的塑料围领。可调的塑料围领，分上下两层，可以调节围领的高度。（图 2 - 4 - 10）

（1）生物力学作用：这种矫形器由于控制颈椎运动的杠杆短，因此只能限制种颈椎的屈曲运动，而对颈椎的后伸、侧屈、旋转运动的限制功能很小。

（2）适应证：主要适用于颈部软组织的损伤，预防颈部瘢痕组织的挛缩。

（3）禁忌证：不适合用于任何的颈椎骨折、韧带的损伤。

（4）适合检查要点：应正确地选择或调节塑料围领的围长和高度；前上缘应托住下颌，围领的前下缘越过锁骨的部位无压痛。

3. 费城围领（Philadelphia Collar）这是一种用聚乙烯泡沫塑料板与附加的硬塑料板增强条制成的，分前后两片的预制品。（图 2 - 4 - 11）

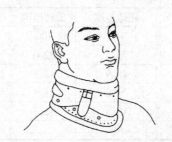

图 2 - 4 - 10　高度可调的塑料围领

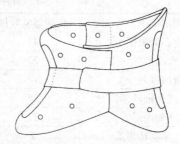

图 2 - 4 - 11　费城围领

（1）生物力学作用：这种围领可以与颈部全面接触，对颈椎能提供轻度的限制运动的作用。

（2）适应证：适用于中颈椎稳定性损伤、软组织扭伤、慢性劳损和稳定性的骨骼、韧带损伤。也经常用在应用了各种严格地限制颈椎运动的矫形器数周或数月之后。

（3）禁忌证：费城围领禁用于下颌部、枕部、上胸部皮肤不能耐受压力的患者，也禁用于颈椎不稳定的患者。

（4）适合检查要点：参见塑料围领。

4. 杆式颈椎矫形器（Poster CO）　这种颈椎矫形器多用金属板或塑料板制成，其下颌托、胸托、枕托与后背托之间的连接为金属杆。按连接杆的数量可以分为二杆结构式的和四杆结构式的两种。（图 2 - 4 - 12）

一般的杆式颈椎矫形器胸托、背托的下缘与费城围领相似，可以向下扩延至胸骨剑突水平，则形成为颈胸矫形器（CTO）。

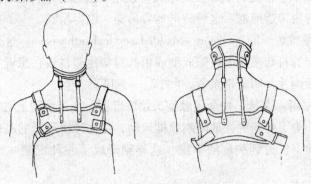

图 2 - 4 - 12　四杆式颈椎矫形器

（1）生物力学作用：这种矫形器可以较好地控制颈部矢状面屈伸的运动，但不能很好地控制颈椎的旋转运动。扩展型的杆式颈椎矫形器由于增加了控制杠杆长度可以限制下颈椎的运动。

（2）适应证：适用于中颈椎的稳定性骨折和关节炎症。扩展型的杆式颈椎矫形器适用于中、下颈椎稳定性骨折和关节炎症的治疗。

（3）禁忌证：禁用于颈椎不稳定的骨折，也不适合用于下颌、枕部、胸部、背部不能忍受压力的患者。

（4）适合检查要点：以下颌 - 胸骨切迹距离的尺寸分型号，一般分号不多，应注意调节成合适的高度；带反正扣螺丝的四杆结构颈部矫形器可以方便地调节高度；其他参见费城围领。

5. 胸枕颌颈部矫形器（Sternal Occipital Mandibular Immobilizer，缩写为SOMI）　这也是一种杆式颈椎矫形器，也是由金属板或塑料板内衬塑料海绵制成的托板与一些固定带构成。其特点是矫形器的下部只有胸托板，没有后背托板，可以方便地在患者仰卧位穿戴。（图 2 - 4 - 13）

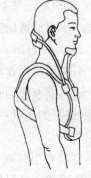

图 2 - 4 - 13　胸枕颌颈部矫形器

（1）生物力学作用：由于胸板下缘可位于胸骨剑突水平，控制杠杆较长，因此具有较好的颈椎屈曲控制功能，但颈椎后伸控制功能弱。

（2）适应证：适用于治疗颈椎关节炎，颈椎融合术后和颈椎稳定性骨折，也经常用于去除头环式颈胸矫形器（Halo CTO）之后。

（3）禁忌证：禁用于颈椎不稳定的损伤，特别是禁用于颈椎伸展型不稳定的损伤。

（4）适合检查要点：参见杆式颈椎矫形器。使用中应注意取得患者的合作，使患者能坚持使用，不要自行脱掉矫形器。这种矫形器容易穿，也容易脱。

6. 定制 – 模塑颈椎矫形器（custom – molded cervical orthosis）　这是一种使用高温塑料板在患者头、颈部的石膏模型上模塑成型或用低温塑化塑料板在患者身上直接模塑成型的，一般是分为前后两片，用条带系紧。（图 2 – 4 – 14）

（1）生物力学作用：这是一种全接触型头颈矫形器，在矢状面上对中颈椎具有较好的屈伸控制运动作用。为了得到更好地限制颈椎运动，在这种矫形器的基础上将包裹的范围向上扩大到头部，向下扩大到胸廓的下缘。这样则形成了一种定制 – 模塑的头颈胸矫形器。（图 2 – 4 – 15）

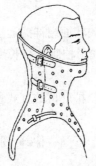 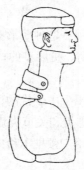

图 2 – 4 – 14　定制 – 模塑颈椎矫形器　　　图 2 – 4 – 15　定制 – 模塑头颈胸矫形器

（2）适应证：模塑颈椎矫形器适用于治疗中胸椎的稳定性骨与韧带损伤及严重的颈部扭伤。模塑的头颈胸矫形器由于能较好地控制了头部和胸部，因此能较好地限制颈椎的屈伸、侧屈和旋转运动。如果将模塑的头颈胸矫形器向下延长至能包住骨盆则可成为头颈胸腰骶矫形器（HCTLSO），可用于治疗脊柱的多发性损伤。

（3）禁忌证：不适用于颈部皮肤不能忍受压力的患者，如颈部有开放性伤口，下颌或枕部有合并症等。

（4）适合检查要点：有良好的固定功能和正常对线；矫形器的上缘应包住下颌和枕部；与皮肤能全面接触，没有疼痛部位。不明显地妨碍上肢运动和进食。

7. 头环式颈胸矫形器（halo type cervico – thoracis orthosis）　俗称哈罗支架，这种矫形器分上下两部分：上部为一个带四个不锈钢顶尖镙丝的颅骨环，颅骨钉尖端穿透颅骨的外板，固定头颅；其下部为一个热塑性塑料板模塑的胸部背夹（包括一个胸托板和一个背托板）。颅骨环与胸部背夹之间以四根带镙杆的立杆相连，这些杆的长度都是可调的。（图 2 – 4 – 16）

（1）生物力学作用：由于这种矫形器能相当好地固定了头部，因此它是所有颈椎矫形器中固定性能最好的。此外，这种矫形器的撑开牵引作用，可以减轻颈椎的负荷，可以避

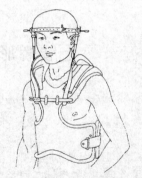

图 2 - 4 - 16 头环式颈胸矫形器

免一些骨折部位的移位。这种矫形器尽管在颈部矫形器中固定效果是最好的，但是在关节间仍然会保留少量活动。这些活动不会影响骨折的愈合，而且会由于可能刺激局部血运，改善局部血运而促进骨折的愈合。

（2）适应证：适用于治疗不稳定的颈椎骨折和颈椎骨折术后。对于多发性脊椎骨折，需要增加一个石膏背心或增加一个胸腰骶矫形器。这种头环式颈胸腰骶矫形器也适用于脊柱侧突矫形术后。

（3）禁忌证：仅用于合并颅骨骨折者。

（4）适合检查要点：颅骨环的直径应比颅骨的最大直径大约10mm；至少有四个拧紧的颅骨钉；前方的两个颅骨钉应位于眼眉外侧1/3的上方10mm，后方的两个颅骨钉位于于前方两个颅骨钉完全相对的位置；在紧急的情况下，胸部背夹可以方便地取下；仰卧位穿用和调解立杆的长度矫形器，不必移动患者；使用中应做好伤口的护理工作，防止感染；经常检查所有需要紧固的部件，特别是颅骨钉，防止松动。

五、头颅矫形器

目前广泛应用的是颅骨保护帽，分预制品和订制品两类。颅骨保护帽多用塑料板模塑制成或塑料海绵板制成，主要作用是覆盖颅骨的缺损部位，保护脑部，避免损伤。

（1）适应证：颅骨保护帽常用于患者的颅骨缺损和部分颅骨修复术后，也适用于一些不能自主控制运动者，避免头颅受伤，如用于脑瘫患儿；还适用于婴幼儿的颅骨畸形，戴上按正常颅形模塑制成的颅骨保护帽，在生长中促进颅骨形状的正常发育。

（2）禁忌证：禁用于由于长期戴用保护帽产生的心理问题者，也不适用于头部皮肤炎症者。

（3）适合检查要点：保护帽的范围不超过头发的边缘线；有颅骨缺损时必须用塑料板材模塑成型，能全面覆盖缺损部位；能较好地散热。

（赵辉三）

第五节 上肢矫形器

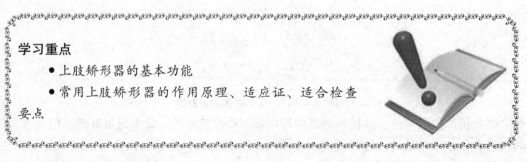

学习重点

● 上肢矫形器的基本功能

● 常用上肢矫形器的作用原理、适应证、适合检查要点

上肢矫形器（upper limb orthosis）是用于整体或部分上肢的矫形器，它的品种和形式多样。它的基本功能是通过外力保持与固定肢体在功能位置上，以预防、矫正畸形，防止关节的挛缩，代偿麻痹肌肉功能，帮助无力的肢体运动等。

1. 固定功能 也称静态性功能，这类矫形器用于固定肢体，限制肢体异常活动，适用于上肢关节和腱鞘的炎症、外伤性损伤等情况，用于减轻疼痛，促进病变痊愈。

2. 助动功能 也称动态性功能，这类矫形器用于预防和矫正上肢关节挛缩，改善关节运动范围，增强肌力，保证手术后的效果以及发育期中骨骼的正常发育。

3. 矫正功能 也称矫形性功能，这类矫形器用于控制上肢畸形的发展，通过三点力矫正原理，通过施加较小的力，在患者不感到疼痛的情况下进行矫正手指、腕关节、肘关节和肩关节的畸形。

4. 降低肌肉张力 通过矫形器对于关节某一方向的运动限制和某一方向运动对肌肉的缓慢牵拉，减低肌张力。

5. 代偿功能 这类矫形器采用一些弹性装置如弹簧、橡筋、塑料弹性体，或通过气动、电动或索控来改善手指的功能，包括采用一些辅助工具、自助器具帮助上肢瘫痪病人恢复上肢功能。

6. 保护性功能 对易受伤或病变的上肢部位予以保护，防止关节、肌腱的过伸和拉伤，促使病变愈合，还用于保护一些手术疤痕部位，防止瘢痕挛缩。

一、手指矫形器（finger orthosis，FO）

（一）锤状指夹板（Mallet finger splint）

锤状指是由 DIP 关节（远端指间关节）的伸指肌腱损伤引起的，临床表现为指的尖端下垂，远端指间关节不能伸展。

1. 作用原理 采用三点作用原理，将患指 DIP 关节固定为轻微的过伸位、PIP 关节（近端指间关节）固定为轻度屈曲位（图 2-5-1）。

2. 适应证 锤状指。

3. 穿戴时间 急性损伤时要连续戴六周；慢性损伤时要连续戴八周。摘除矫形器进行清洗时，也应保持 DIP 关节呈伸展位。

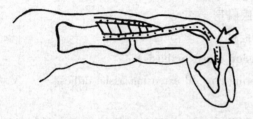
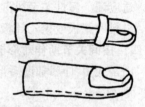

图 2 - 5 - 1　锤状指矫正示意图及相应的矫形器

4. 适配检验要点　DIP 关节要保持轻微过伸展位（不允许超过 15°的过伸位）；安装扣带时要将它压在关节上，实现三点压力系统的作用。

5. 材料　铝夹板（成品）、聚乙烯板材（预制品）。

（二）鹅颈指夹板（swan neck splint）

1. 作用原理　采用三点作用原理，将患指固定在 PIP 轻度屈曲位、允许 DIP 关节的所有运动。（图 2 - 5 - 2）

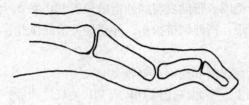
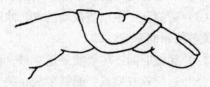

图 2 - 5 - 2　鹅颈指矫正示意图及相应的矫形器

2. 适应证　适用于矫正手指柔性的鹅颈畸形（Swan neck deformity）。手指鹅颈畸形临床表现为 PIP 关节的过伸展、DIP 关节代偿性地运动，多见于慢性关节风湿症和外伤引起的 PIP 关节脱位。

3. 适配检验要点　背侧的两部分把 PIP 关节保持在 25°~30°的屈曲位，掌侧部分应该允许 PIP 关节完全屈曲。

4. 常见问题　如果 PIP 关节肿大或因某种原因而变大时，将产生这种夹板的穿脱问题。

5. 材料　聚乙烯板材、低温热塑板材。

（三）扣眼畸形夹板（Button hole deformity splint）

扣眼畸形是指 MP 关节过伸展、PIP 屈曲、DIP 关节过伸展的手指畸形。

1. 作用原理　采用三点作用原理，将患指固定在 DIP 屈曲位、PIP 伸展位。其受力位置与矫正鹅颈变形正好相反。（图 2 - 5 - 3）

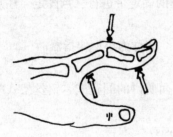
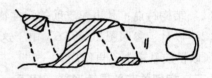

图 2 - 5 - 3　扣眼畸形矫正示意图及相应的矫形器

2. 适应证　慢性关节风湿病引起的扣眼畸形。

3. 材料　铝板或聚乙烯板、低温热塑板材。

（四）指间关节助伸矫形器（IP extension assist orthosis）

1. 圈簧式 IP 伸展辅助矫形器（coil spring type IP extension assist orthosis）　　又称卡佩纳型夹板（Capener splint）。

（1）结构特点：利用橡皮筋的弹性辅助 IP 伸展，属于动态矫形器，有预制品。（图 2 – 5 – 4）

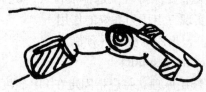

图 2 – 5 – 4　圈簧式 IP 伸展辅助矫形器

（2）矫形器的目的：增加 PIP 关节伸展范围或帮助变弱的伸指肌伸展 PIP 关节。

（3）适应证：主动或被动的 PIP 伸展受限；指伸韧带损伤；外伤性关节纤维化；手指 PIP 关节的屈曲挛缩。

（4）穿戴时间：尽可能多地穿戴，白天练习时和夜间也要戴上。

（5）适配检查要点：圈簧要放在关节轴上。不允许任何 DIP 或 PIP 关节过伸展，因为过伸展将更难矫正。注意观察手指有没有变色或损伤血管。

2. 钢丝架式 IP 伸展辅助矫形器（wire frame type IP extension assist orthosis）　　也称为安全销式矫形器。

（1）结构特点：利用安全销式弹簧的弹性辅助 IP（通常为 PIP）伸展。是动态矫形器，采用三点压力，预制品。（图 2 – 5 – 5）

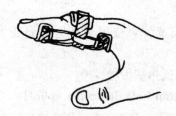

图 2 – 5 – 5　钢丝架式 IP 伸展辅助矫形器

（2）适应证：与圈簧式相同。

（3）适配检查要点：利用安全销式弹簧钢丝与皮制的固定带进行三点固定。注意要使钢丝的套环与 PIP 关节一致。

3. IP 伸展辅助矫形器（IP extension assist orthosis）　　亦称为小型伸指器。

（1）结构特点：利用橡皮筋的弹性辅助 IP 伸展。

（2）设计：参照图 2 – 5 – 6。由于这种矫形器比上面所讲的圈簧式、钢丝架式的体积大，所以目前基本上不再使用。

（五）指间关节助屈矫形器（IP flexion assist orthosis）

1. 结构特点　利用橡皮筋的弹性辅助 IP 关节屈曲，属动态矫形器，运用三点压力原

理，为预制品。（图 2 – 5 – 7）

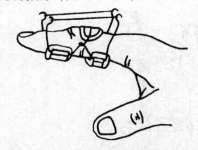

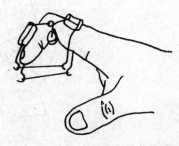

图 2 – 5 – 6　IP 伸展辅助矫形器（小型伸指器）　　　　图 2 – 5 – 7　指间关节助屈矫形器

2. 适应证　由于 PIP 关节伸展挛缩或屈肌变弱而造成的 PIP 关节屈曲受限，如鹅颈变形等。

3. 矫形器的目的　增加 PIP 关节的屈曲度。

4. 适配检查要点　近端部分放在近节指上，中间加衬垫的圆柱沿着 PIP 关节屈曲皱纹置放，远端部分放在中节指上；两根弹性带提供牵引力量；注意防止 DIP 关节和近节指的背侧产生压疮。

二、手矫形器（hand orthoses，HdO）

（一）手掌虎口撑开夹板（thenar web spacer）

1. 功能　用该夹板来维持手掌虎口，并撑开虎口。

2. 适应证　因烧伤、撞击受伤、正中神经损伤等引起的手掌虎口的挛缩。

3. 适配检查要点　夹板远端不超过掌指关节屈曲皱褶线，不得妨碍掌指关节屈曲；夹板近端不能妨碍腕关节的运动；通常它只是固定大拇指的 MCP 关节，因此 IP 关节不应该受到限制。如果 IP 关节或拇长伸肌需要保护，则应该加长夹板。（图 2 – 5 – 8）

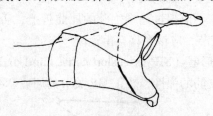

图 2 – 5 – 8　手掌虎口撑开夹板

（二）掌腱膜挛缩症用矫形器（Dupuytren's contracture orthosis）

1. 目的　维持松解手术后的矫正结果。

2. 适应证　掌腱膜挛缩症也称为杜普伊特伦挛缩（Dupuytren's contracture），这是一种原因不明的进行性手掌肌膜挛缩，多见于中年以后的男子的第 4、5 指。

3. 穿戴时间　这种畸形容易复发，应昼夜戴用矫形器，时间至少 6 个月；应当注意经常取下矫形器进行关节功能范围和肌力训练。

4. 适配检查要点　腕关节呈中立位或少许过伸位。MCP、PIP、DIP 关节伸展位，确保有一定的张力。（图 2 – 5 – 9）

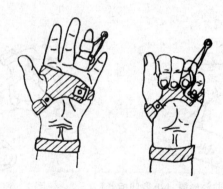

图2-5-9　杜普伊特伦挛缩用矫形器

（三）拇指腕掌固定矫形器（thumb carpometacarpal stabilizer）

1. 目的　固定拇指在对掌位（图2-5-10）。

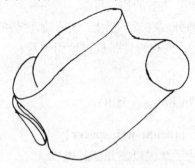

2-5-10　拇指腕掌固定矫形器

2. 适应证　手不能维持对掌位（正中神经损伤、风湿病引起的疼痛、肌力变弱等原因）。

3. 穿戴时间　只要使用手，就应戴上它。

4. 适配检查　该矫形器不应超过远端手掌的屈曲折痕，否则将妨碍掌指MCP关节的屈曲。没有涉及的大拇指关节，应该允许自由运动。

（四）掌指关节助伸矫形器（MP extension assist hand orthosis）

1. 结构特点　利用橡皮筋的弹性，矫正MP关节的屈曲挛缩。（图2-5-11）

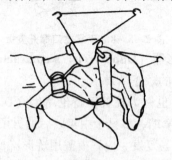

图2-5-11　掌指关节助伸矫形器

2. 适应证　MP关节的屈曲挛缩。

3. 适配检查要点　在手指的背侧利用橡皮筋来牵引，以矫正MP关节的屈曲挛缩。

（五）掌指关节助屈矫形器（MP flexion assist hand orthosis）

这是有美国著名的手外科医生邦内尔（Bunell）设计的屈指矫形器（Knackle bender）。

1. 结构特点 利用橡皮筋的弹性，矫正 MP 关节的伸展挛缩。由背侧压在掌骨处、四指基节的两块金属板和掌侧横纹部位的横杆构成。它们之间用钢丝连接，再用橡皮筋牵引，使 MP 关节屈曲。（图 2 - 5 - 12）

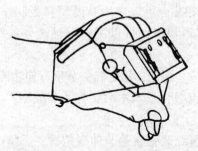

图 2 - 5 - 12 MP 屈曲辅助矫形器

2. 适应证 因尺神经、正中神经麻痹引起的手指内在肌麻痹。另外还可用于手指骨折、术后苏德克氏骨萎缩（Sudeck's atrophy）等。

3. 适合检查要点 MP 关节的屈曲或伸展是共同进行的，所以不能对单个手指进行调整。要想对单个手指进行调整，应对各个手指单独使用 MP 屈曲辅助装置，即对手掌的各个手指分别进行牵引。另外，这一矫形器存在着体积大的缺点。

（六）尺神经麻痹用矫形器（ulnar nerve paralysis orthosis）

尺神经麻痹，将出现以下症状：第 4、5 指的 MP 关节过伸展，IP 关节屈曲；手指内收、外展无力；拇指的内收无力；小指对掌无力。呈现爪状指变形（Claw finger deformity）。采用矫形器疗法主要是设法对第 4、5 指的 MP 关节过伸，IP 关节屈曲进行矫正。

1. 简易型尺神经麻痹用矫形器（莫伯格 Moberg） 第 4、5 指套有拉带，用橡皮筋向腕的三角骨方向牵引。橡皮筋固定在前臂换带上。（图 2 - 5 - 13A）

2. 卡佩纳（Capener）型矫形器 利用圈簧的弹性，由手背固定板、加在第 4 与第 5 指上的拉带和手掌侧的钢丝形成三点固定，以防止第 4、5 指的 MP 关节过伸展。由于尺神经损伤，感觉迟钝或丧失，因此要注意防止产生皮肤压疮。（图 2 - 5 - 13B）

3. 切辛顿（Chessington）型矫形器 该矫形器伸长到前臂部，同时辅助腕节背伸。（图 2 - 5 - 13C）

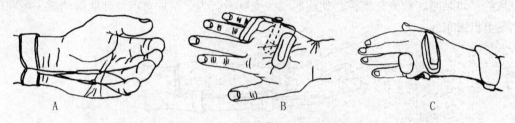

图 2 - 5 - 13 尺神经麻痹用矫形器

A. 简易型（莫伯格 Moberg） B. 卡佩纳（Capener）型 C. 切辛顿（Chessington）型

三、腕手矫形器（wrist hand orthoses）

（一）腕手静态矫形器（static wrist hand orthoses）

1. 功能　固定腕关节在功能位。

2. 常用品种

（1）护腕（cuff）：品种很多，可以应用高温塑料板制作，可以较长时间的使用；可以用低温塑料板制作，制作得快；也可以用保温性能好的织物制作，内衬金属或塑料支条。

①护腕的基本作用是支持、固定、稳定腕关节呈背伸功能位。

②主要适用于腕扭伤、腕融合手术术后、腕关节成型术（Arthroplasty），腕管松解术后、Colles 骨折的辅助治疗。

③适配检查要点：根据情况改变腕关节伸展位置；手指的 MCP 关节不受限制；前臂部分不要做得太短；尺骨茎突部位切勿过多压迫。（图2－5－14）

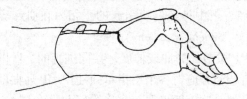

图2－5－14　塑料护腕

（2）前翘式矫形器（Cock up splint）：最基本的要求是腕关节的伸展角度（图2－5－15）。通常将它设定为背伸40°，使伸肌腱松弛、屈肌腱紧张。当桡骨远端骨折后伸肌腱粘连时，要使背伸角度增加到45°。椭圆形掌压垫设在第二掌骨中央处。

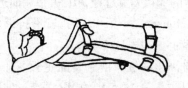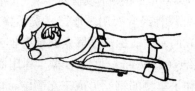

图2－5－15　前翘式矫形器

（3）卡普兰（Kaplan）型矫形器（图2－5－16）：用于因中枢性麻痹，痉挛显著的情况。考虑到前翘式矫形器会刺激屈肌，必然助长腕和手指的屈曲倾向。因此，该矫形器改成从前臂伸肌侧（背侧）支撑，使屈肌很少受刺激。为了增加对前臂伸肌的刺激，可在内侧贴上粗棉布。

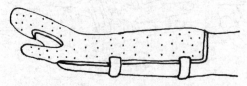

图2－5－16　卡普兰（Kaplan）型矫形器

（4）背侧腕手固定矫形器（dorsal wrist hand stabilizer）：亦称为邦内尔（Bunell）式背侧保持腕手矫形器（图2－5－17）。在前臂及手的背侧中央有一金属支杆和三块平的金属板，用皮带等将矫形器固定在手与前臂部。其腕关节的掌屈、背伸的固定角度通过金属支杆可以调节。若将末端的固定带取下来，便能进行掌屈，而背伸则被限制在一定的角度。

适应证：用于屈肌腱损伤、末梢神经缝合术后，有时也用于中风、脑瘫等引起的痉挛手。

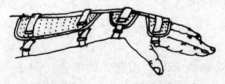

图 2 - 5 - 17　邦内尔（Bunell）式背侧腕手固定矫形器

（二）动态腕手矫形器（dynamic wrist hand orthoses）

1. 结构特点　利用钢琴丝、橡皮筋及弹簧的弹性，辅助腕关节、手指的伸展。同时，腕关节和手指还可以屈曲。

2. 适应证　用于腕伸肌及指伸肌麻痹、桡神经麻痹。因此也称为桡神经麻痹用矫形器（Radial palsy splint）。

3. 常用品种

（1）托马斯型悬吊矫形器（Thomas suspension splint）：托马斯（F. B. Thomas，英国威尔士矫形外科医师）在1944年发表的矫形器（图 2 - 5 - 18）。利用带衬垫的前臂背侧板（5cm×10cm）上的钢丝和橡皮筋的弹性辅助 MP 关节与拇指的伸展运动。

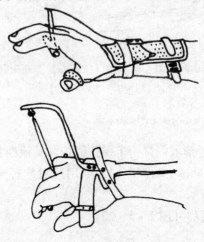

图 2 - 5 - 18　托马斯型悬吊矫形器

检查要点：腕关节大致位于背屈功能位。当钢丝和橡皮筋的弹性过强时，MP 关节容易产生过伸展。调整困难时，可以在 2～4 指的近节指背上附加蚓状肌压片。

（2）奥本海默型矫形器（Oppenheimer orthosis）：奥本海默（E. D. Oppenheimer，美国的矫形外科医师）1937 年发表的矫形器（图 2 - 5 - 19）。从前臂环箍向前延伸的钢丝，在腕关节处绕成弹簧圈后再与 MP 撑杆连接。对于拇外展长肌麻痹的患者，需使弹簧圈延伸成拇指外展辅助装置。该矫形器与托马斯型悬吊矫形器相比较，具有简便、体积小、重量轻的优点。

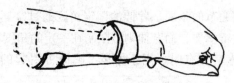
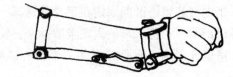

图 2 - 5 - 19　奥本海默型矫形器　　　图 2 - 5 - 20　克伦扎克铰链前翘式矫形器

适合检查要点：矫形器容易向末端移动，因此要注意金属环箍和弹簧圈的位置（不要碰到桡骨茎突和尺骨茎突）。

（3）克伦扎克铰链（Klenzak joint）前翘式矫形器（图 2 - 5 - 20）：克伦扎克铰链为一种用于下肢矫形器的带单向弹簧控制的踝关节铰链。本矫形器利用克伦扎克铰链弹簧的弹性辅助腕关节背伸。

检查要点：本矫形器的结构比较紧凑，但存在克伦扎克铰链稍大而且较重的问题。注意不要使它碰到桡骨和尺骨茎突。

（4）格兰杰（Granger）型矫形器：这一矫形器的特点是利用手部的重力作用，而不是像其他矫形器那样采用橡皮筋和弹簧。图 2 - 5 - 21

检查要点：注意伸展辅助装置在手指处的安装位置，其位置不合适时矫形器便不能发挥作用。

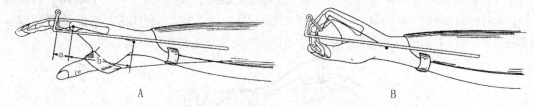

A　　　　　　　　　　　　　　　B

图 2 - 5 - 21　格兰杰（Granger）型矫形器
A. 伸展时　B. 屈曲时

四、对掌矫形器（opponens orthosis）

对掌矫形器是一种拇指矫形器，是为了保持拇指与其他四指尤其是食指、中指的对掌位而设计的矫形器。腕关节能够主动控制时，采用短对掌矫形器；腕关节不能主动控制时，需要采用长对掌矫形器。

（一）基本构成与部件名称（图 2 - 5 - 22）

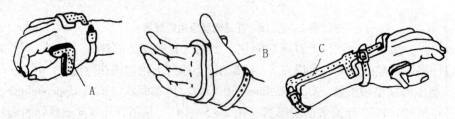

图 2 - 5 - 22　对掌矫形器部件名称
A. 对掌挡片　B. 掌弓支条　C. 前臂支条

（二）短对掌矫形器（short opponent hand orthosis）

1. 静态短对掌矫形器（static short opponent hand orthosis）

（1）常用品种：兰乔（Rancho）型；C型片（C bar）；贝尼特（Benet）型、恩根（Engen）型等。其结构特点见表2-5-1及图2-5-23。

表2-5-1　对掌矫形器的基本特点

短对掌矫形器		长对掌矫形器	
兰乔型（Rancho）	由从手背绕经小指侧到第2掌骨小头、从下边支撑手掌的掌弓支条和对掌挡片构成	兰乔型（Rancho）	由置于前臂及手背侧的前臂支条和掌弓支条、对掌挡片连接而成
恩根型（Engen）	塑料制的手掌部延长到小鱼肌的外侧，能更好地稳定手掌、保持拇指的对掌位	恩根型（Engen）	由塑料制的手掌部和沿着前臂腹侧面使腕关节保持背伸位的金属制前臂部构成
贝尼特型（Benet 旋管弹簧型）	手掌部只用C型片及手背部向小鱼际突出的支条支撑。与兰乔型不同，没有掌侧支条	贝尼特型（Benet）	由延伸到掌骨的前臂背侧支条和横附在手背上尺侧支撑第5掌骨小头的支条，以及对掌挡片等构成。与兰乔型不同，没有掌侧支条

（引自：加仑井周一，《矫形器治疗手则·总论》，医齿药出版社，1981）

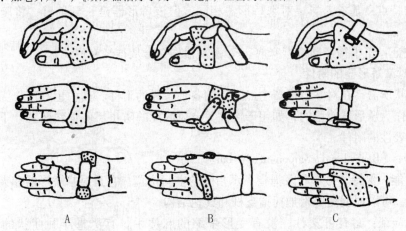

A　　　　　　　B　　　　　　　C

图2-5-23　短对掌矫形器的各种设计（Maliek）

A. C型片型　B. 兰乔（Rancho）型　C. 恩根（Engen）型

（2）适应证：正中神经低位型麻痹或损伤，拇指MCP关节的桡侧副韧带损伤、拇指骨关节炎（Ostearthritis）。

2. 动态短对掌矫形器（dynamic short opponens hand orthsis）

（1）皮制短对掌矫形器：由套在拇指根部的皮制套带与前臂环带连接而成。结构简单，戴着感觉也好。皮套内衬聚氨酯泡沫。注意保持对掌位的对线。（图2-5-24）

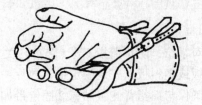

图2-5-24　皮制短对掌矫形器

（2）弹簧制短对掌矫形器：利用弹簧圈的弹性使拇指动态地处于外展位，改善与食指、中指的对掌功能，适用于正中神经麻痹（图2－5－25A）。蜘蛛式弹簧对掌矫形器，依靠其弹簧的伸展力使拇指与其他四指处于开手的对掌位，代偿拇指外展肌、伸指肌的功能，改善对掌功能。（图2－5－25B）

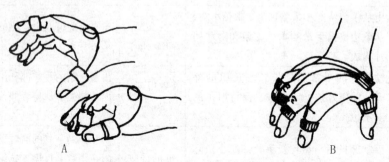

图2－5－25　弹簧制短对掌矫形器
A. 正中神经麻痹用矫形器　B. 蜘蛛式矫形器（Spider splint）

（三）长对掌矫形器（long opponens wrist－hand orthosis）

1. 结构特点：基本上与短对掌矫形器相同，但该矫形器延长到前臂，将腕关节固定在一定肢位。

2. 适应证：正中神经高位型麻痹、C_7颈髓损伤、臂丛神经麻痹。

（四）对掌矫形器的附件

根据症状所需，在对掌矫形器中经常使用各种各样的附件。其中也有不作为附件而是按处方单独作为矫形器使用的，如用于慢性关节风湿症的防止尺侧偏斜装置。下面具体介绍一些有代表性的附件。

1. C形片（Basic hand component，C bar）

（1）功能：保持掌弓形状及拇指、示指间的空间位置。它是对掌矫形器和夹持矫形器的基本结构，可以根据需要附加拇指支杆和其他结构。

（2）适应证：富有可塑性、没有变形挛缩的麻痹手。有严重浮肿症状的患者禁忌使用。

（3）常用品种

①金属板C形片：由于一直用得较多，所以材料上标有C bar的标名，按纸样进行剪切。

②塑料板C形片（恩根型）：使用热塑性塑料板模塑成型。

（4）检查要点：①能辅助保持正确的掌弓形状，保持拇指的对掌位。如果掌弓（特别是末端掌弓）的形状不能确保，则拇指不能取得对掌位；②不能妨碍第2~5指的MP关节屈曲。

2. 对掌挡片（opponens bar）

（1）功能：保持拇指的对掌位，防止拇指CM（腕掌）关节的伸展与内收。

（2）结构特点：在金属板或塑料板上安装固定带，挡片一直挡到拇指IP关节处。

（3）装配检查要点：①确保与拇指背侧服贴；②固定带如果过松，对掌挡片容易滑向指端；如果过紧，可能会引起局部血液循环障碍。

3. 拇指支杆（Rigid thumb orthosis，thumb post）

（1）功能：安装在对掌挡片上，使拇指固定在抓取位置。

（2）品种特点：用不锈钢或塑料制成，沿着拇指背侧，端部包住指甲根（图2－5－26）。

（3）装配检查要点：拇指与食指的间隙窄小时，不能实现良好的功能效果。

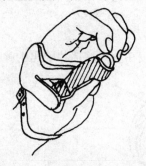 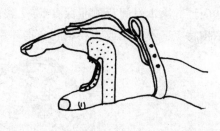

图2－5－26 **拇指支杆**（Anderson）　　　　图2－5－27 **蚓状肌片**

4. 蚓状肌片（Lumbrical bar，MP extension stop）

（1）功能：使第2～5指的MP关节保持在轻度屈曲位（约15°），在此基础上允许PIP与DIP伸展，即防止MP关节过伸展的机构。（图2－5－27）

（2）结构特点：用金属或塑料制成的挡板，安装在PIP关节的近位，与手指的伸展辅助装置合并应用。

（3）装配检查要点：检查蚓状肌片的安装位置及掌指关节的屈曲角度是否合适。要求掌指关节伸展时，蚓状肌片能将掌指关节限制在屈曲15°位。

5. 弹簧式拇指外展辅助装置（Spring swivel thumb）

（1）功能：利用钢丝的弹性辅助拇指外展或后伸拇指。其功能取决于钢丝弹簧的安装位置。

（2）适应证：代偿无力的拇外展肌、拇伸肌的功能。

（3）结构特点：用钢琴丝绕成弹簧圈，固定在对掌挡片上。利用钢琴丝的弹性使拇指外展。（图2－5－28）

（4）检查要点：不可与C形片并用。

6. 拇指IP伸展辅助装置（Thumb IP extension assist）

（1）功能：在保持拇指MP、CM关节固定位的基础上，辅助IP关节伸展，防止MP关节过伸展。（图2－5－29）

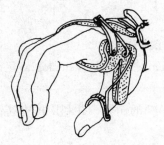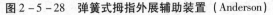 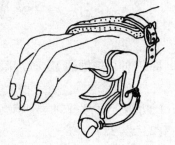

图2－5－28 **弹簧式拇指外展辅助装置**（Anderson）　　　图2－5－29 **拇指IP伸展辅助装置**

（2）适应证：拇长伸肌保持有0~2级的肌力、拇屈肌正常的情况。

（3）检查要点：具有满意的第一掌指关节后伸的止动功能和拇指指间关节的助伸功能。

7. 第1骨间背侧肌辅助装置（First dorsal interosseous assist）

（1）功能：利用在对掌挡片上安装的钢丝弹簧，辅助食指外展，使食指与拇指的对掌取物变得容易（图2-5-30）。

（2）适应证：第1骨间背侧肌保有0~2级的肌力。

（3）结构特点：不锈钢或塑料制的食指环箍连接在从对掌挡片引出的弹簧上。

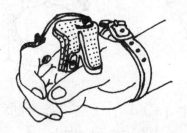

图2-5-30　第1骨间背侧肌辅助装置

8. 掌指关节（MP）伸展限位装置（Variable MP extension stop）

（1）功能：MP关节的屈曲角度可调，限制MP的伸展，IP关节的屈曲不受限。（图2-5-31）

（2）适应证：MP关节伸展挛缩。

（3）结构特点：沿着第1~5指基节的背侧有金属或塑料指的挡片，用元宝螺丝可调节挡片的位置，从而将MP关节的伸展限制在一定的屈曲角度下。

（4）检查要点：①设定的MP屈曲角度要比脱下矫形器由治疗师进行徒手矫正时的MP最大屈曲角度少5°；②指背的挡板部位要注意防止产生压疮；③随着伸展挛缩的改善，要及时调整限位的角度。

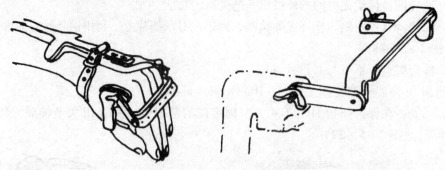

图2-5-31　MP伸展限位装置

9. 带IP伸展辅助的MP伸展限位装置（Variable MP extension stop with IP extension assist）

（1）功能：MP关节的屈曲角度可调，限制MP的伸展，并利用橡皮筋辅助IP关节伸展。（图2-5-32）

（2）适应证：MP伸展挛缩、IP屈曲挛缩。

（3）结构特点：在 MP 伸展限位装置中附加 IP 伸展辅助装置。

10. MP 屈曲辅助装置（MP flexion assist）

（1）功能：利用橡皮筋的牵引，辅助 MP 关节屈曲。

（2）适应证：MP 关节伸展挛缩。

（3）结构特点：在前翘式矫形器（Cock up splint）的掌侧支杆上，用橡皮筋牵引第 2～5 指的 MP 关节，使之屈曲。（图 2–5–33）

（4）注意事项：对于 MP 关节伸展挛缩，单独采用矫形器疗法难以矫正，而且需要较长时间。因此采用关节囊切开术和术后安装矫形器的方法会更有效。

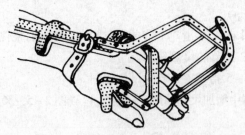

图 2–5–32　带 IP 伸展辅助的 MP 伸展限位装置　　　　图 2–5–33　MP 屈曲辅助装置

11. MP 伸展辅助装置（MP extension assist）

（1）功能：利用橡皮筋的牵引辅助 MP 关节伸展。

（2）适应证：桡神经麻痹引起的指总伸肌无力，掌指关节屈曲挛缩。

（3）结构特点：利用橡皮筋牵引装在第 2～5 指基节的套环，使四个手指保持伸展位；也有采用螺旋弹簧和滑车进行牵引的。（图 2–5–34）

（4）检查要点：①安装橡皮筋牵引的手指连杆应尽量安装在近侧，而且要与 MP 关节平行，利于发挥橡皮筋的牵引作用；②牵引力应当使 MP 关节处于最大的伸直位，但不应妨碍手指和掌指关节的屈曲运动。

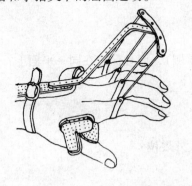
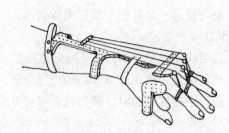

图 2–5–34　MP 伸展辅助装置

12. 带蚓状肌片的 IP 伸展辅助装置（IP extension assist）

（1）功能：利用橡皮筋的弹性辅助 IP 关节伸展，利用引状肌片限制 MP 关节伸展。

（2）适应证：指总伸肌麻痹引起的手指屈曲挛缩。

（3）结构特点：是在防止 MP 关节过伸展用的蚓状肌片的基础上增加的 IP 伸展辅助装置（图 2–5–35）。IP 伸展辅助装置是由支杆、指连杆和套在指末节的指套环、橡皮筋等构成的。各个橡皮筋的牵引力可根据各指的伸展力加以调整。

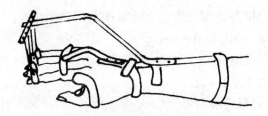

图 2-5-35　带蚓状肌片的 IP 伸展辅助装置

（4）检查要点：①支杆和指连杆的位置利于发挥橡皮筋的牵引力；②牵引力量合适；③牵引方向与指间关节轴垂直。

13. 尺侧偏斜限制装置（Ulnar deviation stop）

（1）功能：利用沿着第 5 章骨小头到基骨小头（滑车）的指侧挡片、腕部的桡侧挡片、前臂环箍的三点固定，以防止腕关节、MP 关节的尺侧偏斜。

（2）适应证：因慢性关节风湿病引起的 2~5 指 MP 关节的尺侧偏斜。

（3）设计：在金属或塑料指的长对掌矫形器中增加尺侧挡片、桡侧挡片。（图 2-5-36）

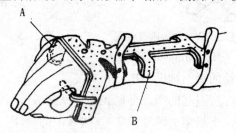

图 2-5-36　尺侧偏斜限制装置（Licht）

A. 尺侧挡板　B. 桡侧挡板

（五）对掌矫形器的检查要点

1. 对掌挡片

（1）其遮挡位置是否超过了拇指的 MP 关节？

（2）是否使拇指保持对掌位？

（3）是否使第一掌骨处于第二掌骨的前侧（掌侧），而且保持在同一平面上？

2. C 形片

（1）其后缘是否处在 MP 关节的近位部？

（2）其前缘是否终止在 IP 关节的近位部？

（3）进行手指捏紧加时，拇指是否保持在最大外展位？

3. 掌弓支条

（1）前缘位于掌横纹，不妨碍掌指关节的屈曲运动。

（2）掌弓支条的弧度与手掌横弓的弧度相一致。

4. 长对掌矫形器

（1）矫形器是否不压迫尺骨茎突？

（2）前臂近位固定带是否比较宽松，不影响前臂的旋前、旋后运动？

（3）腕关节是否保持处方要求的背伸角度？

（4）矫形器前臂部的长度是否约为前臂长的 2/3？

五、夹持矫形器（prehension orthosis）

（一）定义

这是一种通过用支杆将拇指固定在对掌位，用金属或塑料框架对示指、中指进行支撑，同时保持其 MP 关节可动性，从而可用这三个手指进行捏取的矫形器。

（二）品种和适应证

夹持矫形器的品种多种多样，其中以腕关节驱动式夹持矫形器应用较多。（见表 2-5-2 和图 2-5-37）

表 2-5-2　腕关节驱动式夹持矫形器品种

形式	特征	适应证	驱动力源	残存神经节平面	参考
手指驱动屈曲辅助式	以手指运动为力源，并装有屈曲或伸展辅助用弹簧	腕关节屈伸肌、手指伸肌的肌力为 4 级，拇指对掌肌的肌力为 3 级。伸指肌无力或屈指肌无力	屈曲用弹簧	$C_{7\sim8}$	图 2-5-37B
手指驱动伸展辅助式			伸展用弹簧		图 2-5-37C
腕关节驱动式	利用腕关节背屈动作为动力使示指、中指的 MP 被动屈曲，与拇指成对掌位，以便进行夹持动作	腕关节伸肌为 4 级，前臂旋前、腕关节及 MP 关节的可动范围正常，拇指、示指间无挛缩。伸指肌无力，屈指肌无力	屈肌腱固定术的原理	C_6	
棘轮驱动式	安装棘轮，可被动地将手指固定在任意位置	肘屈曲肌、前臂旋前肌的肌力位 4 极，腕关节及 MP 关节的可动范围正常拇指、示指间无挛缩。伸指肌无力，屈指肌无力	棘轮（ratchet）	C_5 臂丛神经麻痹（完全性）	图 2-5-37D
体外力源驱动式	利用气压、电力等外部力源驱动		气压（麦克贝恩人工肌肉）、电动	C_5	图 2-5-37E.F
肩驱动式	与能动假手的操作一样，利用肩胛带的运动，通过肩背带和控制索来驱动	肩侧肩胛带及患侧腕关节、MP 关节的可动范围正常，拇指、示之间无挛缩。	肩胛带的运动	C_5 偏瘫（中等程度痉挛）	图 2-5-37G

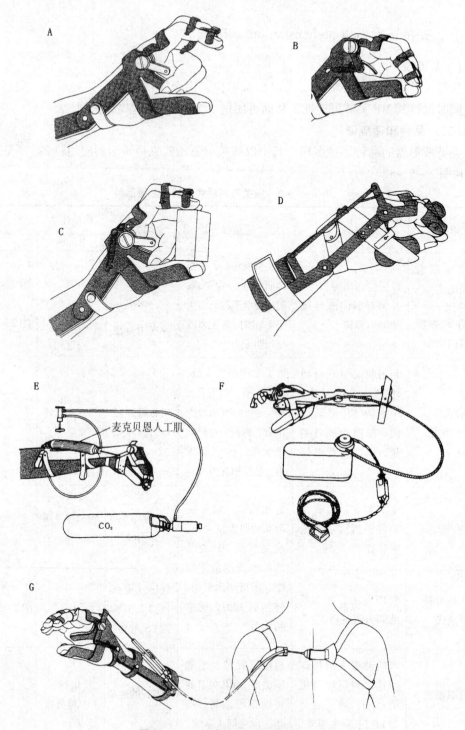

图 2-5-37 夹持矫形器的形式

A. 手指驱动式 B. 手指驱动屈曲助动式 C. 手指驱动屈曲主动 D. 棘轮腕驱动式 E. 气压式
F. 电动式 G. 肩驱动式

（三）腕关节驱动夹持矫形器（wrist‒driven prehension orthsis）

1. 常用的品种：见图2‒5‒38

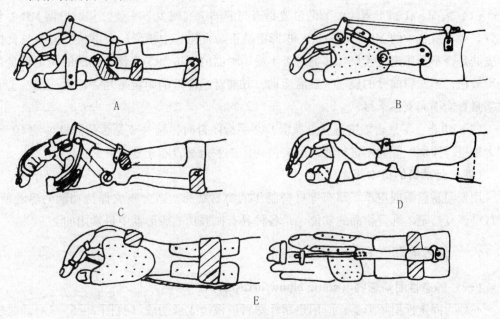

图2‒5‒38　腕关节驱动夹持矫形器的种类

A. 兰乔型　B. 恩根型　C. 威斯康星大学型　D. IRM 型　E. RIC 型

（1）兰乔型（Rancho）：这是美国 Rancho los Amigos 医院在上世纪50年代下半叶开发的，轻合金制的最标准的腕关节驱动式夹持矫形器。（图2‒5‒38A）

（2）恩根型（Engen）：这是根据美国的得克萨斯康复研究院（Texas Institute of Rehabilitation and Research，TIRR）的恩根（Engen）的设计方案而制作的（图2‒5‒38B），由掌弓支条与对掌挡片一体化的塑料短对掌矫形器、轻合金的指环箍、前臂部及连杆构成。根据患手的尺寸，备有不同的模塑件。恩根型的问题是，连杆的固定杆安装在比其他形式要远离手端的部位，因此该夹持矫形器的效率（手指的夹持力/腕关节背屈力）会随着腕关节的背屈而降低。为了避免这一点，最好是将连杆的固定杆移动到比原来的安装部位在稍微靠手端一些。

（3）维斯康星大学型：这是根据美国维斯康星大学的恩格尔（Engel）的设计方案，用轻合金与不锈钢制作的夹持矫形器（图2‒5‒38C），因此亦称为恩格尔型腕关节夹持矫形器。该矫形器具有指环箍穿脱容易，而且拇指支杆可随着抓紧物体而变动的特点。

（4）IRM 型：这是美国纽约大学的康复医学院（Institute of Rehabilitation Medicine，缩写为 IRM）开发的一种矫形器（图2‒5‒38D）。其手指部分和前臂部用螺旋形的 Nyloplex 塑料制成，用金属制的棘轮连接。因此，根据患者的状态，可以不用固定带。

（5）RIC 型：这是由美国芝加哥康复研究所（Rehabilitation Institute of Chicago，缩写为 RIC）开发的低温热塑性塑料矫形器（图2‒5‒38E）。与其他类型的设计不同，用以将腕关节的运动传递到手指的不是用连杆，而是用挠性的皮带和皮带扣构成，因此具有腕关节的可动范围不受限的特点。

2. 腕关节驱动夹持矫形器的检查要点

（1）适配：①矫形器腕关节的位置是否与解剖学的腕关节一致？②矫形器 MP 关节的位置是否与解剖学的 MP 关节一致？③拇指是否与食指、中指形成对掌位？拇指与食指间的皮肤是否不受压迫？④尺骨茎突是否不受矫形器的压迫？⑤前臂近位端的固定带是否安装得较松，不妨碍前臂的旋前、旋后运动？⑥前臂远位端的固定带是否松紧适配？⑦掌弓支条是否能横向支撑掌弓？

（2）功能：①是否能进行三点捏取？②手指闭合时，腕关节是否只需背伸约 10°便能有力地进行捏取？③为了进行所需的夹持动作，手指是否能充分张开？

（四）带插口的持物器

用低温塑料板或皮革、厚布等材料制作的简易制品。适合丧失握持功能的患者使用，可帮助恢复持笔、匙等物品的功能，是各种具有抓握功能矫形器中最常用的。

六、肘矫形器（Elbow Orthoses）

（一）静态性肘矫形器（static elbow orthses）

亦称为固定性肘矫形器，应用热塑性塑料板模塑成形制成（见图 2 - 5 - 39）。对于合并腕关节、手功能障碍的患者，可以将肘矫形器向前延长，制成肘腕矫形器或肘腕手矫形器。

1. 功能　固定或限制肘关节的运动促进病变组织痊愈。

2. 适应证　肱骨内上髁炎，肱骨外上髁炎；肘管综合征尺神经松解、前移术后；肌腱、血管、神经修复术后；肘关节成形术后；肘部烧伤。

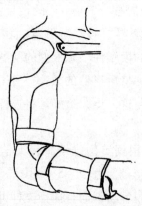

图 2 - 5 - 39　固定性肘矫形器

3. 检查要点　一般安装在背侧，对肘关节屈曲挛缩装在掌侧，也可以前后呈管状包绕；覆盖部位包括上臂远侧 2/3，前臂近侧 2/3，术后固定肘关节的位置通常在屈曲 90°，前臂旋前、旋后中立位，要避免压迫腋窝、肱骨内侧髁、外侧髁和鹰嘴。

（二）可动性肘矫形器（dynamic elbow orthosis）

这是一类带肘关节铰链的肘矫形器。传统的可动性肘矫形器为金属条、皮革制成。现代可动肘矫形器多为塑料板模塑成形的臂部壳体与肘关节金属铰链构成，具有悬吊性能好、轻、容易清洁等优点。（图 2 - 5 - 40）

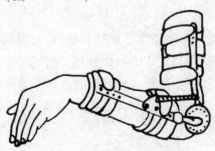

图 2 - 5 - 40　可动性肘矫形器

（1）功能：逐渐使用小的牵引力，改善肘关节的伸展畸形或屈曲畸形；辅助力弱的肘关节屈肌完成屈肘动作；肘关节成形术后控制肘关节的异常活动。

（2）适应证：用于关节挛缩、屈肘肌肉力量低下、关节不稳定以及功能肢位的保持等。

（3）肘关节铰链的选择：常见的肘关节铰链有以下几种：①自由的肘关节铰链：能自由地屈伸，提供内外侧的稳定性；②棘轮肘关节铰链：可在各种屈曲角度锁定，全屈时开锁。提供内外侧的稳定性；③带锁肘关节铰链：可在各种屈曲角度锁定，拉一下控制索就锁定关节，再拉一下控制索就松开关节。提供内外侧的稳定性；④助屈肘关节铰链：装有一个帮助前臂屈曲的弹簧。⑤罗盘式锁定肘关节铰链：可以在不同屈曲角度锁定，用以减少屈曲挛缩。上述的各种肘关节应该根据肘矫形器的需要选择。

常采用的是单轴肘关节铰链。肘铰链轴的位置与肱骨内外髁的连线相一致。为了矫正肘关节畸形（屈曲挛缩、伸展挛缩），适合选用改善挛缩方向可动、挛缩方向限制运动罗盘式锁定肘关节铰链。

需要较大的肘关节可动范围（特别是最大屈曲角度）时，可采用双轴铰链代替单轴铰链。在日常生活中，肘关节能够主动地屈、伸，并能在一定的角度锁定是非常重要的。对于肱二头肌力弱的患者需要选用助屈肘关节铰链。当肘关节屈曲到所需角度时，可以自动锁住肘关节。对于屈肘无力的患者也可以选用类似肘关节离段假肢的肘关节铰链、牵引索和肩带。利用肩关节和肩胛带的运动驱动屈肘。对这类患者还可以选用外动力助屈的肘关节铰链，如气动的 VAPC 功能性肘矫形器。

（4）检查要点：①肘关节铰链轴心位于肱骨内外上髁的最突起部位；②屈肘功能范围达到临床要求；③肘锁打开灵活，锁住可靠；④带有肘关节助屈功能的肘矫形器应有主动的屈肘功能和任意屈肘位锁住的功能。

七、肩矫形器（Shoulder Orthses）

（一）肩外展矫形器（Arm Abductuin Orthses）

1. 功能　保持肩关节，促进病变痊愈；应用小的拉力拉长软组织，增加关节的运动范围。

2. 适应证　三角肌麻痹、冈上肌腱断裂、肩关节手术后、臂丛神经麻痹，有时也用于急性肩周炎。

3. 结构特点　由金属条、金属铰链、热塑性板材、衬垫、皮带、尼龙搭扣构成。多为成品，一般肩关节功能位应保持在 45°~80° 外展，前屈 15°~30°，内旋约 15° 位，肘关节保持在约 90° 屈曲位；为了支撑上肢与矫形器的重量，需要以患侧的髂嵴和对侧肩部、胸廓作为支撑点。(图 2-5-41)

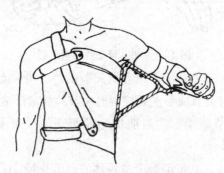

图 2-5-41　肩外展矫形器

4. 检查要点　①肩肘腕手的运动或限制运动的角度符合患者病情需要和处方要求；②患侧髂嵴处无压痛和皮肤损伤；③若长期使用，应注意预防肘关节的挛缩畸形。

（二）翼状肩矫形器（interscapula band orthsis）

俗称压肩支架，由金属条、肩胛压垫、胸压垫和一些带子构成。(图 2-5-42)

1. 功能　矫正翼状肩胛畸形，改善肩胛骨的前伸功能。

2. 适应证　前锯肌麻痹。

3. 检查要点　①压肩垫压在肩胛骨的后下部；②压垫的压力合适；③压垫的位置稳定。

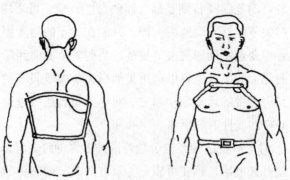

图 2-5-42　翼状肩矫形器

（三）习惯性肩脱位用矫形器（Recurrent sholder dislocation brace）

1. 功能　习惯性肩脱位的患者几乎都是向前脱位，容易发生在肩外展、外旋运动时。因此，为了防止这种运动，出现了各种限制肩外展、外旋运动的矫形器。

2. 品种

（1）霍曼（Hohmann）型矫形器：是用胸廓带把肩部前压垫、后压垫以及上臂环带连接而成。（图2-5-43）

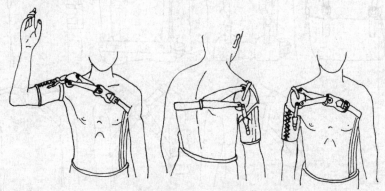

图2-5-43 霍曼（Hohmann）型矫形器

（2）桑代克（Thorndike）型矫形器：在上臂环带与胸廓带之间用伸缩性的拉带连接。该矫形器比霍曼型的结构简单，便于运动选手和术前使用。（图2-5-44）

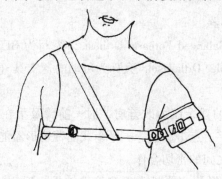

图2-5-44 桑代克（Thorndike）型矫形器

（四）上肢吊带（Arm sling）

1. 功能 悬吊上肢，预防肩关节半脱位。

2. 适应证 因中风偏瘫、三角肌麻痹等麻痹。用于坐位和站位时。

3. 常用品种 肘屈曲式的（图2-5-45A～C）与伸展式的上肢吊带（图2-5-45D）有很大的区别。前者使肩关节保持在内收、内旋位，而后者对肩关节的运动没有限制，具有在功能训练中不必脱下的特点。

4. 适配检查要点

（1）注意吊带应使肱骨头保持在关节盂内。

（2）应避免单纯用颈部颈吊，要从颈部向患侧肩部扩大悬吊面。

（3）为使肩胛骨避免形成翼状肩胛，必须设法从后方轻轻向胸廓加压，希望采取图2-5-45B、C所示的设计。

（4）中风偏瘫：对于Brunstrom Ⅲ～Ⅳ级，进入痉挛期的患者，通常不会再出现软组

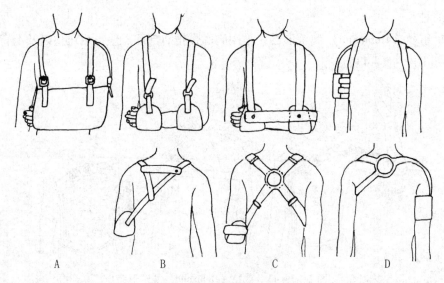

图2－5－45　各种上肢吊带

织拉伤和半脱位，因此在功能恢复训练以后没有必要继续使用上肢吊带。此时，如果继续长期使用上肢吊带，将会助长肩关节内收、内旋畸形，此外还会给步行的姿态带来不好的影响。

（五）平衡式前臂矫形器

平衡式前臂矫形器（Balanced Forearm Orthosis，缩写为BFO），亦称为滚珠轴承喂食矫形器（Ball－Bearing Feeder Orthosis），又称为可动的臂支具（Mobile Arm Support，缩写为MAS）。

1. 功能　利用肩、肘的残余肌力改善肩、肘、前臂及手在桌子上的功能，提高日常生活能力，如翻书页、写字、点击键盘等。平衡式前臂矫形器能否成功地应用取决于矫形器师、作业治疗师与患者之间的密切合作。

2. 结构特点　这类矫形器主要是由近侧滚珠轴承、近侧旋转臂杆、末端滚珠轴承、末端旋转臂杆和一个槽形的前臂托构成，可以安装在患者的桌子上，可以装在轮椅后靠背的直条上，也可以安装在患者的躯干矫形器上。对于肌肉张力较高的患者，应选用摩擦阻力可调的旋转轴承。（图2－5－46）

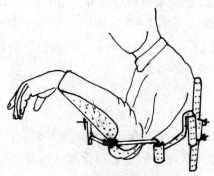

图2－5－46　平衡式前臂矫形器

3. 适应证　适用于肩、肘关节运动无力的患者（如：颈髓损伤，C_4 神经节残存的四肢麻痹；臂丛神经损伤；格－巴二氏综合证；肌肉萎缩；上运动神经元损伤等）。

4. 装配 BFO 的必要条件

（1）肩屈曲、肘伸展肌的肌力为 2 级以上。

（2）具有将前臂托翘起的能力。

（3）相关的关节具有足够的被动活动范围（肩关节前屈、外展 90°，肩内旋、外旋 60°，屈肘 130°，前臂旋前 80°，髋关节屈曲 80°）。

（4）肩肘关节运动协调功能较好。

（5）能稳定地保持坐位。

（6）患者具有高的使用积极性和良好的使用训练条件。

5. 禁忌证　不能稳定地保持坐位；颈部、躯干、上肢严重地丧失运动功能；严重的肌肉痉挛；有关关节挛缩畸形。

6. 检查要点

（1）一般的 BFO，要求各个旋转轴具有良好的转动灵活性。对于肌张力高的患者，应根据肌张力的情况，进行调节。

（2）患者可以应用矫形器进行伸肩、屈肘、伸肘，用手在桌子上完成翻书页、写字、敲击键盘等日常生活动作。

（谭先军　赵辉三）

第六节　矫形器治疗的技术分析与处方

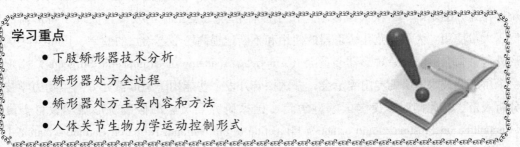

学习重点

- 下肢矫形器技术分析
- 矫形器处方全过程
- 矫形器处方主要内容和方法
- 人体关节生物力学运动控制形式

矫形器治疗是患者或残疾人综合康复治疗工作的一部分。矫形器处方是根据患者总体治疗方案需要做出的矫形器品种、结构、生物力学控制性能的书面要求，是康复协作组、医生向矫形器师表达完整的矫形器治疗要求的责任文件。

矫形器虽然作为一种治疗方法已有很长的历史，并且早在上个世纪初国际上已经有了矫形器处方概念，但是长期以来矫形器处方还是很简单的。上个世纪 70 年代以前多数医生检查病人以后，经过一些考虑，根据有限的矫形器知识写出简单的矫形器处方。我国多年来由于矫形器技术与医疗工作结合不够密切，医生们不但应用矫形器不够，而且医生所开的处方也多只写"支具"二个字。结果，许多矫形器装配要求只能依靠矫形器师，而矫形器师又没有条件再从诊断和制定总体治疗方案入手确定矫形器装配品种、结构、生物力学控制要求。矫形器师可以把矫形器工艺和外观做得很好，但很难确保临床治疗效果。当然，一旦治疗效果不好，也很难让矫形器师承担责任。

二次大战以后国际上由于创伤外科、矫形外科、肢体残疾康复医学事业、社会保障、残疾人慈善事业的发展，对矫形器装配提出了巨大的需求。同时也由于现代科技、现代康复工程学的快速发展，明显地促进了矫形器的广泛应用。矫形器的品种虽然非常之多，但是其基本功能几乎都是控制身体某些部位的运动。这些运动可能是平的移动，也可能是围绕轴心的旋转运动。对一个理想矫形器的要求只是能控制一些异常运动或不需要的运动，而不能限制正常的运动功能。对患者矫形器处方的简单化处理，不但疗效可能受到影响而且会使原有的正常功能受到损害。因此，矫形器处方书写中必须了解矫形器的有效功能与有害作用可能同时存在。为了充分发挥矫形器的有效作用，尽量避免或减少矫形器的有害作用，书写矫形器处方之前必须做好肢体功能障碍的生物力学分析工作，然后结合有关的矫形器部件结构、特性知识选择非常适合患者，能帮助患者克服各种功能障碍的部件，再经过综合性的考虑，最后完成一个矫形器系统的处方书写。

理想的矫形器处方应该来自康复组的认真讨论，应当是医生、护士、治疗师、矫形器师与患者密切合作的产物。治疗师和矫形器师都是康复组的重要成员应当积极参加协作组的处方讨论和矫形器的适合性检查工作，并积极地提出自己的建议。矫形器师是矫形器处方的执行者，有责任将装配和使用中的问题及时地反馈给协作组或有关医生，及时修改处方。矫形器装配初期适合性检验不但要检验矫形器装配的适合情况，而且需要检验处方中的问题，以便及时修正。

矫形器的处方规范工作是矫形器治疗工作的基础，身体各部分运动的生物力学分析是矫形器处方的基础。二次大战以后，由于肢体伤残康复工作的发展，促进了矫形器的广泛、大量使用。为了规范化矫形器的使用和不断地提高矫形器治疗的效果，1968 年美国矫形外科医师会的假肢 - 矫形器委员会（American Academy of Orthopaedic Surgeons）指定了一个矫形器技术术语的专门委员会，并试探着开发一些能用于矫形器处方的生物力学技术分析表格。与此同时，美国国家科学院 - 国家研究委员会的假肢矫形器学教育委员会（Committee on Prosthetics and orthotics Education of the National Research Council - National A-cademy of Sciences）也承担了开发矫形器技术术语和处方表格的任务。这两个专门委员会共同于 1970 年出版了用于下肢矫形器的生物力学分析系统和处方格式。随后又陆续开发了上肢和脊柱矫形器的生物力学分析系统和处方表格。

上述美国有关机构的工作成为 1975 年出版的矫形器图谱（Atlas of orthotics）中矫形器技术术语、病人分析和矫形器处方的基础。经过多年的使用，表明这些生物力学分析系统和处方表格在临床、教学和科研中是非常有用的。矫形器生物力学分析 - 处方表格在临床医疗中有助于各种医疗专业、康复专业之间沟通，也有利于对患者的整体的综合性分析。特别是对比较复杂的病例，针对每个肢体、每个关节的功能障碍可以进行仔细地系统的生物力学分析和记录，然后根据矫形器治疗目的找出能达到治疗目的，改善功能障碍所需要的矫形器生物力学控制功能。

　　矫形器生物力学分析-处方表格由于记录详细，很适用于科研，有利于观察矫形器的治疗效果和改进矫形器的设计。矫形器生物力学分析-处方表格用于教学有利于学生建立一个系统的条理化的理性思维观念。当然矫形器生物力学分析-处方表格的填写相当麻烦，使目前在一般的临床中使用受到限制。一般临床中矫形器处方的书写可以用一些更精练的描述表达，但是处方书写前系统的生物力学分析是不应该省略的。近年，由于计算机技术、步态分析技术等生物力学测量技术的快速发展，特别是电子病案技术的迅速发展，为更好地应用矫形器生物力学分析系统和处方表格展现了美好的前景。由于本教材的篇幅所限，仅对最常用的下肢矫形器技术分析与处方做些介绍，省略了有关上肢矫形器和脊柱矫形器的技术分析和处方介绍。对省略部分有兴趣的读者请参阅本教材的第一版。

一、下肢矫形器技术分析与处方

（一）下肢矫形器技术分析与处方图表介绍

　　下肢矫形器技术分析与处方共有4张图表，按其内容可以分为三个部分：

　　第一部分内容：位于第1张图表中，用填写空方格的方法规范化的记录患者一般骨科临床检查应该有的基本内容，包括：姓名、性别、年龄、诊断等等。其中现在应用的下肢用具包括各种矫形器、助行器、拐杖。这对于进一步的考虑矫形器处方很有意义。第一张表的中间部分用于记录患者的主要损伤，包括：骨与关节、韧带的损伤情况，感觉、皮肤、血管、平衡、支撑能力等损伤情况，步态的异常情况。

　　第二部分内容：位于第2、3张图表中，可以直观地图示出下肢骨与关节畸形、关节运动功能范围、主动肌力、肌肉张力、运动异常、本体感觉、局部肿胀、骨折部位、假关节部位等情况。这种填图法不但比较简单，而且记录的结果可以直观，有利于快速地系统地分析和理解患者的生物力学异常状态。

　　第三部分内容：位于第4张图表中。这是一张下肢矫形器的处方表，记录的是经过系统的下肢神经-肌肉、骨与关节运动系统检查和系统的生物力学分析后对患者功能障碍的概括认识、矫形器治疗的目的和矫形器处方的建议。矫形器建议主要以表格式的生物力学控制要求表达，填写比较简单。矫形器建议表格填写，用一个中文字或英文字符都可以。注意事项中可以写出表格中难以表达的矫形器装配要求。

（二）图表填写举例

病例1：

　　患者张德功　男　22岁　小儿麻痹后遗症，左下肢肌肉弛缓性麻痹，左足三关节固定术后，左膝关节内侧副韧带松弛，左下肢比右下肢短约4.5cm，左踝感觉疼痛。步行中表现出左侧臀中肌步态和画圈步行。（图2-6-1）

技术分析表　　　　　　　下 肢　　　　病历号 _035431_

姓名 _张法功_ 性别 _男_ 年龄 ____

通迅地址 _____　电话 _____

发病时间 _1958_　病因 _儿麻_

职业 _学生_　　现在应用的下肢用具 _传统的钢皮革KAFO 膝踝环碳_

诊断 _儿麻后遗孔. 左下肢瘫痪_　　　　　　_踝跖曲止动(90°)_

_1996. 5. 6._

有移动能力 ☑　　无移动能力 □

主要损伤：

A. 骨骼

　　1.骨与关节：正常 □　　异常 _左足三关节固定术后._

　　2.韧带：正常 □　异常 ☑　膝：前交叉韧带 □　后交叉韧带 □　内侧副韧带 ☑　外侧副韧带 □

　　　　　　　　　　　　踝：内侧韧带 □　外侧韧带 □

　　3.肢体短缩：没有短缩 □　　左侧短缩 ☑　　右侧短缩 □

　　　短缩量：髂前上棘-足跟 _4.5_ 公分；髂前上棘-内侧胫骨平台 _2_ 公分；内侧胫骨平台-足跟 _2.5_ 公分

B. 感觉：　正常 ☑　　异常 □

　　1.感觉消失 □　　感觉迟钝 □　部位 _____

　　　保护性感觉：保留 □　　消失 □

　　2.疼痛 ☑　部位 _左踝_

C. 皮肤：正常 ☑　　异常 □ _____

D. 血管：正常 ☑　　异常 □　左侧 □　　右侧 □

E. 平衡：正常 ☑　　受损 □　支撑能力 □

F. 异常步态： _左侧臀中肌步态_

左下肢划圈步行.

G. 其他损伤： _无._

图例

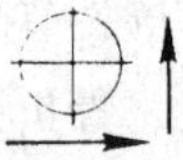

⊕ =运动的移动方向　　肌力=肌肉主动收缩力量　　本感=本体感觉

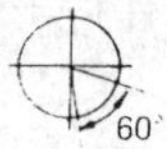

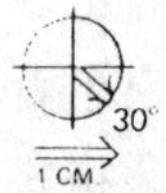

　　　　　　　　　　　5=5级　　　　　　　　　正=正常

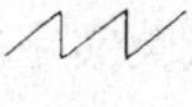

　　=旋转运动异常的程度　4=4级　　　　　　　　　弱=减弱

　　60　　　　　　　　　3=3级　　　　　　　　　失=消失

　　　　　　　　　　　2=2级　　　　　　　　　肿=局部增大或肿胀

　　=关节僵硬的位置　　1=1级

　30　　　　　　　　　0=0级　　　　　　　　　⋃=假关节

1 CM

⋀ =骨折　　　　　　张力=肌肉张力

　　　　　　　　　　　正=正常

　　　　　　　　　　　轻=轻度痉挛　　　　　　=缺失部分

　　　　　　　　　　　中=中度痉挛

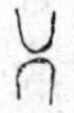

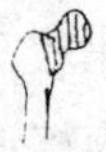

　　　　　　　　　　　重=重度痉挛

图 2-6-1　下肢矫形器技术分析图表填写举例（病例1）

图 2-6-2 图示了患者的临床肌力检查结果，也图示出患者左膝关节过伸畸形 20°，内侧副韧带松弛引起的异常的外翻活动 15°，踝关节背屈受限，踝关节有异常的内、外翻运动 10°，距下关节运动已消失，胫骨有外旋 20°畸形。

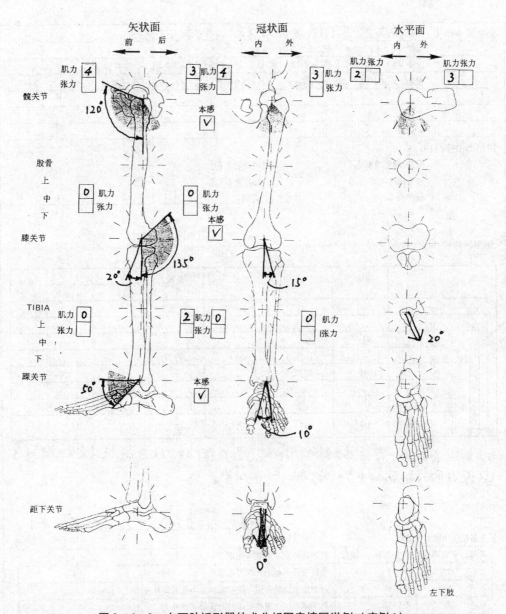

图 2-6-2 左下肢矫形器技术分析图表填写举例（病例1）

图 2-6-3 首先摘其要点记录了患者的主要功能障碍是：步行支撑期膝关节不稳、过伸、外翻；垂足引起足尖拖地；使用现有矫形器步行画圈，能耗增加；踝部异常的内翻/违法活动引起的踝部疼痛。然后记录了治疗目的是预防/矫正畸形、保护关节和改进步行能力。最后建议为患者定制膝踝足矫形器，要求：带后移轴心的膝关节铰链，步行中支撑期控制膝关节过伸、外翻，稳定膝关节，摆动期可以屈膝；附加 UCB 足托控制踝关节的内外翻活动以减少踝部疼痛；踝关节背屈止动可以代偿小腿三头肌力不足；将原有矫形器踝关节跖屈止动改变为跖屈阻动。这样不但可以克服垂足，避免摆动期足尖拖地，而且保留了患者 50° 跖屈的活动范围，减少了足跟触地时来自地面的冲击力。

功能障碍摘要　步行支撑期膝关节不稳、过伸、外翻；垂足引起足尖拖地

使用现有矫形器步行划圈，增加了踝距关节异常的内翻、外翻活动引起疼痛。

矫形器治疗目的：

预防/矫正畸形 ☑　　　改进移动能力 ☑

减少轴向承重 ☐　　　治疗骨折 ☐

保护关节 ☑　　　其他

矫形器建议

下肢		屈曲	伸展	内收	外展	旋转		轴向免荷
						内旋	外旋	
HKAFO	髋							
KAFO	大腿	/////	/////	/////	/////	/////	/////	/////
	膝	自	止					
AFO	小腿	/////	/////	/////	/////	/////	/////	/////
	踝	背屈 止	跖屈 阻	/////	/////	/////	/////	
FO	足 距下	/////	/////	/////	/////	内翻 止	外翻 止	
	跗间	自	自					
	距跖	自	自	自	自	/////	/////	

注意事项：KAFO. 带后移轴心膝铰链；附加 UCB 足托控制踝关节的内、外翻活动；矬鞋跟、底补高4公分。

签字　邓保 ．2001年6月8日

矫形器控制功能要求简称、代号

简称	中文名称	英文名称	缩写	矫形器控制功能要求的定义
自	自由动	FREE	F	在规定的平面上允许自由运动
助	助动	ASSIST	A	用于增加运动范围、速度或运动力量的某种外力
阻	阻动	RESIST	R	用于减少运动速度或运动力量的某种外力
止	止动	STOP	S	在某个方向上阻止运动
保	保持	HOLD	H	在规定的平面内消除所有的运动
锁	带锁	LOCK	L	是指矫形器关节铰链带锁。锁上锁，限制关节运动。打开锁允许关节运动。
变	可变	Variable	V	是一种部件，不需要改变结构即可以改变矫形器的长度、围长、关节角度

图2-6-3　下肢矫形器处方填写举例（病例1）

病例2：

患者李德胜　男　63岁　脑血栓，左侧偏瘫。患者原用传统式的 AFO，带有跖屈止动，止动于90°位。检查：左上肢、下肢感觉迟钝；平衡功能受损，可以扶手杖步行；步行中摆动期轻度垂足、内翻；支撑中期膝关节过伸。两年前患过心肌梗死。（图2-6-4）

技术分析表　　　　　　**下　肢**　　　　病历号

姓名　李注胜　性别 男　年龄 63

通迅地址　　　　　　　　　　　　　　　电话

发病时间 02.3.18　病因 脑卒中

职业　公务员　　　现在应用的下肢用具 传统AFO，踝关节止动（90度）

诊断　　左侧偏瘫.

有移动能力 ☑　　　无移动能力 □

主要损伤：

A. 骨骼：

　　1. 骨与关节：正常 ☑　　　异常 □

　　2. 韧带：正常 ☑　异常 □　　　膝：前交叉韧带 □　后交叉韧带 □　内侧副韧带 □　外侧副韧带 □

　　　　　　　　　　　　　　　　　　踝：内侧韧带 □　　外侧韧带 □

　　3. 肢体短缩：没有短缩 ☑　　左侧短缩 □　　右侧短缩 □

　　　　短缩量：髂前上棘-足跟　　　　公分；髂前上棘-内侧胫骨平台　　　　公分；内侧胫骨平台-足跟　　　　公分

B. 感觉：　正常 □　　异常 ☑

　　1. 感觉消失 □　　感觉迟钝 ☑　　部位：左上肢和下肢

　　保护性感觉：保留 □　　消失 □

　　2. 疼痛 □　部位

C. 皮肤：正常 ☑　　异常

D. 血管：正常 ☑　　异常 □　　左侧 □　　右侧 □

E. 平衡：正常 □　　受损 ☑　　支撑能力：扶手杖步行

F. 异常步态：

　　摆动期轻度垂足、内翻；支撑中期膝关节过伸.

G. 其他损伤：　2年前心肌梗死.

图例

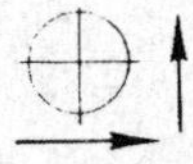

（圆圈带上箭头）＝运动的移动方向

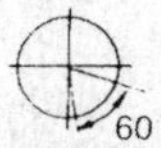

（圆圈带60）＝旋转运动异常的程度

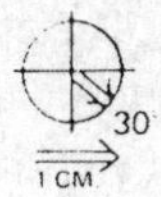

（圆圈带30, 1CM）＝关节僵硬的位置

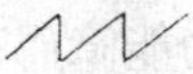

（锯齿）＝骨折

肌力＝肌肉主动收缩力量

　5＝5级

　4＝4级

　3＝3级

　2＝2级

　1＝1级

　0＝0级

张力＝肌肉张力

　正＝正常

　轻＝轻度痉挛

　中＝中度痉挛

　重＝重度痉挛

本感＝本体感觉

　正＝正常

　弱＝减弱

　失＝消失

　肿＝局部增大或肿胀

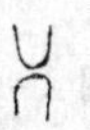

＝假关节

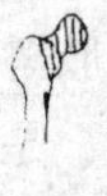

＝缺失部分

图2-6-4　下肢矫形器技术分析图表填写举例（病例2）

　　图2-6-5清晰地图示了患者临床主要肌力的检查结果，足部外翻肌肉0级，踝关节背屈肌肉2级，也表明髋关节内收肌、小腿三头肌、足部内翻肌肉有轻度肌张力增高；还显示出踝关节的本体感觉有损害，但髋关节、膝关节的本体感觉正常；矢状面图还表明膝关节有25°的过伸，踝关节背屈受限。

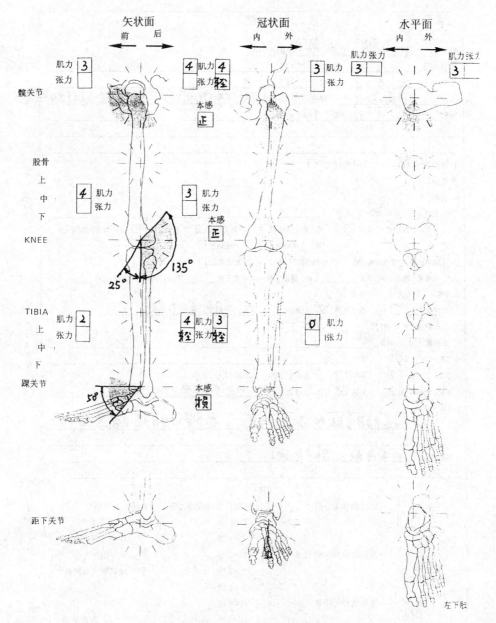

图 2-6-5　左下肢矫形器技术分析图表填写举例（病例 2）

图 2-6-6 是下肢矫形器的处方，首先摘要地记录了患者的主要功能障碍是：摆动期由于踝关节不能背屈，是足尖拖地；摆动期由于足的内翻畸形引起足触地时不稳；支撑期由于小腿三头肌痉挛引起膝关节过伸。然后记录了矫形器的治疗目的是预防/矫正畸形和改进步行能力。最后记录矫形器建议如下：为了防止由于踝关节背屈功能受限，可能引起的膝关节过伸，要求踝关节铰链背屈自由，跖屈止动于背屈 10° 位；另外要求对距下关节内翻阻动，外翻自由，仅仅限制全部跗骨和跗间关节的运动。注意事项中记录了对矫形器的更具体的要求：偏瘫患者的小腿三头肌的痉挛和膝关节过伸的情况通过治疗有可能逐步减轻，选用可改变角度的踝关节铰链便于及时调整踝关节的止动角度；要求附加 "T" 字

第二章　矫形器　**271**

形带是为了保证距下关节的阻动效果。

功能障碍摘要 *摆动期由于踝不能背屈，使足尖拖地；*
摆动期由于足的内翻，足触地时不稳；
支撑中期由于小腿三头肌痉挛引起膝关节过伸。

矫形器治疗目的：

预防/矫正畸形 ☑　　　　改进移动能力 ☑
减少轴向承重 □　　　　治疗骨折 □
保护关节 □　　　　其他 □

矫形器建议

下肢		屈曲	伸展	内收	外展	旋转		轴向免荷
						内旋	外旋	
HKAFO	髋							
KAFO	大腿	/////////	/////////	/////////	/////////			
	膝							
AFO	小腿	/////////	/////////					
	踝（变）	背屈 自	跖屈 止↑10°					
	距下					内翻 阻	外翻 自	
FO	足 跗间	保	保					
	距趾	保	保	自	自	/////////	/////////	

注意事项：*踝关节跖屈止动可以改变，止动于背屈10°位，以便控制膝关节*
的过伸；
踝外侧附加T形带。

签字 *张长康*　　02年 5月5日

矫形器控制功能要求简称、代号

简称	中文名称	英文名称	缩写	矫形器控制功能要求的定义
自	自由动	FREE	F	在规定的平面上允许自由运动
助	助动	ASSIST	A	用于增加运动范围、速度或运动力量的某种外力
阻	阻动	RESIST	R	用于减少运动速度或运动力量的某种外力
止	止动	STOP	S	在某个方向上阻止运动
保	保持	HOLD	H	在规定的平面内消除所有的运动
锁	带锁	LOCK	L	是指矫形器关节铰链带锁。锁上锁，限制关节运动。打开锁允许关节运动。
变	可变	Variable	V	是一种部件，不需要改变结构即可以改变矫形器的长度、围长、关节角度

图 2-6-6　下肢矫形器处方

二、矫形器处方全过程、内容和方法

上述的矫形器技术分析实际是一种多学科合作，用于分析矫形器临床应用生物力学控制需求的系统方法。实际工作中的矫形器处方不但应当是适合、准确，而且应当简单、明了，以便于治疗组、医生与矫形器技师之间的沟通。

1. 矫形器处方的全过程包括三个阶段

（1）患者的评估阶段：需要明确疾病诊断，明确主要的失能情况（功能丧失、活动受限、社会参与障碍），明确对矫形治疗的需求和对预后的判断。

（2）处方书写阶段：根据主要问题和需求为矫形器、康复训练、医学治疗书写当前治疗计划和处方。这个阶段包括各种治疗方法的选择，如需要优先考虑的手术治疗或注射治疗。这个阶段患者和所有的小组成员都需要矫形器治疗的教育。

（3）随访评定功能结果阶段：患者的功能结果，如患者活动功能的改进，自我照顾能力、回归社会能力改进，或患者生活质量提高。如果小组中医生的医疗知识与矫形器技师良好的生物力学和材料知识能处于好的互相适应的状态，则矫形小组会工作的很好。因此，只有在治疗组中医生、矫形器技师密切合作，共享大家的知识才能提出最适合的矫形器治疗计划和处方。

2. 矫形器处方的主要内容

（1）矫形器品种名称：原则上应根据我国矫形器标准，按装配部位命名的原则书写。如：踝足矫形器（AFO），膝踝足矫形器（KAFO），手矫形器（HO），胸腰矫形器（TLO），颈矫形器（CO）等。

（2）应用矫形器的目的：稳定；保护；预防、矫正畸形；免荷；改进功能。

（3）人体关节生物力学运动控制形式要求：应当指明控制关节名称、控制方向、控制形式要求。生物力学运动控制基本形式可分以下6种：

1）自由（Free，F）：在规定的平面上允许自由运动。

2）助动（Assist，A）：应用外力增加某一运动的范围、速度或运动的力量。

3）阻动（Resist，R）：应用外力减少某一运动的范围、速度或运动的力量。

4）止动（Stop，S）：在某一特定方向上完全限制运动。

5）固定（Hold，H）：使某一关节的各方向都不能运动。

6）带锁（Lock，L）：是指矫形器的铰链带锁。打开锁允许关节运动，锁上锁则限制关节运动。

例如：为了防止一个偏瘫患者步行中摆动期垂足，足尖拖地，可以建议定制一个带有踝关节铰链（如要求步行跟触底后跖屈阻动，摆动相踝关节背屈助动）的踝足矫形器，这样不但可以改善步行中的垂足，而且能减少步行中前足对地面的拍打。

（4）矫形器主要部件、材料选用要求：例如在膝踝足矫形器处方中应写明是塑料的，还是金属的；膝关节是否带锁；膝关节的止动角度是否需要可调；踝关节运动控制是自由的还是固定的；踝关节固定或止动的角度是多少；是否要求矫形器能免除或减少肢体轴向承重等。

3. 矫形器处方的方法

（1）身体包覆部位和关节生物力学功能控制要求描述法：（表2-6-1）这是一种以国际矫形器标准化名称、生物力学功能控制要求为基础的处方方法。前面矫形器技术分析和处方中已有介绍。临床医生容易接受这种方法，但要求矫形器师能正确地理解处方内容、要求，能正确地为患者进行矫形器设计和选择矫形器品种、部件、用材。

表 2 – 6 – 1 **矫形器生物力学控制处方格式**

姓名 性别 年龄 职业
通讯处
诊断 现用矫形器情况
治疗目的：稳定__；保护__；预防、矫正畸形__；减轻痉挛__；免荷__；改进功能__
覆盖部位与功能控制：

上肢矫形器		屈曲	伸展	内收	外展	旋转		免荷
						内旋	外旋	
SEWHO	肩							
EWHO	上臂	////////	////////	////////	////////	////////	////////	
	肘			////////	////////	////////	////////	
	前臂	////////	////////	////////	////////	旋前	旋后	
WHO	腕	掌屈	背屈	桡侧偏	尺侧偏	////////	////////	
2~5 手指	拇指							
	掌指					////////	////////	
	近节			////////	////////	////////	////////	
	远节			////////	////////	////////	////////	
	腕掌					////////	////////	
	掌指			////////	////////	////////	////////	
	指间			////////	////////	////////	////////	

脊柱矫形器		屈曲	伸展	侧屈		旋转		免荷
				左侧	右侧	左旋	右旋	
CTLSO	颈							
TLSO	胸							
LSO	腰							
	腰骶							
SIO	骶髂	////////	////////	////////	////////	////////	////////	

下肢矫形器		屈曲	伸展	内收	外展	旋转		免荷
						内旋	外旋	
HKAO	髋							
KAO	大腿	////////	////////	////////	////////	////////	////////	
	膝			////////	////////	////////	////////	
AFO	小腿	////////	////////	////////	////////	////////	////////	
	踝	背屈	跖屈	////////	////////	////////	////////	
	距下		////////	////////	////////	内翻	外翻	
	跗间					////////	////////	
	距趾					////////	////////	

注意事项：

医生签名 年 月 日

（2）矫形器品种、结构、部件、材料描述法（例如表2-6-2）：这要求医生在处方中能对矫形器品种、用材、各个部件构成、规格、型号及其控制的功能要求都做出确切、详细描述。对这类处方，矫形器师容易接受，但要求医生对矫形器学、矫形器设计、部件、材料及制作工艺有较多的了解，要求医生、矫形器技师能密切合作。

表2-6-2 下肢矫形器处方

姓名　　　　　性别　　　年龄

诊断：　　　　　　　　　　　　　　　　　　　转介医生

失能（功能丧失、活动受限）：　　　　　　　　处方书写医生

矫形器技师

预后：

矫形器品种：KAFO：左＿ 右＿ AFO：左＿ 右＿ FO：左＿ 右＿ KO：左＿ 右＿ HO：左＿ 右＿

HKAFO：左＿ 右＿ HKO：左＿ 右＿ 鞋：左＿ 右＿

特殊矫形器：

矫形器部件：

躯干部件：围腰＿＿＿；骨盆带＿＿＿；其他＿＿ 髋铰链：自由＿＿＿；落环＿＿＿；可调＿＿＿；其他＿＿＿

股部部件：金属条（钢＿＿＿，铝＿＿＿）；股箍（钢＿＿＿铝＿＿＿碳纤＿＿＿）；塑料壳＿＿＿；

臀肌承重＿＿＿；坐骨承重＿＿＿；尼龙搭扣带＿＿＿；皮带＿＿＿

膝铰链：单轴自由运动＿＿＿；后移轴心＿＿＿；带锁（落环锁＿＿＿，棘爪锁＿＿＿）；支撑相控制＿＿＿；

可调角度＿＿＿；多轴心＿＿＿；其他＿＿＿

膝矫形带：外翻＿＿＿；内翻＿＿＿；过伸＿＿＿；屈曲＿＿＿；髌上＿＿＿；髌下＿＿＿

小腿部件：小腿后壳＿＿＿；金属条（钢＿＿＿，铝＿＿＿）；小腿箍（铝＿＿＿，碳素＿＿＿）；

小腿前壳＿＿＿；尼龙搭扣带＿＿＿；皮带＿＿＿；裹腿＿＿＿；其他＿＿＿

边缘修整线：前部高边＿＿＿；中部高边＿＿＿；后部高边＿＿＿；后侧弹性式＿＿＿；三点控制式＿＿＿

塑料足托：全长＿＿＿；标准长＿＿＿；加垫＿＿＿；减轻痉挛＿＿＿

踝铰链：自由活动＿＿＿；后通道＿＿＿；双通道＿＿＿；塑料铰链＿＿＿；柔性铰链＿＿＿；硬踝＿＿＿

踝矫形带：内侧T形带＿＿＿；外侧T形带＿＿＿；踝部带＿＿＿

与鞋的连接：固定足镫＿＿＿；分叉形带＿＿＿；可拆卸足镫＿＿＿；长钩心（足跟到足趾＿＿＿，足跟到跖

骨头＿＿＿）

鞋：普通开口＿＿＿；大开口＿＿＿；高靿＿＿＿；高包头＿＿＿；高跗面＿＿＿；深帮＿＿＿；拇趾囊肿植＿＿＿；

后跟垫高＿＿＿；前掌垫高＿＿＿；鞋底式样＿＿＿；其他＿＿＿

鞋的系紧方法：系带＿＿＿；尼龙搭扣＿＿＿；反折尼龙搭扣＿＿＿

定制足矫形器：左＿＿＿；右＿＿＿；适应性＿＿＿；矫形性＿＿＿

材料：聚乙烯泡沫塑料＿＿＿；硅橡胶＿＿＿；皮革＿＿＿；聚乙烯板＿＿＿；聚丙烯板＿＿＿；其他＿＿＿

特性和使用要求：＿＿＿＿＿＿＿＿＿＿＿＿＿＿＿＿＿＿＿＿＿＿＿＿＿＿＿＿＿＿＿＿＿＿＿＿＿＿＿

＿＿

以上所处方的矫形器是为了增加患者的安全和功能的医疗需要

需要应用的持续时间：＿＿＿＿＿＿＿＿＿＿＿＿＿＿＿＿＿＿＿＿＿＿＿＿＿＿

以上矫形器处方表格引自 Chapter 2 The orthotic prescription, Atlas of Orthoses and Assistive Devices, Fourth Edition 2008, 作者结合我国实际工作做了些修改, 供读者参考。

为在我国开展好矫形器处方工作, 需要通过多种途径、方法对我国临床医生、康复治疗师和矫形器师进行矫形器处方教育, 也需要临床医生、治疗师、矫形器师、患者或残疾人能通过工作组的形式, 在密切合作中去寻找出适合各地不同情况的处方方法。

以上介绍的仅仅是一些有关矫形器处方中的基本知识。我国的矫形器处方工作还处于起步阶段, 有待临床医生、治疗师、矫形器师共同努力, 结合各种康复专业的实际情况不断地推动矫形器的处方工作。

(赵辉三)

第七节 矫形器制作基础知识

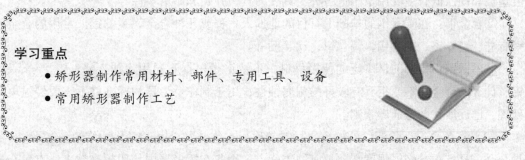

学习重点
- 矫形器制作常用材料、部件、专用工具、设备
- 常用矫形器制作工艺

一、矫形器常用材料、部件、专用工具、设备基础知识

(一) 常用材料

用于制作矫形器的材料种类繁多, 且与时俱增。由于矫形器必须配戴在具有特殊要求的患者身上, 因而用于制作矫形器的材料就不同于一般的日用工业品。第一要求在保证材料的强度、刚性的前提下重量要轻; 第二要求耐用, 材料抗疲劳、耐磨损, 抗冲击以及耐腐蚀; 第三要求卫生, 矫形器与身体任何接触部分无毒, 无皮肤过敏反应, 无机械刺激, 透气性好, 容易清洁; 第四要求安全可靠, 支撑性能好, 不会发生突然断裂, 失灵等现象而造成患者人身伤害事故; 第五要求便于加工制作, 便于临床检查, 穿戴及使用时容易调整。

矫形器是患者使用的体外装置, 无论多么轻也是仍然是患者的一种负担。因而如何减轻矫形器的重量, 就成了当代矫形器中的一个重要的课题。在减轻矫形器重量的工作中, 首先是采用强度高, 质量轻的材料来制造矫形器零部件, 其中高强度铝合金、钛合金、碳素纤维复合材料是当代矫形器中采用最广泛的。而这三种材料又都广泛应用于航空、航天领域中。可以说, 在提高强度和减轻重量的要求方面, 矫形器与航空、航天领域中的要求是一致的。我国进入 80 年代, 人们开始把大量的新技术和新材料引入矫形器领域, 最典型的就是实现了矫形器的零部件的热塑板材化、碳素纤维化。

1. 金属材料　金属用于矫形器已有数百年的历史，是最常用的材料之一，可以分为钢和有色金属两大类。

（1）钢 steel：钢是含碳量在2%以下的铁碳合金。钢具有强度和韧性好、加工成形性能好、原材料资源丰富、冶炼容易、价格便宜等优点，是金属材料中应用最广泛的一种。

钢的基本优点是强度高，延展性好，抗疲劳寿命长，易于加工，价格低廉；缺点是重量重，防腐成本高。因其价格便宜，在矫形器中多用于制作金属支条、半月箍、弹簧等体积小的零配件。由于其防腐性差已逐渐由其他材料代替。

钢按化学成分分类，可分为碳素钢和合金钢、不锈钢等三类：

①普通碳素钢：含碳量的高低是决定钢的性能和用途的一个主要因素。含碳量低于0.25%的称低碳钢，它的塑性、韧性和可焊性好，主要用于钢结构件和冲压件等。含碳量在0.25%~0.6%之间的称中碳钢，其强度较高，韧性适当，主要用于制造机器结构零件，如齿轮、轴等。含碳量在0.6%~1.35%之间的称高碳钢，其强度和硬度高，耐磨性好，但塑性和韧性低，主要用于制造各种工具、刀具、弹簧和耐磨零件等。

②合金钢：在碳素钢的基础上有目的地加入一种或几种合金元素的钢。常用的合金元素有硅、锰、铬、镍、钼、钨、钒、钛、硼等。

③不锈钢：是目前最广泛的使用材料，不锈钢是根据不同用途加入铬、镍、镁、镁、铝、硅等的合金。不锈钢具有较好的耐腐蚀性，用于制作矫形器的标准件不需要经过电镀处理，已逐渐代替普通碳素钢。

（2）有色金属：除钢以外的金属材料都称为有色金属，用于矫形器的有色金属大多数是合金，具有重量轻，强度高，抗腐蚀等优点，因此在矫形器中使用越来越多。有色金属之所以作为制作矫形器的主要材料，是因为有色金属和高分子材料相比，金属具有拉伸强度和压缩强度高、耐冲击性、拉伸性好、加工性能好，而且性能可靠。矫形器用有色金属材料应具备的特殊条件是：能承受力，抗磨损，耐久性能好，疲劳强度高；重量轻；加工性能及焊接性能好；取材容易；对冷水、热水、药品等具有耐腐蚀性；材料表面不生锈，不破坏生物体组织，不变质等。

①铝合金：铝合金是常见的金属材料。高强度铝合金的特点是可以锻造加工，具有价格低、加工性能好、强度大、比重轻、有光泽、塑性好、耐腐蚀等特点，使其成为制作矫形器的常用材料。在矫形器中常用于组件式大腿矫形器的支条、铰链和连接件等。如果一具矫形器以重量轻为首选条件，铝合金是比较理想的材料。但是其动载荷性能不如钢材，其强度比钛合金差很多，一般用于制作儿童或妇女、老人、体重级别比较低，且活动度不高的患者矫形器。

②钛合金：纯钛是银白色的贵重金属。钛的强度大，耐腐蚀。钛合金的强度和钢大致相同，但密度只有钢的三分之二。实际用于矫形器的材料是强度较高的钛合金。钛合金具有比较高的强度和好的韧性，是制作矫形器支条、连接件的理想材料。但钛合金的加工难度大，且价格昂贵。目前国际上矫形器高档产品的金属构件大量采用钛合金制造。

2. 皮革　皮革是由动物皮，经物理及化学加工转变为一种具有天然材质、不易腐烂、色泽华美，具有柔韧和丰满的手感，透气、透水而耐久性强等性能的产品，又称为熟革。皮革也是最古老的矫形器材料，早期的矫形器有完全用皮革制作的围腰、足护套、手托等。目前各种皮革在矫形器和矫形鞋制作中继续使用。

（1）天然革：天然皮革是将动物（牛、马、羊等）的皮革经过鞣制加工，常用作矫形器的固定装置、压力垫，或者衬里等。

①轻革与重革：不同的动物生皮经过鞣制，或者同种生皮经过不同的鞣制方法，获得的皮革的理化性质是不同的。

矿物鞣制革如铬革一般重量较轻，又称作轻革。属于轻革的有鞋面革、鞋垫革、服装革等。轻革一般耐久性好、抗热、含油量较高、孔隙小。但轻革会刺激皮肤，同时也不易粘合。

植物鞣革较铬革厚、重，故又通称重革。日常使用的底革、带革即属于此类。重革性质坚固、抗水性好、对皮肤无刺激；通过选择不同的鞣剂可以制成具有不同的硬度、韧性和光洁度的皮革。

②制作矫形器产品用的皮革：根据皮革的特性选择适合制作矫形器产品的皮革有以下应注意的方面：一是接触皮肤的皮革对皮肤无刺激性，同时透水、透气性好；二是保证足够的强度；三是易于清洁。在皮革供应及使用中，为了降低成本，应合理使用二、三层肉面革和边革，在需要较高强度、较高耐磨性的部位则采用脊背革。

矫形器用皮革类别见表 2 - 7 - 1。

表 2 - 7 - 1　矫形器用皮革的类别

皮革名称	生皮类别	鞣制方法	矫形技术应用	特性
底革	牛皮	植物鞣法	皮围腰、鞋底、鞋跟、足内套	成型性能好、厚度 1.5mm ～5mm、不含油
带革	牛皮	植物鞣法	矫形器皮带	
多脂面革	牛皮、羊皮	植物鞣法	系带、皮带、鞋面、护套	
面革	牛皮、羊皮、猪皮	铬鞣法	护套、护皮、外装饰	便宜
绒革	猪皮、羊皮	油鞣法	内衬层	
软革面	猪皮、马皮	铬鞣法	足垫	抗撕裂

③皮革的保存：皮革作为有机材料，理想的保存条件为温度 10～15℃，湿度 50%～70%，在太高或太低的湿度条件下，皮革易霉烂或干脆。

（2）合成革：也称为人造革，是用化学方法制成的类似皮革的制品，品种繁多，由于其成本较低，现已用在矫形器部件装饰或衬里。

3. 橡胶　橡胶是一类具有高弹性的高分子材料。在外力的作用下，很容易发生极大的变形，当除去外力后，恢复到原来的状态，这种高弹性体有较好的抗撕裂、耐疲劳特性，在使用中经多次弯曲、拉伸、剪切和压缩不受损伤；橡胶还具有不透水、不透气、耐酸碱等特性。按照原材料来源，橡胶可分为天然橡胶和合成橡胶两大类。

（1）天然橡胶：天然橡胶的主要成分是橡胶烃（顺式聚异戊二烯），是天然的高分子材料。天然橡胶弹性好，最大伸长率可达1000%。天然橡胶的强度大，耐弯曲，开裂性优良，内部发热少，抗撕裂强度高，耐磨耗性优良。天然橡胶的耐寒性好，在−50℃仍不变脆，有优良的电绝缘性，有较好耐透气性，不透水，良好的加工性，粘合性和混合性能。天然橡胶的缺点是耐老化性能、耐药品和溶剂性能差。

天然橡胶具有良好的综合性能，在矫形器中主要用于制作鞋底、鞋垫、足跟缓冲器等阻尼和压力缓冲制品。

（2）氯丁橡胶：氯丁橡胶是由氯丁二烯聚合而成的一种高分子弹性体，是发展较早的一种合成橡胶。它的物理、力学性能与天然橡胶十分相似，即使未加填料的生胶也有很高的拉伸强度与伸长率，而耐老化性、耐热性、耐油性、耐溶剂和化学药品腐蚀性等均比天然橡胶好，它还具有良好的自补强性、粘着性、耐水性和气密性等比较优良的综合性能，有"万能橡胶"之称。目前，矫形器加工中用的胶粘剂是氯丁橡胶为主要材料，由于氯丁胶要以甲苯作为溶剂，导致在工作环境中出现甲苯超标，因此应注意采取排气、通风等环保措施。

（3）热塑性弹性体：是指在高温下能塑化成型，而在常温下又能显示橡胶弹性的一类高分子材料。这类材料具有类似硫化橡胶的物理力学性能，如弹性、强度和形变特性等，可以代替一般硫化橡胶制成类似橡胶的制品；另一方面又具有类似热塑性材料的加工型特性，即可直接采用加工热塑性塑料的加工成型方法，设备投资少，工艺操作简单，并可回收使用，可节省原材料，不会造成对环境的污染。矫形技术行业中常用聚烯烃类热塑性弹性体，有较好的耐磨性、弹性和硬度，还具有良好的抗撕裂强度，抗臭氧性以及耐化学药品和溶剂，可用作制作矫形鞋底、鞋垫、衬套、均压垫等。

（4）硅橡胶：属于特种橡胶，是具有一定抗张强度和伸长率的橡胶态弹性体。硅橡胶耐高温（300℃）及低温（−100℃），绝缘性能优良，耐老化性良好。医用硅橡胶由于具有优良的生物相容性，与皮肤接触具有卫生，不刺激皮肤等特点，对身体健康没有影响，不受洗涤剂的腐蚀，已广泛应用于整形外科和假体制作，如制作假乳房、假鼻梁、假耳廓、假眼球等。在矫形器制作中可做软衬垫、功能性半足等。硅橡胶软衬垫具有柔软、穿戴舒适，抗拉伸强度大，不易被油脂污染，清洗简便等特点。但硅橡胶抗撕裂强度低，需要小心使用。

4. 塑料（高分子材料）　是以合成的或天然的树脂作为主要成分，添加或不添加辅助材料，如填料、增塑剂、稳定剂、颜料、防老剂等，在一定温度、压力下加工成型而成的。塑料的特点是轻便，美观，卫生。按塑料的受热之后的特性分为热塑性塑料和热固性塑料两大类。

（1）热固性塑料（thermosetting plastic）：是以热固性树脂为主要成分（如环氧树脂、酚醛树脂、不饱和树脂），加工固化成型后一般具有网状的立体型结构，受热不再软化，高温下发生热分解，不可反复成型。可用于矫形器制作的热固性塑料有环氧树脂、不饱和聚酯树脂，可作为积层塑料成型材料和各种粘合剂。

①环氧树脂及其塑料：环氧树脂（epoxy resin，简称EP）固化前是一种线型高分子树

脂，固化后成为立体型高分子固体，工业上用的单体是淡黄色的黏稠液体。它具有优异的耐水性、耐碱性、粘接性和力学性能。用环氧树脂为基本成分的塑料称为环氧塑料，分为增强塑料、泡沫塑料、浇铸塑料。用玻璃纤维增强环氧树脂塑料俗名玻璃钢，是一种性能优异的工程材料，可用作矫形器的壳体。环氧树脂的另一种重要应用是做胶粘剂，环氧树脂型粘合剂有"万能胶"之称。

②不饱和聚酯树脂：（unsaturated polyester resin，UP）：是以不饱和聚酯为基础的塑料，俗称聚酯树脂。经玻璃纤维增强后的塑料，俗称聚酯树脂玻璃钢，具有工艺性能优良、固化后综合性能好、适应范围广、成本较低等特点；它在室温下具有适宜的粘度，可在室温下固化，常压下成型，因此施工方便，容易保证质量，并可用多种措施来调整它的工艺性能；固化后呈褐色半透明状，不易溶解，也不易软化。

（2）**热塑性塑料**（thermoplastic）：是以热塑性树脂为主体成分（如聚氯乙烯、聚乙烯、聚丙烯、聚苯乙烯）。这类材料都具有链状的线型分子结构，加热后随温度升高而软化，随温度降低后而变硬，再次加热仍可再软化，并可以重新塑形。这样可反复塑化成型，亦可对半成品进行二次热加工。这类材料品种很多，可塑性好，加工方便，可准确、快速成形，已广泛用于矫形器的制造。热塑材料又可分为高温热塑材料和低温热塑材料两大类：①高温热塑板材（high-temperature thermoplastic）的变形温度在130℃以上，其分子结构稳定，强度高，耐疲劳，耐冲击，无气味。高温热塑板材需要专门的加热设备如平板加热器或工业用烘箱，利用真空成型工艺制作模塑矫形器，也可以用于制作各种矫形器的半成品。②低温热塑板材（low-temperature thermoplastic）的热变形温度约为60~90℃，在恒温水箱的热水中或在加热器中软化，X线透过性良好，对皮肤无刺激，可直接与患者肢体紧密接触、模塑成型，如需修改，可将修改部位浸入热水中再次变形，再次塑形，直到达到理想的形状。采用低温热塑性板材制作矫形器的好处在于可直接在患者身上即刻成型，不需用石膏绷带，既没有石膏粉尘，也没有加工过程中的噪声。因此，在医院或康复中心的作业治疗室、矫形器制作室非常方便，适用范围越来越广。

1）聚甲基丙烯酸甲酯：聚甲基丙烯酸甲酯（Poly methylmethacrylate，PMMA），又称有机玻璃。是一种无色透明固体，质轻，密度为1.18，是目前最好的有机透明材料，透光率达92%。强度高，耐大气老化，可用于热塑加工成型，也可用机械切削加工，还可用丙酮、氯仿等溶剂进行自体粘结。甲基丙烯酸树脂在假肢矫形器领域广泛用于假肢接受腔以及矫形器树脂层积成型。由于其热塑性，加热后可以修改；无毒，对皮肤无刺激，已经基本取代环氧树脂以及不饱和树脂应用于假肢矫形领域。甲基丙烯酸树脂一般用过氧化苯甲酰作引发剂使树脂固化，固化反应同温度关系非常大，温度每升高10°C，反应速度增加约3倍。

2）聚乙烯（Polyethylene，PE）：是乙烯连锁聚合的产物，是世界塑料品种中产量最多的品种。矫形器制作中多用各种聚乙烯板材（片材）。聚乙烯按密度大小可分为低密度聚乙烯和高密度聚乙烯。密度的高低源于聚合条件和方法。按聚合压力可分为高压聚乙烯和低压聚乙烯。高压聚乙烯为低密度聚乙烯，低压聚乙烯为高密度聚乙烯。低密度聚乙烯分子结构支链长而且多，具有密度低、柔软性好、韧性、延展性和耐环境、抗开裂能力好，可作为柔性材料，成型加热温度约130℃。高密度聚乙烯分子链呈线型结构，支链短而少、结晶度高、密度大、熔化温度高、硬度高、强度大、弹性模量大，可作为刚性片材，成型加热温度约150℃。

3）聚丙烯（Polypropylene，PP）：聚丙烯是世界上增长最快的通用热塑性树脂。聚丙烯的强度、硬度、刚性都好于聚乙烯，其耐热性也比聚乙烯好，长期使用温度为100～110℃。聚丙烯的电绝缘性能、抗弯曲疲劳强度好；但聚丙烯抗冲击强度、耐低温性及耐老化性能比聚乙烯差，对缺口敏感。由于聚丙烯密度是常用塑料中最低的，重量轻，热变形性能好，在135℃、100小时的蒸汽中消毒不被破坏，机械性能好。聚丙烯广泛用于下肢矫形器，聚丙烯成型时，聚丙烯熔体的粘度比聚乙烯小，随着温度的升高，熔体粘度降低的幅度大，因此在加热聚丙烯时要严格控制加热温度在185℃左右，从平板加热器中拿出加热好的聚丙烯板必须小心，防止由于其自身重力的作用而下坠；聚丙烯的导热系数只有聚乙烯的1/5～1/4，打磨时所产生的热量不易及时散发，聚丙烯熔体容易粘附在打磨工具上，因此打磨加工时应选用较低的转速，减少产生的热量，粗磨时尽可能选用金属打磨工具，以利热量的散发，降低聚丙烯熔体粘附在打磨工具上的程度。近年来，新开发的改性聚丙烯的品种越来越多，用于制造矫形器的聚丙烯板材的品种也不断涌现，有一种改性聚丙烯，改善其脆性，增加其韧性，而且拉伸性能非常好，广泛用于动态踝足矫形器（DAFO）。

4）聚碳酸酯（polycarbonate，PC）：是一种新型的透明热塑板材，特别适用于制作透明医疗保健用品，包括高压注射品、外科手术面罩、手术器材、安全头盔、透明安全镜。主要性能缺陷是耐水解稳定性不高、对缺口敏感、耐有机化学品性、耐刮痕性较差，长期受紫外线照射会发黄。由于PC的高刚性，高冲击强度，透明性好，可以对患肢直接观察，是制作矫形器壳体的好材料。它的刚性更接近于丙烯酸树脂，但这种材料的加工设备比较复杂，推广有一定困难。

5）低温热塑板材：是一类低温（70℃左右）下可以塑化的热塑板材，一般加温5分钟即可塑型，在室温下5分钟内，冷却后即可硬化。其重量轻，强度、弹性较好，穿着舒适，具有形状记忆能力，其外观好，容易清洁。它分为有网眼和无网眼两大类，有网眼的透气性好，利于汗液从皮肤表面蒸发以及从患处吸收液体。其2.4mm厚的板材适用于成人手、腕部以及儿童肢体矫形器的制作；其3.2mm厚的板材适用于成人的躯干及四肢的矫形器。国内目前常用的低温热塑板材是一种聚酯材料，该材料环保无毒，可以生物降解。

（3）泡沫塑料板材：泡沫塑料（cellular plastics）是由大量气体微孔分散于固体塑料中而形成的一类高分子材料，具有质轻、隔热、吸音、减震等特性，用途很广。几乎各种塑料均可制成泡沫塑料，发泡成型已成为塑料加工中一个重要领域。20世纪60年代发展起来的结皮泡沫塑料，以基层发泡、表层不发泡为特征，外硬内韧，比强度高，耗料省，日益广泛代替木材用于各种工业中。矫形器制作中已大量采用结皮泡沫塑料作为各种衬垫、压垫和鞋垫，直接与身体接触，柔软、舒适，但是不吸汗。

1）软质聚氨酯泡沫塑料：由聚醚多元醇或聚酯多元醇与二异氰酸酯、催化剂、发泡剂等进行反应时得到开孔型泡沫塑料，广泛用作各种轮椅的坐垫、扶手。

2）软质聚氯乙烯泡沫塑料与硬质聚氯乙烯泡沫板材：由聚氯乙烯树脂加入适量的化学发泡剂、稳定剂等，经模塑发泡制成。

5. 复合材料（composite material）　是把两种以上具有不同性能的材料通过人工复合制备的一种固体材料。"复合"就是在金属材料、有机高分子材料和无机非金属材料自身或相关间进行优势互补，获得单一材料无法比拟的，具有综合优良性能的新型材料。

（1）玻璃纤维复合材料：目前，在矫形技术行业采用最多的复合材料是以合成树脂为粘结剂，玻璃纤维及其织物制成的复合材料，称为玻璃纤维增强塑料（glass fiber reinforced plastics，FRP）。因其强度高，可以和钢铁相比，故又俗称为玻璃钢。玻璃钢由纤维增强材料、基体材料组成：纤维增强材料，目前使用最多的是玻璃纤维及其制品，它们在玻璃钢中起增强骨架的作用，对玻璃钢的力学性能起主要作用，提高了材料的热变形温度和抗冲击等性能；基体材料以合成树脂为主。常用的有热固性的环氧树脂、不饱和聚酯树脂和有机硅树脂，热塑性的尼龙、聚烯烃类。

（2）碳素纤维复合材料：亦称碳素纤维增强树脂（Carbon Fiber Reinforced Plastics，CFRP）是碳素纤维复合材料的一种。碳素纤维的抗拉强度非常高，甚至超过了钢。通常是将碳纤维束编组成碳布，在矫形器中用作壳体的增强材料，制成很薄且重量很轻的壳体。碳素纤维的另一项重要应用是与树脂混渗，在高温、高压下通过模具压塑成型。碳纤维复合材料与铝合金相比，重量轻1/2左右，可用于制作矫形器的支条、壳体、足托。这种结构的矫形器具有重量非常轻而且强度高的特点，而且可设计性优良，制造重复性好。碳纤维复合材料是20世纪60年代迅速发展起来的，碳纤维较玻璃纤维具有更高的强度和更高的弹性模量，碳纤维是比较理想的增强材料。

碳纤维树脂复合材料　碳纤维与环氧树脂、不饱和聚酯等树脂基体结合可组成碳纤维树脂复合材料，其弹性模量和强度很高，抗冲击、抗疲劳性能、减磨耐磨性能、自润滑性能、耐腐蚀及耐热性能等都有显著优点，多用于宇宙飞行器的外层材料、各种机器的齿轮、轴承等。近年，比强度更高的碳纤维已用于制作增强聚酯材料，其比强度较钢高约7倍。具有高模量、耐高温、碳含量高于90%的无机高分子纤维，已用于制作矫形器部件的支条、关节等，重量很轻。在假肢矫形领域，热塑性的丙烯酸树脂得到了比热固性的环氧树脂以及不饱和聚酯更多的应用。

聚合物基复合材料特别是聚合物基碳纤维复合材料的主要特点是：比强度高、比模量高（即轻质高强），制品的可设计性好，良好的加工工艺性，容易生产形状复杂的制品，耐腐蚀性好，具有多种功能性，耐烧蚀性能，摩擦性能好，电绝缘性能高，有特殊的光学、电学、磁学特性，制品刚性好，制品耐蠕变性能提高。碳纤维复合材料越来越多用于假肢矫形技术领域，比如假肢接受腔、假肢零部件、矫形器支条、矫形器等（图2-7-1）。

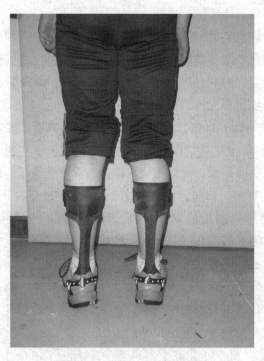

图 2-7-1　碳纤维踝足矫形器

　　碳纤维复合材料制作的踝足矫形器的重量只有塑料矫形器的 1/3 左右，厚度不到塑料矫形器的 1/3，这对各种神经疾患的病人是一个非常大的优点。图 2-7-2、2-7-3 是给同一个患者装配的碳纤维踝足矫形器和塑料矫形器的重量对比。

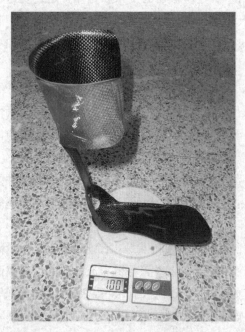

图 2-7-2　碳纤维 AFO 重量 100 克

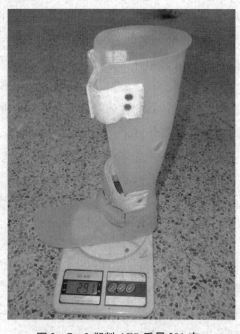

图 2-7-3 塑料 AFO 重量 291 克

6. 石膏模型材料 石膏是气硬性胶凝材料。生产石膏的原料是矿产天然的二水硫酸钙，又称生石膏（$CaSO_4 \cdot 2H_2O$）。天然石膏受煅烧为熟石膏（半水硫酸钙 $CaSO_4 \cdot \frac{1}{2}H_2O$），再磨细即为我们所应用的石膏粉。石膏可分为建筑石膏、模型石膏、高强度石膏等。假肢矫形器行业应用模型石膏。石膏分散在水中后，初为塑性的浆状物质，逐渐凝固、硬化而成为具有一定强度的固体物质。

模型石膏较纯，其粒径比建筑石膏细小，且凝固、硬化速度快，强度高，其制品表面色白、光洁、细腻、美观。制作标本和模型，齿科、骨科及假肢、矫形器制作多用模型石膏。矫形器制作中常用石膏绷带制作阴型，用石膏粉制作阳型。

（1）石膏绷带：可分为普通石膏绷带和弹性石膏绷带。

①普通石膏绷带是由石膏与纤维织物（如纱布）结合在一起。按结合方式不同又可分为松散型结合和致密型结合。松散型结合是将石膏粉与纤维织物机械地混合在一起；致密型结合则是将石膏溶液浸渍到纤维内部组织，由于致密型石膏绷带吸收了一部分水分，使得多余水分蒸发时间短，其干燥时间较快。

②弹性石膏绷带是将石膏溶液浸入到弹性织物而成。其优点在于利用它的弹性使其阴型轮廓与肢体形状一致，制成的石膏模型更精确。

（2）石膏粉：制作矫形器的石膏阳型需要大量的石膏粉，在浇灌石膏时，通常每 7~8 公斤水内加入 10 公斤石膏粉。石膏的机械性能将随着石膏粉量增加而增加，但是粉量过多石膏凝固过快，来不及操作。影响石膏凝固和干燥时间的因素有：①石膏种类及掺入的粉量 受潮的石膏凝固慢，加粉少的石膏凝固慢，加粉多的石膏凝固快；②水温 冷水凝固慢，热水凝固快；③模型的厚度 薄的凝固慢，厚的凝固快；④周围空气的循环状况 循环快的凝固慢，循环慢凝固快；⑤空气的温度和湿度 温度高凝固快，湿度高凝固慢；⑥混合物的搅拌状况 搅拌中的石膏凝固慢，搅拌后静止的石膏凝固得快。

7. 胶粘剂 胶粘剂又名粘合剂，俗称胶。能使物体的表面与另一物体的表面结合在一起的物质。胶粘剂可粘结各种相同或不相同的材料，特别适用于粘结弹性模量与厚度相差比较大，不宜采用其他连接方法连接的材料。最早应用的胶粘剂，如骨胶、淀粉胶、松脂胶属于天然胶粘剂。现代工业中应用的胶粘剂主要是以高分子化合物为基料的合成胶粘剂，如不饱和聚酯、环氧树脂、聚氨酯、丙烯酸树脂胶粘剂。

胶粘剂通常是一种混合剂，由基料、固化剂、填料、增韧剂、稀释剂及其他辅料配合而成。下面介绍矫形器制造中常用的胶粘剂及其固化剂：

（1）氯丁胶：主要用于皮革与皮革、皮革与橡胶、皮革与纺织物、橡胶与纺织物之间的粘合，粘着力较强。氯丁胶是由氯丁橡胶溶解在甲苯类溶剂中制成的，浓度为 20%~30%，属于溶剂型胶粘剂，有一定的毒性。使用中应注意通风，采取必要劳动保护措施。

（2）聚氨酯（polyurethane，PU）胶：是以聚氨酯为主要成分的胶粘剂，可用于金属、塑料、玻璃、陶瓷粘合，用于天然皮革、合成革与橡胶、合成革的粘合，用于聚氨酯鞋底与鞋面的粘合。常用的有 101 聚氨酯胶（又名乌利当胶），具有良好的粘结性、柔软性、绝缘性、耐水性、耐油性和耐磨性。

（3）环氧树脂胶：对许多金属和非金属材料具有优良的粘接性能，有万能胶之称。矫形技术行业一般采用室温固化胶，用低分子聚酰胺、脂肪烷多胺做固化剂。为提高或改善某些性能，在胶粘剂配方中需加入稀释剂、增韧剂、填料等，主要牌号有 B - 63 甘油环氧树脂和酚醛多环氧树脂。

（4）聚丙烯酸酯胶：常用的牌号有 501、502。这类粘合剂的特点是不需溶剂，可以在室温下固化，并有一定的透明性。由于固化速度快，在矫形器制作中一般适合粘结面积小的结构。

（二）常用的矫形器部件

1. 金属铰链　略，请参见二章三节。

2. 柔性铰链　20 世纪 90 年代，人们开始采用高强度聚氨酯材料制作的柔性铰链（图 2 - 7 - 4）代替刚性铰链，多用于儿童踝关节、肘关节、腕关节。这种柔性铰链尺寸紧凑、强度高、外形十分美观、重量轻，深受残疾人的欢迎。

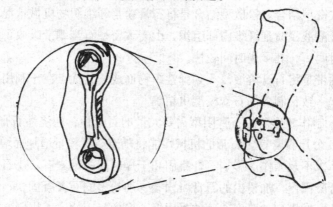

图 2 - 7 - 4　柔性踝铰链

3. 连接部件　矫形器常用铆钉来连接金属支条与塑料板、皮革件等。

（1）铆钉：铆钉由钉头和圆柱钉杆组成，用铁、铝合金或铜合金等制成，铆钉分实心的和空心的两种。

1）实心铆钉：按钉头的形状有半圆头、沉头、半沉头、平锥头、平头等多种形式。实心铁铆钉的铆接强度最好，仅用于钢部件之间的铆接；铜合金铆钉的铆钉强度次之，延展性能好。矫形器制作专用的大平头、沉头的 φ4mm 的铜合金铆钉广泛地应用于矫形器塑料壳体与金属条或与皮质部件的铆接。铝合金铆接强度差，但最容易铆接。

2）空心铆扣：重量轻、铆接方便，但铆接强度小，适用于受力较小的结构，如皮革、纺织品（尼龙织套、尼龙搭扣、弹力带）之间的铆接。

（2）尼龙搭扣：尼龙搭扣又名锦纶搭口带、锦丝粘口带、锦丝起绒搭口带，是由锦纶钩面带和锦纶圈面带（绒带）组成的配套带织物。尼龙搭扣是采用锦纶长丝为原料制成。其钩面带具有硬挺直立的钩子，与圈面带的浓密、柔软的圈套结合。常用尼龙搭扣的宽度有：1.5、2.0、2.5、3.0、4.0cm 等规格，颜色多用白色的。扣合强度不低于 $7N/cm^2$，撕揭强度不低于 $1.3N/cm^2$，耐用性（离合 5000 次）扣合强度的降低率小于 15%。由于尼龙搭扣能迅速扣紧或开启，近年来在矫形器的使用中已大量替代扣子、拉链、皮带等，成为一种常用的连接材料。

（三）常用专用工具、设备

1. 剪板工具、设备　用于剪切金属板和塑料板材的工具包括：锯子、剪刀等。设备包括：锯床、剪板机等。本章仅介绍矫形车间常用工具。

（1）锯子：锯子用于分离或切割材料，一般分为钢锯、木锯。一般用锯原则：材料越厚，锯齿越多；材料越软，锯齿越多。

（2）曲线锯：曲线锯可呈曲线地锯开塑料、金属。在矫形器制作中主要用于矫形器的开窗口和修剪边缘。曲线锯由座板、座板固定螺栓、锯片、锯片导向轮及手柄、微型电机及驱动机构等组成。将其装在上支架上可作为固定机器使用，可用于进行复杂曲线形状板材的下料。曲线锯可根据材料选择相应的锯片（硬金属、软金属、木材、塑料板等），锯片通过上下运动和附加的摆动运动进行切割加工。将座板向侧向旋转45°还可以进行斜线切割。

（3）振动锯：振动锯又称为石膏锯，适合于切开石膏绷带以及将成形后的塑料壳体从石膏模型上切开分离。常用的有气动和电动两种。气动振动锯的速率为19000rpm，可以装上直径为45～60mm 的扇形锯片或圆形锯片，采用插式接管与空气压缩机连接，压缩空气的工作压力为6par（巴）。电动振动锯，速率为14000rpm，功率为90W，带有过载保护的电动机，一次最长工作时间为15分钟。

（4）剪刀：剪刀用来剪切纺织品、金属薄板（铁板、铝板）、塑料等，分为普通剪刀、铁皮剪、异形剪等。铁皮剪刀一般用于剪金属薄板。

2. 钻孔工具　钻孔是矫形器制作中经常遇到的工作，无论是制作金属矫形器，还是制作塑料矫形器，都需要将各种不同材料部件连接起来。常用铆接、螺丝连接都需要先钻孔，钻孔一般要在钻床上完成。手电钻是一种用于钻小孔的电动工具，携带方便，使用灵活。手电钻的电源一般为220V。使用手电钻时要注意手电钻要求的额定电压值并检查绝缘是否良好。

3. 修边工具　在制作矫形器时，常常遇到修边的工作，可选择的工具和设备比较多，如砂轮机、打磨机、接受腔铣磨头等，常用的手工工具有锉刀、刮刀等。

（1）锉刀：锉刀是一种带刃的切削工具，可以锉削金属、塑料、石膏等加工表面。

1）普通锉刀：用高碳工具钢T12 或T13 制成，用于锉金属，按其断面形状不同，又分为平锉（板锉）、方锉、三角锉、半圆锉和圆锉等。

2）石膏锉刀：石膏锉刀由木锉刀演变而来，专用于石膏模型的修改，按其断面形状不同，又可分为平锉、半圆锉和圆锉等。石膏锉有较大的排屑槽、孔，便于将石膏屑排除。锉面一旦堵塞，可用钢丝刷沿齿纹方向清除石膏屑，用完后要清洗干净，上润滑油防锈。

（2）刮刀：刮刀常用于刮除塑料工件表面薄层或者修边。刮刀材料常用碳素工具钢或轴承钢制造。刮刀分为平面刮刀和曲面刮刀，最常用的是三角刮刀，可刮削各种内圆弧面、倒角等。

（3）砂轮机：砂轮是用磨料和粘合剂等制成的中央有通孔的圆形固结磨具，砂轮是磨具中用量最大，使用面最广的一种。使用时高速旋转，适于加工各种金属材料和非金属材料。砂轮的选用，可根据磨削物的材质来选用。打磨金属可用氧化铝磨料砂轮。皮革打磨机则用橡胶砂轮、砂纸轮或砂布轮，对皮革、合成革修边、抛光。

（4）接受腔铣床：接受腔铣床又称打磨机，是假肢/矫形器专用打磨机，换上不同的磨头，可以进行假肢/矫形器产品的铣、磨、修边、加工，适用于合成树脂、热塑板材、泡沫塑料以及木材的加工。

4. 加热设备

（1）烘箱：烘箱是用电加热的密封箱体，其加热温度一般在200℃以上，烘箱的种类很多，有各种规格的尺寸，按功能可分为干燥箱和热烘箱。有的带有风循环系统，使烘箱内温度均匀，保证加热变形一致。主要用于热塑板材的加热或者石膏模型的烘干。

（2）平板加热器：平板加热器是矫形技术专用设备，是一种先进的高温热塑板加热设备。加热平面贴有聚四氟乙烯膜，防止材料粘贴，配有开启式顶盖，便于操作。加热板面积约为860 mm×1110 mm，温度调节范围：室温～250℃，功率约4千瓦。

（3）热风枪：热风枪主要用于对热塑板材制品进行局部加热，修整。其结构原理与理发用的吹风机相似。其热风可高达700℃，并可进行无极调节；风量50升/分钟～230升/分钟，可调。热风枪换上喷嘴和防护罩可以焊接塑料制品。

（4）远红外加热装置：有远红外平板加热器以及远红外烤箱，利用远红外灯管加热，升温快，加热快，效率高，节能。

二、常用矫形器制作工艺简介

现代矫形器制作工艺目前以热塑性塑料的模塑成型工艺为主。下面以踝足矫形器为例，简介热塑性塑料踝足矫形器的模塑成型工艺。

现代的塑料踝足矫形器是由传统的金属支条矫形器发展而来的。现代塑料踝足矫形器使用聚丙烯（PP）或聚乙烯（PE）板材制作，具有全面接触性好，穿着舒适、耐久、轻便、矫正力好、外观较好等优点，因而得到了充分的普及。热塑性踝足矫形器的模塑成型工艺如下：

1. 设计 塑料踝足矫形器有多种形式，主要目的是：保护踝关节减轻疼痛，促进病变痊愈；稳定踝和距下关节；预防和矫正关节畸形。需要根据每一位患者对矫形器的生物力学需求进行设计。

2. 制取石膏阴型 如让一位内翻足的患者坐在一张椅子上，使髋关节、膝关节稳定地保持在90°位，踝关节保持在0°位的。

（1）给患侧肢体套上薄丝袜。用水溶性色笔在骨突起部位做上标记。需要标记的骨突起包括：胫骨内侧髁、腓骨小头、内踝、外踝、舟骨、第五跖骨基底、第一跖骨头内侧、第五跖骨头外侧。

（2）将石膏绷带放入水中浸透。从水中取出石膏绷带，用双手稍稍挤出一些水分，然后由内侧向外侧均匀地缠绕三至四层石膏绷带。仔细地将石膏绷带上的石膏浆抹擦均匀。将患足平放于地面，压住患侧膝上部，由上向下给一些力量，使其保持承重状态或进行必要的手法矫正和塑形。在石膏凝固之前应当注意矫正和防止踝关节的马蹄畸形、前足内收畸形、足跟内翻畸形。（图2-7-5）

（3）待石膏固化后，沿埋在腿上的线绳或长条垫片用水溶性色笔画出切割线和多条与切割线相垂直的横线。然后，沿切割线切开，从腿上脱下石膏阴型。脱阴型时，应该注意

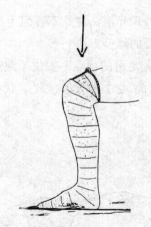

图2-7-5 缠绕石膏绷带，制取石膏阴型

不要破坏阴型完整形状。最后按切口边缘的横线准确地合拢切口，用石膏绷带缠绕固定切口。

3. 浇注石膏阳型

（1）准备浇注：将阴型切口及末端用石膏绷带封闭。待其固化后向阴型内涂洒肥皂水（做为脱膜剂）。

（2）准备石膏浆：取与石膏阴型内容积相近的一盆水，把石膏粉一勺一勺地撒入水内。当浸湿的石膏粉堆积倒接近水面时，则可将全部浸湿的石膏粉快速地搅拌成均匀的石膏浆。

（3）浇灌石膏：把调好的石膏浆快速地灌入阴型内，再插入一根固定用的钢筋棍。待其完全固化后，剥去外面的石膏阴型。

4. 修整石膏阳型 将石膏阳型固定在台钳上，进行表面修整。首先将足底修平整。然后对做好标记的骨突起部位填加起石膏。一般补加1mm～3mm厚的石膏。为了使补加石膏与原有石膏有所区别，可以在用于补加的石膏浆内加入少量蓝色的钢笔水。（图2-7-6）

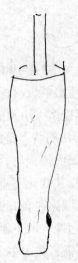

图2-7-6 修整石膏阳型

最后将石膏阳型表面用砂纸处理光滑。注意不要因为过多修整使阳型变形。以下简要介绍几种常见的足部畸形石膏阳型的修型方法。

（1）外翻扁平足的修型：内侧足弓的顶点一般位于截距突下端。对于松弛性的可以被动矫正的平足可将石膏阳型的内侧足弓圆滑地、放射状地修除 6mm。外侧足弓可修除 3mm。（图 2 -7 -7）

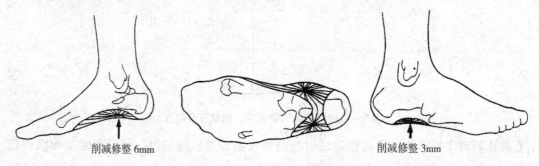

削减修整 6mm　　　　　　　　　　　　　　　　削减修整 3mm

图 2 -7 -7　外翻平足的修型

（2）内翻足的修型：内侧足弓不做修除，而舟骨的局部应补加 3mm 的石膏。外侧足弓应修除的稍高些。如果第五跖骨基底突出，则要将该处修除 3mm 左右，将第五跖骨小头和基底部之间修除 3mm 左右。

（3）横弓塌陷的修型：应以第 2 跖骨头后缘 2cm 处为顶点，成放射状修整。（图 2 -7 -8）

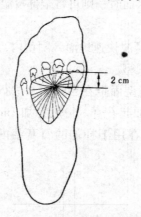

2 cm

图 2 -7 -8　对横弓塌陷的修型

5. 热塑成形加工　使用高温热塑性塑料板材成形方法有两种：一种是用负压吸塑成形方法；另一种即手糊成形方法。根据模型大小及成形部位来分别选择成形方法。

（1）负压吸塑成形：负压吸塑成形法的特点是成形后薄厚比较均匀，形状准确，但消耗材料较多。通常使用厚度为 5mm 的聚丙烯板材，固定在特制的长方形框架上，放入约 200°C 加热炉内，加热 15 分钟左右，待其软化下垂后，将其从加热炉内取出，轻轻地套在阳型上，缓慢的进行负压吸塑，使其服贴在套好棉袜套的石膏阳型上。（图 2 -7 -9）

待塑料制品冷却 24 小时后再切开边缘，取下制品。过早地取下制品由于预应力过大可能引起制品的变形。然后根据处方所需，截去多余部分。

（2）手糊成形方法：待石膏阳型干燥后，在阳型上套好棉袜套。按石膏阳型的小腿周

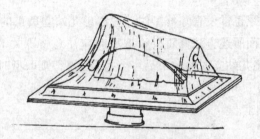

图 2-7-9　热塑料板负压吸塑成形

长和小腿到足尖的长度，截取一张 4mm 厚度的聚丙烯板材，放入 200°C 的加热炉内，放在带有聚四氟乙烯分离膜的托板上，加热 15 分钟左右。待其完全透明，从加热炉内取出，铺放在石膏阳型上。然后用戴着手套的双手将热的塑料板材的边缘粘合在一起并轻轻地模塑成形。操作中应当注意避免软的塑料板出现皱褶和手的压痕。一般在制品冷却 24 小时后再切开边缘，取下制品。过早地取下制品由于预应力过大可能引起制品的变形。（图 2-7-10）

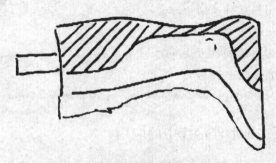

图 2-7-10　热塑料板手糊成形

6. 修整加工　在取下的壳形的外表面用塑料记号笔按患者所需画出剪切线，然后剪切去多余部分。随后打磨边缘，安装固定带，再交付患者试用，并进行初检。

7. 试样和初检　注意检查矫形器是否达到了矫形器处方、设计的生物力学要求？是否与患肢全面接触？穿戴行走后，局部有无过强压迫？矫形器是否具有良好的对线等等。针对发现的问题及时进行修改，直至满意。

儿童踝足矫形器主要分静踝踝足矫形器、动踝踝足矫形器两类。近些年来，由于脑瘫患儿就诊率的增多和康复训练进一步普及的需求，儿童踝足矫形器已经广泛的应用于脑瘫患儿的治疗，起到了矫正足下垂、尖足、足内翻及外翻畸形以及稳定踝关节等的作用。

脑瘫患儿从确诊后开始训练到最终取得满意的康复效果，需要数年的时间。因此，从早期就应干预、控制，并在负重行走这段时期积极地预防，矫正畸形。须针对每个患儿认真仔细地观察，明确需要解决的问题。

脑瘫患儿的主要症状表现有双腿负重不平衡、肌肉痉挛或松弛、手足徐动、坐立位平衡差，不会交替爬行，足内翻、足外翻、扁平足、尖足、膝反张、屈膝挛缩、拇指外翻等。

取型、修型时应注意使足底全面接触。很多患儿伴有足跟发育不全，应使其足跟尽量充分地负重，以促使足跟正常发育。修型时，应以患儿站立负重的状态为基准。如有屈膝现象，除将足弓部如前面所述方法修正外，取型时应注意将踝关节保持在跖屈5°～10°位（图2－7－7A），如果患儿站立时膝关节后弓（膝反张），则取型时应使踝关节保持在背屈5°～10°。（图2－7－6）

8. 最后的装饰性加工。

9. 终检和交付使用。

（张晓玉　崔起何　刘劲松）

第八节　低温热塑板在矫形器治疗中的应用及制作方法

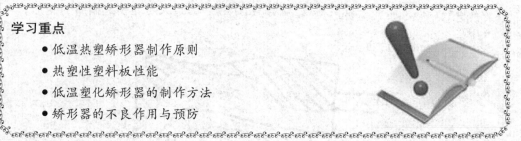

学习重点

- 低温热塑矫形器制作原则
- 热塑性塑料板性能
- 低温塑化矫形器的制作方法
- 矫形器的不良作用与预防

一、低温热塑板在矫形器治疗中的应用

矫形器应用涉及到康复医学的诸多疾病，如骨关节疾病、中枢性疾病、神经肌肉疾病、炎性疾病、烧伤、肿瘤等方面的处理。虽然这些疾病所采用的矫形器种类各异，然而，治疗原则基本一致，即提供制动、调整对线及对肢体功能的辅助或限制。就矫形器而言，归纳起来有保护、固定、矫正、辅助和代偿作用。有的矫形器只具有单一的治疗作用，有的同时具备多种治疗功效。

高分子材料分热塑性和热固性两大类，热塑性塑料被广泛地应用在矫形器制作中。低温热塑板材具有良好的可塑性，可以直接在肢体上成型。其制作过程简单、快速，而且容易加工和修改。特别是需要快速提供肢体保护或辅助性治疗时，它的机动性、灵活性以及便捷性更充分显示出来，是矫形器师和作业治疗师、物理治疗师常用治疗技术之一。

由于低温热塑板材的强度相对于高温热塑板材来说强度较低，因此主要用于上肢矫形器的制作和配置，部分低温热塑矫形器用于躯干和下肢的稳定或维持正常体位，除患儿肢体之外，不宜用于肢体承重或受力过大部位。

（一）关节损伤

骨与关节损伤是康复治疗中的常见疾病，主要影响患者的运动功能，如果处理不当或者未进行早期的防治，必然造成关节的结构性破坏和软组织的挛缩，最终导致肢体残疾。上肢骨折好发部位较多，其康复的治疗原则是复位、固定、消除水肿和功能训练。在骨折复位后的早期，采用静态性矫形器固定，可维持骨和关节的正常生理对线，促进水肿、炎症吸收，减轻肢体疼痛。骨折固定时间一般较长，长期制动会引起肌肉废用性萎缩、关节功能障碍和骨质密度降低。因此，在功能训练期间，通过动态性矫形器辅助肌肉的训练，以维持肌肉的正常体积、弹性和功能。

上肢关节脱位会引起局部疼痛、肿胀及功能障碍，若关节脱位时间在3周之内，应立即进行手法复位，复位后即可采用矫形器固定，以保持关节的功能位，促进关节韧带、肌腱等组织修复，消除肿胀，减缓疼痛。对陈旧性脱位和手法复位困难的患者，通常选择手术切开复位，再行矫形器固定，同时需要进行肌肉的等长训练，以维持肌肉的张力，促进其愈合。

（二）中枢性疾病

这类疾病多为脑神经发育不良或者因外伤、疾病引起的脑部损害，如小儿脑瘫、脊髓发育不良、颅脑损伤、脑血管意外等。这些疾病的共同特点是都会引起运动功能障碍，概括起来有3个方面：①肌肉瘫痪，②肌张力增高，③选择性运动丧失。肌肉瘫痪和肌肉痉挛是病人最典型的特征，这两类肌肉表现均可能造成肢体的畸形。

在疾病的急性期和恢复期：为患者装配上肢功能位矫形器以支撑，保护手部的抓握功能，控制手的姿势，防止屈肌挛缩；利用抗痉挛矫形器进行持续牵伸，防止手部的屈曲挛缩，降低前臂和手部肌肉过高的张力；屈肌痉挛所致手部疼痛，装配矫形器可减轻手部疼痛。

在疾病的恢复性，可装配功能性腕伸展矫形器，辅助上肢的功能训练。

（三）神经肌肉疾病

周围神经损伤直接导致外周感觉和运动神经功能的部分或完全丧失，造成肌力的减退甚至完全麻痹。由于臂丛神经特殊的解剖生理结构，其损伤的部位不同而涉及的范围有很大的差异。另外，由于损伤程度不同导致手部乃至整个上肢的功能障碍程度也不一样。在治疗中可根据各类损伤的情况为患者装配适当的矫形器，如全臂丛损伤，可采用上肢外展矫形器，保持上肢功能位，防止肩周围软组织挛缩。肌皮神经损伤，常有明显的屈肘无力，可配制屈肘功能位的矫形器，保持屈肘位，以利于发挥手的功能。肘部以上桡神经损伤引起伸腕、伸拇、伸指肌的麻痹，配带有铰链的动态性腕手矫形器改善伸腕、伸指运动等。

（四）炎性疾病

类风湿性关节炎为结缔组织疾病，患者关节普遍有红、肿、热、痛，手指的小关节及腕关节可能出现畸形，配制矫形器的目的是：抑制炎性反应，缓解疼痛，延缓或减轻关节畸形。在制动期间，定期做关节的被动运动和功能活动训练，防止关节僵硬，但训练中要注意运动的频度和强度。

手部腱鞘炎引起腱鞘局部增厚狭窄，如桡骨茎突部狭窄性腱鞘炎、指屈肌狭窄性腱鞘炎等。该类疾病起病缓慢，疼痛逐渐加重，手指伸屈活动障碍，在药物治疗同时，采用不同类别的腕手矫形器固定1~2周，能减少腕部和手指活动，缓解症状，并防止拇指屈曲、内收挛缩畸形。对久治不愈或顽固的"弹响指"，即使手术治疗也应当使用手部矫形器，以促进伤口愈合，预防畸形。

手指的关节容易发生退行性病变。退变的关节软骨会释放致痛性物质引起手指的疼痛。同时，由于关节囊松弛，关节不能在正常范围内最大限度地活动，采用矫形器可为它提供无疼痛而稳定的帮助，尤其对需要用力使用上肢的患者更适合。

（五）烧伤

烧伤后产生的疤痕会产生挛缩，影响肢体的活动范围。早期的肢体正确的位置摆放十分重要，可使挛缩减轻到最低程度。例如：腋窝烧伤后，采用低温塑化板与金属支架构成的矫形器将肩关节保持在外展位，避免肩关节的外展功能障碍；手部烧伤后常常累及手背，采用静止性腕手矫形器使手部保持在休息位，即腕关节背屈10°，掌指关节充分屈曲、指间关节伸展位，能克服掌指关节过伸及指间关节屈曲的畸形。

（六）肿瘤

肿瘤手术治疗之后以往多用刮除植骨加石膏外固定治疗，石膏固定若时间较长，往往容易出现关节僵硬或关节活动范围减小，利用矫形器使肢体或关节保持功能位，并进行肌力和关节运动训练，可以避免上述问题的发生；肿瘤离关节面较近者，刮除植骨后应装配带有关节的矫形器防止塌陷骨折；利用矫形器的保护，可有效地预防病理性骨折；脊柱肿瘤可以利用矫形器的支撑作用，维持脊柱生理曲线，减轻脊柱或椎体的负荷；利用用低温热塑板良好的塑型特点，用于放射线治疗的照射定位。

（七）辅助用具的应用

辅助用具能代偿上肢已丧失的功能，是为残疾人和老年人在日常生活中提供帮助的实用性器具。有的能增加上肢活动范围；有的便于单手操作；有的帮助握持物品；有的则是为了安全便利地从事学习和工作。低温塑化板有易塑形、易修改的特点，能方便地制成各种日常生活辅助用具。常用辅助用具包括：粗把勺、双把杯、持笔器、阅读架、鞋拔、穿袜器等。

二、低温热塑矫形器制作原则

1. 对于受损伤的肢体，应在生物力学指导下，通过矫形器的作用使肢体关节置于功能位，保持肢体的良好对线，有利于肢体功能最大限度地恢复，预防受损肢体畸形的发生并控制或矫正畸形。

2. 矫形器所用材料应有足够的强度，配件牢固、灵活，保证矫形器使用中无安全隐患。

3. 装配的矫形器应能施加足够的压力，压力分布要均衡，压力强度循序渐进，以保证治疗效果。但是，创伤处不要受压，关节或骨突起处不宜压力集中，防止对皮肤、关节造成新的损伤。

4. 需要矫形器上的外动力牵引肢体时，牵引力度要适当、牵引方向与被牵引骨处于90°，防止角度过大或过小，对关节造成牵拉或挤压的伤害。

5. 矫形器光滑、颜色适中、透气性能良好，尽可能减少矫形器重量，使患者感觉穿戴舒适。

6. 患者穿卸矫形器无障碍，操作简便，使患者更愿意接受矫形器治疗。

7. 做好随访，若发现问题及时调整或更换。

三、低温塑化矫形器的制作方法

（一）上肢关节的功能位

上肢关节功能位是完成日常生活所需的各种上肢活动的最佳体位。此体位时各肌群间肌力相对平衡。无论进行何种康复方法治疗，首先必须注意维持功能位。当肢体功能无法恢复或恢复不良时，至少应使肢体保持在功能位，以利于完成日常生活活动。上肢关节的功能位为：

肩关节：外展 45°～75°（儿童较成人为大），前屈 15°～30°，内旋 15°。

肘关节：屈曲 70°～90°，旋前、旋后中立位。

腕关节：背屈 30°，尺侧偏 5°～10°（示指与前臂的纵轴在一直线上）。

拇指关节：对掌位。

手指关节：掌指关节 140°，近侧指间关节 130°，远侧指间关节 140°。

（二）上肢测量

1. 长度测量

（1）上肢长度：从颈椎 7 棘突至桡骨茎突尖部或中指指尖，亦可从肩峰至桡骨茎突尖部或中指指尖。

（2）上臂长度：从肩峰至肱骨外上髁，亦可从肩峰至尺骨鹰嘴突。

（3）前臂长度：从肱骨外上髁至桡骨茎突，亦可从尺骨鹰嘴至尺骨茎突。

（4）手指长度：从掌骨头至指尖。

2. 周径测量

（1）肩关节周径：从肩峰经过腋窝环绕一周。

（2）上臂周径：于肱二头肌中部环绕一周。

（3）肘关节周径：自尺骨鹰嘴经肱骨内髁、肘皱壁至肱骨外髁，环绕一周。

（4）前臂周径：于肱骨内上髁下约 6cm 处环绕一周。

（5）腕关节周径：经尺、桡骨茎突尖端环绕一周。

（6）手指周径测量：可用皮尺分别在各指近、中、远指节测量其周径。

3. 体积的测量

（1）测量工具：①水容器，该容器多为有机玻璃器具，圆柱形或长方形，在容器一侧上方有一个排水口，容器内下方有一横向水平杆。②量杯，采用 1000ml 玻璃杯，上有水容量刻度。

（2）测量方法：测量前，将温水倒进容器内，水面刚好与排水口高度一致，量杯放在排水口下方，嘱患者将被测量的手慢慢放进水容器内，此时容器内的水逐渐溢出流入量杯中，患手握住容器内的水平杆，以保证每次测量肢体时均处在相同的位置。量杯测出的排水量即是被测肢体的体积，再用同样方法测量健侧手，做双侧对比，用以评价手的体积变化，判定患肢是否有肌肉萎缩、肿胀、水肿等。

（三）上肢局部免负荷部位

上肢的免负荷部位十分重要，可以避免矫形器对肢体某些敏感部位的压迫或损伤。如骨突起部位受压，易引起局部不适、疼痛，甚至造成皮肤压疮、溃烂；长时间压迫外周神经会引起肢体感觉异常，严重者造成神经麻痹；关节受压会引起关节的红肿或畸形。因此，在为患者装配矫形器时，应尽量避免对这些部位施压（图 2-8-1），或采取局部增加软垫的方法免除其压力。

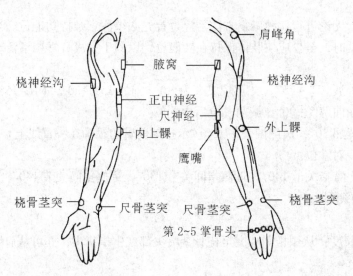

图 2 - 8 - 1　上肢免负荷部位

1. 骨突起部位

（1）肩峰角：是一个明显的骨突起，是肩部重要的一个解剖标志，三角肌附着于此，也是肩峰前缘与后缘的交界处。

（2）鹰嘴：是尺骨近端的后面与尺骨体相垂直的突起。

（3）肱骨外上髁：肱骨外上髁位于肱骨小头的上外侧，即位于外侧髁上嵴远侧端的下方。

（4）肱骨内上髁：肱骨内上髁位于肱骨滑车的内上方，是肱骨体内侧缘的远侧端，是内上髁肌群的附着处。

（5）尺骨头与尺骨茎突：尺骨头位于尺骨下端，是一个明显的骨性突起。尺骨茎突又称后突，是尺骨下端的一个缘状突起。

（6）桡骨下端和桡骨茎突：桡骨下端处于近侧列腕骨的外上方，桡骨下端外侧面的远侧端终止处为桡骨茎突。

（7）第 2 ~ 5 掌骨头：掌骨有 4 块，屈曲掌指关节时，掌骨远侧端掌骨头的即形成突起。

（8）第 1 掌骨头与拇指近节指骨底组成关节，屈曲拇指时能更清楚地显示此结构。

2. 神经表浅部位

（1）腋窝：腋窝位于臂上部与胸侧壁之间即腋下，臂丛神经的分支神经及丰富的血管在此经过。

（2）桡神经：在上臂中段处，有一条自内斜向外下的浅沟，即桡神经沟，是桡神经容易受损的部位。

（3）正中神经：在上臂内侧下 1/3 处，是正中神经行程中最表浅的部位。

（4）尺神经：在肘后段，尺神经绕经肱骨内上髁的后方，即尺神经沟处，是尺神经容易受压的部位。

（四）上肢轮廓图

轮廓图是模拟上肢的外形描绘出的线条图形，它是制作上肢矫形器的基础。以低温塑化板为材料制作的矫形器大多数都需要获取患肢的轮廓图。在取得矫形器板材样式之前，根据患者肢体状况，在矫形器设计原则的指导下，以轮廓图为依据，绘画出符合治疗要求的矫形器图样，其方法是：

（1）患者取坐位，患肢前臂平放于白纸上，中指与前臂的中线呈一条直线，铅笔垂直于桌面，沿肢体边缘画出其轮廓图。如果患肢畸形或痉挛十分严重影响绘图时，可以先画出患者的健侧手，然后利用白纸背面阴影用铅笔描出其图形，以替代患肢轮廓图（图2-8-2）。

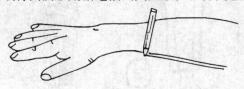

图2-8-2 画肢体轮廓线图

（2）记录相关的标志点，根据肢体测量尺寸，以肢体轮廓线为基础，放大轮廓的尺寸，一般是在轮廓的两侧各放宽该肢体周径长度的1/4（图2-8-3），掌部是以其厚度的1/2尺寸放宽。

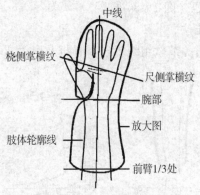

中线
桡侧掌横纹
尺侧掌横纹
腕部
放大图
肢体轮廓线
前臂1/3处

图2-8-3 绘纸样图

（3）注明患者姓名、性别、诊断、矫形器名称、左右侧、辅助件及制作日期等。

（五）常用低温热塑矫形器的纸样

1. 静态性矫形器

（1）肩外展矫形器（图2-8-4）

目的：肩关节保持70°~90°外展位，肘关节保持90°屈曲位。

适用：臂丛损伤、腋神经麻痹、肩关节骨折、肩关节术后。

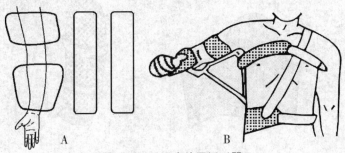

A B

图2-8-4 肩外展矫形器

A. 纸样 B. 效果

（2）肘伸展位固定矫形器（图2-8-5）

目的：肘关节保持伸直位并制动。

适用：防止肘关节屈曲挛缩、烧伤后肘关节定位及肘关节术后须伸直的患者。特别注意的是，配带该矫形器后应加强肘关节屈曲训练，以保护肘关节屈曲功能。

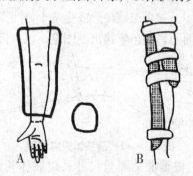

图2-8-5　肘伸展位固定矫形器

A. 纸样　B. 效果图

（3）肘功能位固定矫形器（图2-8-6）

目的：肘关节固定于功能位。

适用：肘关节手术后，肘关节软组织损伤、骨折及肘关节不稳患者。

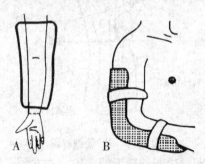

图2-8-6　肘功能位固定矫形器

A. 纸样　B. 效果图

（4）肱骨骨折固定矫形器（图2-8-7）

目的：通过对肱骨固定促进骨折愈合。

适用：肱骨骨折固定。

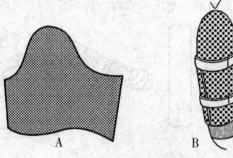

图2-8-7　肱骨骨折矫形器

A. 纸样　B. 效果图

（5）腕手功能位固定矫形器（图2-8-8）

目的：使腕关节和手指保持在功能位，也可以将腕手置于休息位。

适用：外周神经麻痹，弛缓性或痉挛性偏瘫，腕关节骨折，腕关节失稳、肌腱损伤、挛缩，烧伤患者。

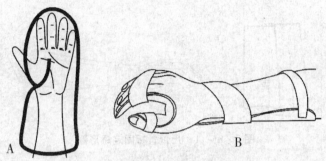

图2-8-8 腕手功能位固定矫形器

A. 纸样 B. 效果图

（6）锥状握矫形器（图2-8-9）

目的：手部肌肉放松情况下，支持手弓处在休息位。

适用：臂丛神经损伤、四肢瘫痪、偏瘫等弛缓性麻痹或手部屈曲挛缩的患者。

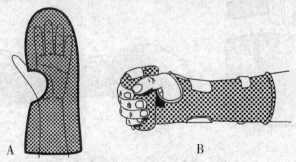

图2-8-9 锥状握矫形器

A. 纸样 B. 效果图

（7）抗痉挛矫形器（图2-8-10）

目的：抑制手部肌肉痉挛，降低屈肌张力。

适用：导致长屈肌痉挛的偏瘫、脑瘫等患者。

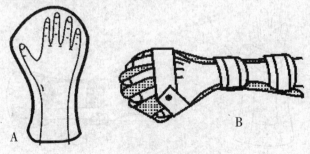

图2-8-10 抗痉挛矫形器

A. 纸样 B. 效果图

（8）尺骨骨折固定矫形器（图2-8-11）

目的：固定尺骨干。

适用：尺骨、桡骨中段骨折。

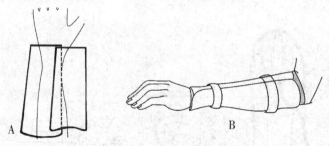

图2-8-11　尺骨骨折固定矫形器
A. 纸样　B. 效果图

（9）长手套式矫形器（图2-8-12）

目的：腕关节制动，桡、尺骨远端固定，保持腕关节在功能位、拇指关节对掌位。

适用：急性关节炎，腕扭伤，桡骨、尺骨远端及腕骨骨折、桡骨茎突炎、基底部骨性关节炎、舟骨骨折。

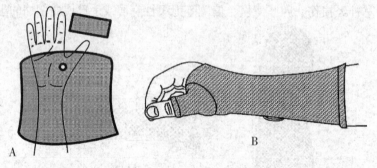

图2-8-12　长手套式矫形器
A. 纸样　B. 效果图

（10）背侧腕伸展矫形器（图2-8-13）

目的：保持腕关节功能位。

适用：桡神经损伤、臂丛损伤、肌腱损伤、多发性肌炎、偏瘫等，还可作为伸肌麻痹助动矫形器的基础。

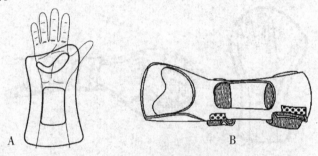

图2-8-13　背侧伸腕矫形器
A. 纸样　B. 效果图

（11）腕伸展固定矫形器（图2－8－14）

目的：维持腕关节功能位情况下，不影响手的抓握功能活动。

适用：伸腕肌麻痹、腕关节损伤、桡骨茎突炎，偏瘫。

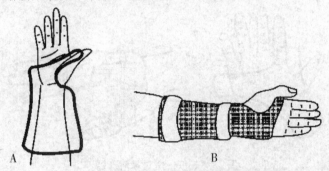

图2－8－14 腕伸展固定矫形器

A. 纸样 B. 效果图

（12）拇掌指关节固定矫形器（图2－8－15）

目的：大鱼际部制动，保持拇指在对掌功能位。

适用：急性掌指关节炎、基底部骨性关节炎、类风湿性关节炎、拇指扭伤、正中神经麻痹、烧伤。

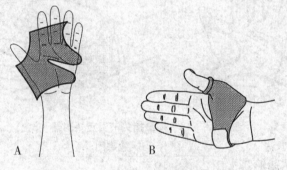

图2－8－15 拇掌指关节固定矫形器

A. 纸样 B. 效果图

（13）掌指关节尺偏矫正矫形器（图2－8－16）

目的：预防、矫正第2、3、4、5指掌指关节尺侧偏畸形。

适用：类风湿性关节炎所致掌指关节尺侧偏畸形。

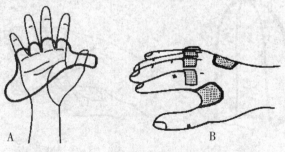

图2－8－16 掌指关节尺偏矫正矫形器

A. 纸样 B. 效果图

（14）短对掌固定矫形器（图2-8-17）

目的：保持拇指对掌位。

适用：大鱼际肌损伤，拇指挫伤，腱鞘炎，拇内收肌挛缩。

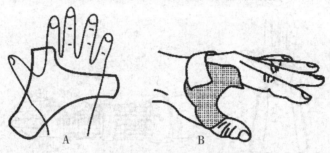

图2-8-17　短对掌矫形器
A. 纸样　B. 效果图

（15）指关节固定矫形器（图2-8-18）

目的：第2、3、4、5指制动。

适用：指关节炎，指骨骨折，指关节损伤，屈指肌肌腱术后，屈肌腱挛缩。

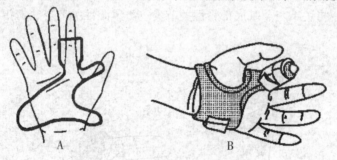

图2-8-18　拇掌指关节固定矫形器
A. 纸样　B. 效果图

（16）槌状指矫正矫形器（图2-8-19）

目的：固定远端指间关节，使远端指间关节过伸位、近端指间关节轻度屈曲位，以促进因急性牵拉引起远端指间关节肌腱附着处撕裂伤的愈合。矫正因外伤、骨折所致的远端指间关节畸形。

适用：远端指间关节槌状样损伤手指。

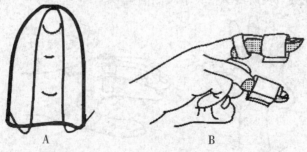

图2-8-19　槌状指矫正矫形器
A. 纸样　B. 效果图

（17）鹅颈指矫正矫形器（图2－8－20）

目的：防止或矫正近、远端指间关节畸形。

适用：近端指间关节过伸、远端指间关节屈曲挛缩的手指。

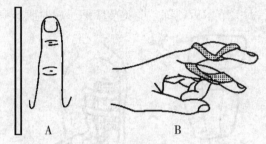

图2－8－20　鹅颈指矫正矫形器

A. 纸样　B. 效果图

（18）纽扣指矫正矫形器（图2－8－21）

目的：防止或矫正近、远端指间关节畸形。

适用：远端指间关节过伸、近端指间关节屈曲挛缩的手指。

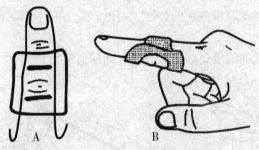

图2－8－21　纽扣指矫正矫形器

A. 纸样　B. 效果图

2. 动态性矫形器

（1）肩吊带（图2－8－22）

目的：在不影响肩关节活动情况下，防止或减轻肩关节半脱位。

适用：中风患者、臂丛损伤。

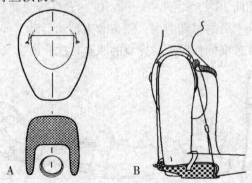

图2－8－22　肩吊带

A. 纸样　B. 效果图

（2）铰链式肘屈曲矫形器（图2-8-23）

目的：防止肘关节训练时关节不稳、巩固肘关节活动范围、附辅助无力肌运动、保持肘关节功能位。

适用：肘关节损伤、肘关节术后训练、肘关节挛缩、屈肘肌麻痹。

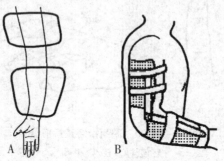

图2-8-23　锁定式铰链肘屈曲矫形器

A. 纸样　B. 效果图

（3）腕伸展矫形器（图2-8-24）

目的：借助弹簧、钢丝及橡皮筋的弹性，帮助腕关节和手指的伸展，同时可用于腕关节和手指屈曲抗阻训练。

适用：桡神经麻痹后的辅助运动及腕屈肌、指屈肌肌力训练。

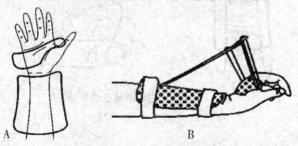

图2-8-24　腕伸展矫形器

A. 纸样　B. 效果图

（4）Kleinert 矫形器（图2-8-25）

目的：保持腕关节屈曲30°，掌指关节屈曲70°，允许指间关节伸展。

适用：屈肌肌腱吻合术后的早期应用，屈指时为被动运动，伸指时为主动运动，从而避免了因屈肌主动运动或过度的伸展运动导致的肌腱再次断离，又防止了组织的粘连。

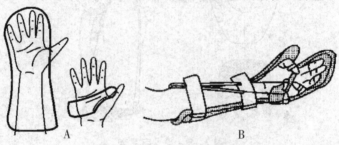

图2-8-25　Kleinert 矫形器

A. 纸样　B. 效果图

（5）掌指关节伸展矫形器（图 2 – 8 – 26）

目的：辅助掌指关节（MCP）伸肌。

适用：桡神经麻痹、伸肌腱损伤、类风湿性关节炎、MCP 外科手术后辅助。

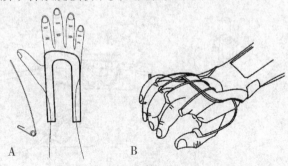

图 2 – 8 – 26　掌指关节伸展矫形器

A. 纸样　B. 效果图

（6）掌指关节屈曲矫形器（图 2 – 8 – 27）

目的：利用橡皮筋的弹性，加强 MP 屈曲。

适用：尺神经、正中神经损伤造成的手内肌麻痹，掌指关节过度伸展。

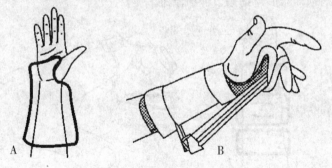

图 2 – 8 – 27　掌指关节屈曲矫形器

A. 纸样　B. 效果图

（7）尺神经麻痹矫形器（图 2 – 8 – 28）

目的：克服因尺神经麻痹致第 4、5 掌指关节过度伸展。

适用：尺神经损伤引起的爪状指畸形。

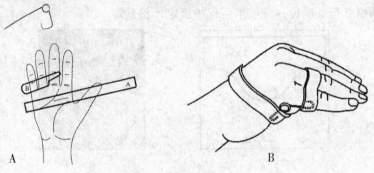

图 2 – 8 – 28　尺神经麻痹矫形器

A. 纸样　B. 效果图

（8）IP 伸展辅助矫形器（图 2 - 8 - 29）

目的：增加 PIP/DIP 关节的活动度。

适用：指关节屈曲畸形、屈指肌腱挛缩。

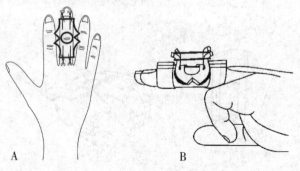

图 2 - 8 - 29　指间关节伸展矫形器

A. 纸样　B. 效果图

（9）IP 屈曲辅助矫形器（图 2 - 8 - 30）

目的：利用橡皮筋的弹性辅助 IP 屈曲。

适用：手指鹅颈样畸形，指关节伸肌挛缩。

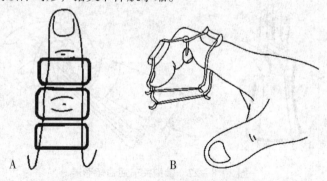

图 2 - 8 - 30　IP 屈曲辅助矫形器

A. 纸样　B. 效果图

（10）颈椎矫形器（图 2 - 8 - 31）

目的：减少或免除颈椎承重，限制颈部的屈、伸及旋转运动。

适用：颈椎骨折、脱位，颈椎术后保护固定、斜颈等。

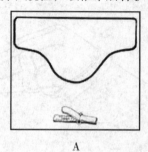
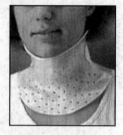

图 2 - 8 - 31　颈椎矫形器

A. 纸样　B. 效果图

（11）胸腰椎矫形器（图2-8-32）

目的：维持脊柱的稳定、限制脊柱的伸展、屈曲、侧屈和旋转运动；矫正脊柱的畸形等。

适用：脊柱骨折，脊柱结核术后等。

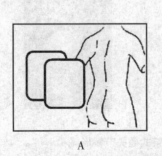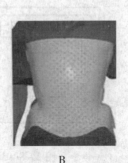

A B

图2-8-32 胸腰椎矫形器

A. 纸样 B. 效果图

（12）腰骶椎矫形器（图2-8-33）

目的：减轻腰椎与腰椎间盘的承重，限制腰椎的运动。

适用：腰椎间盘突出症、脊椎分离滑脱、腰部椎间关节病、脊椎裂、脊椎强直等。

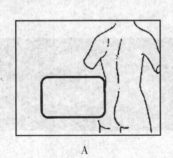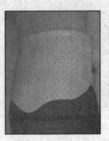

A B

图2-8-33 腰骶椎矫形器

A. 纸样 B. 效果图

（13）髋关节固定矫形器（图2-8-34）

目的：使髋关节置于伸直外展位，限制髋关节屈曲内收。

适用：髋关节置换术、髋关节骨折复位、髋关节脱位、髋关节软组织损伤等。

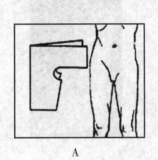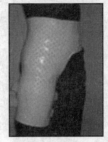

A B

图2-8-34 髋关节固定矫形器

A. 纸样 B. 效果图

（14）铰链式髋关节矫形器（图2－8－35）

目的：控制髋关节内收和外展的运动幅度，但可自由伸展、屈曲髋关节。

适用：痉挛型脑瘫引起的髋关节内收、内旋而呈剪式肢位的患者。

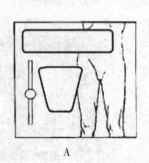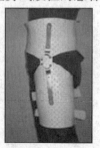

A   B

图2－8－35　铰链式髋关节矫形器

A. 纸样　B. 效果图

（15）膝关节固定矫形器（图2－8－36）

目的：用以稳定膝关节、膝关节制动、矫正膝关节畸形、站立行走功能的代偿等。

适用：膝关节无力、膝关节韧带损伤、术后膝关节保护、膝关节畸形、站立行走障碍等。

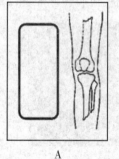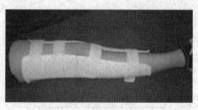

A   B

图2－8－36　膝关节固定矫形器

A. 纸样　B. 效果图

（16）踝足矫形器（图2－8－37）

目的：踝关节保护固定、矫正踝关节畸形。

适用：踝关节韧带损伤，足下垂，踝关节挛缩，足部畸形，跖骨骨折等。

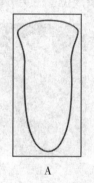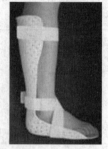

A   B

图2－8－37　踝足矫形器

A. 纸样　B. 效果图

（17）铰链式踝足矫形器（图2-8-38）

目的：踝关节保护固定、矫正踝关节畸形、促进功能恢复。

适用：踝关节韧带损伤，踝关节挛缩，踝关节功能活动受限等。

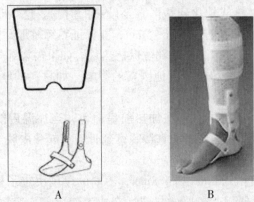

A   B

图2-8-38 铰链式踝足矫形器

A. 纸样 B. 效果图

（六）热塑性塑料板性能

聚乙烯和聚丙烯是常用的热塑材料，广泛用于制作各种矫形器，成型温度都高于100℃，高于人体皮肤能够承受的温度。低温热塑板材强度相对较低，适合于制作不承重或承重小的矫形器。在室温10~30℃干燥环境中，分子处于稳定状态，当温度达60~80℃范围时，材料软化。软化后的板材可以直接在肢体上塑形。为了满足制作的不同要求，在材料中增加一些辅助原料和添加剂，使不同类型的低温板材具备特有的性能。

1. 塑形性 指加热软化后的板材与肢体轮廓容易吻合的程度。塑形性越好越容易制作的与肢体吻合，较适合于面部塑形和形状较复杂部位的塑形。反之，适合制作大而形状简单部位的矫形器。塑形性好的材料无需按压即可按肢体形态自然成形，避免了因按压而引起的矫形器局部压力过大，非常适合疼痛关节的塑形。在对肢体软组织的塑形中，也应避免因按压造成局部形态的改变。塑形性好的材料其缺点是抗牵拉性差，操作时拉力要小。

2. 记忆性 若将已塑形的板材重新放入热水中，板材可恢复到塑形前的形态，可以再次在患肢上塑形，有利于矫形器修改或重复使用。

3. 牵拉性 是指材料软化后能够被牵拉延长的特性，当需要在局部进行调整或修改时将材料延伸，而不会影响其他的塑形部位，一般来说，牵拉性越好的材料对牵拉的阻力越大。

4. 抗指压 指材料软化后，是否容易留有手指的压痕及压痕深浅程度，这种不希望的特征也是区别材料质地的指标之一，当使用一种容易受压的材料时，矫形师操作应格外小心，避免长时间的握捏或按压。

5. 粘附性 是指材料加热后材料自身的粘贴或与皮肤粘贴的特性。通过材料自身粘贴的特点，可以不需要任何粘胶材料，直接将塑形的各部分连接在一起。此外，材料与皮肤粘贴能使二者紧密接触，可以获得更精确的塑形。但粘附性太高时，容易造成材料自粘，稍不注意材料粘贴一起不易分开。因此，一般选择中等粘性材料，也可涂抹滑石粉来降低其粘附性。

6. 加热时间 是材料放入热水后使其充分软化需要的时间，一般温度在60℃~80℃

时，加热时间约 3min ~ 5min，如果加热时间不够，会发现材料表面已经软化而内部没有软化，必然影响塑形的效果。剪裁时边缘也欠光滑。如果加热时间过长，会使材料变性，影响矫形器使用寿命。

7. 冷却时间　是指材料从软化到塑形直至硬化的时间。这个时间段是制作矫形器的主要阶段。一般材料的冷却时间是 3min ~ 5min，能保证熟练矫形师塑形的完成。如果需要延长冷却时间，利用弹性绷带包裹塑形部位保持热量。如果需要缩短冷却时间，则采用冷水冲洗的方法加快其固化。冷却也受其他因素的影响，如材料的厚度，孔眼数量及大小，颜料添加等。

8. 透明性　没有添加颜料的材料在加热前呈白色，当加温后能变成透明状，这类材料称之为透明材料，该材料在塑形时能直接观察到骨性突起和皮肤皱折及伤口部位，能够避免矫形器对肢体局部造成的不良影响。

9. 厚度与面积　厚度由 0.8mm 到 4.8mm，不同的厚度决定了板材的强度。较薄的材料适用于小的关节和儿童使用。较厚的材料适合成人使用。一般情况下，采用 1.6mm 和 3.2mm 的材料。板材的标准面积是 920mm × 610mm 和 610mm × 460mm 规格。

10. 网孔　板材分有孔或无孔两类。有孔的材料孔眼数有多有少，孔眼的直径有大有小，这类材料增加了透气性，保持了皮肤的干燥和清洁。网孔指所占面积的百分比，企业标准为 11%、12%、5%、1%、0%。网孔占材料 30% 的面积时能保持良好的透气性。当气温很高而孔眼不足以充分透气时，应该在成形的矫形器上另外开孔，以增加透气面积，同时也减轻了矫形器的重量。但是，有孔的材料牵拉时容易变形，降低了材料的强度，而且为了使矫形器边缘光滑则需要更多的加工时间。

11. 颜色　板材颜色有很多种。在治疗中，患者十分希望穿戴矫形器后不大引起他人注意，所以，一般采用肤色和白色。但是，鲜明的颜色能吸引患儿，使其主动穿戴。认知功能障碍者有肢体忽略表现，采用红色和蓝色材料制作矫形器，能增强病人对患肢的视觉关注，有利于患肢参与功能训练。

（七）裁剪、加温、成形

1. 裁剪工具

（1）剪刀：是制作过程中的基本工具，常用的是大力剪。该剪刀手柄比较长、粗大，剪刀口为齿状，剪切性能好。还有尖部钝形的剪刀，裁剪时不会伤及皮肤和材料，操作安全。另外，还有弧形剪，能剪出弧线，使矫形器弯曲部位更美观，将棱角部位修剪成圆角形。为了操作方便、省力，还可以采用自开剪、电动剪、曲线锯等。

（2）画笔、画纸：使用画笔的种类很多，有普通铅笔、彩色铅笔、圆珠笔、油性记号笔。记号笔为油性彩色笔，该笔容易在板材上画出线条，在水中浸泡不会溶解消失。绘图纸为普通用纸，通常采用宽 20cm、长 45cm 的白纸。

（3）尺：用于测量和画线，通常采用塑料透明尺和不锈钢直尺，尺度 30cm、50cm、100cm。

（4）裁剪刀：即普通的裁纸刀，用于塑化板的切割。

2. 加温工具

（1）恒温水箱：用于板材的加温，一般为电热式恒温水箱。水温室温至 100℃，可调，并有恒温控制系统。面板上设有电源开关及指示灯、温度表或温度盘。水箱上部有翻盖，以保持水的温度，下部设有出水阀，水箱内径一般为 650mm × 500mm × 100mm，水容量为 20L。

（2）热风枪：用于矫形器局部加热后的加工和精细部位修改。热风枪的可控温度在 50～600℃ 之间，有弱、中、强 3 种风速供选择，风力集中，噪声小，设有电源开关和指示灯。加工时不能将热风口对着桌面，更不能对着病人，防止烫伤。

3. 裁剪步骤

（1）沿纸样图剪下纸样，在患肢上比试纸样大小，观察与肢体是否合适。如有不当必须进行修改，直到满意为止。

（2）将纸样置于板材上，用记号笔在板材上画出其样式，然后用大力剪沿着线条裁剪，将裁剪好的板材放入热水中，盖上水温箱盖，待浸泡 1min～2min 后，用宽头摄子取出，平整地放于桌面上。

（3）用毛巾将板材擦拭干净，一手托住板材，一手持剪刀对板材的边缘进行修剪，手部力量不易过大，更不能牵拉板材。否则，会造成板材变形或凸凹不平，影响矫形器效能和美观。

（4）板材再一次放入热水中，软化后取出，用毛巾擦拭干净，抹上少量滑石粉，操作者自身感觉不烫时再放置于患者治疗部位上。

（5）患者取坐位，上肢置于功能位或治疗要求的体位，以腕手功能位矫形器塑形为例：①患肢前臂中立位，腕关节背伸 30°，掌指关节屈曲 45°，诸指指关节屈曲 45°，拇指对掌位。②板材放于患手掌部至前臂，先用弹性绷带从腕部向前臂近端缠绕，在前臂近 1/3 处返回缠绕一次，将未缠绕完的弹力绷带束在其腕部。③用双手拇指按压掌部，形成掌窝。同时双手分别按压患者手部的两侧，形成矫形器桡侧和尺侧的两个边，在桡侧边塑形的同时还要做出拇指的对掌位。④待冷却后，取下弹力绷带，整个矫形器的基本形态已完成。

（八）剪裁、修边

1. 要观察初步成形的矫形器有无偏斜和旋转，关节角度是否达到要求，是否保持关节正常对线和其他治疗需要。如有差异，需在局部加温进行调整，必要时重新塑形。

2. 当矫形器的基本形状完成后，将多余的边缘剪去，矫形器两侧边缘高度一般是肢体周径的 1/2。除骨折需要将邻近关节同时固定起来之外，其他矫形器的长度不应影响邻近关节的运动。

3. 矫形器的边缘若有毛刺、锐角会刺激皮肤引起疼痛，甚至伤及皮肤。修边时要将边缘部分充分软化后剪裁，通过塑料板材的自缩性能使边缘光滑，必要时用布轮机磨平。

（九）免压垫

采用软性材料放置在免压部位，能减少局部的压力。通常将这类材料称为免压垫。免压垫在塑形时就预制在矫形器之中，以保证免压垫与矫形器内层的一致性。有的可以在矫形器制作后期粘贴上去。具体装配的方法是：

1. 确定免压部位和选择免压垫的材料。免压部位主要是骨突起处、神经的表浅部位、伤口及疼痛部位、受累的关节。根据具体情况来确定哪些部位需用免压垫，哪些部位暂时无需免压垫。硅橡胶、泡沫塑料及其他软性材料都可以制作免压垫。

2. 免压垫应稍大于免压部位，厚度一般为 5mm，通常剪成椭圆形，如果必需是长方形垫，应将四个边角剪成圆弧状。免压垫的周边较薄，用双面胶直接粘贴在免压部位。

3. 低温热塑板在热水中充分软化，以保证板材与免压部位完全吻合。操作时应注意防止免压垫移动，使免压垫贴在最佳位置。

（十）附件安装技术

1. 支架　亦称托架，是牵引关节的支撑装置，一般是在静止性矫形器基础上安装各式支架，并通过橡皮筋或导线与被牵引的部位相连，组成动态性矫形器。有的辅助屈曲运动，有的辅助伸展运动。屈曲方向牵引时，支架安装在上肢掌侧面，伸展方向牵引时，支架安装在上肢背侧面。根据病变或损伤情况，有的只牵引一个手指，有的同时牵引数个手指和腕部。

制作支架的材料多采用 3mm×15mm 铝合金条，通过铆钉将支架固定在已塑形的低温塑料上。小的支架可以采用低温塑化板制作，利用其加热后的表面的自粘合性固定于低温塑化矫形器上。有的厂家还提供标准的组装件，根据矫形治疗的需要配置不同形式的支架和牵引装置，十分机动灵活，可以适应各类手部损伤患者。

2. 弹性材料　主要有橡皮筋、钢丝和弹簧。这些材料的弹力可以作为矫形器的外动力，以帮助肢体的被动运动或牵伸。由于材料的质地或结构不同，产生的弹力有强有弱，应根据治疗要求预制或选择。

（1）橡皮筋：一般用于手屈肌的被动屈曲运动或手指屈曲牵引，特别是在屈肌腱修复期的保护应用较多，橡皮筋的厚度和宽度决定了橡皮筋的拉力强度，通常采用 1.6mm×1.6mm 或 1.6mm×3.2mm 规格的橡皮筋，在需要调节强度时，可采用增加或减少橡皮筋数量的方法来改变牵拉的力量。橡皮筋的一端与指套相连接，另一端固定于矫形器的近端。

（2）钢丝：用于手部伸肌的被动伸展运动或手指背伸牵引，在桡神经支配肌麻痹或手指关节屈曲挛缩时应用较多。由于钢丝的粗细不一而弹性大小有所区别，一般选择直径 1.6mm～1.9mm 的钢丝，长度在 20mm～25cm 左右。钢丝的一端与指套或者与橡皮筋相连接，另一头的顶端弯成一个 5mm 直径的小环，通过螺丝钉固定于低温塑化矫形器上，也可以另取一条经过加热的低温塑化板将其粘于低温塑化矫形器上。

（3）弹簧：主要是指螺旋式弹簧和钢丝圈弹簧，在需要较大的牵引强度时采用螺旋式弹簧，钢丝圈弹簧则作为动态的金属关节。制作弹簧的材料有弹簧钢丝、不锈钢丝、磷青铜丝等。

预制螺旋式弹簧前，选择弹簧钢丝及弹簧自身的直径很重要，它决定了螺旋式弹簧的张力。弹簧单位体积的能量计算方法如下：

设 D 为弹簧的直径

d 为弹簧钢丝的直径

J（kg/mm^2）为加在弹簧上的最大剪切应力

则加在弹簧上的负荷 W 用下列式子表示为：

G：横向弹性模量（kg/mm^2）

δ：挠度（mm）

n：圈簧的有效圈数

$$\tau = 8DW/\pi d^3 = dG\delta/\pi nD^2$$

$$\therefore W = \pi\tau d^3/8D = （d^4G/8nD^3）\delta$$

$$\delta = 8nD^3W/d^4G = \pi nD^2\tau/dG$$

$$\mu = 1/4（\tau^2/G）$$

μ：单位体积的能量

一般强度下，缠绕螺旋式弹簧钢丝的直径为 0.3mm～0.5mm，弹簧直径 3mm～6mm，长度 2.5cm～4cm。安装时，弹簧的一端与牵引线相连并系于指套上，另一端固定于矫形器的近端。

钢丝圈弹簧主要是帮助无力肌肉的运动，它与关节运动的轴向相一致，钢丝圈弹簧一般固定在关节的两侧，作用于大小不同关节。它分为：①指间关节圈状弹簧：这类弹簧采用 0.7mm 直径钢丝制作，它可以提高指间关节（PIP）运动轴向的活动范围，帮助指间关节伸展或屈曲运动。②掌指关节圈状弹簧：这种弹簧采用 0.9mm 直径钢丝制作，它与掌指关节（MCP）运动的轴向相一致，防止尺神经麻痹造成的掌指关节过伸，并使掌指关节处于屈曲，而指间关节处于伸展位置。③腕伸展圈状弹簧：采用 1.5mm 直径钢丝制作，这种弹簧与腕关节伸展运动方向相同，能对抗由于桡神经麻痹所致手的下垂。

3. 铰链 上肢铰链主要是肘关节铰链和腕关节铰链，其作用是支持关节运动或限制关节的活动范围。在关节进行运动训练时，铰链作为动态结构能协助关节作伸展或屈曲运动。当手术早期或治疗的某一阶段需要关节在一定范围内活动时，可以通过调节铰链上的固定螺丝来确定关节活动范围及锁定状态，达到限制关节活动，乃至禁止关节活动的目的。预制铰链多采用 2mm 铝合金板和 3mm×15mm 铝合金条，制作成自由活动式铰链、限位式铰链、锁定式铰链、定位盘锁定式铰链等。简单的铰链可以自制，结构比较复杂的可以从假肢－矫形器的供应公司购买。

4. 手指配件 手指配件是指牵引手指时采用的指套、指钩、指帽及导线等，是连接手指的辅助件。手指配件通常用于：手指关节挛缩后的牵伸；手指的被动屈/伸运动；限制手指的活动范围；手指的抗阻训练等。其制作方法和应用分别是：

（1）指套：采用人造革或尼龙搭扣制成。制作时剪一条 2.5cm×10cm 的材料，两端对折后在距顶端 1cm 处的中点先用打孔器开一个小孔，再用铆钉枪将爆开铆钉固定在小孔内，最终成为一个直径 2.5cm～3cm 环形套。指套不仅用于手指的屈曲方向而且还用于手指的伸展方向的运动。安装指套要注意：①牵引的方向应垂直于被牵引的骨骼，两者之间呈 90°夹角。角度过大对关节形成纵向牵拉，角度过小会造成对关节形成纵向挤压。两者都会造成关节新的损伤。②牵引力保持在 50g/cm² 以下，否则造成关节疼痛、关节变形、血循障碍。③应当避免邻近关节角度代偿。

（2）指钩：是粘贴在指甲上的小钩，采用 0.8mm 钢丝制作，也可以利用衣领扣的阳扣替代。为了保证粘合牢固，首先用细砂纸在指甲上摩擦使指甲表面粗糙，再用去污液去除油脂，然后在指甲上滴上胶水，将指钩粘在此处，胶水固化后系上导线即可牵引手指。多用于手指屈曲方向的运动。

（3）指帽：作用与指钩基本相同，多为硅胶套、棉布套，戴在手指上，用尼龙搭扣系牢，导线缝在指帽末端，拉动导线使手指做屈曲状牵引。

（4）导线：一般采用尼龙丝或塑胶丝，一端与指套、指钩、指帽连接牵引手指，另一端与橡皮筋或螺旋式弹簧相连。可以通过滑轮使其改变牵引方向。

（十一）安装固定带

固定带能使矫形器附着于肢体上。常选择尼龙搭扣固定带或帆布固定带。尼龙搭扣的宽度有多种：1.3cm、2.5cm、3.8cm和5cm。装配中常用2.5cm和5cm两种。尼龙搭扣分绒面和钩面，亦称阴面和阳面。两面接触后即刻粘在一起。一般情况下，先用粘合胶将钩面粘于矫形器外面，再将绒面剪为15cm～20cm的长度，粘于矫形器上。将绒面粘钩面，使矫形器固定在肢体上。通常情况下，根据矫形器的长度确定尼龙搭扣按安装的位置。如功能位矫形器应分别安装在手部、腕部及前臂近端。

帆布带固定肢体的稳定性比单纯尼龙搭扣固定好，尤其是人的关节或挛缩的关节更为适合。帆布带的宽度有2cm、2.5cm、3cm、4cm等不同规格。一般选用2.5cm或4cm宽的帆布带，在带子的一头缝上尼龙搭扣，另一头通过铆钉固定在矫形器的一侧，在相对应的一侧置一枚方形金属扣，其宽度与帆布带等宽。穿戴矫形器时，将缝有尼龙搭扣的一头穿过金属扣反向粘合，使肢体牢靠的束缚在矫形器之中。安装固定带时要注意以下几点：

1. 固定带应直接接触皮肤，使患者能感受到均匀、稳定的压力。
2. 根据治疗要求，固定带不应影响所期待关节的运动。
3. 固定带不应跨越关节和骨突起部分，避免对骨、关节、皮肤的损伤。
4. 为了不影响血液循环或不引起肢体疼痛，固定带的压力应适度。
5. 固定带穿脱方便，其颜色尽可能与矫形器颜色相近。

四、矫形器的不良作用与预防

1. 制动引起的废用性肌萎缩与肌无力　由于矫形器的制动限制了肌肉的活动，引起肌力、肌耐力与肌容积的进行性下降。有资料报道，肌肉完全休息时，肌力每日下降1%～3%，每周下降10%～15%，这种肌无力也伴有明显的组织学变化与肌容积减小。Haggmark等发现，制动四周后肌肉的净重减少69%。

预防因制动引起的废用性肌萎缩与肌无力的方法很多，如在矫形器保护情况下做肌肉等长训练，即肌肉做主动的收缩与放松运动而不引起关节的活动；在保持关节或肢体稳定的前提下，每日牵伸肌肉30min；在矫形器保护下，采用双相脉冲电流刺激肌肉，引起肌肉的运动，每次数十分钟等。这些方法都能很好的防止废用性肌萎缩与肌无力。

2. 固定造成的关节挛缩　穿戴矫形器可能造成关节挛缩，挛缩是由于关节、肌肉或其他软组织活动受到限制而引起的关节主动和被动的活动范围不足。研究表明，关节在任何位置的长时间制动都会造成静息肌肉的长度及关节囊与其他软组织胶原缩短，而且肢体的位置、制动的时间与原有的病理和关节活动范围，会直接影响挛缩发生的速度。预防关节挛缩的方法是在穿戴矫形器的全过程中，每日定期做2～3次的被动运动。同时还要避免矫形器对邻近关节的活动限制，但严重的骨折移位则需要将邻近关节固定起来。

3. 引起肌痉挛加重　穿戴矫形器能否降低过高的肌张力，有两种截然不同的意见，一种观点认为穿戴矫形器不但不能降低肌张力，反而会刺激肌张力越来越高；另一种观点则认为通过矫形器持续的牵伸能抑制过高的肌张力。笔者认为两种意见都有道理，区别在于如何掌握穿戴矫形器时间和方法，如果在短时间内频繁的穿脱矫形器或较重的穿脱动作都会刺激肌张力增高，但是，如果穿戴矫形器后至少保持2小时以上的持续牵伸，能使肌张力减弱。另外，穿戴矫形器时通过缓慢牵伸手法先使高张力的肌肉放松后再穿矫形器，也能使过高的肌张力放松。

4. 压疮　压疮可发生在身体软组织的任何部位，引起压疮的原因很多，最重要的是压力影响。其主要因素有 3 个方面：压力强度、压力持续时间及组织对压力的耐受性。矫形器长时间的、持续性的机械压力可造成压疮。有资料报道，短时间的强压力与长时间的低强压力损害程度相同，而且组织耐受间歇性压力比持续性压力的能力要大得多，因此，定期松解矫形器可以减少皮肤的表面压力，从而预防因长时间穿戴矫形器可能产生的压疮。要经常检查矫形器范围内的肢体情况，特别是矫形器必须施压的部位，一旦出现皮肤损害的早期征象或发白的充血情况则需要调整或修改矫形器，以解除压力。同时，应避免矫形器对骨突起和关节部位的压迫与摩擦。

（赵正全）

第九节　矫形器停用与对策

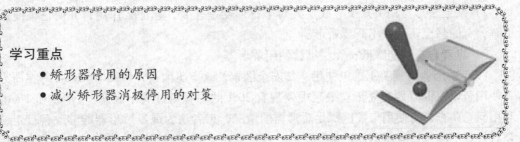

学习重点

- 矫形器停用的原因
- 减少矫形器消极停用的对策

矫形器是用于改变神经肌肉和骨骼系统功能特性或结构的体外装置。使用者包括伤员、病人、残疾人、老年人。矫形器在伤病患者临床治疗和残疾人全面康复中，是不可缺少的基本装置和必要手段。

尽管有很多关于矫形器治疗优点、效果的报道，但仍然存在许多弃用现象。1966 年 Kaplan 等随访脊髓功能障碍患者使用矫形器情况，八年后仍然使用的占 21%。1980 年 Coghlan 等随访脊髓损伤患者使用矫形器情况，六年后仍然使用的占 41%。1993 年 Betsy 等对 227 名肢体残疾人使用的 1732 件辅助器具进行了调查研究，辅助器具弃用率大约为 29.3%，其中下肢矫形器的弃用率为 58%，比例较高。2009 年 Russo 等对 107 例痉挛性脑瘫患儿使用上肢矫形器和辅助器具情况进行调查，医生为其中 60 例患儿开具上肢矫形器处方，但是 60 例中仅有 48% 的患儿依据处方安装使用了上肢矫形器。在我国，矫形器弃用这一现象也存在，2008 年在"中西部残疾人辅助器具适配项目"中，共对 195 名残疾人进行了登记调查和评估，发现辅具（包括矫形器）弃用的约占 20%。这不仅造成了资源浪费，同时也不利于残疾人提高自身功能、增加独立活动和融入社会的能力。

造成矫形器弃用的因素是多方面的，必须对这些因素进行综合考虑，才能对日后的工作提供正确的指导。造成矫形器弃用的因素可分为三个方面：个人因素、矫形器因素、环境因素。在这些因素中，并非所有因素都是负面因素，有一些是正面因素或积极因素（比如残疾人通过训练后身体功能的提升），这也会导致残疾人不再使用某种矫形器。因此，近年来国外已经开始使用"discontinuance（停止使用）"这样较为中性的术语来取代以前使用的"abandonment（弃用）"这样负面含意的术语，以便更好地解释矫形器使用或是停用的原因。如果康复组能够通过认真做好矫形器使用复查，明确矫形器停用的消极原因，就可以针对具体问题及时、有效地采取措施，以最大限度的满足患者的需求并减少因消极因素引起的弃用。同样，费用支持机构若能了解了停用原因，则可以制定更合理的费用使用计划。

一、导致停用的因素

2006年，美国国家残疾与康复研究学会（National Institute on Disability Rehabilitation and Research，NIDRR）所资助的辅助器具弃用因素研究，提出了辅助器具正向与负向弃用的概念性模式。

1. 导致停用的负面因素　包括个人因素、矫形器因素与环境因素。

（1）个人因素

1）患者或残疾人个人对矫形器不了解或错误理解。在现实生活中，约有30%的残疾人认为使用矫形器等辅助器具意味着已治疗无望，已成残疾，因此有抵触情绪。另外，应用矫形器的残疾人在求职、社会交往等过程中常常受到别人异样的注视眼光，不堪忍受。

2）缺乏矫形器相关知识。残疾人对于矫形器是什么，起什么作用，如何正确使用不了解，有的甚至认为并不需要矫形器。

3）患者自身功能降低，无法继续使用矫形器。

（2）矫形器因素：①难以使用。②安全因素。③审美因素，1996年Hesse等在研究患者使用金属Valens踝足矫形器效果中发现有20%的患者对外观不满意。Tyson和Thornton利用问卷调查患者使用带铰链踝足矫形器的情况，患者认为踝足矫形器能够改善行走，但是对外观不满意。④矫形器适配质量差，使用后由于感觉不舒服、疼痛，有的因使用后造成局部皮肤损伤而被迫弃用。Finestone、Esterman、Rome等指出不舒适是患者不继续使用的主要原因。1985年Milgrom C等让30名新兵穿戴减震矫形器以预防压力性骨折，但是由于不舒适，新兵在两周后不再继续穿戴。Finestone等指出足部矫形器的不利影响还包括足弓痛或跖痛。⑤制作质量差。在"中西部残疾人辅助器具适配项目"中，10例残疾人因辅具质量较差，例如矫形器变形，而停用。⑥缺乏使用培训，患者不会使用也不习惯使用而导致弃用。⑦选择矫形器时没能充分尊重残疾人个人意见。

（3）环境因素：无障碍问题、社会偏见、个性化支持的缺乏、对其他设备的依赖等。

2. 导致停用的正面因素或积极因素　主要包括：①患者或残疾人的功能提高，不再需要矫形器；②有更好的装置来取代矫形器等。

3. 此外，导致停用的其他因素包括：患者或残疾人的生长发育超出矫形器承载范围、个体的死亡等。

总之，停用的因素是多方面的，其中一部分因素反映了矫形器选用、设计的缺陷，矫形器适配不良及后期服务工作的不足；而另一部分因素反映了患者、残疾人自身需求的改变。因此，对停用现象不能一概而论，必须根据伤病患者治疗需求，根据残疾人康复目标与计划需求，通过深入分析，认真地做好矫形器的设计、适配、选择、适合性检查、使用训练、跟踪复查及面对患者及残疾人的教育工作才能尽可能地减少消极的停用，提高适配率、使用率和使用效果。

二、减少消极停用对策

1. 个人因素方面 针对停用现象，应持续不断地进行矫形器等辅具知识宣传，彻底改变"只要使用了矫形器等辅具就没救了"的错误观念。可以在重要的转折点，比如上小学、上大学、参加工作、社区生活、退休时，对残疾人及其家属进行有力的宣传和教育，提高人们的认识，使他们能够坚持使用矫形器。

2. 矫形器因素方面

（1）1993 年 Betsy 等调查显示在矫形器设计、制作过程中，如果能够充分考虑患者或残疾人的意见，他们会更好的接受矫形器，有利于康复治疗。Fish 等提出可以让患者更多地决定矫形器样式、颜色和材料，尤其是对于足矫形器。

（2）加强个性化残疾人康复服务小组建设（包括残疾人及其家属，医工结合模式），根据明确的康复目标、计划，共同确定矫形器处方。

（3）规范装配矫形器的临床工作程序：处方前的检查──→处方（选择）矫形器装配前的治疗──→协助残疾人书写申请书、报批相关费用──→制作、装配──→初检──→矫形器的使用训练──→终检──→随访。其中处方、适合性检查和随访复查是矫形器临床工作治疗中三项重要任务，初次装配矫形器者应严格的履行这三项程序。

（4）加强康复医师、治疗师、矫形器技师教育和明确矫形器服务中各自责任。在"中西部残疾人辅助器具适配项目"中，发现停用的原因中适配质量问题较突出。问题的原因也是多方面的，因此应采取有力措施加强相关康复医师、治疗师矫形器应用的知识教育，使广大康复工作者掌握应有的系统的辅具知识；加大矫形技师的培养力度，以尽快地提高矫形器的适配水平和使用效果。

（5）掌握矫形器的使用时间 例如，某些脑性瘫痪患儿可能在某一时期出现下肢异常姿势，妨碍其运动发育，可以在这一时期使用矫形器预防畸形，促进健康发育。

（6）建立健全矫形器使用评估机制，重视矫形器随访工作 矫形器的效果如何？患者穿戴后存在什么问题？有哪些需要改进的方面？患者穿戴 1 个月、3 个月、半年甚至更长时间后的情况等都要求有健全的评估机制，相关人员应定期总结改进，这样才能持续不断发展，有效减少停用现象。

随着现代科学技术、康复医学的迅速发展，特别是社会对残疾人事业的关注、国家社会保障事业的发展，使矫形器在临床康复医学中的应用不断增加。但是同时，可以看到，无论是国外还是国内，矫形器停用现象都确实存在，这制约着矫形器的发展，因此需要对造成停用的相关因素进行分析和研究，采取有力措施和对策以提高矫形器适配率、使用率和使用效果，以提高残疾人的能力，帮助他们更好地融入社会。

（赵辉三　姚申思）

第三章　残疾人辅助器具

第一节　残疾人辅具概述

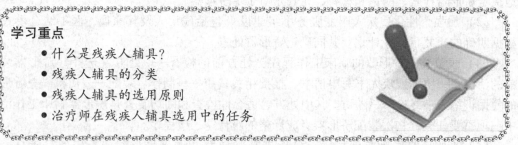

学习重点

- 什么是残疾人辅具？
- 残疾人辅具的分类
- 残疾人辅具的选用原则
- 治疗师在残疾人辅具选用中的任务

一、残疾人辅助器具定义

残疾人辅助器具（assistive products for persons with disability）：简称残疾人辅具，亦称残疾人技术辅助器具（assistive technology device, technical aids）或残疾人用品用具，是指用于增加、维持或改善残疾人能力的任何物品、设备部件或系统产品，不论是购买的产成品，还是改制的或是定制的产品。残疾人辅具与残疾人无障碍设施、康复评价治疗设备都是康复工程产品的重要组成部分。

二、残疾人辅助器具的分类

1. **按使用的残疾人群分**　根据《中华人民共和国残疾人保障法》，我国有六类残疾人，分别需要不同的辅助器具。如视力残疾者需要助视器和导盲辅助器具；听力残疾者需要助听器和专为聋人应用的辅助器具；言语残疾者需要语训器、沟通板；肢体残疾者需要假肢、矫形器、轮椅；智力残疾者需要智力开发的物品和教材；精神残疾者也需要手工作业辅助器具或感觉统合辅助器具等。还有老年人也需要辅助器具。

2. **按辅助器具的使用环境分类**　国际疾病和健康分类（ICF）中把残疾人辅助技术、产品作为残疾人生活中的一类环境因素。按使用环境，其分类和代码为：

e1151　个人日常生活中用的辅助产品和技术

e1201　个人室内或室外移动和运输用的辅助产品和技术

e1251　交流用的辅助产品和技术

e1301　教育用的辅助产品和技术

e1351　就业用的辅助产品和技术

e1401　文化、娱乐和体育用的辅助产品和技术

e1451 宗教和精神活动实践用的辅助产品和技术

e150 公共建筑物的设计、建设及建造的产品和技术

e155 私人建筑物的设计、建设及建造的产品和技术

该分类方法的优点是使用方便、针对性强、对康复医生写辅助产品建议和康复工作者制定辅助产品方案很实用，缺点是反映不出辅助产品之间的区别和联系，而且有些辅助产品在几个环境中都需要，不是唯一地址。且对治疗师和康复工程人员的实操来说，是很不够的。

3. 按辅助器具的使用功能分类 目前国际标准 ISO 9999，是按辅助器具的功能分类。2007 年 3 月国际标准化组织颁布了第四版 ISO 9999 Assistive products for persons with disability – Classification and terminology，将残疾人辅助产品分为 11 个主类、129 个次类和 707 个支类。现将主类名称和主要的次类、支类名称简介如下：

主类 04 个人医疗用辅助产品：如治疗过程中帮助病人呼吸的设备、用于肢体的抗水肿袜套、腹部疝辅具、透析治疗辅具、光疗辅具、热疗冷疗辅具，各种刺激器、各种防压疮坐垫、床垫、脊柱牵引辅具、运动肌力平衡能力训练设备（训练用功率自行车、斜板，站立架、平行杠等）。

主类 05 技能训练辅助产品：是用于增强体能、提高智力和社会生存能力的辅助器具。例如：用于交流治疗和训练的辅具、语音和言语训练辅具、阅读技能训练辅具、书写技能训练辅具、（包括盲文、信号语言、唇读训练辅具等）、认知技能训练辅具、各种教育课程训练辅具、社会专业技能训练辅具、艺术素养训练辅具、社交技能训练辅具（包括社交、休闲娱乐、个人安全、旅游等）。

主类 06 矫形器和假体：这里的假体是指各种假肢和非假肢的体外假体（包括假发、假乳房、假眼、假耳、假鼻、面部合成假体、假牙，但是不包括人工关节等体内假体）。假肢是用于替代整体或部分缺失或缺陷肢体的体外使用装置。假肢、矫形器，请详见本书第一、二章。

主类 09 个人生活自理和防护辅助器具：包括特殊的衣服、鞋、鞋和靴的防滑装置、身上穿戴的防护辅具（头、眼、耳、听觉、肘、手、足跟、足趾、躯干）、穿脱衣服、鞋袜辅助用具；如厕辅助器具（坐便器、便盆、坐便器座、作为坐便器附件的冲洗器和热风干燥器）；气管切开术辅具、造瘘术辅助器具；护肤和洁肤产品；导尿装置、集尿器、尿吸收辅具（如尿布、尿垫）、尿失禁辅具（如阴茎夹）、洁净辅具（如肛门插塞、肛门袋）、清洗盆浴、淋浴辅具、修剪指甲辅具、梳头护发辅具、刷牙辅具、剃须辅具、性生活辅具等。

主类 12 个人移动的辅助器具：包括各种拐杖、助行架、助行椅、助行台、手推车、轮椅、三轮车、特制汽车、滑动板、滑动垫、转台、抓梯、翻身辅具、升降辅具、盲人的导向等辅具。

主类 15 家务辅助产品：包括各种辅助残疾人从事饮食、炊事、清洁、缝纫的辅助器具。

主类 18 家庭和其他场所使用的家具及其配件：包括残疾人专用的坐椅、工作台、床具、门窗和窗帘开闭辅具、帮助残疾人自理生活的房屋和其他场所的建筑设施等。

主类 21 沟通、信息及信号辅助器具：包括各种为盲、聋、哑残疾人交流、沟通用的辅助器具，如各种助视器、助听器、字母和符号板，闪光门铃，紧急状态的报警系统、盲

人打字机、盲文读物、盲人应用的语音－文字、文字－语音转换装置等。

主类24　操作物品和器具辅助产品：多为肢残人使用的特殊肢残辅助器，如各种带手环的容器握持器、取物钳、带吸盘的用具等。

主类27　用于改善环境的辅助产品、工具和机器：主要包括各种能改善残疾人生存环境（如控制温度、湿度、通风、饮用水）、工作条件（如专用的工作凳、工作台，专用的测量仪器和机械设备）的辅助用具。

主类30　休闲娱乐辅助产品：主要包括适合残疾人使用的玩具、游戏用具（包括电脑游戏）、锻炼和运动辅具、音乐辅具、照相摄像辅具、各种手工艺辅具、室内外园艺辅具、打猎和钓鱼辅具、野营和旅游辅具。

这种分类方法的优点是每一类辅助产品都有自己的6位数字代码，是唯一的，而且通过代码就能反映出各种辅助产品在功能上的联系和区别，有利于统计和管理。但面对残疾人选用时，不太方便。

三、残疾人辅具的选用原则

1. 病人、残疾人情况差别很大，而辅助器具品种又非常丰富、繁杂，需要临床医师、作业治疗师、物理治疗师、心理学工作者、社会工作者、辅助器具工程技术人员与病人、残疾人密切合作，根据全面康复工作计划的需要明确辅具需求，使用目的，进行选用、适配服务。

2. 选用、适配中应注意该技术辅助器具对残疾人各部位关节功能障碍，肌力减弱，肌力不协调，感觉减退及体力等状态的适合情况，发现不合适的应予及时更改。

3. 选用中注意启发残疾人应用技术性辅助器的极积性，设有这种极积性，既使选对了，回家后也会很快丢去不用。

4. 所选辅具务求适合、实用，越简单越好，不盲目追求高技术，高价位产品。

6. 注意确保安全。

四、康复治疗师在残疾人辅具应用中的任务

1. 积极参加以患者或残疾人为核心的康复组，根据患者或残疾人的疾病或创伤的医学检查、诊断和康复评估，提出康复治疗和辅具需求建议。

2. 帮助患者、残疾人了解使用康复技术、产品的目的、必要性，以提高残疾人使用的积极性。

3. 指导和训练患者、残疾人正确的使用辅具和了解使用中注意事项，保证使用的安全和应有的效果，尽量减少产品弃用。训练中及时发现辅具的适配问题，及时调整或协助解决。

4. 做好对康复工程技术、产品的临床适合检验。

5. 做好辅具应用的随访，认真观察疗效及时发现问题，提出修改意见，不断地总结经验提高辅具的应用效果。

本章由于篇幅所限介绍的仅为以下几类常用的基本产品，其他产品请参见相关治疗专业教材。

（赵辉三）

第二节 轮 椅

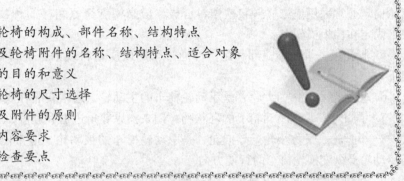

轮椅通常是指带有行走轮子的座椅，主要供残疾人或其他行走困难者代步用。

一、标准手动轮椅构成、部件名称、结构特点

标准手动轮椅由车架连接组合各部件，构成三个配套的功能系统，即身体支撑系统、驱动转向系统和制动系统。其中身体支撑系统包括：椅座、靠背、扶手、脚托板等部件。驱动转向系统包括：驱动轮、手圈、小脚轮等部件。制动系统由制动装置和操纵手柄组成。（图3-2-1，字母分别表示各部件）

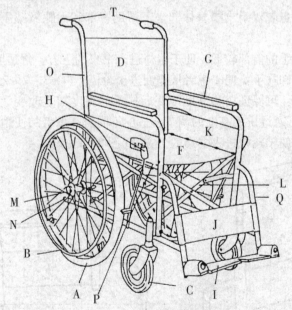

图3-2-1 标准手动轮椅构成

A. 驱动轮 B. 手圈 C. 小脚轮 D. 靠背 E. 手推把 F. 椅座 G. 扶手 H. 制动装置
I. 脚托板 J. 腿托 K. 挡板 L. 底座支架 M. 驱动轮轴 N. 助翻支杆 O. 靠背支撑杆
P. 椅座支撑杆 Q. 腿托架

1. 轮椅车架　可分为固定式的和可以折叠的。可折叠的便于携带。

2. 椅座　直接承受乘坐者臀部。

3. 靠背　支托乘坐者背部。分固定的和可调角度的。按高度可分为普通的靠背和高靠背。普通靠背的上缘位于腋后缘的下方，不妨碍肩胛骨的运动。高靠背应超过肩部。

4. 扶手　支托乘坐者手臂，分固定的和可拆卸的。可拆卸的便于患者从轮椅侧面进出轮椅。通常采用泡沫材料和软塑料合成，或高密度聚氨酯（简称：PU）发泡成型的垫块，固定在档板支架上。

5. 脚托板　承托小腿部和足部，通常采用硬质塑料或铝合金材料制作，安装在腿托架下方。

6. 驱动轮　又称为大轮，是手动轮椅车的主动轮，通常安装在底座支架的后侧。

7. 手圈　安装在驱动轮上的环状物，用来操纵轮椅进退和速度、掌控行驶方向。

8. 小脚轮　又称小轮、导向轮，是手动轮椅车的被动轮，通常位于底座支架前下方，随驱动轮操纵变换轮椅车的行使方向。

9. 制动装置　又称为刹车，鼓式制动较少，通常采用轮缘阻尼方式制动，安装在车架前侧的有效距离位置上。

二、常用轮椅功能及附件品种、结构特点、应用对象

常用轮椅有手动轮椅和电动轮椅。手动轮椅中有四轮轮椅和三轮轮椅，按照功能再细分，还可派生出许多功用各异的轮椅。

（一）常用轮椅功能

（1）扶手

1）长扶手：便于患者双手支撑身体起坐，帮助臀部和大腿做减压活动。还可加装桌板使用。

2）短扶手：短扶手的前部较低，便于轮椅进入书桌的下方。舒适度较长扶手稍逊。

3）可打开、可摘卸扶手：便于患者从侧面进出轮椅。（图3－2－2A）

4）高度可调扶手：可保证椅垫高度改变后扶手的高度随之改变，使双臂搁放在舒适的位置上。同样，还可通过扶手高度的调节，适配不同身高患者的使用。

5）书桌型扶手：便于轮椅进入书桌的下方。（图3－2－2B）

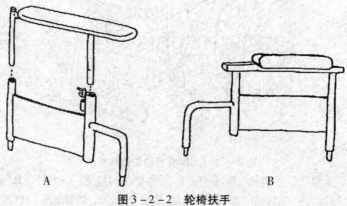

A　　　　　　　　　　　B

图3－2－2　轮椅扶手

A. 可摘卸的扶手　　B. 书桌型扶手

6）扶手上的特制小桌以方便患者生活和工作。（图 3 - 2 - 3）

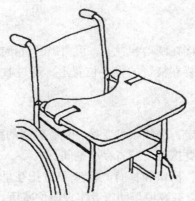

图 3 - 2 - 3　扶手上特制的小桌

（2）脚托架和脚托板

1）位置可调的脚托板：可适配不同患者小腿的长度和足部的放置角度，保证乘坐的舒适和安全。

2）可打开、可摘卸的腿托架/脚托板：便于患者上下轮椅，或坐在轮椅上进行下肢训练活动。

3）角度可调的脚托架：通过调节腿托架与座位的夹角，缓解臀部和大腿的压力。还可配合下肢骨病患者在治疗中保持患肢的特殊固定角度或适应位置。

（3）靠背

1）高度可调靠背：可保证椅垫高度改变后靠背的高度随之改变。还可根据患者日常活动和护理的需要调整靠背高度。

2）松紧可调靠背：可根据患者盆骨到脊柱的变形曲度调节靠背绷布承托面，使患者得到最佳舒适位。

3）角度可调靠背：变换躯干与臀部和大腿的角度，由坐姿改变成斜躺姿势，减压、缓解疲劳。

4）可折叠靠背：便于日常活动和护理，还可节省存放空间。

（4）驱动轮

1）带快卸轴的驱动轮：便于充气或维修，易于整车分解，减小运输装载体积。

2）带减震器的驱动轮：有效衰减轮椅在颠簸路面行驶中的震动。

3）带助力器的驱动轮：具有调节力放大系数功能的电动助力装置。

4）充气轮胎：具有一定的减震功能，适合在室内外一般路面上使用。

5）实心轮胎：无需充气，维护方便，但只适合在平整的地面上行驶。

（5）手圈

1）金属手圈：适合手感正常、握力良好的患者使用，可使轮椅达到较快的速度。

2）铸塑手圈：表面摩擦系数较大，可防滑助推，但快速行进时易伤害手掌表皮。

3）单侧双手圈：两个直径不同的手圈并联成双手圈，有选择地安装在单侧驱动轮上，可用单手臂操纵双手圈驱动轮椅行驶。

（6）小轮

1）充气小轮：配合充气大轮可产生较好的减震效果，适合在一般路面上使用。

2）实心小轮：无需充气，维护方便。如果驱动轮也是实心轮胎，仅适合在平整的地面上行驶。

（7）制动手柄

1）连杆型制动手柄：连接在制动装置上，可由患者直接操纵。

2）线控型制动手柄：安装在椅背的推手位置上，通过收放钢丝线控制制动装置，便于护理人员操纵。

（8）轮椅车架

1）固定式车架：结构固定，形状不可变换，具有较强的稳固性。

2）折叠式车架：便于折叠携带，节省存放空间。

3）底座角度可调式车架：椅座和椅背，椅座和腿托互呈约95°夹角固定，可在5°～30°之间联动地调节位置，可以有效地帮助患者实现原位减压。

4）座位升降式车架：便于患者坐在轮椅中以不同的高度配合治疗和从事社会活动。

5）站立式车架：椅座与椅背可变形成人体站立高度的竖直平面，患者身体靠在平面上，借助辅助固定装置站立。

（二）目前常用的几种轮椅

1. 普通手动轮椅（图3-2-1）　驱动轮直径在22～24英寸范围内，小轮直径6～8英寸。扶手、脚托板等位置固定，靠背上端位于腋窝后缘的下方，以乘坐者上肢驱动或陪伴者推动，适合大多数体弱病残者使用。

2. 护理型轮椅　和普通轮椅的区别在于后轮直径10～12英寸，没有驱动手圈；刹车手柄安装在靠背推手把的位置上，由护理人员操纵，适合没有能力驱动轮椅的患者使用。

3. 多功能手动轮椅　外形与普通轮椅相似，但在扶手、脚托板、靠背等部位可根据医生诊断和患者个体特征进行功能选择。这种具有多种个性化功能位置选择的轮椅，应用面较广。

4. 低座位轮椅　座位高度较低（通常位置高度和小腿长度相等），将脚托板打开或摘卸后，用双脚或单脚触地驱动。适合下肢肌力退化、站立困难者和偏瘫患者在室内活动、训练。

5. 单手驱动式轮椅　在两驱动轮之间安装传动轴，在一侧驱动轮上安装双手圈驱动装置，可用单侧手臂操纵轮椅，适合偏瘫患者或下肢残疾并伴随单侧上肢功能障碍者使用。

6. 电动助力轮椅　在手动轮椅两侧的驱动轮轴心上安装一对电动助力装置，可根据患者手臂肌力和运动状况选择力放大系数，使患者能以尚存的上肢肌力操纵轮椅。对训练手臂功能、改善体能起到积极的作用，适合肌力偏弱、运动功能欠佳的患者使用。

7. 坐便轮椅　座位上有开孔，下面放有便盆，可随时取放，或由护理者将患者直接推至便器上如厕。适合高位截瘫和由各种病症引起的下肢行走障碍、大小便失禁者在室内使用。

8. 卫浴轮椅　采用耐锈蚀材料制作，软性的或柔和的带孔的椅面，具有良好的防滑性和透水性，可供上肢运动功能较好的患者在冲淋时使用。对身体虚弱、平衡控制力较差的患者，需要在护理人员的帮助下使用。

9. 手动三轮轮椅　这类轮椅体积相对较大，乘坐者摇动曲柄驱动大齿轮，通过链条带动前轮并控制方向，行驶速度快于手动四轮轮椅。适合上臂肌力较强的患者在室外的安全环境下使用。

10. 电动轮椅　以蓄电池为动力源，使用者可通过电子控制装置驱动，分别有手柄控制、键盘控制、面颊控制、下颌控制、音频控制、护理遥控、环境程序控制等方式，针对不同患者选择。其中手柄控制为最常用产品，操作简易，行止便捷，适合截瘫、偏瘫、截肢以及其他原因造成的下肢功能障碍者使用。其他控制方式比较特殊，需要根据患者的身体条件选择，必须在专家指导下训练使用。

11. 运动轮椅　根据运动项目，可分为静态类和动态类。动态类的还分对抗型和非对抗型。例如：射击轮椅属于静态类，对轮椅的稳定性、调节性和个性化适配结构要求比较高。又例如：篮球轮椅属于动态类对抗型，强调快捷、灵活、耐碰撞、抗疲劳。运动轮椅是残疾人完成康复治疗后回归社会、开始新生活，体验、参与竞技运动项目的重要工具。其制作材料、工艺要求、功能特性以及外型设计高于普通轮椅，并且不同于各类康复轮椅，具有较强的专业性。运动轮椅需求者务必根据所从事的运动项目和自身条件，请专业生产厂家量身定做。

（三）轮椅附件

1. 坐垫　对于长期使用轮椅的患者非常重要的是能让他们保持合理、舒适的坐姿，预防皮肤压疮。因此要求坐垫具有良好的均压性能，易于透气、散热，便于清洁。常用的轮椅坐垫有：

（1）普通泡沫塑料坐垫：垫芯为中密度聚氨酯发泡材料，又称为海绵垫。椅垫的外罩采用合成纤维织品或棉织品材料制作。这类椅垫柔软轻便，具有一定的均压性能，便于清洗，价格便宜，应用广泛。

（2）成形泡沫塑料坐垫：计算机数控磨床按照患者身体尺寸将海绵坯块打磨成形，或马鞍外展形坐垫，或大腿内收型坐垫，或坐靠一体化的靠垫等等，在表面喷涂高密度保护层，使之耐用，便于保洁。用这种材料和工艺制作的坐垫，能对患者的大腿、盆骨，甚至腰椎和脊椎提供合理的支持，可有效控制变形损伤。但透气、散热性较差，一定要加配吸湿性较好的纺织品面料使用。

（3）聚合凝胶坐垫：这种由膏状凝胶材料制作的坐垫具有较强的均压功能，使患者的体重均匀分布在臀部、大腿与坐垫的接触面上，有效地分散、减小坐骨部位的压力，避免长时间坐轮椅引发臀部压疮。一般采用透气性较好的面料做外罩。

（4）气囊坐垫：采用橡胶材料制作，由诸多小气囊纵横排列形成可控气室，根据使用要求调整气压，每一个气囊随患者的臀部曲面等压排列，其均匀柔和的承载体可保证臀部表皮血液循环状态良好。气囊间隙产生的微小变动形成了良好的透气通路，具有较好的散热性。

2. 支持托　采用高密度聚氨酯材料模塑成形，也可以用热塑板材制作。有系列成品，也可个性化制作。针对患者的身体状况选用这类产品，将其固定在轮椅骨架的特定部位上，对患者肢体提供功能位置支持和安全保护。支持托种类分别如下：

（1）前臂手托：根据患者肘关节至手指远端的长度和形状定制，或在系列化成品中选择适配件，固定在轮椅扶手架上，确保患肢在功能位放置。还可根据患者的康复训练要求，在手托下安装角度调节器，让患肢在功能位上得到多种角度的训练。适合前臂肌张力

异常，屈、伸肌力不平衡，手位不自然等症状的患者选择使用。（图3-2-4）

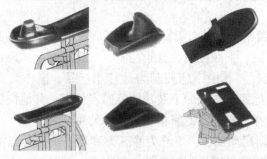

图3-2-4 固定式前臂手托

（2）头托和颈托：根据患者的头颈状况选择形状和尺寸，将其安装在轮椅靠背上方，酌情调节并固定好高度和仰角。这类附件适合成年人神经疾病、脑损伤、脑瘫儿以及其他疾病引起的头颈躯干肌肉广泛无力的患者使用。（图3-2-5）

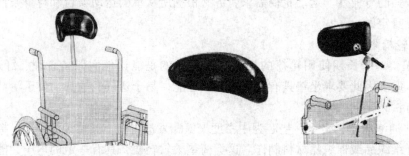

图3-2-5 头托

（3）躯干支持托：根据患者的躯干状态选用，固定在轮椅靠背两侧，对胸、腰给予局部或完整的支持。该附件在脑瘫儿患者中应用较多。

（4）小腿托：可根据患者下肢伤残状况选择，或单侧或双侧，固定在轮椅腿托架上。还可根据小腿的受力方向或保护范围选择安装位置和形状。适用于脑和神经类疾病引起的下肢功能障碍者、小腿截肢者。

4. 固定带　又称为绑带。这类附件由各类织品或皮革制作，根据需要截取长度或形状，工艺简单，使用简便，用于对躯干、肢体各部位的固定保护，是常用的轮椅附件。

5. 防翻轮　安装于底座支架后下方两侧或中间。如果患者单独使用轮椅，当重心超过稳定极限发生后倾斜时，防翻轮首先着地，阻止人车向后翻倒。

6. 小滚轮　又称为旅行轮、航空轮，安装于底座支架后下方的两侧。当患者乘坐轮椅出入狭窄通道时，为了减小轮椅的横截面尺寸，可将轮椅的驱动轮卸下，以小滚轮代替行驶。

7. 轮椅桌　又称为治疗桌，通常采用硬塑料板或木板制作，与轮椅座位尺寸相匹配。桌面为方形或半圆形，边缘部位微隆起，边角部位轮廓柔和。可供患者在轮椅中完成日常活动和康复训练。

8. 拐杖存放器　又称为拐杖盒，根据患者的生活习惯安装在轮椅车架的一侧，使患者可携带拐杖乘坐轮椅外出，坐、行随意。

9. 驱动轮护板　护板直径与手圈直径相匹配，有效覆盖了驱动轮上的辐条，使患者操作轮椅时避免手指触伤或行驶中异物插入驱动轮带来的意外伤害，在轮椅运动竞技项目中得到广泛应用。

10. 制动手柄加长杆　这是利用杠杆原理设计的制动器附件。加长杆的套管与轮椅制动手柄适配，当患者的臂力或握力较弱时，将加长杆套在制动手柄上，可轻松有效地进行操作。

11. 靠背横向固定杆　在两侧靠背支撑杆之间安装尺寸与之匹配的横向固定杆，可有效防止靠背形变，主要应用在高靠背或超宽轮椅上。如果已经安装了头颈托装置可省略该附件。

12. 轮椅手套　采用柔软皮革制作。患者穿戴轮椅手套驱动轮椅可使手不被手圈磨破，还可避免在惯性快速转动操作时手掌被手圈摩擦烫伤。适合上肢运动功能较好、经常独立操作轮椅的患者使用，是轮椅运动爱好者的必备品。

三、使用轮椅的目的和意义

长期卧床会使身体机能极度下降，甚至完全丧失运动功能和语言功能。对于病情稳定的患者，应尽早地考虑康复训练。首先希望患者从床上坐起来，从开始短暂的坐，逐渐增强坐的耐力，然后再坐上轮椅活动，最后脱离卧床生活。这个过程对患者的康复和生活质量有着至关重要的意义：

1. 改善呼吸，增大肺活量，利于排除呼吸道分泌物。

2. 增强吞咽反射，改善进食能力。

3. 扩大视野，变换活动环境，增加对外接触，改善心理状态，恢复语言功能。

4. 改善大小便控制能力。

5. 通过减压指导改变坐姿，有效预防压疮。

6. 在试图站立之前，使循环系统逐渐适应站立位置。

7. 在外部支持的帮助下，通过对坐姿的调整，鼓励头部和躯干活动，增强身体平衡能力。

8. 进行简单的低强度耐力训练，提高自理能力，缓解肢体震颤或强直。

四、普通生活轮椅的尺寸选择

1. 座位宽度　是指轮椅两侧扶手挡板之间的尺寸。座位两侧挡板与臀部两侧之间应各留出约3cm或两横指的空隙。

2. 座位深度　是指轮椅靠背到座位前缘之间的尺寸。患者端坐，腰、臀贴靠在靠背上，此时屈膝的大腿腘窝与座位前缘应空出约6cm的距离或约四横指的距离。

3. 座位高度　是指轮椅座位到地面之间的尺寸。除了偏瘫轮椅例外，一般轮椅的座位高度必须满足患者所需要的脚托板功能位置，同时保证脚托板与地面的距离不小于5cm。

4. 脚托板位置　是指座位到脚托板之间的距离位置。患者端坐，双脚放在脚托板上，轮椅坐垫前缘内侧4cm（约两、三横指）的部位不应承重。

5. 靠背高度　是指从轮椅座位至靠背上缘的尺寸。低靠背（低腰承托），不妨碍腰部的旋转和肘臂运动，适合躯干与上肢运动功能较好、经常参加体育活动的患者使用；中靠背（腰背承托），靠背上缘位于腋下10cm左右，能保证患者自行驱动轮椅进行日常活动，是常用的靠背选择；高靠背的高度应达到肩峰以下，具有较好的躯干支撑功能。

6. 扶手高度　是指轮椅座位到扶手之间的垂直距离。患者端坐屈曲肘关节90°位，测量其座位至肘部的距离，扶手的高度则以该测量数据加2cm为合适。

五、选择轮椅及附件的原则

1. 行动方便　要根据患者的身高、体形选择轮椅座位的参数。座位过窄或过宽、靠背仰角过大，都会增加起坐时的困难。宽大的座位还会使患者在操作驱动轮手圈时增加双臂的张力，极易产生疲劳。如果驱动轮轴心偏后于身体重心，会使双臂过度地后展，同样容易产生疲劳，有碍于连续操作使用。

对成年患者建议选择24寸驱动轮为宜，儿童患者可根据年龄和身高，选择20~22寸的驱动轮。过小的尺寸驱动速率较低；过大的尺寸需要付出较大的体力，不适合普通患者使用。

还可根据不同的使用要求选择小轮的尺寸：大尺寸的越障功能强；小尺寸的灵活、转动空间大。对于喜欢体育运动的患者可采用3~5寸小轮。经常出入路面不平整的患者应该选择6~8寸小轮。

对于不能独立使用轮椅的患者，特别是年长者最好选择制动手柄安装在椅背推手上的线控型制动装置，以便服务人员操作。为儿童选择轮椅时，应当考虑加高推手，便于家长照顾。

截瘫患者应选择多功能轮椅，可移动的扶手和脚托板使其易于上下轮椅。如果经常乘坐汽车外出，要选择折叠功能强，脚托、驱动轮等部件可快卸的轻便轮椅。

2. 位置稳定　合理的座位尺寸和扶手位置，能帮助身体平衡、减压，使患者在轮椅上保持稳定的坐姿。符合人体生理曲线的靠背，从脊柱上方到臀部给予充分的支持，可使患者放松肌体，养成自然端坐的好习惯。

松弛的座位会造成盆骨偏移；偏低的扶手位置会使患者失去侧面支撑而失稳，造成脊柱变形。对腰、腹肌较弱的患者来说，上述状况势必更为严重。

对高位截瘫患者，除了注重这类问题的处理，还要在其他细节上给予关注。在高靠背上方加装环状颈托或头托，腰背处穿戴固定背带，或配置个性化靠垫，臀部两侧或大腿内、外侧附加辅助垫，将更加有助于坐姿的稳定。对于不需要颈托或头托的高位截瘫患者，要在高靠背后面加装横向固定装置，以免高靠背支撑杆受力发生绕性变形，使背部失去稳定的支持。

躯干长时间失却稳定支持将严重影响坐姿，会造成盆骨倾斜、脊柱侧弯、后凸、旋转畸形等各种严重的次生损伤。

3. 舒适和尊严 稳固的座位，对盆骨和脊柱合理有效的支持，再配以均压透气的坐垫可为病人提供舒适。过分柔软的坐垫或松懈的座位都会使身体局部肌肉疲劳，甚至产生畸形损伤。坐垫的面料要透气，以利于皮肤保持干爽。

扶手的支持应使两肘与双肩放松，肩、上臂和前臂互呈90°放置。过高或过低的扶手都会导致身体不适。扶手的支持面要适当，尽量选择有软衬垫的长条扶手。过窄的扶手面会使前臂支撑困难、疼痛，过宽的扶手面会影响驱动手圈。如果患者前臂肌肉松弛，或肌张力过强，手位不自然，还可以考虑安装手托以及其他辅助件。

确定脚踏板与座位的距离，使膝关节、踝关节到脚的摆放位置互呈90°，保证大腿后部与足底能均匀地承托下肢重量，并且不压迫腘窝部的血管和神经。

对于经常到室外活动的患者，为了减少路面颠簸带来的不适，可考虑前后轮都采用充气轮胎，必要时安装减震器。对于大小便失禁的患者，外出活动前穿戴纸尿裤或接尿袋，活动结束后立即清洗更换。禁忌让患者坐在有开口的坐便轮椅中出入公共场所。

对骨盆或脊柱严重畸形的患者，可为他们安装个性化设计制作的座位、坐垫、靠背以及脚托装置。必要时，可配戴矫形背心，以保持良好的坐姿。

4. 压力分布均匀 采用防压疮坐垫或吻合臀部外形、轮廓曲线柔和的椅垫，可有效地帮助分散坐骨的压力。适当地增加座深和脚托板的支持，可有效地减轻臀部和大腿后部过于集中的压力。要注意：脚托板过低会使大腿后部承重过大，引起下肢血液循环不良，神经传导受阻；脚托板位置过高，会使大腿后部承重过小，导致坐骨压力过大。

稳固的靠背和结构完好的扶手便于随时更换坐姿，减轻局部压力。对于每20分钟需要双臂支撑、腾空臀部减压的患者，扶手的支持功能显得尤为重要。

针对完全丧失肌力不能自理的患者，可以采用角度可调的靠背来帮助改变体位，减轻臀部压力。值得提醒的是，当椅座和椅背的夹角接近100°时，会在背部、臀部与靠背、坐垫之间产生较大的剪切力（见图3－2－6），这种剪切力造成的危害对老年人和肌体衰弱的患者尤其明显。在这样的情形下，如果护理人员不具备轮椅减压操作技能，最好采用底座角度可调式轮椅，使患者原位整体在5°～27°空间内获得间隔调节，让腰背部、臀部、大腿至足部获得减压。

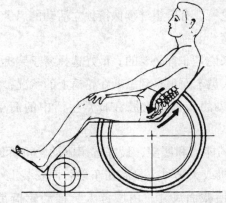

图3－2－6 靠背后仰角度大时，背、臀部与靠背、坐垫之间产生剪切力

5. 安全　轮椅稳定的结构和可靠的刹车（制动系统）是保证安全使用的重要条件。

此外要求轮椅结构的边角部位呈圆弧状，表面光滑，尤其是脚踏板、扶手和手圈。任何粗糙物或凸起的尖锐物都有可能给患者造成伤害。

坐垫要适合轮椅的座位尺寸，前缘的质地同样要柔和，避免因坐垫过深、边缘过硬造成对膝关节后部产生挤压损伤。座位前端应该比后端高出 1 ~ 2cm，面料要选择防滑织品，这样可增强座位的稳定性和安全感。

在确定脚托板位置时，要特别注意离地面的高度不能小于 5cm，否则轮椅在通过平整度较差的路面时，过低的脚托板碰撞小障碍物会给患者带来危险。身材较高和小腿较长的患者必须要选择座位较高的轮椅，以保证乘坐的舒适度和安全。

对中残肢以下的小腿截肢者，在未穿戴假肢使用轮椅时，要安装后位小腿托，使残肢保持在安全位置上。

对下肢关节不稳定、反射异常、挛缩以及人工关节置换术后的患者，应遵医嘱治疗、配备轮椅。严禁使用站立式轮椅自行训练。

对于完全依赖轮椅生活的老年人，要为他们选择高靠背的或带头托的轮椅，从头颈部到腰背部放置衬垫调整体位，加装轮椅桌。在户外活动，要用安全腰带和腿带保护，以免肢体晃动或滑移造成损伤。

对于有能力单独驱动轮椅车的患者，尤其途中可能遇见坡道的情况下，除了要安装防翻轮保护，还要配戴轮椅手套，防止手掌摩擦受伤；在户外环境中要加装驱动轮护板，减少路边低矮灌木或其他异物对辐条的阻碍和损伤。

对所有的轮椅都应该配备夜灯，在驱动轮上安装反光片，以备夜间外出使用。

6. 实用性　为年长者设计的椅座和靠背面料必须选用易于清洗又能防止渗透的织品，如果能包括一个随身物品存放袋，则更好。

对于需要全面护理的患者，特别是罹患进行性疾病或退行性病变的患者，要尽量选择可调节的多功能轮椅，这样可根据病情发展适时调整位置。

对于脑瘫儿要考虑到年龄和康复因素，选择功能位尺寸可调节轮椅，为日后的生长发育和肢体功能恢复留有调节余地。

对于自己有能力驱动轮椅，有希望继续保持独立活动的患者，如果条件允许，可选用轻巧又便于操作的电动轮椅。

轮椅桌对于一些患者来说是非常必要的。最好选择易于装拆、便于清洁、桌面透明度较好的轮椅桌，以便医护人员全面观察到患者在轮椅上的状况，它是在轮椅上进行康复训练的最佳平台，不仅可帮助患者训练上肢在日常生活中的简单动作，还起到安全保护作用。

如果患者有经常旅行的能力和愿望，最好选用驱动轮可拆卸的轮椅，再配置一对备用小滚轮。当病人乘坐飞机或火车时，只需在车架后面安装上小滚轮，再卸去两侧驱动轮，便可大大缩小轮椅的横截面尺寸，由服务人员推动轮椅帮助患者顺利通过狭窄的过道。

对居住条件较好、日常需要喷淋洗浴的患者，建议配置一辆卫浴轮椅，并在卫生间内外系统安装固定把手和把杆。这样可以帮助患者提高自理能力。

随着使用轮椅经验的增长，患者可针对自己的需要对轮椅的某些部位进行的调整或改进。比如对拐杖存放器安装位置的调整、输液瓶升降杆在轮椅框架上的便携式固定以及对接尿袋导管设置的小挂钩、个性化或具有社会影响力的小旗杆、用作钓鱼运动的垂竿支架等等。各种轮椅附件的组合和新颖的创意，能为患者带来方便和生活的乐趣。

六、轮椅处方

轮椅处方是康复医生、治疗师面对各种患者，根据其年龄、疾病情况、功能障碍情况、移动能力、生活方式、居住环境、经济等多方面情况写出的轮椅选择方案。

（一）处方内容

应包括轮椅品种、规格、尺寸、各种主要部件的要求。参考格式见表 3 - 2 - 1

表 3 - 2 - 1　**轮椅处方表**

姓名＿＿＿＿＿＿＿＿　　年龄＿＿＿＿＿＿＿＿＿　　住址＿＿＿＿＿＿＿＿＿＿＿＿＿＿
临床诊断＿＿＿＿＿＿＿＿＿＿＿＿＿＿＿＿＿＿＿＿＿＿＿＿＿＿＿＿＿＿＿＿＿＿＿＿
残疾诊断＿＿＿＿＿＿＿＿＿＿＿＿＿＿＿＿＿＿＿＿＿＿＿＿＿＿＿＿＿＿＿＿＿＿＿＿
使用者类型：成年人＿＿＿＿＿　　未成年人＿＿＿＿＿　　儿童＿＿＿＿　　普通人＿＿＿＿　　截肢者＿＿＿＿
使用者体形参数：坐宽＿＿＿＿＿cm　坐高＿＿＿＿＿＿cm　坐长＿＿＿＿＿cm
坐位臀足平位距离＿＿＿＿＿＿＿cm　　　　体重＿＿＿＿＿kg
驱动方式：手动（双轮、单轮：左、右）
电动（手控、颊控、颏控、气控）其他＿＿＿＿＿＿＿＿＿＿＿＿＿＿＿＿＿＿＿
大轮尺寸：50.8cm ＿＿＿＿＿　61cm ＿＿＿＿　66cm ＿＿＿＿
小轮尺寸：12.7cm ＿＿＿＿＿　20.3cm ＿＿＿＿
轮胎：普通硬橡胶＿＿＿＿＿　一般充气＿＿＿＿＿　低压充气＿＿＿＿＿　驱动环＿＿＿＿
座位：硬＿＿＿＿　软＿＿＿＿　特殊要求＿＿＿＿＿＿＿＿＿＿＿＿＿＿＿
靠背：普通＿＿＿＿　有靠头枕＿＿＿＿　靠背可倾＿＿＿＿＿＿＿＿＿＿＿
扶手：一般＿＿＿＿　可拆＿＿＿＿　可装小型书桌＿＿＿＿＿
脚踏板：普通固定＿＿＿＿＿　趾圈式＿＿＿＿　跟圈式＿＿＿＿　跟带式＿＿＿＿
特殊附件：手托或手带支承架
多用托盘
便桶
医师＿＿＿＿＿＿　　日期＿＿＿＿＿＿

（引自：林小玲．轮椅的选择和使用．中国康复医学．第二版）

（二）典型病例轮椅品种、部件的选用

1. 偏瘫患者　如果患者偏瘫一侧的上下肢失去自主运动功能，可选择座位较低的轮椅或单手驱动轮椅。前者注重训练健侧下肢肌力，并利用正常下肢的运动滑动轮椅，在小

范围内活动。后者可以用正常上肢通过特殊的单手控制机构操纵轮椅。此外，还可根据实际情况在病人偏瘫的一侧配置相适应的手托和腿托。

2. 截瘫患者　可选择多功能轮椅。可移动的扶手和脚托板使患者起居方便；高度可调的扶手，可根据患者的身高和所选择的坐垫厚度调节尺寸，使体位得到合理支持，减少坐骨部位的压力；对高位截瘫患者，建议选用高靠背轮椅和防压疮坐垫，配给腿带、腰固定带，甚至脊柱矫形器或其他固定托，最好能配置轮椅桌。

3. 帕金森综合征患者　建议选用框架结构稳定的多功能轮椅。注意适当调整靠背和脚托板角度。对痉挛、震颤严重的患者要有选择地加配支持托、固定带和辅助垫。

4. 双下肢高位截肢患者　双下肢高位截肢患者在安装假肢前或没有穿戴假肢的情况下可选用无脚踏板的或脚踏板可拆卸的轮椅。不戴假肢的患者在轮椅座位上的重心偏后，应当将驱动轮轴心位置适当向后调节或加装防翻轮，以防止轮椅后翻。对穿戴下肢假肢的患者可以选用普通轮椅，加配小腿固定带。

5. 脑瘫患者　根据患儿年龄、体形，选择尺寸适配的儿童轮椅，有针对性地为他们选择辅件，如马鞍形坐垫、盆骨带、胸带和各种颈托、头托、脚带，配置可拆卸的轮椅桌。对病情严重的患儿，还要在靠背两侧加装软性的躯干支持托，选用特殊形状的固定脚踏板。必要时采用计算机设计制作的一体化模塑坐靠垫（坐姿保持器）。这种完全个性化的轮椅是脑瘫患儿及家长在日常生活中的最佳帮手。

6. 普通老年人　除了生病、体弱需要用轮椅代步，在远距离行走、路面积雪、雨后路滑时也需要。为他们选则普通四轮轮椅或无手圈驱动的小四轮护理型轮椅，在靠背后面配置一个杂物袋或拐杖存放器。要尽量让老人施展自身的体能，同时也要注意保证他们的安全。

7. 下肢骨折患者　选择腿托架角度可调并带软性腿托的轮椅。这种轮椅可根据患者治疗的需要调整患侧腿托的角度，使患肢得到理想的固定位置。

七、质量检验要点

（一）最初使用轮椅时应注意的问题

1. 外观　轮椅的手圈光滑无毛刺。车架对称，轮椅和身体接触部分的表面喷涂光洁。扶手、脚踏板平整、完好、对称，座位和靠背的绷布牢固，不松懈。

2. 稳定性　四个轮子同时着地，重心稳定，身体靠在椅背上无向后翻倾向，上身向前探无前倒倾向。空车推进无跑偏。

3. 安全性　在操作刹车手柄时，手与车架之间无碰撞、无挤压，确保制动快捷有效。脚托板位置符合小腿长度并保证离地面高度大于5cm。

4. 功能性　轮椅回转灵活，所有可折叠部位操作轻便、到位，所有功能的调节位置有效、可靠。轮胎气压符合标准（建议前导轮2.5bar，驱动轮3.5bar）。

5. 常规性　为患者调整好各个功能位并固定，不需要经常变换调节位置。

（二）外出时应当考虑的问题

1. 检查轮胎是否亏气？如果发现慢漏气，应当立即补漏。最好携带轻便气筒。

2. 检查各部位固定螺栓是否松动？如有松动之处，应当立即用专用工具上紧。如果出远门，应事先更换已经开始磨损或即将失效的旧部件，并携带备用工具。

3. 外出旅行应根据时间长短考虑携带日常易损件以及相关的备用工具。

（三）在使用中常见问题的判断

1. 载人轮椅跑偏 检查四个轮胎的气压是否一致，轮子的安装部位是否松动或变形，辐条是否缺损。如果发现上述问题 要及时给予修补或更换失效零件。

2. 行进中发出响声 检查各转动部位和连接部位是否有异物、有不对称的局部松动或过紧。可根据声音判断位置，对其进行检查，重新装配或者清理、施加润滑剂，借助水平仪调整。如遇零件损坏，要尽快更换，以免损伤与其配合的相关零件。

3. 两侧制动力不一致 检查两侧驱动轮气压是否相同，两侧刹车位置是否一致，结构是否有形变。任何一侧制动系统发生松动、位移，都必须对双侧刹车装置重新调整固定。

4. 在平地上行驶有颠簸感 检查两侧轮圈是否变形、轮胎是否破损。如果轮胎未发现任何破损点，在两侧轮胎等压补气后，颠簸现象更明显，则表明一侧内胎已经严重变形，应立即更换。

5. 轮椅驱动费力 检查各轮轴部位有无发丝、纤维、灰尘，轴承是否磨损、偏置。如果因污垢堆积导致轮轴阻滞，可拆卸清洗后施加适当的润滑剂。要注意定期清洁保养。

6. 轮椅座位变形 如感觉座位塌陷或单侧位移变形，请检查坐垫是否损坏，绷布是否松懈，轮椅骨架是否有断裂或开焊之处，要及时探查、维修，更换已损坏的部件，甚至整车。

（王元 赵辉三）

第三节 坐姿保持器

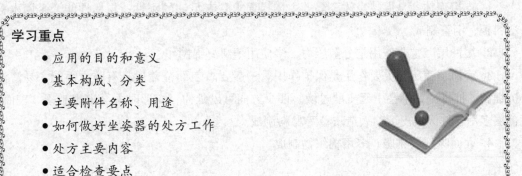

学习重点

- 应用的目的和意义
- 基本构成、分类
- 主要附件名称、用途
- 如何做好坐姿器的处方工作
- 处方主要内容
- 适合检查要点

坐姿保持器（seating posture）是一类用于辅助躯干，保持坐姿稳定的用具，主要用于严重的躯干、四肢瘫痪的患者。随着重症脑瘫患者、重症肌肉无力等患者康复治疗工作的发展，坐姿保持器的设计、制造、应用都有了比较快的发展。

一、应用的目的和意义

坐姿保持器通常是配合椅子或轮椅使用，主要适用于重症的肢体残疾人，特别是适用于重症的肢残患儿，用以保持适当的坐姿，解放双侧上肢，以有利于患者完成日常生活活动和身心健康。

（一）有利于患者的身体健康

1. 促进残存的躯干、四肢神经肌肉骨骼运动功能的发挥，有利于提高肢体的代偿功能，有利于减少骨骼 – 肌肉运动系统的废用性萎缩。

2. 稳定的坐位姿势有助于进食、呼吸和循环系统的发育和改进。

3. 配合各种物理治疗、矫形器治疗和手术治疗可以预防继发性骨关节的挛缩、畸形，也有利于预防压疮。

（二）有助于日常生活能力的提高

1. 稳定了坐姿可以帮助患者解放双侧上肢，有助于患者坐位进食、书写和从事各种作业的能力，也有助于改善患者控制轮椅的能力。

2. 稳定和较舒服的坐姿可以改善患者的坐位耐久力，有助于全面地提高患者的日常生活能力。

（三）有助于患者的心理健康

1. 双上肢功能改善有利于促进双上肢协调功能的改善，也有助于患儿认知功能、学习功能的改进。

2. 稳定的坐姿可以帮助患者扩大生活范围，更好地参与社会活动，提高生活质量。

二、坐姿保持器的基本构成和附件

（一）坐姿保持器的基本构成

1. 支撑壳体　是保持身体姿势的主体，要求具有足够的刚性、支撑性能，多用木板、塑料板、钢管制成。

2. 缓冲层　主要作用是分散压力，多使用塑料海绵制作。

3. 表面覆盖层　主要作用是保护作用。一般要求表面覆盖层具有防水性能，易清洁，抗细菌，抗霉菌，不会引起皮肤过敏，四个方向可以延伸，变形时不会出现皱褶。表面覆盖层多用各种天然皮革、人造皮革等材料制成。

4. 表面吸湿散热层　多用棉织物制成。

（二）主要的附件　见图 3-3-1

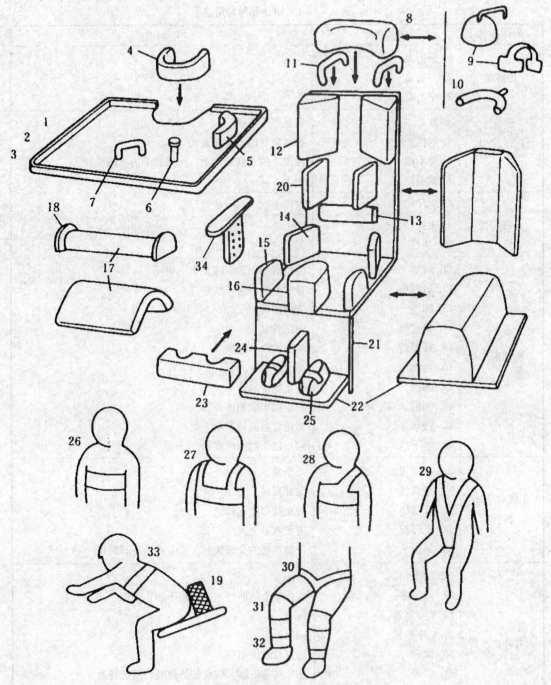

图 3-3-1　坐姿保持器的构成和附件

1. 无边轮椅桌　2. 三边轮椅桌　3. 全边轮椅桌　4. 胸垫　5. 肘挡　6. 竖手把　7. 横手把　8. 头托
9. 头托　10. 颈托　11. 肩垫　12. 肩胛垫　13. 腰垫　14. 骨盆挡　15. 防外展挡　16. 防内收挡　17. 胸垫
18. 侧板　19. 骶部垫　20. 躯干挡　21. 小腿托板　22. 足踏板　23. 膝部垫　24. 足隔板　25. 足套
26. 胸带　27. 肩胸带　28. Y字形带　29. V字形带　30. 髋带　31. 膝带　32. 踝带　33. 背带　34. 扶手

（引自：小池纯子，伊藤利之．义肢装具のチェックポィント，第4版）

各种附件的用途：见表 3 - 3 - 1

表 3 - 3 - 1　附件品种与用途

附件分类	品种名称	主要用途
轮椅桌	1. 无边桌 2. 三边桌 3. 全边桌	
轮椅桌附件	4. 胸垫 5. 肘挡 6. 竖手把 7. 横手把	防止躯干前倾 抑制肩肘的不随意运动 抑制手的不随意运动，保持躯干的正确位置 同上
头部附件	8. 头托 9. 头托 10. 颈托	保持头部于正中位置 同上 同上
胸部附件	11. 肩垫 12. 肩胛垫 13. 腰垫 14. 骨盆挡 15. 外展挡 16. 内收挡 17. 胸挡 18. 侧板 19. 骶部垫 20. 躯干挡	防止肩部上抬，防止躯干前倾 抑制肩胛骨向中线靠拢 支持腰部 固定骨盆 防止髋关节外展 防止髋关节内收 防止躯干前倾 防止躯干的侧向移动 防止骨盆向后移动 防止躯干的侧向移动
小腿与足部附件	21. 小腿托板 22. 足踏板 23. 膝部垫 24. 足隔板 25. 足套	托小腿 支撑双足 防止膝部向前移动 防止双足交叉 帮助足底的全面接触，预防和矫正马蹄足
各种带子	26. 胸带 27. 肩胸带 28. Y 字形带 29. V 字形带 30. 髋带 31. 膝带 32. 踝带 33. 背带	防止 防止躯干的前倾，保持躯干的正中位 同上 同上 防止骨盆的前移 防止膝部前移，防止膝部伸展，固定骨盆 防止膝部伸展，防止足部的横向移动 保持躯干的正中位置

（引自：小池纯子，伊藤利之. 义肢装具のチェックポィント，第 4 版）

三、坐姿保持器的分类

（一）按控制身体的部位分类（图3-3-2）

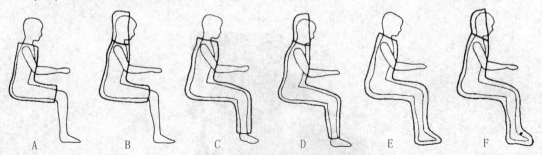

图3-3-2 坐姿保持器按部位分类

A. 躯干坐位保持器　B. 头躯干坐姿保持器　C. 躯干下肢坐姿保持器　D. 头躯干下肢坐姿保持器

E. 躯干下肢足坐姿保持器　F. 头躯干下肢足坐姿保持器

（引自：小池纯子，伊藤利之．义肢装具のチェックポイント，第4版）

（二）按制作材料、结构、工艺分类

1. 普通型坐姿保持器　在椅子或轮椅的基础上用木材、金属、塑料、塑料海绵、皮革、帆布等材料改制或特制的。

2. 模塑型坐姿保持器　利用各种塑料材料模塑成形。

3. 可调节型坐姿保持器　制成后仍然可以比较方便地改变形状。

四、常用的坐姿保持器

1. 普通的木制坐姿保持器　用木材制成，其后靠背可以分为可调节角度的和不可调节角度的。这类坐姿保持器主要依靠头托、肩带、肩垫、躯干垫、腰垫、膝垫、足托板等各种各样的附件控制躯干和下肢的姿势。这类坐姿保持器可以因人而异地定制，也可以制成半成品根据患者的需要和尺寸进行选择、组装和调整。普通型坐姿保持器可以根据社区康复的具体条件因地制宜地制作简单而便宜的制品，也可以从现代轮椅的系列化的附件中选择、安装。（图3-3-3）

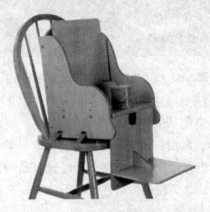

图3-3-3 木制普通型坐姿保持器

2. 金属管制的坐姿保持器 用金属管、木板、泡沫塑料等材料制成。多是以轮椅为基础制造的组装式的工业化产品。这类坐姿保持器配备有各种头托、肩带、胸带、肩垫、躯干垫、腰垫、膝垫、足托板、足套等附件，根据需要选择、装配。（图 3 - 3 - 4）

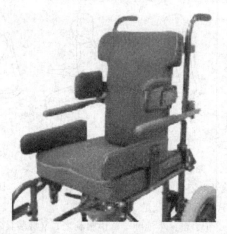

图 3 - 3 - 4　金属管制坐姿保持器

3. 热塑性塑料模塑坐姿保持器 模塑型坐姿保持器的制造材料、制造方法很多，但其共同特点都是应用患者身体的石膏模型模塑成形的。其制造材料包括：热固性增强塑料、热塑性塑料板、硬质的泡沫塑料、半硬的泡沫塑料等。其制造工艺包括：真空成形、铺塑、泡沫塑料浇铸成形等。这类产品的优点是：与患者的身体可以做到全面接触，舒适性强；可以方便地与轮椅或椅子配合使用。其缺点是：都必须制取患者身体的模型，制成后不容易再改变形状。（图 3 - 3 - 5）

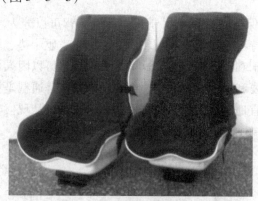

图 3 - 3 - 5　热塑性塑料模塑坐姿保持器

4. 计算机辅助设计 - 制造坐姿保持器 近年计算机辅助设计 - 制造的坐姿保持器已显示出良好的使用性能。这类制品的制作首先是利用一些方法获得患者合适的坐姿外形（石膏阴型或负压微粒袋型），然后将坐姿外形数据化输入计算机，经过计算机的数据化处理后在一块大的塑料海绵上进行计算机磨削加工。经过制品的试样、调整，当制品合适了以后，最后再覆盖一层外皮。这类制品舒适性好，但价格较高，而且一旦制成了不容易再改变形状。（图 3 - 3 - 6）

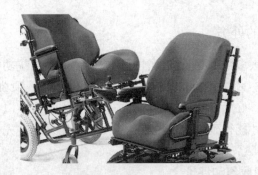

图 3 - 3 - 6　计算机辅助设计 - 制造模塑型坐姿保持器

5. 机械矩阵结构坐姿保持器　这类坐姿保持器不但具有与患者身体全面接触的优点，而且在制成以后仍然可以方便地改变形状。这类制品比较适合生长发育中的儿童患者和某些需要调整，改变姿势的患者使用。这类产品主要有两种：一种是矩阵可调节型坐姿保持器。这是一种用尼龙制成的连接部件（连接点和连接臂）组装成机械的矩阵（Matrix），通过手工调节每一个连接点的位置可以将躯干、四肢保持在需要的位置，而且可以较好地做到与身体全面接触。机械的矩阵结构上面还需要覆盖软的塑料层、塑料海绵层和利于散热、吸湿、透气表面覆盖层。（图 3 - 3 - 7）

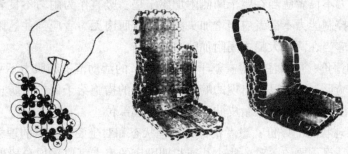

图 3 - 3 - 7　机械矩阵结构坐姿保持器

6. 负压微粒袋型坐姿保持器　负压微粒袋型坐姿保持器。这是一个内部填充了塑料微粒袋状的垫子。在袋状垫子内适当充气以后，患者坐在垫子上，可以在患者的身上直接塑出形状。当塑形完成后用真空泵将袋中的空气吸出，由于袋中的塑料微粒紧密接触，保持坐姿保持器的塑形。这类制品的特点是可以方便地改变形状，缺点是已塑好的形状难以长期保持，比较适合临时使用和试验性使用。（图 3 - 3 - 8）

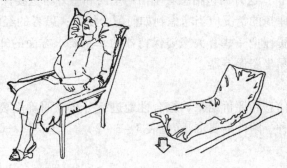

图 3 - 3 - 8　负压微粒袋型坐姿保持器

五、坐姿保持器的处方

坐姿保持器的对象大多数都是重症的神经肌肉骨骼运动系统功能障碍的肢残者。他们的情况都是非常复杂的。另外，坐姿保持器的服务工作也是一项典型的多康复学科合作、医工合作性工作。因此，好的坐姿保持器的处方必须，也只有在以残疾人为核心的康复组全体成员的密切合作下才能得到。为了做好处方工作，康复组首先是要做好患者的全面评价工作。

（一）处方前的信息收集和评价

1. 畸形与功能障碍的评价

（1）年龄、疾病状况的评价：幼儿的坐姿保持期应当注意有利于患儿身心的发育，预防发育中可能发生的躯干、四肢畸形；成人的坐姿保持器应当注意预防畸形，能帮助患者独立的生活和工作，尽量减轻他人的帮助，减少护理工作量；对进行性的疾病的患者应当注意随着功能障碍的变化及时改变坐姿保持器；对合并癫痫的患者应当注意附加必要的安全措施。

（2）功能障碍的评价：躯干、四肢功能障碍状况决定了坐姿保持器品种和部件选择。如：坐位平衡能力不良者应当在躯干两侧附加躯干垫；竖直作为耐力不良者应给予适当的后影角度；头的控制能力不良者应当增加头托；腰背肌肉无力者应当注意附加腰垫；合并有内收肌痉挛者应当在两个大腿之间附加防内收垫。

（3）畸形的评价：应当注意检查躯干四肢骨关节的活动范围和肌力不平衡的状况，能预见可能发生的畸形。对于已经出现的畸形应用一定的措施给予保护，防止皮肤损伤和畸形加重，还应当注意检查可能发生皮肤压疮的骨突起部位。

（4）精神心理状况的评价：患者精神和心理状态和对坐姿保持器的理解和认同、接受程度、使用经验是很重要的。对一些小儿或长期卧床的患者可以采取分段使用，逐步延长使用时间的方法，使得患者能逐步适应。

2. 环境因素的评价

（1）人文环境评价：对于成人患者，其家属或护理人员的人数和个人状况，对于坐姿保持器的认识都很重要。应用坐姿保持器的患者多是比较严重的致残患者。这些患者进、出坐姿保持器一般都是需要帮助的。

（2）物资环境评价：这方面包括患者生活的室内和室外与坐姿保持器相关的各种环境因素，特别是轮椅、座椅的情况应当考虑到如何配合使用；患者的经济支付能力当然也是很重要的。治疗师有责任把一些有关坐姿保持器的基本要求方面的知识教给患者和家属，就地取材制作一些简易坐姿保持器。

（二）处方

根据对患者各种信息和评价结果，综合性地进行分析，明确坐姿保持器的应用目的、基本功能、机构、品种、附件的要求。（见表 3 - 3 - 2）

表 3 - 3 - 2 坐姿保持器处方

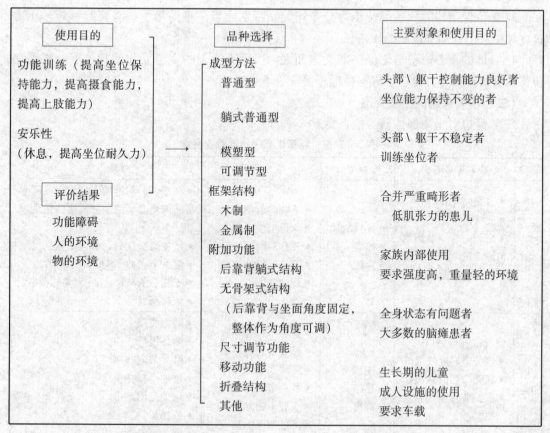

使用目的	品种选择	主要对象和使用目的
功能训练（提高坐位保持能力，提高摄食能力，提高上肢能力）	成型方法 　普通型	头部＼躯干控制能力良好者 坐位能力保持不变的者
安乐性 （休息，提高坐位耐久力）	躺式普通型 　模塑型 　可调节型	头部＼躯干不稳定者 训练坐位者
评价结果	框架结构 　木制 　金属制	合并严重畸形者 　低肌张力的患儿
功能障碍 人的环境 物的环境	附加功能 　后靠背躺式结构 　无骨架式结构	家族内部使用 要求强度高，重量轻的环境
	（后靠背与坐面角度固定， 　整体作为角度可调）	全身状态有问题者 大多数的脑瘫患者
	尺寸调节功能 　移动功能 　折叠结构 　其他	生长期的儿童 成人设施的使用 要求车载

（引自：小池纯子，伊藤利之，义肢装具のチェックポイント，第 4 版）

一般来讲，希望坐姿保持器能将髋关节控制在屈曲 90°位；膝关节控制在屈曲 90°位；踝关节控制在 0°位；骨盆处于中立位；躯干竖直，有轻度腰前突。

坐姿保持器的品种和附件的选择与患者的年龄、功能障碍、使用目的密切相关。一般儿童患者的坐姿保持器应用的主要目的是功能训练，为了适应生长发育，应当选用尺寸可调的；成人的坐位保持器多与轮椅结合使用，以便保持良好的移动功能；坐位耐久力差的患者应当选用后靠背躺式结构的。合并严重畸形的患者应选用模塑型的，与身体的接触面积大，可以比较好地预防压疮和预防畸形发展。

（三）试样和调整

影响坐姿的因素很多。不论是半成品组装还是模塑的制品应当重视组装状态下的试样和调节工作，特别是对一些畸形功能障碍严重的患者，以便确保良好的装配质量。

六、适合检查要点

（一）是否达到处方要求

（二）是否达到处方的基本要求

1. 坐位时要求具有良好地稳定骨盆，支撑躯干的作用。

2. 后靠背和坐垫的表面要求具有一定的摩擦力。后靠背和坐垫表面过于光滑会引起患者臀部向前滑移。

3. 坐位保持器的承重部位压力分布均匀。特别应当注意的是一些骨突起部位，压力过度集中会引起局部皮肤的压疮。

4. 身体的重心位于坐位保持器支撑面之内。严重躯干的姿势变化使身体重心移到坐位保持器支撑面之外时会引起坐位的不平衡、不稳定。

（三）不同疾病的检查要点

1. 脑瘫患者坐姿保持器的检查要点　见表3-3-3

表3-3-3　脑瘫坐姿保持器检查要点

部位	基本姿势要求	检查要点	常见问题	处理方法
骨盆	• 冠状面左右对称 • 矢状面中立位 • 两个坐骨结节能均匀地承重 • 髋关节屈曲90°	• 座位材质 • 座宽 • 座深	• 下肢向前突出 • 骶骨坐位 • 骨盆后倾 • 髋关节后伸倾向 • 骨盆前倾	• 在坐位的前部插入楔形板或圆卷将前部垫高，使髋关节屈曲角度增加到100°~110°。 • 增加腰垫（针对骨盆后倾） • 髋关节屈曲90°位的后靠背 • 安装一条与骨盆呈45°角的腰带 • 依靠靠背
下肢	• 髋关节轻度外展位 • 膝关节屈曲90°位 • 踝关节背屈0°位	• 座宽 • 座深 • 足踏板高度	• 髋关节过度内收 • 髋关节过度外展 • 腘绳肌挛缩 • 膝关节屈曲挛缩 • 下肢不随意地运动 • 下肢肌张力高	• 防内收挡 • 防外展挡 • 膝关节屈曲90°以上 • 增加小腿托板 • 增加足固定带 • 膝挡 • 踝关节轻度背屈位
躯干	• 左右对称姿势	• 后靠背宽 • 后靠背角度	• 姿势不对称 • 低肌张力	• 增加躯干挡板，依靠三点支撑的原理，改善姿势对称，参见图3-2-9 • 增加后靠背角度 • 增加躯干挡板、胸带、肩带、胸垫、桌面
上肢	肩部中立位	• 肘（扶手高度） • 桌面高度	• 肩胛骨后移（伸肌群高度紧张）	• 增加肩胛垫、肘挡
头颈部	保持中立位	• 头托、颈托的位置和形状	• 伸肌群高度紧张 • 低肌张力	• 保持颈部轻度屈曲位（不应压迫枕后粗隆） • 选择后靠背合适的后仰角度 • 增加头托 • 增加胸垫、胸肩带、桌面
其他	• 座位的材质，一般来说坚固的材质可减轻异常感觉 • 需要斜躺在靠背上的患者（包括模塑型坐姿保持器），应注意各种托、挡、垫与桌面的位置关系 • 注意畸形的过度矫正			

（引自：小池纯子，伊藤利之，义肢装具のチェックポイント，第4版）

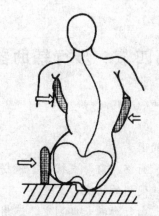

3-3-9 躯干支持和脊柱侧突三点力的矫正原则

（引自：小池纯子，伊藤利之，义肢装具のチエックボィント，第4版）

2. 肌萎缩患者坐姿保持器的检查要点　见表3-3-4

表3-3-4　肌萎缩坐姿保持器检查要点

功能障碍程度	基本姿势要求	检查要点	常见问题	处理方法
● 扶物步行 ● 爬行 ● 蹲行	● 躯干中立位 ● 左右对称 ● 髋关节屈曲90°位足底完全触地	● 制作材料具有良好的性能 ● 座宽 ● 座深 ● 足踏板的高度 ● 后靠背的高度 ● 后靠背的后仰角度	● 稳定性不好 ● 腰椎后突 ● 需要延长坐位时间 ● 脊柱后弯 ● 颈椎过伸	● 增加座位带子 ● 增加骨盆挡 ● 增加腰垫 ● 增加躯干挡 ● 增加胸带、胸肩垫、胸垫 ● 增加靠背的后仰角度 ● 增加头托
● 蹲行 ● 不能蹲行，可以坐 ● 不能坐	同上		● 发展中脊柱畸形 ● 骨突起部位压力过度集中 ● 呼吸功能不良，需要排痰	● 增加躯干挡板 ● 变更模型 ● 合并应用躯干矫形器 ● 选择合适的坐垫材料 ● 增加后靠背角度

（引自：小池纯子，伊藤利之，义肢装具のチエックボィント，第4版）

（赵辉三　赵吉凤）

第四节　步行辅助器

学习重点

●影响步行辅助器选用的因素

●单足手杖、多足手杖、肘拐、前臂支撑拐、腋拐的长度测定、选用注意点、可能使用的情况

●助行架、轮式助行架、助行台的长度测定、选用注意点、可能使用的情况

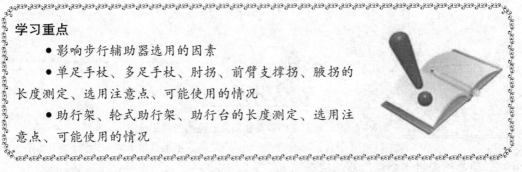

下肢功能障碍常见的是步行障碍。肢体残疾者常需各种步行辅助器（walking aids）辅助步行。根据 ISO9999 标准的规定，这一类产品归入了个人移动的辅助器具（aids for personal mobility）。各种手杖、拐杖归入了单臂操作行走辅助器具（walking aids manipulated by one arm）。各种助行支架归为双臂操作的步行辅助器具（walking aids manipulated by both arms）。步行辅助器的主要作用是步行中辅助保持身体平衡，减少下肢承重，缓解疼痛，改善步态，改进步行功能。单臂操作的拐杖类产品小巧、轻便，但是支撑面积小、稳定性差；双臂操作的步行辅助器具支撑面积大、稳定性好，但比较笨重。需要根据患者的病情选择。

一、影响步行辅助器选用的因素

1. 平衡能力　患者的平衡能力是否允许不用拐，是否仅用一根手杖已足矣，还是需要提供高度的稳定性支持。

2. 下肢承重能力　患者下肢能否充分承重或部分承重，还是完全不能承重；承重时有无疼痛。

3. 下肢肌力、步态和步行功能情况　如单侧拐杖可以改善臀中肌力弱患者步行中的躯干侧倾。双侧拐杖可以帮助一侧下肢肌肉广泛麻痹的患者改善步行功能。

4. 上肢的力量和手的握力　患者抓握的方式和力量以及上肢的力量是否能应用步行辅助器。

5. 身高、体重和年龄　这将决定辅助器的大小规格、重量和耐用要求。

6. 全身情况、疾病诊断，病情是否稳定，是在发展还是在好转。这些决定了何时应用和何时需要进行改变。

7. 环境　辅助器在何环境下应用，频度如何，是用来在狭窄的通道上行走还是用来上下公共汽车或楼梯。

8. 生活方式　患者的活动性如何，是否将步行辅助器和轮椅或汽车结合应用等。

9. 认知能力　患者有无学会正确地应用步行辅助器的能力；他是否认识在应用时可能有的危险（如在斜坡上用带轮的助行器或在硬滑的地面上用拐），他能否做相应的调节

和应付；如果步行辅助器有缺陷，他能否注意和发现。

10. 应用步行辅助器的理由　患者应用步行辅助器是用于克服特别的身体困难，还是仅用于支撑，还是仅用于向别人表明他自己是走路不稳的。

二、单臂操作的步行辅助器

这是一类单个或成对使用的步行辅助器具，包括各种手杖和拐杖。常用的品种如下：

（一）手杖（walking – sticks）

1. 单足手杖　可分长度不可调和可调式；按其把手的形状可分为钩形、丁字形、斜形、铲形等形状。（见图3-4-1）

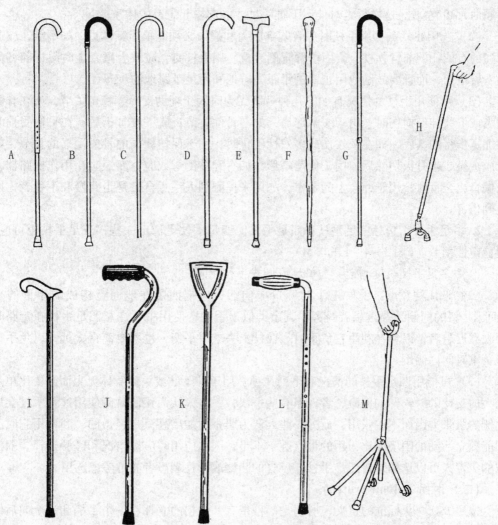

图3-4-1　各种手杖（引自：Sidney Licht，Orthotics Etcetera）

A. 长度可调铝手杖　B. 带橡胶套的铝手杖　C. 长度不可调铝手杖　D. 钩形把手杖　E. "T"字形手杖
F. 球头手杖　G. 可调的带橡胶套的铝手杖　H. 带蟹脚的钩形把手杖　I. 斜把手杖　J. 弯曲把手杖
K. 铲形把手杖　L. 直把手杖　M. 四脚拐

（1）手杖长度的测定：为合理用力和起良好支撑作用，手杖应有合适的长度。其确定方法有两种，一是站立无困难的患者，让患者站直，体重平均分布于两腿上，眼视前方，肩臂松弛，治疗师通过检查，确认患者穿着普通后跟高度的鞋，身体没有向前、后、右、左倾斜。然后将不可调长度手杖的套头去除，翻过来（手杖的足朝上，手杖把手朝地），将把手放地上，垂直地靠在患者身侧，在与患者前臂尺骨茎突水平平齐处，在手杖上做一记号，锯去多余的长度，套回套头即可。如为可调节的手杖，不必翻过来，就地按上方法调节即可。另一种方法是为站立有困难的患者，可在仰卧位测定。此时让患者呈直线地仰卧，双手放在身旁，测量自尺骨茎突到足跟的距离，然后增加 2.5cm，这就是手杖应有的高度。加 2.5cm 是为留出穿鞋时鞋后跟的高度。测量正确时，患者持杖站立时肘关节应轻度屈曲，30°左右。这样行走时伸肘下推手杖才能支撑起患者的体重。

（2）选用注意点：用手杖时患者腕部肌力和握力必须能承担其体重。如不能，应选用后述的有依托的前臂拐杖，改由前臂背侧承重。用手杖时，应教会患者走时眼视前方而不是看着地面，而且要鼓励他用正常的足跟先着地和用足趾蹬地的步态。

（3）可能用手杖的情况有如下几种：肌无力时用于辅助支撑、稳定关节，如在脊髓灰质炎或下肢神经损伤时；用于缓解疼痛，如在骨性关节炎或下肢骨折后；在平衡受损时用来加宽步行的基底，如在颅外伤或多发性硬化时；用于保护软弱的骨或受损的关节，如在骨质疏松或半月板切除后；用于代偿畸形，如有脊柱侧弯或肢体变短时；用作探路器，如在偏盲或全盲时；用于社会上的考虑，如用来提醒别人注意自己是走路慢和不稳者，以免受到伤害。

2. 多足手杖　包括三足手杖和四足手杖。四足手杖更稳定一些，三足手杖也可应用，但稳定性稍差。（图 3-4-1H 与 M）

（1）多足手杖长度测定：与单足可调式手杖相同。

（2）选用注意点：手杖把手的开口应向后；应把四足在地面上构成的矩形的平侧（而不是斜的两侧）靠近患者身旁，其余类似于手杖；使用中要注意四足手杖在走路时不要太靠近患者，以免在利用它负重时靠在杖上去求得平衡，也不要离得太远，以免手杖着地负重时向内倾倒。

（3）可能用四足手杖的情况有下列几种：用于一下肢或一侧身体无力而需要比单足手杖大的支持的时候，如偏瘫患者，但有些争议，一些人认为让偏瘫侧使用这种手杖会增高此侧的肌张力因而不主张用；而另一些人认为肌张力的增高只是轻微的，和不用它时患者不能独立活动的困境相比，用的优点胜于不足，因此应用时应据情况和经验选择。双侧截肢的年青人可以选用一对四足手杖；年青的脑瘫或脊柱裂患者亦可考虑选用。

（二）肘拐（elbow crutch）

按照 ISO9999 标准的定义，肘拐是一种带有一个拐的立柱、一个手柄和一个向后倾斜的前臂支架的拐杖。由于支撑架上部的肘托托在肘部的后下方，因此命名为肘拐。由于带有一个向后倾斜的前臂支架，有人也称其为前臂拐（forearm crutch）。肘拐常成对使用。（见图 3-4-2）

1. 长度测定　方法与测可调节手杖者相同。前臂套不要太紧，以免使拐难于移动；也不要太松，以免失去支托力。套应保持在肘与腕距离的中点稍上方，因太低时支撑力不

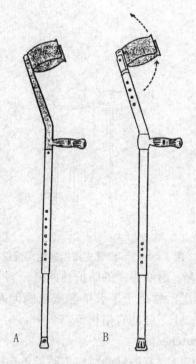

图 3 - 4 - 2　肘拐

A. 前臂支架不可调肘拐　B. 前臂支架可调肘拐

足；若太高会妨碍肘的活动和碰擦尺神经而引起碰伤，以后会引起环指和小指的感觉丧失或刺痛。

2. 选用注意点　与手杖相似。但是因此种拐使用时较笨拙，患者需要练习穿、脱和使用；要求患者整个上肢具有良好的肌肉力量，以便可以用此拐时支持更多的体重。

3. 可能用肘拐的情况　此拐可以为下肢提供大量的支持，因此当患者力量和平衡严重受累时可以应用。肘拐常用于下肢双侧无力或不协调：如脊髓损伤后或在某些脊柱裂病例中；单侧下肢无力且不允许该侧受伤肢体负重时，如踝部骨折或半月板切除的早期；累及全身的双侧严重无力或不协调，或双上肢无使用手杖的足够力量的情况，如进行性肌营养不良或颅外伤后。

（三）前臂支撑拐（forearm support crutches）

按照 ISO9999 标准的定义，前臂支撑拐是一种带有一个特殊设计的手柄和前臂支撑支架的拐杖。使用时患者将手在托槽的上方穿过，握住把手，前臂即水平地支托在托槽上，此时的承重部位即由腕及手部变为前臂部位。（见图 3 - 4 - 3）

1. 前臂拐长度测定　让患者站直，肩、臂松弛，目视正前方，体重平均地分配到两足上，测量自地面到鹰嘴突的距离。若在卧位测定，则测鹰嘴到足跟底的距离再加 2.5cm，两种测法得出的长度均相应于从托槽垫的表面到拐头的距离。调节手柄位置时要使托槽前沿到手柄之间有足够的距离，以免硌伤尺骨茎突部位的皮肤，同时要注意托槽也不能太向后，以免压住尺神经。

2. 选用注意点　拐不能放于离身体前方太远处，否则会引起直立位的不平衡。重要的是当尝试在无监护下行走之前要确认患者已有充分的平衡和协调，因为拐是系紧于前臂

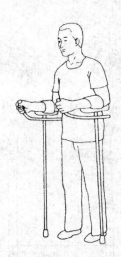

图 3-4-3　前臂支撑拐的使用情况

上的，有危险时不能迅速抛弃，会妨碍手的防护性伸出。

3. 可能应用前臂拐的情况　常用于下肢单侧或双侧无力而上肢的腕、手又不能承重的病例，如类风湿性关节炎，上下肢均有损伤等。

（四）腋拐（axillary crutches）

腋拐是一种人们熟悉的拐，具有较好的减轻下肢承重和保持身体平衡的作用。腋拐的主要承重部位仍然是在手柄上，腋垫抵住胸壁不是为了承重而是为了帮助稳定肩部，保持平衡。（见图3-4-4）

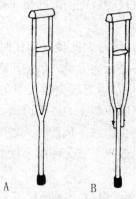

图 3-4-4　腋拐
A. 固定式腋拐　B. 可调式腋拐

1. 腋拐长度测定　手柄的测量与手杖相同，腋垫顶部与腋窝的距离应有5cm或三横指，太高时有压迫臂丛的危险；若腋垫太低则不能抵住侧胸壁，难以稳定肩部，起到平衡的作用，而且使走路时姿势不良。

2. 选用注意点　重要的是要使患者认识到是通过手柄承重而不是靠腋垫承重，否则有伤及臂丛的危险。腋垫应抵在侧胸壁上，通过加强肩和上肢得到更多的支持。正常腋拐与躯干侧面应成大约15°的角度。

3. 可能应用腋拐的情况　单侧下肢无力而不能部分或完全承重的情况，如胫腓骨骨折，或骨折后因骨不连而植骨后；下肢双侧功能不全、不能用左右腿交替地迈步的情况，如双髋石膏固定或用其他方法制动时。

三、双臂操作的步行辅助器具（walking aids manipulated by both arms）

这是一类应用双臂操作的步行助具，包括了各种助行架、轮椅助行架、助行椅、助行台。

（一）助行架（walking frames）

这是一类没有轮子，除了手柄，没有其他支撑装置的步行辅助用具，是用钢管或铝合金管制成的，是双臂操作的步行辅助器具中最简单的形式，又称讲坛架（pulpit frame）或Zimmer架。有的带有铰链连接，因而可以左或右侧先向前移动，然后右或左侧再向前移动，称为交互式助行架（reciprocal walking frame）。交互式步行架的应用虽然不如标准型的普及，但当患者需要一种坚实、能自己站立在地板上交互步行时，这种步行架是很有用的。尤其当患者上肢也无力时，这种交互式助行架可使患者不必提起整个架子，只需先一侧，后另一侧地将架子推向前即可。（见图3-4-5）

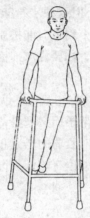

图3-4-5　助行架

1. 助行架的测量　与测量手杖高度的方法相同。

2. 选用注意点　重要的是确保患者迈步腿不要迈得太靠近助行架，否则有躯干后倾、跌倒的危险。当患者总是不能注意这一点时，可在助行架两条后腿上，与患者膝部同高处系上一条有颜色的带子或橡皮条（不要系得更低，否则会绊倒视力不好或迈步高的人），用以防止患者迈腿迈得过于接近助行架。同样，步行时也不要把步行架放得离患者前方太远，否则会扰乱平衡，而且步行架的四足不能牢固地放在地板上承重，架子易于倾倒。

3. 可能应用助行架的情况　这是一种很普及的步行辅助器，可用于下肢单侧无力或截肢，广泛地软弱和虚弱需要比上述各种步行辅助器更大的支持时，如老年性骨关节炎或股骨骨折愈合后；全身或双下肢软弱或不协调，需要独立地、可靠地站立时，如患多发性硬化症或帕金森氏病的时候；需要广泛支持，以帮助活动和建立自信心时，如长期卧床或患病的老年人。

（二）轮式助行架（rollators）

亦称为滚动助行架。这种支架前方的两条腿各有一个轮子，后方两条腿套有橡皮胶

头，当闸使用。有的轮式步行架带有携物的篮子；有的只有三条腿，但都有轮；有的还带有手闸。（见图 3 - 4 - 6）

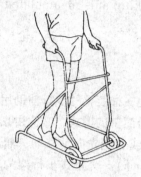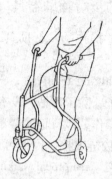

图 3 - 4 - 6 轮式助行架

A. 前轮式助行架 B. 三轮式助行架

1. 轮式助行架的测量 其高度的测定同手杖。

2. 选用注意点 虽然应用简单，但这种步行架在有限的空间内难于操作。应用时治疗师要确保患者学会用各种闸以便在下斜坡时能控制好而不发生危险。另外缺点是户外应用常不容易，因路面不总是那样平整，如要提离地面，因加了轮子，支架重量也常比无轮的重。

3. 可能应用轮式助行架的情况 前轮型轮式助行架由于不需要患者记住任何特定的步行模式，在应用时也不需要为提起架子而必需具备的力量和平衡能力，因此凡需用助行架而不能用无轮型者均可采用，虽然对衰弱的老人和脊柱裂患者有用，但必须有较大的运转空间才能运用自如；三轮型的因后方也有轮，步行中不需要提起支架，但是要求患者具有控制手闸的能力。

（三）助行台（walking tables）

亦称为前臂托的助行架（frame with forearm rest）或四轮式助行支架。这是一种带有轮子、前臂托或台的助行支架。患者通常依靠前臂托或台面支撑部分体重和保持身体的平衡。（见图 3 - 4 - 7）

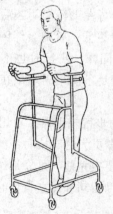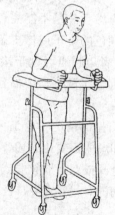

图 3 - 4 - 7 助行台

A. 带前臂托的助行架 B. 助行台

1. 辅助器的测量　基本上与前臂拐相同，但为了合适和舒服，可根据患者残疾严重程度进行调整。

2. 选用注意点　这类助行支架都较笨重，在有限的空间内和户外操作都较困难，但仍有许多患者视之为唯一的活动形式，因此必须适应它。

3. 可能应用助行台的情况　当下肢衰弱，需要使用助行支架或前臂支撑拐，而合并上肢衰弱或不协调时即可选用，如进展性类风湿性关节炎，或上下肢均受累而不能通过腕、手承重的患者可以选用有前臂托的助行器；当前臂有明显畸形，前臂托不适用时，可以选用助行台。

四、步行辅助器使用注意事项

步行辅助器作为一种产品，其本身是简单的。但是如何能根据患者的功能障碍等多方面情况，正确地选择品种，选择正确的步行模式，制定训练计划则是不很容易的事。因此，这类产品使用的一个重要原则是没有教会患者正确地使用之前不应该正式交付使用。使用中应当密切注意安全使用，以防患者再次损伤。

（赵辉三）

第五节　肢体残疾人驾驶汽车辅助装置

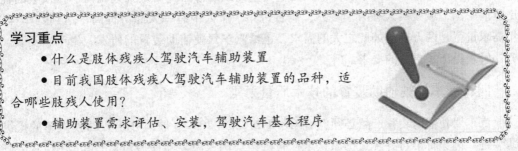

学习重点

● 什么是肢体残疾人驾驶汽车辅助装置

● 目前我国肢体残疾人驾驶汽车辅助装置的品种，适合哪些肢残人使用？

● 辅助装置需求评估、安装，驾驶汽车基本程序

一、肢体残疾人驾驶汽车辅助装置的定义

肢体残疾人驾驶汽车辅助装置是附加在汽车上的具有操纵功能或补充效果的一种辅助器具，是针对残疾人某种身体缺陷、功能障碍，予以改变传统操纵方式，实现驾驶汽车的器具。根据我国目前法规规定，主要有两种辅助装置：

1. 手操纵驾驶汽车辅助装置。这是适用于双下肢残疾人的一种驾驶汽车的操纵系统。

2. 左脚操纵驾驶汽车辅助装置，这是适用于右下肢残疾、左下肢健全残疾人的一种驾驶汽车操纵器。

二、残疾人驾驶汽车发展史

残疾人驾驶汽车由来已久，1966 年德国单臂残疾人开始驾车。1971 年香港残疾人实现驾车。1975 年日本残疾人实现驾驶汽车。1987 年韩国残疾人实现驾车。

随着我国汽车工业的发展，我国广大残疾人也对实现驾驶汽车梦寐以求。1997年黑龙江、北京、苏州、西安等地的残疾人机构和一些残疾人开始对残疾人驾驶汽车技术进行探讨、研究以及制定相关法规的呼吁。2004年《机动车驾驶证申领和使用规定》规定左下肢残疾、右下肢健全的残疾人允许驾驶自动挡汽车。这是中国实现残疾人驾驶汽车具有突破性的良好开端。

2007年国家标准GB/T 21055 – 2007《肢体残疾人驾驶汽车的操纵辅助装置》正式公布。就此残疾人驾驶汽车有了技术质量标准依据。2009年公安部111号令公布了新的《机动车驾驶证申领和使用规定》并于2010年4月1日起实施。111号令规定：右下肢、双下肢缺失或者丧失运动功能，但能够自主坐立的，可以申请残疾人专用小型自动挡载客汽车准驾车型的驾驶证，准驾车型为C5。需要强调的是，申领残疾人专用小型自动挡载客汽车准驾车型驾驶证的残疾人，由于右下肢、双下肢缺失或已丧失运动功能，驾驶汽车时对上肢的要求较高，因此，规定上肢应符合一般性规定，即双手拇指健全，每只手其他手指必须有三指健全，肢体和手指运动功能正常。这一新的规定进一步放宽了残疾人驾驶汽车的身体条件，保障了残疾人权益。这无疑是实现中国残疾人驾驶汽车进程中的一个里程碑。

三、汽车驾驶辅助装置的需求

行走不便的残疾人是更需要汽车的人。他们对汽车的需求不只是消费型的，而是功能补充型的；汽车对残疾人来说不仅仅是享受生活的奢侈品，而是犹如轮椅、拐杖般的辅助工具。中国下肢残疾人有两千多万，倘若每年一千人中有一人经济提高，达到购车程度，年需求量就是两万辆。如此之大的需求，也给汽车驾驶辅助装置的研发、生产、安装、服务、管理提出了更高的要求。

四、汽车驾驶辅助装置的技术质量要求

汽车驾驶辅助装置产品必须符合GB/T 21055 – 2007《肢体残疾人驾驶汽车的操纵辅助装置》国家标准，并经过国家认定检验机构"国家康复器械质量监督检验中心"检验，要求产品不得改变汽车原有功能和技术指标，并达到汽车原有操作所具备的性能。产品型号、包装、说明书、合格证、编号等须符合相关标准。安装人员须进行专门的技术培训、持证上岗。

五、汽车驾驶辅助装置品种

汽车驾驶辅助装置仅限于安装在配置自动变速器的汽车上。目前主要有两种类型的辅助装置：1. 手操纵汽车驾驶辅助装置；2. 左脚迁延辅助装置，适用于左下肢健全、右下肢残疾的残疾人。

（一）手操纵辅助装置

1. **技术原理** 利用连动式杠杆原理，将油门刹车引致操纵手柄上，用手的推拉动作实现刹车和加油。

2. **产品构成** 由固定部分、连接部分、刹车部分、油门部分、操纵部分等。

3. 技术数据

刹车静载荷：>750N

油门静载荷：>180N

手柄前推（刹车）行程：80mm

手柄上拉（加油）行程：70mm

4. 适用对象　适用于双上肢功能良好并符合其他驾驶汽车必须的条件的双下肢残疾人。

（二）左脚迁延辅助装置：

1. 技术原理　利用连动式杠杆原理，将原汽车右脚操纵的油门踏板迁延至左侧，实现用左脚操纵驾驶汽车。

2. 产品构成　由固定部分、连接部分、操纵踏板等。

3. 适用对象　适用于双上肢功能良好，左脚健全健康并符合其他驾驶汽车必须的条件的右下肢残疾的残疾人。

六、辅助装置需求评估、安装、驾驶汽车基本程序

（一）辅助装置需求评估、安装程序

1. 身体评估　安装辅助装置前，须到辅助器具中心等相关机构进行身体条件评估，以确定适用于哪种辅助装置。

2. 到具有安装资质的单位进行安装。

3. 安装完成后到机动车管理机关备案登记。

4. 张贴专用的残疾人机动车标志。

（二）残疾人汽车驾驶证申办程序：见图 3 - 5 - 1

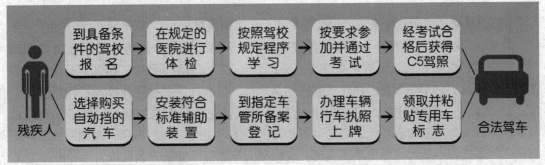

图 3 - 5 - 1　残疾人汽车驾驶证申办程序

七、残疾人驾驶培训

做好辅助驾驶装置汽车残疾人学员的培训，不仅是传授技术的问题，也是一个具有重要社会意义的工程，还是社会文明进步进程中的爱心体现，更是保证公共交通安全的一项重要工作。

辅助驾驶装置汽车培训的驾校和教练员，要进行各方面的准备，增设无障碍设施，学习掌握相关知识和技术，做好对残疾人驾驶汽车培训工作。

（一）残疾人驾校设施标准、培训车辆要求

1. 辅助装置的安装：①安装通过国家标准检验的辅助驾驶装置；②按照辅助驾驶装置的安装标准进行安装；③进行适用性、安全性、施教性检验。

2. 辅助驾驶装置教练车的标识：①车体张贴便于残疾人学员识别的专用标识；②车内张贴针对残疾人学员的安全警示、提示。

3. 辅助驾驶装置的维护保养：①定期对辅助驾驶装置进行安全检查和维护保养；②定期调试辅助驾驶装置，保持完好、标准状态。

（二）执教要求

1. 教练须接受专门的 C5 驾照教学培训。

2. 了解残疾人学员的需要、忌讳、个性和困难。

3. 理解残疾人学员：①理解残疾人急躁的态度；②会运用对残疾人的问题的解释方法；③能与残疾人进行心理沟通。

4. 关爱残疾人学员：多想一点、多看一点、多问一点、多说一点、多做一点。

5. 耐心与责任心：①对残疾人学员须有更多的耐心。②残疾人驾校、残疾人教练员是十分光荣的，有培养合格驾驶员的责任，同时也是对社会、对交通安全的一种责任。

6. 技术施教与心理指导：在培养合格驾驶员的同时，予以残疾人学员平稳驾驶、健康驾驶、文明驾驶的心理教育。

（三）驾校规定的程序

1. 到指定医院进行体检，体检合格后持医院证明办理入学手续。

2. 学习科目与健全人相同。

3. 考试内容及标准要求与健全人相同。

4. 考试合格后颁发的驾照为 C5 驾照，准驾车型为安装有辅助装置的小型自动挡载客汽车。

（四）手操纵辅助驾驶装置汽车教学与健全人不同之处

1. 临时停车——使用手刹：自动挡汽车在抬开刹车时，会自动启程。临时停车时（如：等红灯），如下意识地抬手搬动其他功能键，会存在追尾等危险；授课时让学员习惯于停车拉手刹、启车松手刹；注意观察驻车显示灯，以获知手刹拉住和放开是否到位。

2. 倒车——使用后视镜：①使用手动驾驶装置，倒车时无法回头，因此必须利用后视镜；②先看驾驶室内后视镜，测定位置和路况；③再看左、右后视镜，观测左右障碍距离；④倒车过程中随时观测 3 个后视镜；⑤倒车入车库以车辆前方入位位置为标准。

3. 转向灯——用中指拨动开关：①由于是单手握方向盘为主，故不可整个手离开方向盘，所以应以中指拨动。②扭右转向灯：左手外翻90°，示指、无名指、小指与拇指握方向盘，中指向上搬动。③打左转向灯：左手外翻90°，示指、无名指、小指与拇指握方向盘，中指指向下搬动。

4. 握方向盘——转弯必须使用转向助力球：①由于是单手握方向盘，在大幅转向、急转弯或车轮遇路面阻障时，握方向盘的手容易脱滑，造成危险，故须使用转向助力球；②在转弯前，左手移至转向助力球，握住助力球打转方向盘；③回轮时也须握住转向助力球操作。

5. 行驶中，任何时候均不得空挡滑行：①理由是手动驾驶无法一只手同时完成刹车和挂档。空挡滑行中如需挂档，汽车行进时左手不可离开方向盘，否则会导致无法控制车速和方向。②培训中应对此项加以强调。

目前，我国残疾人驾驶汽车还是个新生事物，驾驶汽车辅助装置也是处于初期阶段，随着社会文明进步的提高和科学技术的发展，必将有更多更好、更具人性化的产品出现，将给广大残疾人驾驶汽车带来更大的便利，使残疾人更好地参与社会生活，更好地实现消除障碍、快乐畅行。

（张玉良）

第六节　信息交流辅助器具

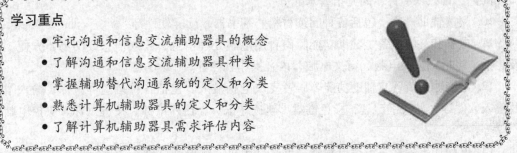

学习重点
- 牢记沟通和信息交流辅助器具的概念
- 了解沟通和信息交流辅助器具种类
- 掌握辅助替代沟通系统的定义和分类
- 熟悉计算机辅助器具的定义和分类
- 了解计算机辅助器具需求评估内容

交流障碍原因可能为感官障碍（如视障、听障）或理解障碍（如智障）。现今社会信息化发展速度很快，电脑、互联网、手机等现代化信息技术、产品已经十分普及，而且已经成为弥补残疾人缺陷最为有效的手段和方式，并可增加他们的信息交流机会，实现信息沟通无障碍，为残疾人平等参与社会生活创造机会。

一、沟通和信息交流辅助器具概述

（一）概念
根据 ISO 9999 标准的规定，沟通和信息交流辅助器具是帮助个人在不同形式下接收、发送、产生和（或）处理信息的器具。包括用于看、听、读、写、打电话、发信号以及报警和信息技术的器具。

（二）沟通和信息交流辅助器具种类
沟通和信息交流辅助器具主要包括以下产品：

1. 视觉辅助产品　可以减轻或消除视觉障碍的任何一种装置或设备。包括放大镜、望远镜、便携式电子扩视器、台式电子扩视器等。

2. 听觉辅助产品　用于有听觉问题的人汇集和（或）放大（或）调整声音的器具，包括带有内置耳鸣遮蔽物和感应线圈装置的助听器。

3. 发声辅助产品　辅助声音力量不足者用患者自己的声音来说话的器具。包括电子人工喉、语音放大器等。

4. 绘画和书写辅助产品 通过产生图形、标志或语言来辅助个人传递信息的器具。包括笔、绘图板、盲用直尺、盲文写字板、盲文打字机等。

5. 计算辅助产品 辅助功能障碍者进行计算的辅助器具。包括算盘、语音计算器、语音计算器软件等。

6. 处理声音、图像和视频信息的辅助产品 用于存贮、处理（例如过滤噪音或转换模拟信息为数字信息）和显示听觉和视觉信息的器具。包括音频和视频装置、电视和声音传输系统，如录音机、录像机、电视机、字幕系统等。

7. 面对面沟通辅助产品 帮助两个人在同一空间里进行相互交流的器具。包括字母、图片或符号沟通提示卡、文字沟通卡、语言沟通板、便携式无线放大器、手语沟通程序等。

8. 电话（及远程信息处理）辅助产品 包括各种电话及远程交流和远程信息处理软件。如盲用语音手机、带扩音器的听筒。

9. 报警、指示和信号辅助产品 包括闪光门铃、防溢出报警器、语音人民币鉴别仪、振动闹钟、盲人求助铃、闪光报警水壶等。

10. 阅读辅助产品 包括各种阅读材料、翻书器、读屏软件等。

11. 电脑和终端设备 辅助功能障碍者用电脑处理信息、公众信息或交易，方便工作及生活。包括触摸式电脑、盲文电脑、语音操作软件等。

12. 电脑输入装置 辅助功能障碍者完成电脑输入。包括各种键盘、鼠标、输入附件及输入软件等，如大字键盘、彩色键盘、轨迹球鼠标、摇杆鼠标、按键鼠标、头控电脑操作仪等。

13. 电脑输出装置 包括显示器、盲文打印机、触摸阅读器、光标定位的屏幕放大程序等。

思考题

1. 沟通和信息交流辅助器具的概念是什么？
2. 试列举常见沟通和信息交流辅助器具的品种。

二、辅助替代沟通系统的应用

有许多障碍会影响到个体的说话及书写能力，主要原因是神经肌肉的问题，如脑性瘫痪；或患有退化性疾病，如肌萎缩性脊髓侧索硬化症、中风，以及高位截瘫等。如果这些患者通过长期的康复治疗仍无法达到有效的沟通交流，将需要在一段时间内或长期借助辅助器具达到沟通和交流的目的。

（一）概念

辅助替代沟通系统（augmentative and alternative communication，AAC）包括了任何能帮助说话和写作的沟通方式，是一种能突破自身能力限制的辅助手段，能使用残存的沟通方式促进沟通障碍者沟通技能的发展，是沟通障碍领域最重要的辅助器具。

2002 年，美国言语语言听力协会将 AAC 定义为：作为一种临床、教育、研究实践的领域，旨在暂时或永久改善较少有或无功能性语言个体的沟通技能。AAC 的范围非常广，包括手势、肢体动作、面部表情、符号、图片，甚至高技术数字语言输出装置。实践证明，AAC 的使用已经有效代替或补充了沟通障碍人士的沟通技能，弥补了沟通障碍人士言语和书写能力不足的缺陷。

（二）应用

在患者使用 AAC 之前，应由言语治疗师与医师进行针对 AAC 的评估，评估患者的年龄、身体状况、肢体残存功能、使用的环境、文化程度、听力、理解能力、表达能力、认知和语言的技能等，同时还要了解目标和需求以及预期患者可能会和谁沟通，与家人、老师、照顾者等一起商量选择患者可能使用的 AAC 技能方法，制定短期和长期的 AAC 介入计划。根据患者的身体状况、肢体残存功能，如手、手臂、头、下巴等移动的功能，选择相应的控制介面，如键盘、单键或多键开关及摇杆系列等。

在应用 AAC 之前，还需要对患者及家人、老师、照顾者进行训练，包括 AAC 的安装、操作能力，例如如何将 AAC 连接到控制介面、如何充电、如何将装置架到轮椅上、如何增加新词语等等。

（三）分类

目前，国内外研制的辅助替代沟通设备既有低科技的交流辅助器具，也有高科技的设计复杂的电子产品，既可以满足短期过渡的介入应用也能满足作为长期替代交流手段的要求。辅助替代交流系统（AAC）包括很多种类，最简单的包括字母、图片或符号沟通提示卡、文字沟通卡、语言沟通板，经过训练，患者通过交流板上的内容表达各种意思。近些年来，随着电子工业的高速发展，许多发达国家已研制了体积小，便于携带和操作的交流辅助器具。这些装置有的还可以合成声音，可以根据患者的情况设计交流板，发挥促进交流的作用。更高科技的还包括眼控制电脑，用眼球就可以使用电脑和外界进行交流。

1. 交流板　交流板是比较简便的辅助替代沟通设备，它具有设计、制作简单的特点，可以作为沟通障碍人士的沟通交流手段，根据交流板内容的不同可以分为文字交流板和图片交流板两种。（图 6 - 2 - 1）

当患者存在严重的言语表达、书写、使用手势语的障碍时，可以采用交流板进行交流。简单的交流板可以包括日常生活用品、食品、动物、植物、动作及表情的照片或图画，通过指示沟通板的照片或图片来表示他要做什么；另外，交流板的设计应根据患者的要求与不同的使用环境。如果患者的阅读能力较好时，可以在交流板上补充一些文字，这样会使交流板的应用更加广泛。成人基本使用文字来交流，可以利用文字交流板表达和传递意思。

交流板制作简单，且具有个体化的特点。如对于四肢运动障碍、发声发音困难的患者，可先进行 Yes/No 的训练，用点头、摇头、眨眼表示；如患者可以辨别文字，随即可为其制作文字交流板，把日常生活中常用词写在纸板上，家人或治疗师询问问题，患者用点头、摇头、眨眼方式示意是哪个词。

2. 语言交流辅助器具　有助于交流的电子产品，可透过视觉、感觉、触觉的感觉刺激，对使用者进行言语、认知等治疗训练，促进其与人交流，提高其语言能力，由触摸面板、开关、壳体和充电器组成，具有录音和放音功能，并附有语言训练图库和言语训练

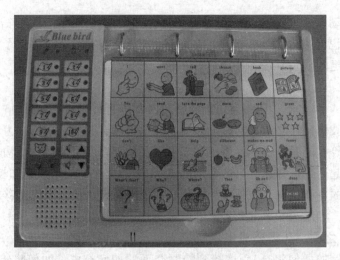

图 6 - 2 - 1　交流板

卡。患者也可自行按键组词，表达"我要吃饭""要付多少钱"等，实现替代交流的作用。这种语言交流辅助器的设计相对简单，能够满足患者基本的沟通需求。

　　语言交流辅助器是为言语及书写功能障碍的人设计的交流策略和帮助系统。国外发达国家大多数康复机构使用计算机及电子设备辅助言语障碍的康复，这一系统以患者的交流障碍为依据，既能满足重度言语障碍患者的基本交流需求，也能作为某种特定言语障碍患者的辅助交流工具。（图 6 - 2 - 2）

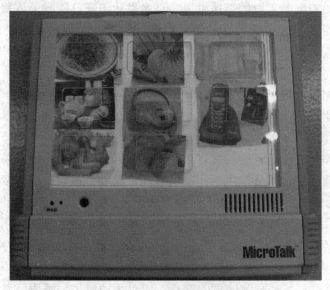

图 6 - 2 - 2　语言交流辅助器

　　3. 视觉追踪系统　视觉追踪系统（Eye gaze Response Interface Computer Aid）是一个复杂的电脑辅助交流系统，包括处理器、内存、硬盘、系统、视觉追踪软件。这个系统可以用于肌萎缩性侧索硬化、肌营养不良、高位脊髓损伤、重症颅脑损伤以及一些退行性疾病所致的重度言语障碍的患者。这一设备通过眼睛对电脑进行有效控制，将患者眼球的运动转化成光标的移动，移至使用者所注视的屏幕位置。通过目光凝视代替用手控制鼠标，在计算机上可以进行文字处理、上网、收发电子邮件和进行声音输出等。这一辅助沟通系统在国外已经应用于很多重度言语障碍的患者，其最大的特点是无需通过手操作，完全依靠视觉追踪技术进行沟通交流。（图6-2-3）

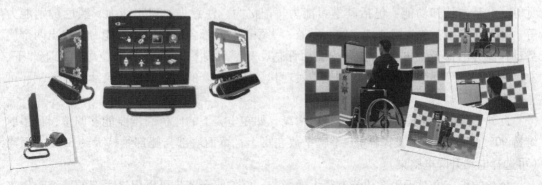

图6-2-3　视觉追踪系统

思考题

　　1. 辅助替代沟通系统的概念是什么？

　　2. 辅助替代沟通系统的分类。

三、计算机类辅助器具的应用

由于残疾人存在各种功能障碍，常常要面临对外沟通、就业和学习上的困难。随着现代科技进步，计算机的应用日渐普及。计算机也成为了残疾人与外界沟通的桥梁。

（一）概念

计算机类辅助器具是为"特殊需求者"所特别考虑的计算机接口。针对特定的人士，因为肢体、感官、行动、认知或其他身体功能的缺损与限制，必须借助特别的设备、设计或调整，以便和正常人一样顺利操作计算机，这种设备上的调整、设计称计算机辅助器具。

（二）计算机辅助器具分类

按计算机使用流程可分为下列三种：

1. 替代性输入接口　包括替代性鼠标或键盘接口、协助工具和加强控制设备等。

2. 计算机处理协助工具　包括有文字预测程序和结构写作程序等。

3. 替代性输出接口　包括放大镜、反转色彩、高反差、点字输入、语音合成、荧幕阅读器和盲用荧幕等。

（三）应用

传统的计算机输入设备，如鼠标、键盘，需要良好的手眼协调来操作与使用，但对于残疾者，因为手部动作控制欠佳而无法使用一般的计算机设备，需经过评估，提供在输入接口上进行调整或是其他相关建议。

1. 调整计算机设备的原则　由简至繁。先提供加强控制设备（如手臂支撑架），再对标准键盘和标准鼠标进行适度的调整，或使用替代性键盘（如纯数字键盘）与替代性鼠标（如轨迹球），最后才是考虑不使用手部控制输入接口而使用其他特殊输入设备（如头控鼠标）。

2. 评估　评估的内容包括患者的文化程度、计算机使用的目的、使用环境及患者的身体功能检查。其中身体功能需要评估：①基本感觉功能：包括视觉、听觉、触觉、运动觉等。②基本认知功能：包括其学习能力、记忆力、注意力、识字能力、颜色辨别能力等。③动作能力：首先粗评其上肢、下肢、头颈部与脸部各部位的动作能力，找出两个优势动作能力的部位，再进一步进行细项评估，只需评估以动作优势部位可执行上、下、左、右和按键等五个方向的细项动作。发现其身体最适合的活动部位（灵活、可控制、可重复动作）。

此外，须同时考虑个案使用的桌椅情况，如在坐姿下的座椅高度要能够调整，让手肘维持90°（可选择前臂支撑器），手腕平放在桌上；桌面底部与腿部维持大约3cm的距离（可选择电动升降电脑桌）。

姿势的稳定度对于手部功能有很大的影响，好的躯干姿势可以促进手部的精细动作表现。个案操作电脑的姿势以坐姿为优先考虑，若个案无法独立维持坐姿平衡，可以利用坐姿摆位辅具提供各种支持以协助维持坐姿平衡。若个案在提供支持下，仍无法维持坐姿的平衡，或不适合于坐姿操作电脑，则可采用其他如平躺、侧躺、俯卧或半坐卧的姿势。

（1）电脑操作姿势评测

1）电脑的操作姿势以坐姿优先考虑。

A. 若无法独立维持坐姿平衡，则提供各种支持以维持坐姿平衡，如可拆卸轮椅附加坐姿矫正辅助器；

B. 使用有靠背或有扶手的一般座椅；

C. 使用特殊座椅，如轮椅或摆位椅；

D. 使用身体固定带，如胸部H形固定带。

2）桌面选择：可使用一般可调高度的电脑桌、自身座椅的桌板。

3）在提供支持下仍无法维持坐姿平衡或不适合坐姿操作电脑，则改用其他姿势。如：平躺：床上桌、床边桌；侧躺：侧躺板；俯卧：锲型板；半坐位：坐卧躺椅（轮椅）。

（2）输入设备的调整评估

1）键盘的调整评估

A. 进行键盘位置的调整；

B. 提供加强控制设备：支撑器；

C. 提供键盘保护框（洞洞板），以增加输入的正确性；

D. 提供大型电脑键盘或触摸式屏幕，适合手部动作技巧不佳的个案；

E. 提供小型电脑键盘（关节活动受限的个案）。

键盘类辅具要根据个案的功能性动作表现，主要考虑个案残疾人双上肢动作的协调度与关节活动度的表现。电脑辅具的优先级为：首先针对一般市场上常见键盘的摆放位置进行调整，并同时考虑提供个案加强控制设备（如前臂支撑器）和调整键盘的设定等，最后才考虑替代性键盘。

2）鼠标的调整评估

鼠标的配置建议也是根据个案的功能性动作表现，主要考虑个案操作鼠标移动，左键按一下、左键快按两下与拖曳动作的表现。配置鼠标优先级与键盘相似，建议先试着调整一般市面上常见标准鼠标的摆放位置，并同时考虑提供加强控制的设备（前臂支撑器）和鼠标属性的设置，最后再考虑替代性鼠标。

A. 双手控制差者

a. 移动：轨迹球、摇杆鼠标等；

b. 点击：调整双击反应时间、特殊开关代替、触摸荧屏等；

c. 拖曳：左键改用特殊开关，一手按压开关，另一手移动鼠标等。

B. 无法用手操作者

大部分的个案都可以用手操作键盘，若个案残疾人无法用手操作键盘，则必须进行身体功能评估来决定身体的哪个部位可以输入电脑（如头部、嘴巴、足部等）或语音输入。

（四）计算机辅助器具介绍

1. 加强控制设备或配件　加强控制设备或配件是指通过提供辅具来增加个案动作控制的能力，以增加其输入的速度及正确率。包括以下几项：

（1）键盘保护框（洞洞板）是一种有洞的硬塑胶覆盖物，可加装在标准键盘上。适用于手部控制不稳定的使用者，如徐动型脑瘫患者。（图6-3-1）

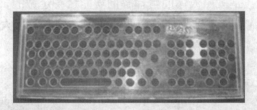

图6-3-1　洞洞板

（2）手臂支撑器与手腕支撑器：帮助使用者在打字或使用鼠标时维持手部稳定和支撑的一种设备。（图6-3-2）

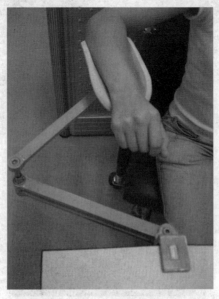

图6-3-2　手臂支撑器

（3）点选辅助器具：点选辅助器具是一根棒子或杆子形状的计算输入点选器，用于敲打键盘上的按键。如头杖、键盘敲击器等。（图6-3-3、图6-3-4）

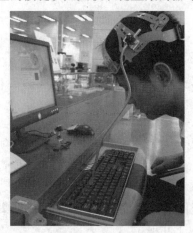

图6-3-3 头杖

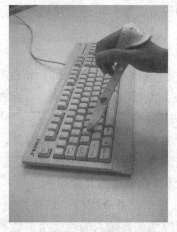

图6-3-4 键盘敲击器

2. 键盘

（1）人体工学键盘：是按照人体的生理解剖功能量身定做的，避免由于长时间操作引起的手臂或肩背肌肉酸痛、腕关节疼痛等职业性伤害，更有益于人体的身心健康。使用人体工学键盘可以有效地减少手部疲劳，防止痉挛。（图6-3-5）

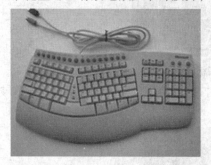

图6-3-5 人体工学键盘

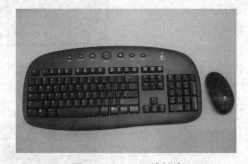

图6-3-6 无线键盘

（2）无线键盘：使用者可以方便在床上、沙发等不同的地方进行无障碍操作。（图6-3-6）

（3）摩斯码键盘：六键的简易键盘操作，适用于肌肉萎缩患者、脑性瘫痪患者、脊髓损伤患者。（图6-3-7）

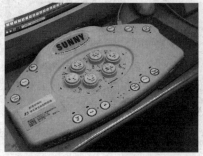

图6-3-7 摩斯码键盘

（4）超大型键盘：按键尺寸较大，适合手部精细控制协调能力不佳的个案使用。

（5）迷你键盘：迷你键盘的按键空间设计较密，特色是重量轻且尺寸小，可减少按键范围。迷你键盘适用于关节活动度受限，但精细动作较佳的个案，如有些肌肉萎缩症者。因为这类型个案的动作活动度有限，操控键盘空间范围小，往往无法触及普通键盘的所有按键。

（6）手写板：可配合荧幕键盘当成滑鼠板输入，适合不会任何输入法但可书写者或因关节活动度受限无法使用一般键盘者使用。

3. 鼠标

（1）轨迹球鼠标：由一个滑动球体置于不动的基座上，造型独特，手感舒适，手精细功能障碍者不用移动鼠标，用手掌或脚掌就可以自由地轻轻转动轨迹球即可控制光标，较一般鼠标操作更快捷、更轻松、更方便。（轨迹球鼠标适用于无法使用一般的鼠标但可以使用点选辅助器或单独一个手指操作计算机者，或是精细动作不佳者。）（图6-3-8）

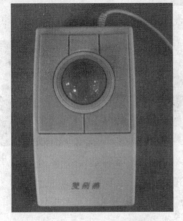 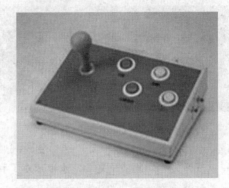

图6-3-8 轨迹球鼠标 　　　　　　　图6-3-9 摇杆鼠标

（2）摇杆鼠标：推动摇杆移动光标，放开摇杆光标停留在选定的位置，其点击、双击、拖曳、横向/直向移动均可以按键控制。适用于握控一般鼠标困难者，但可以手或脚操作摇杆及按键者，如脑性瘫痪等。（图6-3-9）

（3）按键鼠标：以四个大型按键控制光标方向，另有左键、右键、拖曳、快按两次等四个按键取代原有鼠标左右键。给无法使用一般鼠标，握控标准鼠标困难，但能以手脚等任何一部位或按键棒按键者。（图6-3-10）

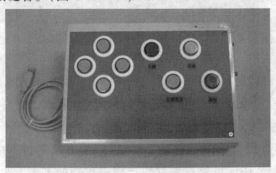

图6-3-10 按键鼠标

（4）外接开关鼠标：通过外接开关（包括吹气开关、脚踏开关、水银开关等）取代鼠标本身的左右键功能。例如：可与发夹式或手腕式水银开关及脚踏开关等其他控制设备配套使用。为上肢及手指功能不全者提供使用电脑的机会。（图6－3－11、图6－3－12）

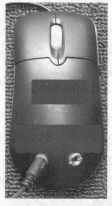

图6－3－11 外接开关鼠标

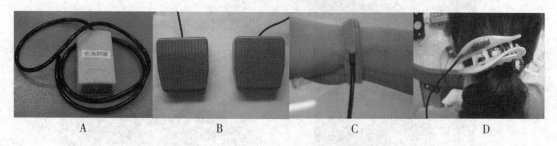

A   B   C   D

图6－3－12 开关

A. 吹气开关 B. 脚踏开关 C. 水银开关（手腕式） D. 水银开关（发夹式）

（5）易移鼠标（Easymove 鼠标）：以敏感的压力式的小摇杆来控制光标方向，和一个或两个外接开关取代鼠标的左右键。适合动作范围极小或肌肉可收缩用力但不足以移动肢体的肢体障碍者，如脊髓损伤者、脑性瘫痪、肌肉萎缩患者等。（图6－3－13）

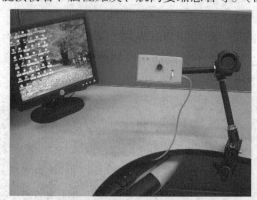

图6－3－13 易移鼠标

（6）头控电脑操作仪：利用红外线智能传感器，使用者可以将反光材料片直接贴在额头部位或固定在帽檐上等任何可使反光材料片缓慢移动的部位，也可使用反光指环等方法，从而控制光标的指向与操作。（图6－3－14）

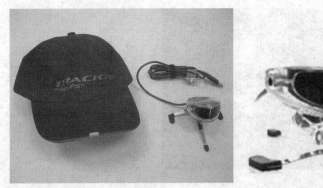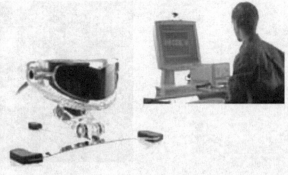

图 6 - 3 - 14　头控电脑操作仪

（7）眼控鼠标：为严重肢体障碍者设计，利用摄影机使用眼睛来控制的鼠标。使用者眼睛先看屏幕的 4 个角定位后，光标随眼球在键盘上移动，当选中字母后，用眨眼来点击，则该字母立即被提取到显示屏上。该系统利用近红外线跟踪拍摄使用者瞳孔的活动。屏幕分为上下两个区域，上区为显示屏，下区为键盘。

（8）嘴控鼠标：以嘴含摇杆，利用嘴唇的动作来完成滑鼠的功能，并以吹吸控制左右键及拖曳。适用于肌肉萎缩患者、脑性瘫痪者、脊髓损伤患者。（图 6 - 3 - 15）

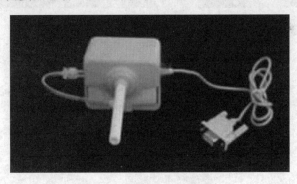

图 6 - 3 - 15　嘴控鼠标

（五）案例分析

林同学，15 岁，混合型脑瘫患儿，姿势异常，全身肌张力增高，双上肢为甚，粗大动作完成可，精细动作完成较差，动作协调性较差，双下肢肌张力轻度增高，平衡能力尚可，可以保持稳定的坐姿，但需三脚拐辅助才能完成站立、转移、步行等活动；言语障碍，吐词不清晰；智力正常；部分生活活动需他人辅助完成。

使用电脑情况：林同学在学校计算机课及家里常使用电脑进行作业、绘画等学习活动。

使用电脑出现的问题：由于双上肢肌张力较高，手抓握鼠标、移动点击精确性差，平时使用的鼠标操作困难。键盘按键操作尚可。

建议使用语言沟通板进行沟通；同时改用摇杆鼠标，以推动摇杆控制光标移动，敲击大按键操作左右键功能。（图 6 - 3 - 16）

经过几个月的训练和使用沟通板及摇杆鼠标，增加了他与外界交流的机会，同时提高了他对电脑的操作能力。

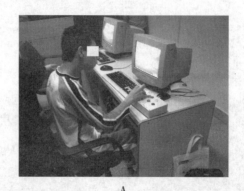

A

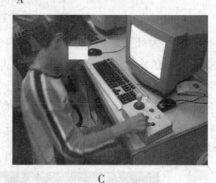

B   C

图 6 - 3 - 16　林同学在使用摇杆鼠标（A、B、C）

（陶健婷　阮剑华　林日好　龙燕妮　饶璐明）

第四章 矫形器及其他辅助器具的临床应用

第一节 矫形器在下肢创伤治疗中的应用

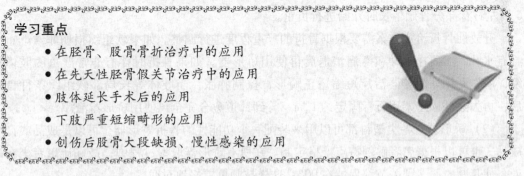

学习重点

- 在胫骨、股骨骨折治疗中的应用
- 在先天性胫骨假关节治疗中的应用
- 肢体延长手术后的应用
- 下肢严重短缩畸形的应用
- 创伤后股骨大段缺损、慢性感染的应用

一、矫形器在骨折治疗中的应用

1855 年，费城的 Smith 发表了一篇简报，讲述了矫形器治疗股骨干骨折后骨不连体会，他发现在患者负重行走后骨折部位会自愈，认为矫形器治疗骨折优于手术。然而他的工作无法得到认可，直到最近更多有关矫形器用于治疗急性骨折的报道出现。

直到 1963 年，类似髌韧带承重小腿假肢（patellar tendon bearing transtibial prosthesis，简称为 PTB 小腿假肢）的矫形器可以成功治疗急性胫骨骨折的设想才被认可。这种技术允许患者进行早期负重活动，不引起肢体短缩，不干扰骨折愈合。这一成功经验促进了矫形器的发展，其应用也延伸到股骨干和上肢的骨折。

近十多年来，由于假肢学发展和新型高分子材料的出现，促进了骨折矫形器的发展。骨折矫形器的结构与生物力学原则与髌韧带承重或坐骨承重矫形器是很相似的，主要区别在于骨折矫形器具有良好的控制骨折部位对位、对线的能力。传统的肢体骨折固定多用管型石膏（超越关节），长期使用后，常带来肌肉萎缩、关节僵硬、骨质疏松等合并症。骨折矫形器是用石膏绷带或一些石膏绷带代用品（如低温塑化板）与一些髌韧带承重或坐骨承重矫形器部件共同制成的。临床经验表明，骨折矫形器的使用可以促进骨折愈合，甚至促进了迟延愈合的愈合，使患者早期下地活动，缩短治疗时间。

1. 胫骨骨折 胫骨骨折是最早使用矫形器治疗的长骨骨折，最初借鉴了髌韧带承重假肢（PTB）的经验，后又不断演变。

最早用于胫骨骨折的矫形器结构很像 PTB 小腿假肢，重力由骨折断端的近侧承担，保持稳定性，可控制骨折断端缩短程度。但是，同 PTB 小腿假肢不同的是，髌韧带不是最主要的负重部位，膝关节仍然可以屈曲并允许负重行走。之后的研究表明：由于软组织在矫形器内不可压缩，有利于对线和保持肢体长度。穿上矫形器后，骨周围的粘弹性软组织像流体一样产生侧向和斜向应力来抵消行走时垂直方向上的重力。

（1）治疗计划：大多数闭合性骨折患者可以在损伤几天后开始使用石膏外固定进行部分负重，踝关节必须在石膏中保持中立位。在损伤后1~3周急性痛和水肿消退时，如果骨折对线良好，可拆掉石膏，开始使用矫形器。一定要在急性症状消退以后再使用矫形器，这是非常重要的。如果过早地使用矫形器会导致足踝的严重水肿和骨折断端的剧痛。直接进行全负重行走是不合理的，要鼓励所有患者在拐杖的辅助下行走，并且根据症状来决定负重量，患者应该慢慢增加负重量直到没有外部辅助下行走，临床上一般在骨折伤后6周左右有部分骨痂生长时开始进行负重。

开放性骨折治疗方案需要根据骨折的严重程度进行调整。如果软组织损伤非常严重并且有水肿，需要在水肿和疼痛消退后再使用矫形器。如果骨折时伴有非常严重的肢体短缩，应先利用外固定器治疗短缩矫正畸形，控制肿胀，当肢体等长局部软组织条件良好后，再去除外固定架用石膏固定约1周，等到针道愈合完全再使用矫形器治疗。

（2）矫形器：各类塑料都可以用来装配一个功能性的骨折矫形器，可以是成品或订配成品，也可以根据患者解剖特点严格定制。在所有矫形器取型过程中，最好让患者坐在高处，使其髋、膝、踝关节都保持在90°，这样技师可更好地对线。

1）成品或订配成品矫形器：成品矫形器有不同的型号，90%的人都可以使用。如图4-1-1。

订配成品矫形器可根据患者的肢体形状，在成品矫形器的局部加热、变形和修改边缘，可用软性、半硬质或硬质高温塑料板模塑制成。如图4-1-2，图4-1-3。

此类矫形器不适用于存在显著畸形、需要特殊成形和对线、软组织形状不规则或骨突出的患者，这些患者需要定制矫形器。

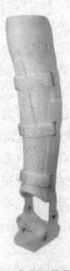

图4-1-1 成品胫骨骨折矫形器

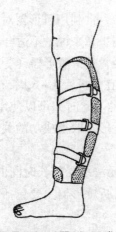 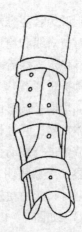

图4-1-2　胫骨骨折矫形器(订配成品矫形器,软性或半硬质热塑性塑料制成)(引自服务编码 L2112)

图4-1-3　胫骨骨折矫形器(订配成品矫形器,硬质热塑性塑料制成)(引自服务编码 L2116)

2)定制矫形器:此类骨折矫形器多用聚乙烯或改性的聚丙烯为材料,以患肢石膏阳型为模具,应用真空模塑工艺制成。这种矫形器适用于软组织分布不均匀的患者。如图4-1-4、4-1-5。

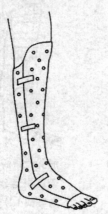 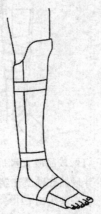

图4-1-4　胫骨骨折矫形器(定制矫形器,热塑性塑料制作)(引自服务编码 L2106)

图4-1-5　胫骨骨折矫形器(定制矫形器,根据患者肢体的模型模塑制成)(引自服务编码 L2108)

当把矫形器交付给患者后,患者应立即下地行走,负重量可根据骨折愈合情况而定。膝、踝关节自由活动有利于肌肉收缩,也可能会加速肿胀消退。在使用过程中,如果患者主诉不舒适,技师要随时修改矫形器使其更好地适配。

当骨折完全愈合后,患者可不再使用矫形器。一般情况下,患者也不用再进行临近关节功能训练。但是,患者经常会出现短时间的患侧踝关节跖屈受限、健侧背屈过度的情况,此时需要进行功能训练。

2. 股骨骨折

(1)治疗计划:将矫形器应用于股骨骨折是受到大腿假肢的影响。在矫形器开发初期,人们尝试性地把矫形器用到不同骨折部位。研究发现中或上 1/3 股骨干骨折会出现内翻成角畸形，肥胖患者更容易发生这种并发症，为了预防，常利用矫形器对软组织施加压力以保持骨折对位对线和稳定性。对于漏斗状的肥胖大腿患者来说，不适合使用矫形器。

在骨折端有稳定支撑后才能使用矫形器，这不同于胫骨骨折矫形器（骨折断端可移动时就可用胫骨骨折矫形器）。骨折端部稳定支撑大约发生在骨折后 4~6 周，可定义为骨折部位没有疼痛、早期骨痂形成、断端之间没有大幅度运动。此时，可以使用矫形器治疗。由于骨折后肢体短缩比胫骨骨折严重，因此需要牵引。矫形器取得成功的关键在于在肢体牵引期间膝关节要进行被动、主动运动。

（2）矫形器：经验表明，患者由于骨折长期卧床，无法承受较长时间的坐位或站立，因此矫形器取型时只能是在患者平躺状态下进行。股骨骨折矫形器主要包括订配成品矫形器、订制矫形器。如图 4-1-6、4-1-7。

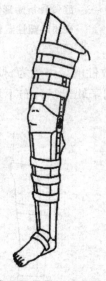 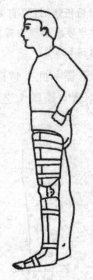

图 4-1-6　订配成品股骨骨折矫形器（用软性、半硬质或硬质热塑性塑料制成）（引自服务编码 L2134-2136）　　图 4-1-7　股骨骨折矫形器（定制矫形器，带自由运动膝铰链）（引自服务编码 L2134-2128）

鼓励患者穿戴股骨骨折矫形器行走，可根据骨折愈合情况改变患侧负重量。在穿矫形器前，患者可先穿戴弹力袜，这样可以控制肿胀。在使用期间，要密切观察骨折部位对线，如果成角畸形出现，应立即修改或更换矫形器。

二、先天性胫骨假关节治疗中的应用

先天性胫骨假关节的治疗可应用伊利扎诺夫的原理和技术，利用外固定架将假关节病变部位切除后骨端加压，同时胫骨近段延长。假关节和骨延长部位骨性愈合，外固定架拆除后，为了对刚愈合好的部位加以保护和促进骨的坚强愈合，避免发生再骨折，应用坐骨结节承重式膝踝足矫形器，开始由患肢不承重到部分承重，最后过渡到完全承重。这是非常必要的。

对某些手术治疗后再骨折或不适合手术治疗的先天性胫骨假关节患者，为了使患肢能够承重，站立行走，也可以穿戴髌韧带承重式踝足矫形器。如图 4-1-8、4-1-9。患足不承重，而利用髌韧带承重，达到不需要借助拐杖即可以行走的目的。

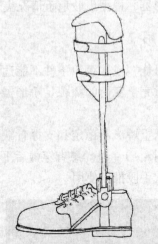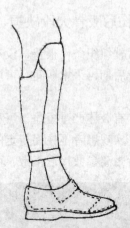

图4-1-8 金属条型髌韧带承重矫形器　　　图4-1-9 塑料型髌韧带承重矫形器

三、肢体延长手术后的应用

某些肢体延长手术后外固定架已去除，但是延长部位的骨痂尚不够牢固时，为了保护骨延长部位避免发生骨折，又能使患肢承重，使延长部位的骨痂得到轴向挤压应力，加速骨生长，可以穿戴坐骨结节承重式膝踝足矫形器，使患肢从部分承重到完全承重。如图4-1-10。待骨愈合牢固后去除矫形器。

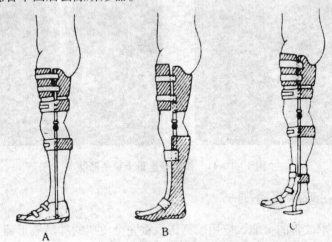

图4-1-10 坐骨结节承重式膝踝足矫形器

A. 部分免荷金属支条膝踝足矫形器

B. 部分免荷塑料膝踝足矫形器

C. 全免荷金属支条膝踝足矫形器

四、下肢严重短缩畸形的应用

创伤后下肢严重短缩畸形，若不能穿戴加高的矫形鞋时，不管患肢足的功能如何，是否可以承重，都可以通过穿戴矫形器来调节肢体的长度，以达到平衡双下肢长度，改善行走功能和步态的目的。只要小腿近段正常，就可以穿戴髌韧带承重式踝足矫形器；如果小腿近段不正常，可以穿戴坐骨结节承重式膝踝足矫形器，根据患肢承重情况决定免荷。

五、创伤后股骨大段缺损、慢性感染的应用

如果患者软组织条件很差，没有进一步手术的可能，或软组织条件不能达到手术要求条件，在等待后期再手术期间，可应用坐骨结节承重完全免荷的膝踝足矫形器，配戴后患者可以站立与行走。

如果还伴有肢体严重短缩，可利用假脚型坐骨承重矫形器稳定和支撑骨缺损部位，补高短侧肢体，实现患者不拄拐行走的强烈愿望。如图4-1-11。患者穿戴后平衡功能有明显改善，步行距离参数接近正常，可以作为一种治疗手段推广使用。

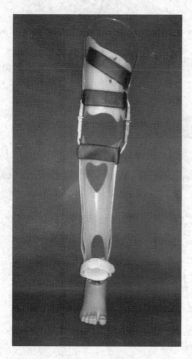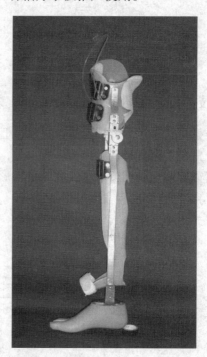

图 4-1-11　假脚型坐骨承重矫形器

六、创伤后足或踝部病损

没有进一步手术改善的可能，应用髌韧带承重完全免荷的踝足矫形器，配戴后患者可以不需要任何辅助器具很好地站立与行走。

七、下肢截肢后残端皮肤条件不良

当下肢不同部位截肢后，在残端或承重区皮肤条件不良，不能达到有效承重，从而不能穿戴接受腔配戴假肢，此时，应用坐骨结节负重矫形器仍然可以达到站立行走功能。如下图。

残端植皮区经过康复训练，皮肤条件好转后再更换小腿 PTB 假肢。

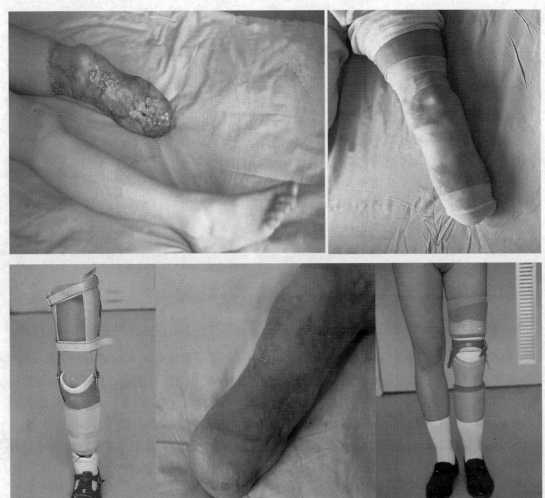

第二节　矫形器在关节置换中的应用

学习重点

- 矫形器治疗效果研究的必要性
- 如何应用矫形器预防关节置换术后脱位?
- 使用矫形器比使用髋人字石膏的优点是什么?
- 髋关节后脱位矫形器的处理
- 髋关节前脱位矫形器的处理
- 膝关节置换术后矫形器的应用
- 矫形器适合的穿戴时间

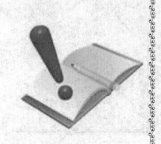

一、概述

初次全髋关节置换术（total hip arthroplasty）和全膝关节置换术（total knee arthroplasty）是可靠的治疗方法。通常它们会成功地恢复患严重关节炎和其他致残性疾病患者的功能。初次髋关节和膝关节置换术后虽然很少需要矫形器治疗，但是在翻修手术、复杂的初次手术、存在手术并发症或特殊的病理改变的情况下，可能还需要一些外部的辅助支撑。

一些学者指出，如果假体位置和机械性能适合，那么通过对患者的教育和使用矫形器可以成功地治疗髋关节置换术后早期脱位。Lima 等回顾性研究了 80 例髋关节翻修术后穿戴矫形器来预防髋关节脱位的患者。该研究的主要缺点是缺少对照组、统计学分析和长期随访的结果。Dewal 等回顾性分析 91 例初次脱位和 58 例复发性脱位的患者，以确定髋关节外展矫形器是否在减少闭合复位后再次脱位有效。他们发现，穿戴矫形器和没有穿戴矫形器的患者髋关节再次脱位的发生率相同。但是，该研究有许多局限性：没有提供具体的矫正方案，没有说明穿戴矫形器的患者是否有相似的损伤程度，也没有说明在脱位发生时患者是否在穿戴矫形器。外科手术方法、假体部件和所用髋关节矫形器类型的不同都会影响脱位率和随后的矫形器治疗效果。显然，需要进行长期对照研究来确定哪些患者可能受益于脱位后的矫形器治疗或者需要穿戴矫形器作为预防复杂关节置换术后初次脱位的手段。

二、矫形器在髋关节置换中的应用

（一）全髋关节置换术后脱位

全髋关节置换术后脱位是一个较困难的临床问题。脱位的发生率有所不同，这取决于是初次置换手术，还是翻修手术。脱位率也与假体的选择、假体的位置和方向及外科技术等因素有关。既往有脱位病史、外展肌无力或外展肌挛缩、髋臼的前壁薄弱或髋关节各个方向不稳、伴有髋臼植骨或患侧做过多次手术的患者容易再次发生脱位。

为了采取适当的矫形器治疗，了解髋关节不稳定的原因和方向很重要。对于影像学上假体位置满意而发生脱位的患者通常可采用闭合复位和髋关节矫形器来限制引起脱位的活动。如果医生没有指出脱位的方向，矫形师应详细询问脱位时患者正在进行的活动并与医生共同来确定不稳的方向。85%后脱位通常涉及髋关节屈曲、内收、内旋活动。前脱位与髋关节的外旋和后伸活动有关，也见于髋关节发育不良患者，这些患者股骨前倾角过大。

医生通常能够在局部麻醉下进行髋关节脱位闭合复位。如果患者疼痛太剧烈或者患者清醒时复位没有成功，可以在全身麻醉下进行闭合复位。一旦复位成功，可以用矫形器稳定髋关节，直到受损的软组织愈合，并且在关节周围形成瘢痕。如果股骨和髋臼假体位置良好，那么通常可以防止脱位复发。在过去，已经证明髋人字石膏治疗是有效的。目前，矫形器与髋人字石膏相比具有以下优点：重量轻，患者在行走时更容易忍受；可拆除，方便伤口护理和卫生。此外，多数髋关节矫形器是可调节或组配式的，有助于患者尽早地恢复活动及限制住院期间患者的过度活动。（图4-2-1）。

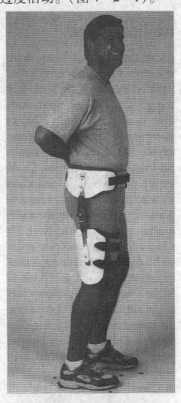

图4-2-1 穿戴预防后脱位的矫形器来限制髋关节屈曲、内收和内旋的活动范围

（二）髋关节后脱位矫形器的处理

治疗髋关节后脱位的矫形器一般到达膝关节的近端。一个舒适贴身的骨盆带吊起矫形器，提供了髋关节铰链的附着点。外侧放置一个可调的能够控制髋关节前屈、后伸、外展、内收活动范围的铰链，与之相连的是舒适合身的大腿圈，保持髋关节在10°～20°外展位，并且允许髋关节在0°～70°范围内屈曲，从而避免髋关节过度屈曲、内收、内旋活动。另一项研究建议将髋关节保持在0°～10°的屈曲、外旋，15°～20°的外展来防止后脱位。如果矫形器穿戴合适，多数患者可以穿戴矫形器，使用手杖帮助行走，可以完成大多数日常活动。因为止于膝关节近端的矫形器最难控制的活动仍然是内旋和外旋，所以应该时刻穿戴矫形器防止发生再次脱位。

（三）髋关节前脱位的处理

当患者髋关节存在前壁薄弱或各个方向不稳定时，通常后伸、旋转（外旋）和外展活动是前脱位的原因。一般来说，髋关节后伸活动在 20°内、屈曲活动在 70°内是安全的。前脱位的患者由于髋臼功能不全经常表现为各个方向不稳。为了控制旋转，通常使用膝踝足矫形器（knee – ankle – foot orthosis，KAFO），而不是一个简单的大腿圈。虽然这使矫形器的体积增大很多，但它提供了更多的方向控制和稳定性。由于矫形器体积增大导致活动受限，穿戴髋膝踝足矫形器（hip – knee – ankle – foot orthosis，HKAFO）的患者经常需要步行辅具来进行日常活动。患者穿戴矫形器的时间通常为 3～6 个月。通常使用 X 线透视确定脱位发生的确切机制。矫形师应该与医生一起调整矫形器的活动范围，这样能更好地控制每位患者具体的不稳定因素。

在另一项矫形器治疗前脱位的研究中，作者建议调节矫形器的铰链，允许髋关节在 20°～30°屈曲、0°～10°内旋、20°外展这一范围内活动。对于较严重的翻修术和骨骼有病变的患者，可以使用定制的腰骶矫形器，与之相连的病变侧大腿圈无铰链。由于前脱位只占全部脱位的 15%，其预防措施与后脱位截然不同，矫形师应将容易导致患者前脱位的危险体位告知所有的相关人员。（图 4 – 2 – 2）

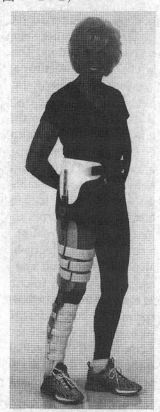

图 4 – 2 – 2　预防髋关节前脱位的矫形器：向远端延伸至足部，限制髋关节后伸并可以最大限度地控制髋关节旋转

（四）穿戴时间

矫形器穿戴的时间受许多因素的影响，如患者髋关节固有的稳定性、患者接受脱位预防措施的能力、穿戴矫形器的原因，以及软组织愈合的速度。不同患者软组织愈合的速度不同。根据穿戴矫形器的原因，医生可以分别建议患者 24 小时穿戴，或只在床上，或在离床时穿戴矫形器。

当穿戴矫形器防止初次脱位（如翻修手术后）时，患者离床时应该穿戴矫形器至少 8 ~12 周。患者在下列情况时需要更长的一段时间内 24 小时穿戴矫形器：软组织愈合受损、有复发脱位史、前脱位的风险较大，或者患者不顺从活动范围的限制。

（五）预防性矫形器治疗

文献报道翻修手术的患者脱位的风险增加，应用类似治疗初次全髋置换术后脱位的矫形器来预防脱位也是有好处的。虽然有些医生在翻修术后常规使用矫形器，但是许多医生只有在广泛软组织切除的翻修手术或有明确的脱位危险因素时才使用矫形器。危险因素包括患侧做过两次或以上手术、手术前存在慢性脱位、手术时髋臼或其他结构功能不全。患者通常术后穿戴标准髋关节矫形器 8 周，它能够提供支撑、限制导致脱位的活动、并且促进软组织愈合。虽然大多数行初次髋关节置换术的患者并不需要预防性矫形器治疗，但在以下情况时应该考虑使用。适应证包括髋关节发育不良者、骨质较差者以及依从性较差的患者。有神经肌肉疾病的患者，如帕金森病、继发于脑瘫或脑血管意外的痉挛或感觉神经病变，这些患者尽管假体位置满意，但是髋关节屈曲和内收会导致疼痛和脱位，仍存在脱位复发的风险，因此应该考虑使用矫形器预防性治疗。

（六）假体周围股骨骨折

术中向股骨髓腔内植入假体时可发生股骨骨折，而在术后通常是因为跌倒导致股骨骨折。当发生股骨骨折时，医生通常采用内固定的方法治疗骨折，包括更换更长的股骨柄假体或其他的固定方式。外科医生最好能判断骨折的稳定性和决定所需矫形器保护的程度。在一般情况下，当骨折延伸到假体远端的下方且固定不稳或者骨质较差时应该考虑矫形器固定。

稳定骨折需要适当的矫形器固定包括骨盆带和 KAFO 来控制整个下肢旋转，在髋关节处要有一个可调节的铰链控制髋关节屈曲和后伸角度，膝关节可以锁定并且允许踝关节自由活动。当患者较瘦或骨折位于股骨远端三分之一时可以不用穿戴骨盆带。如果为了促进骨折愈合而需要额外的保护来避免轴向载荷，矫形器可以选择坐骨承重圈的方式，用坐骨进行承重，从而减少股骨轴向载荷。

（七）神经并发症

股神经和坐骨神经麻痹是髋关节置换术众所周知的并发症。损伤通常继发于神经牵引、挫伤或裂伤。运动障碍可能在数天或数月后消退，也可能是永久性的。当患者准备出院时神经功能障碍仍未消失，在行走时可穿戴矫形器以保证关节的稳定性。

最常见的神经系统症状是麻痹性马蹄足，这是由于损伤到坐骨神经发出的腓总神经。当患者有足够的背伸力量时，所需要的只是一个简单定制的踝足矫形器来支撑脚，并提供一些背伸辅助。对于丧失了踝关节背伸功能的患者，需要固定的踝足矫形器控制矢状面和冠状面的活动。需要长期支撑的患者穿戴能插入到各种鞋子中的定制矫形器是有益的。塑料 AFO 已可根据需要由矫形师设计出多种形式来适合不同患者。应穿戴选定的矫形器直到主动的踝关节背伸功能恢复。

在手术中股神经损伤影响股四头肌，导致伸膝力弱，膝关节不稳定的患者最好用定制的可以锁定膝关节和固定踝关节的 KAFO 来治疗，这样进行康复活动时膝关节是稳定的。需要长期使用 KAFO 且活动较多的患者穿戴具有膝关节步态控制的 KAFO 是有益的，它允许步行中摆动相膝关节自由地屈曲，并且在站立时提供膝关节和踝关节侧向的稳定性。神经功能恢复可能是完全的或不完全的。任何矫形器的使用都应该一直持续到膝关节稳定为止（图 4 - 2 - 3）。最新型的智能膝关节铰链可根据步态及受力情况提供膝关节的稳定，即相触地相膝关节铰链锁定，迈步相膝关节铰链活动。电子控制膝关节（electronic mag-net，E - MAG）及 Free - walk 膝踝足矫形器膝关节可自动开合，达到步态更自然。

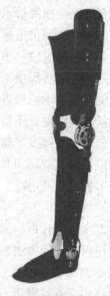

图 4 - 2 - 3 活动较多的膝关节屈曲不稳的患者人工膝关节置换术后，长期穿戴能控制膝关节姿态的 KAFO 可以使患者活动时步态更加正常

（八）切除成形术

现在有更多的假体、外科手术和药物可用来挽救髋关节的功能，因此在初次髋关节重建术中，髋关节切除成形术已经很少实施，它最常见的适应证是因为未控制的感染而导致髋关节置换术的失败、严重的骨质疏松或不适合行髋关节翻修术的患者。股骨近端切除后，手术的肢体趋于短缩。如果存在短缩，患者穿增补高鞋或者穿戴定制补高矫形器有利于下肢力线更对称。由于髋关节不稳定，行走通常是有困难的。止于大转子远端的整齐紧身的矫形器可以为患侧肢体提供一些外部支撑和稳定性。

三、膝关节置换术后矫形器的应用

除非在手术后出现并发症、骨的完整性缺失，或手术后恢复不佳的情况下，全膝关节置换术后矫形器很少使用。矫形器的适应证包括伸膝装置无力或损伤（髌腱撕裂）、内侧副韧带功能不全、膝关节屈曲或伸直活动受限。在非常复杂的手术、全膝关节置换术的挽救性措施如关节融合术或切除成形术，矫形器治疗通常作为术后处理的一部分。

（一）伸膝装置功能不全

有时，膝关节置换术中或术后发生股四头肌腱或髌腱撕裂。因神经肌肉疾病而导致股四头肌严重无力或伸膝装置的修复、需要非手术治疗的患者都可能需要矫形器的治疗。在步行足跟触地相时矫形器可预防膝关节伸展不够、打软腿。如果膝关节伸膝无力是永久性的，可以穿戴在迈步相时允许膝关节自由活动的 KAFO 或者具有适当锁定机制的 KAFO。

各种控制膝关节站姿的矫形器为长期屈膝不稳的患者提供了新选择，不需要锁定膝关节，应用多轴心膝铰链就可以提供步行迈步相时的屈膝活动和触地相时的稳定性。铰链的主要好处是步态的平滑并且患者不需要考虑他们的每一步膝关节是否是稳定的。这类铰链是相当昂贵的，对于那些短期内需要膝关节伸展稳定性的患者是不适用的。

膝关节不稳的患者常用的矫形器是具有落环锁或卡锁功能的 KAFO，它能够在站立时提供稳定性。患者可以解开膝关节锁，以便舒适地坐着。这些锁的一个缺点是在步行迈步相处于锁定状态，需要下肢和髋关节的环形运动来适应带锁的状态。为了适应患侧的带锁状态，可以抬起对侧脚跟。可以使用不带锁并且轴心后移的膝铰链，来获得站立时膝关节更大的稳定性，并且在步行摆动相也会允许膝关节自由屈曲。与落环锁铰链相比，活动较多的患者和一些残留主动伸膝功能的患者更加喜欢这种不带锁铰链，但是在不平的路面上安全行走时，它仍然缺乏充足有效的锁定机制。多数患者全膝关节置换术后膝关节活动范围是正常的，但是有时发生膝关节屈曲或伸直受限。术前活动范围受限加剧了术后恢复的复杂性，恢复期间经常需要治疗来增大活动范围。能够动态活动的膝关节矫形器可增大活动范围、维持治疗步态、增加功能和稳定性。（图4-2-4）

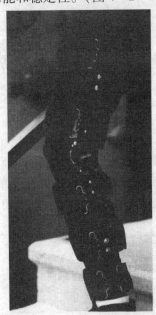

图4-2-4　膝关节置换术后应用动态膝关节屈曲或伸直矫形器恢复关节的活动范围

（二）侧副韧带不稳

内侧副韧带的稳定性是全膝关节置换术成功的一个重要因素。膝外翻或内翻导致软组织不稳定的患者可以穿戴一个铰链式膝关节矫形器，它可以帮助维持手术矫正的位置和下肢力线。根据患者的活动水平，功能性膝关节矫形器可以提供稳定，尤其是在只需要矫形器提供暂时性的保护，防止膝关节受内翻或外翻应力的影响。具有严重冠状面不稳的患者可能需要矫形器使受累的膝关节间室避免受到负荷，如果膝关节在各个方向是不稳的，那么穿戴一个 KAFO 对患者是有益的。

（三）关节融合术和切除成形术

当由于败血症或严重的骨质丢失导致全膝关节置换术失败时，膝关节融合术可能是必要的。膝关节融合术除非使用髓内棒进行内固定，否则需要较长时间的石膏外固定，骨愈合的时间可长达 12 个月，所以拆除石膏后通常需要使用膝关节带锁的定制的 KAFO。这种支撑在控制水肿方面是有帮助的，而水肿不利于这些患者的康复。对于行膝关节融合术的患者，当观察到有坚固的骨性愈合时就不需要穿戴矫形器了。全膝关节置换术后另一不常见的并发症是感染，这时可能需要行切除成形术。取出已失效的假体，同时应用抗生素，术后即刻使用矫形器制动。一种矫形方案是带泡沫衬垫全接触、定制成型的双壳膝关节矫形器，它取代了石膏，这种矫形器的优点是可以随时进行皮肤检查和卫生护理。另一种膝关节的支撑和制动方案是根据石膏或测量后进行定制的 KAFO，该矫形器膝关节带锁，踝足组件衬垫良好，能防止肢体远端移动。

（闵红巍）

思考题

1. 髋关节置换术后矫形器应用的适应证有哪些？
2. 膝关节置换术后矫形器应用的适应证有哪些？

第三节 矫形器在类风湿性关节炎康复治疗中的应用

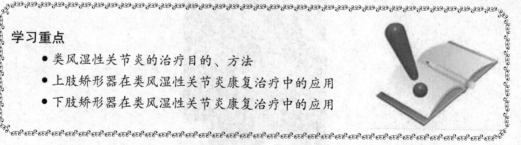

学习重点

- 类风湿性关节炎的治疗目的、方法
- 上肢矫形器在类风湿性关节炎康复治疗中的应用
- 下肢矫形器在类风湿性关节炎康复治疗中的应用

一、类风湿性关节炎治疗简介

（一）类风湿性关节炎

类风湿性关节炎（rheumatoid arthritis；RA）是一种慢性、全身性、自身免疫性综合征，其特征是外周关节的非特异性、对称性炎症，关节滑膜的慢性炎症、增生，形成血管翳，侵犯关节软骨、软骨下骨、韧带和肌腱等，造成关节软骨、骨和关节囊破坏，最终导致关节畸形和功能丧失，部分患者伴不同程度的全身表现。

（二）治疗目的、方法

类风湿性关节炎治疗的目的在于：①控制关节及其他组织的炎症，缓解症状；②保持关节功能和防止畸形；③修复受损关节以减轻疼痛和恢复功能。

1. 一般疗法　发热、关节肿痛、全身症状严重者应卧床休息，至症状基本消失为止。待病情改善两周后应逐渐增加活动，以免过久的卧床导致关节废用，甚至促进关节强直。饮食中蛋白质和各种维生素要充足，贫血显著者可予小量输血，如有慢性病灶如扁桃体炎等在病人健康情况允许下，尽早摘除。

2. 药物治疗　治疗 RA 的常用药物分为四大类，即非甾体类抗炎药（NSAIDS）、改善病情的抗风湿药（DMARDs）、糖皮质激素和植物药。

3. 手术治疗　手术治疗可以起到防止或延缓病情进展以及矫正畸形、恢复关节功能的作用。常用的手术方式包括滑膜切除术、关节清理术、截骨术以及关节置换术。

4. 康复治疗　对类风湿性关节炎患者的康复治疗包括物理治疗、运动疗法及矫形器治疗。物理治疗包括使用冷、热、水、电疗等方式，缓解症状，减轻疼痛。运动疗法是通过维持关节的活动性、训练肌肉力量及耐力，以及针对关节挛缩、疼痛、肌肉萎缩无力所进行的运动训练。矫形器在类风湿性关节炎患者的功能改善方面有不可忽视的作用，应当引起重视。矫形器治疗是针对活动度受限、无力的关节，依照其日常生活所需，设计适配各种矫形器和其他辅助器具，使他们能有效地利用现有的关节活动能力，减少对炎症关节的进一步伤害，改善日常生活品质，提高生活质量。矫形器是借助外部机械结构对人体某些部位进行矫形和预防畸形发展的器具，具有制动、保护患部、止痛、矫正畸形、防止畸形进展、减免承重、稳定关节等作用。

二、矫形器治疗

（一）上肢矫形器

类风湿性关节炎常从手部小关节起病，病程可呈现发作与缓解交替进行，经过多次反复发作后出现关节软骨破坏、肌肉萎缩、韧带肥厚等改变，可出现肌腱断裂。随着病变的进展，可出现关节纤维性强直，进而骨性强直，并呈现各种畸形，如指间关节梭状畸形，手指钮孔畸形或鹅颈畸形、拇指掌骨内收、掌指关节过伸或掌指关节屈曲、指间关节过伸畸形，腕关节屈曲畸形等。

针对这些病程变化，可以设计采用相应的矫形器延缓关节畸形的进展，最大限度地保留关节的功能。

如针对拇指指间关节的过伸及屈曲畸形，可设计拇掌指关节固定矫形器，将拇指掌指关节制动，保持拇指的对掌位。矫形器的拇指部位为管型，顶端不影响拇指指间关节运动，大鱼际部位有开口，穿戴时拇指从矫形器开口套上去，借助于尼龙搭扣固定在手掌部。恢复拇指的对掌功能及一些精细的操作。（图 4 - 3 - 1）

针对常见的掌指关节尺偏畸形，可设计制作掌指关节尺偏矫正矫形器，该矫形器的主要目的是预防、矫正第 2、3、4、5 指掌指关节尺侧偏畸形。

针对腕关节屈曲尺偏畸形，可配戴掌侧腕伸展矫形器，其最大特点是：在维持腕关节功能位情况下，不影响手的抓握、捏指功能。穿戴后，可以辅助因腕关节下垂的患者进行手的活动，提高生活质量。（图 4 - 3 - 2）

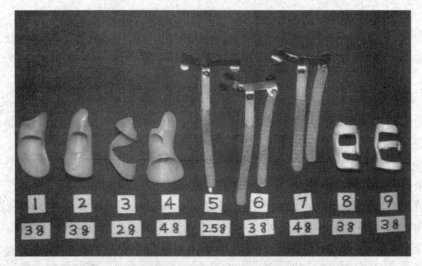

图 4 - 3 - 1　拇指矫形器

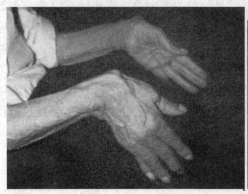 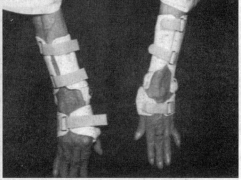

图 4 - 3 - 2　腕关节矫形器

对于早期的肘关节屈曲畸形的患者，可以采用铰链式肘屈曲矫形器，又称为活动式肘矫形器，采用低温热塑材料分别在上臂及前臂塑成开口朝向掌侧的"U"型箍，或称臂托，采用单侧或双侧肘关节铰链将其连接，铰链角度可调节，以维持或增加肘关节伸展、屈曲的范围。（图 4 - 3 - 3）

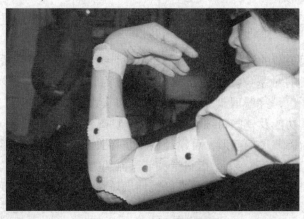

图 4 - 3 - 3　肘关节矫形器

（二）下肢矫形器

类风湿性关节炎对下肢的影响主要造成屈膝及内外翻畸形而影响患者的行走功能。针对这一病理变化，可以设计膝关节矫形器（KO），矫形器从小腿到大腿，跨过膝关节，用于保护膝关节或控制膝关节的异常活动，辅助患者行走及限制畸形的进展。包括膝反屈矫形器、膝屈曲矫形器、固定式膝矫形器以及膝关节角度可调的膝矫形器。夜间休息时主要预防膝关节挛缩，可设计固定型膝关节矫形器，使膝关节保持伸直位。

如果患者膝关节屈曲伴有踝关节马蹄畸形，可配制膝踝足矫形器（KAFO），范围从大腿到足底，并带有可控制的膝关节和踝关节，用于辅助患者站立和行走。可有坐骨承重型膝踝足矫形器、固定式膝踝足矫形器、带膝部调节杆的矫形器、足下垂型膝踝足矫形器等。（图4-3-4）

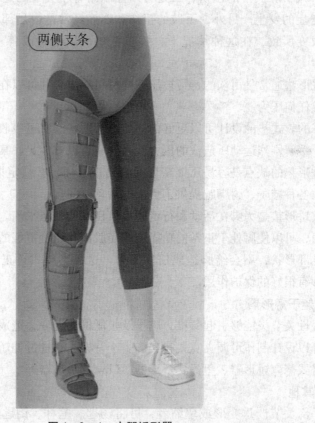

两侧支条

图4-3-4　大腿矫形器

若病变仅累及跖趾关节或趾间关节，可以仅配制足矫形器（FO），作用于足部，用于矫正足部变形，分散足部压力，减轻足部疼痛，限制跖趾关节及趾间关节内外翻及过伸、过屈畸形。

（三）矫形鞋垫

足部类风湿性关节炎的治疗目的在于止痛、防止畸形和矫正畸形，恢复及保存功能。矫形鞋垫简单的定义就是放在鞋里能够矫正和调节走路姿势的垫子，是通过对足底生物力学以及足部病变引起人体生物力线改变的研究，设计、研制出来的带有足纵弓支撑作用的垫子。矫形鞋垫通过对足弓的支撑作用，来矫正和改善行走的步态和姿势，重新分布足底压力。

矫形鞋垫依据其功能及不同的制作材料可分为硬式支持垫、软式支持垫及半硬式矫形垫。

硬式矫形垫的设计主要是控制足部功能，它的材料质地主要是用塑料和碳素纤维制成，可应用于各种鞋子。根据硬式鞋垫的长度又分为两种：一种是全长的，也就是从脚跟到脚趾；一种是3/4长度，依据足部存在的不同问题而制作的不同长度的鞋垫。

硬式鞋垫的设计一般不会变形，另外，由于材料的选择也不容易损坏。

硬式鞋垫的作用是通过控制关节的活动来达到对足部疾病的治疗作用。它主要控制足部两个关节，一个是踝关节，通过足弓的支撑作用，改善踝关节的不平行受力，增加其稳定性，减少踝关节的创伤；二是可以控制跗骨小关节的运动功能，减轻其劳损，预防创伤性炎症的发生。另外，下肢的扭伤和疼痛经常是由足部不正常的功能导致下肢生物力线的改变所致，在这种情况下，矫正鞋垫可以通过改善下肢生物力线以消除这些症状。

软式矫形垫通常是由软的、可被压缩的材料制成，并可以在活动中随时适应脚形，不会给脚造成任何压力。

任何好的软式垫的设计可以更好的适应足部形状。它可吸收震荡、增加平衡、缓冲负重的压力、缓解剧烈运动所造成的压力。另外，可以减少足底某一点集中受力。

软式矫形垫的缺点是容易压缩变形又容易被磨损，必须定期地更换。因为可被压缩，所以可适用各种鞋子，为脚趾提供了更大的活动空间。

半硬式矫形垫是为脚在活动和行走时提供良好的动态平衡。这种鞋垫既具有很好的足弓支撑作用，可以使脚处于正常的功能位，使肌肉和肌腱更好的发挥其运动作用，又能很好地适应足部形状，不会给脚造成任何压力。这种半硬式矫正鞋垫，既具有一定的功能性，又对脚有很好的保护作用。

（四）躯干矫形器

类风湿性关节炎能够引起颈椎、胸椎及腰骶椎的退变，造成侧弯和后凸畸形。针对这一变化，可以设计制作可调夹克式背架、骑士背架、脊柱过伸矫形器、密尔沃基式侧弯矫形器、色努式侧弯矫形器、里昂式矫形器、Cbw式矫形器等。

（五）其他

针对手部关节严重变形或挛缩者，可将汤匙、笔杆、钥匙或牙刷等加粗，以方便抓握。手部关节活动受限，无法梳头、洗头、洗澡，甚至腰部无法弯下，下肢无法蹲下或抬起以致无法清洗足部，即可使用长柄或特殊弯角造型的梳子或刷子来辅助她们达到这些功能。而无法穿脱鞋子、裤子，也可借助特殊的穿脱鞋裤辅助用具来完成。对于上肢无法抬举拿取高处或远处的物品，或是不便弯腰捡拾地上的东西，可以使用特制的长柄夹来夹取。

行走受限患者可以使用步行辅助器，包括助行器、单脚手杖、三脚手杖、四角手杖、前臂肘拐、腋下拐杖等。步行辅助器的选择，除了考虑承重力，还要视上肢的状况，助行器的操作必须双手并用，而手杖的使用必须要求上肢有一定的肌力。（图4-3-5）

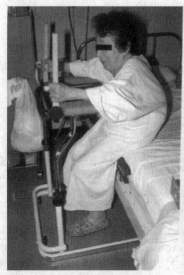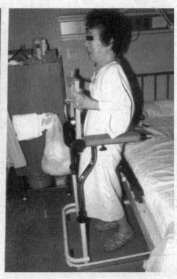

图 4 - 3 - 5　辅助器

三、现状与展望

文献分析显示了一个不容忽视的事实，就是国内在这一领域的临床和学术研究方面都很薄弱，国外有较多矫形器辅助治疗类风湿性关节炎的研究，这些研究主要集中在腕关节功能位矫形器、腕关节和掌指关节休息位矫形器以及矫形鞋和鞋垫方面。有研究表明在工作时配戴腕关节功能位矫形器超过 6 个月，会明显减弱手的抓持力，且对关节的疼痛、晨僵、手的握力或者说生活质量没有明显的改善。也没有确切证据表明腕关节休息位矫形器能改善关节疼痛、抓持力或者减轻关节肿胀。然而，有参与受试仅两个月的患者倾向于配戴矫形器，且喜欢有衬垫的矫形器。另一项研究表明穿特别加深的矫形鞋两个月，患者在平地行走、上下台阶时疼痛都明显减轻，而且无痛行走的时间较不穿矫形鞋时延长，但步态不会明显改善；穿特别加深的矫形鞋配合半刚性鞋垫超过 3 个月疼痛减轻更明显。支撑性鞋垫能减小拇趾外翻角度，但不能肯定减轻疼痛和改善功能。

需要指出的是，针对矫形器在类风湿性关节炎治疗中的应用仍存在争议，对长期配戴矫形器的患者，其患病关节的功能似乎无明显改善，甚至在某些方面会削弱原有关节的功能，尤其是需要灵活运动的关节。但在短期应用过程中，患病关节的功能确有明显改善，尤其是负重关节的功能。总之，在这个领域还需要更深入的研究。例如，给患者配戴腕关节功能位支具，主要目的是协助患腕进行某些负重性的活动，然而某些患者可能会在非负重时也配戴，这必然会影响腕关节的灵活性，结果导致这类支具在患者心目中的作用也会大打折扣。因此研究某一类辅助器对患病关节功能的改善程度时，应该向受试者讲清楚该支具的作用方式，配戴时间以及注意事项，这样才能使研究更有针对性。

我们不难看出，矫形器在类风湿性关节炎治疗中的作用还是值得肯定的，在未来的发展过程中，我们应该针对患病关节的畸形程度及生物力学改变，特别是随着材料的发展，研制出更加个性化的、能够明显改善关节功能的矫形器。

（韩新祚　刘克敏）

思考题

1. 简述类风湿性关节炎的定义及诊断标准。
2. 简述类风湿性关节炎的一般治疗原则。
3. 简述矫形器在类风湿性关节炎治疗中的作用。

第四节　在小儿麻痹后遗症康复治疗中的应用

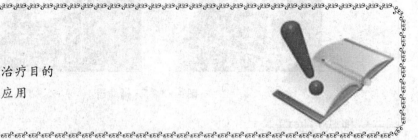

学习重点

● 矫形器的治疗目的
● 矫形器的应用

　　小儿麻痹症（infantile paralysis）是一种嗜神经性病毒引起的急性传染病。由于病毒的主要侵犯部位是脊髓前角的运动细胞，因此又称为脊髓前角灰质炎（anterior poliomyelitis），是一种下运动神经元疾病。多发病在6个月至3岁的小儿，故又称之为小儿瘫或小儿麻痹症，小儿麻痹症作为传染病，上个世纪五六十年代我国曾经有过大规模的流行。近年来通过对3月龄以上的婴儿进行免疫接种减毒活疫苗糖丸的服用，在我国已基本消失了此病。目前治疗的患者多数是以前遗留下来的，针对其后遗症进行治疗。对大约250万的小儿麻痹后遗症患者的康复治疗仍然是个极大的挑战。小儿麻痹后遗症患者，主要表现是肌肉的迟缓性瘫痪而皮肤感觉良好。由于脊髓前角细胞受损部位、范围的不同，导致麻痹的肌肉和麻痹的程度差异很大，肢体瘫痪为非对称性，轻重不一。肢体多有松软、肢体短缩、细凉、挛缩等变化。因此，表现的功能丧失、畸形情况相当复杂，需要康复专业人员做好功能障碍、畸形情况的全面分析，然后制定康复治疗计划。

　　儿麻后遗症的康复医学治疗方法主要是手术、康复训练、矫形器装配和辅助器具的应用。由于儿麻后遗症是一种永久性的残疾，因此儿麻后遗症的治疗绝大多数不会是一次性的，需要定期复查，根据新的需要给予新的康复治疗。有的人在小儿麻痹发病10~20年后出现了儿麻后期综合征。后期综合征的主要临床表现是疲劳、进一步的肌肉无力、肌肉和关节的疼痛，跌跤次数增加，甚至引起骨折。

一、矫形器的治疗目的

（一）预防畸形和矫正畸形

　　儿麻的各种肢体畸形都是继发性的，引起的原因包括：肌力的不平衡；早期肢体位置不正确，因长期的非功能位的卧、坐、站、走引起的软组织挛缩；坐、站、走时的身体重力对躯干和四肢的影响。因此，患儿早期应注意选用简单的不设关节铰链的下肢矫形器将髋关节放在伸直位，矫正髋关节的屈髋、外展、外旋畸形；将膝关节控制在伸直位，避免屈曲位；将踝关节控制在 90°的功能位，避免马蹄足畸形。

应强调早期预防。患儿早期的肌力不平衡状态尚处于变动中，不宜做肌力平衡的手术，应配合治疗师的治疗及时选配合适的矫形器处理好肌力不平衡，以预防畸形。肌力平衡手术后如果效果很好，可以停用矫形器。有时为了保护移植的肌腱和软组织，需要应用一段时间的矫形器，用以巩固手术疗效。如果手术效果不好，而且再没有平衡手术的可能，则需要继续应用矫形器直到发育结束，再根据畸形和功能障碍情况决定治疗方案。

矫形器利用三点矫正的原理对小儿的骨关节畸形具有一定的矫正作用，但是作用有限，主要作用是对抗肌力的不平衡，减少体重的影响，阻止畸形的进一步发展。对于一些用手法可以矫正的轻度软组织挛缩畸形，可以配合手法治疗使用。对于一些畸形较重需要等待手术的患儿，积极的康复训练、手法矫正，配合使用矫形器可以减轻畸形的程度，阻止进一步发展。

（二）代偿肢体功能

儿麻患者以下肢功能障碍为主，大部分形成永久性的残疾。因此，矫形器治疗的重要目的是代偿麻痹的肌肉功能，稳定关节，支撑体重，改善足底的承重功能，弥补患肢的短缩，改善身体的静态对线和动态对线，改善患者的站立、步行功能。

（三）补偿下肢短缩

患儿由于肌肉废用性萎缩，下肢血运不良，缺乏站立、步行中对骨骼生物力学性刺激会严重地影响下肢骨骼的发育，使患肢变细、变短和骨密度减低。儿麻患者下肢不等长是常见的症状。站立中，下肢短缩会引起骨盆倾斜，脊柱侧突，继发腰肌劳损。步行中下肢短缩会引起代偿性的躯干侧倾、跛行，甚至健肢屈髋、屈膝步行。一般情况，一侧下肢短缩 1cm 以内者可以选用普通鞋内加补高鞋垫，短缩 1~3cm 者可以改制旅游鞋或定制补高鞋，短缩 3~7cm 者可以定制内部补高鞋，短缩 7~14cm 者可以定制内外补高鞋，短缩 14cm 以上者可以定制补高假肢。由于近代短肢延长手术治疗的发展，矫形鞋的应用已经减少了，但是仍然有许多不得不应用矫形鞋的患者。有一些广泛肌肉麻痹，难免使用下肢矫形器的患者可以在 AFO 或 KAFO 的足托内部和外部补高。

在肢体短缩的矫形器处理中，除了应当正确地做好髂前上棘至股骨内髁、股骨内髁－内踝的测量外，必须认真注意以下几个方面因素可能影响一侧下肢补高的高度和补高方法：

（1）患肢的屈髋畸形，屈膝畸形站立、步行中由于不能伸直，显得患侧变短。

（2）患肢的马蹄畸形，站立、步行中足跟不能落地，显得患侧变长。

（3）患肢的髋关节外展畸形站立、步行中骨盆向患侧倾斜，站立、步行中显得患肢变长。患肢髋关节内收畸形站立、步行中骨盆向健侧倾斜，显得患侧变短。

（4）一侧的髋关节脱位，骨盆骨折的畸形愈合，脊柱侧突畸形都可以在站立、步行中显示出肢体的不等长。

从上述的情况可以看出，下肢不等长的原因绝不仅限于双侧股骨、胫骨。不等长的原因可能是多方面的，需要仔细、全面地检查后再综合考虑如何应用矫形器补高，补高多少，如何补高。为了能综合地了解站立、步行中双下肢不等长的状况，建议充分重视站立位，垫木板的测量方法。

下肢补高的高度，原则上以补高至双下肢等长或能均匀承重为准。有一些膝关节僵直的人和穿用带膝关节锁 KAFO 的人，为了便于在步行中迈步，为了步行摆动期足尖不会拖地，可以允许患侧短 1~1.5cm。对一些股四头肌麻痹的患者，补高时应当注意不要由于补高，特别是由于足跟部位补高后引起下肢承重力线后移，会破坏已有的股四头肌代偿功能，而引起步行中膝关节不稳。

（四）减少儿麻后遗综合征的疼痛和疲劳

常见于 30~40 岁以上的儿麻患者，多表现为肌肉力量较前减弱、无力，关节不稳，身体对线不良，过度疲劳引起肌肉、软组织损伤和关节的退行性变，有的还常有跌跤，甚至引起骨折。有些长期使用拐杖、轮椅的患者可以引起上背部、肩部肌肉、肌腱、滑囊、韧带的损伤。多见于肩部的肩袖损伤、三角肌下的滑囊炎，腕管综合征等。儿麻后遗综合征也需要适当的休息、药物、物理治疗、矫形器治疗，改变生活方式等综合性治疗。

矫形器治疗主要作用是通过改变肢体对线，稳定关节，避免肌肉的过度疲劳，减少疼痛或缓解疼痛，避免跌跤。如引起了腕管综合征的患者，又不能离开拐杖，可以通过改变拐杖的手把形状缓解疼痛。

二、矫形器的应用

由于儿麻患者脊髓前角运动细胞病变分散的部位区别很大，因此表现的功能障碍、畸形的区别也很大。儿麻矫形器治疗前，应当详细地收集有关信息，对患者进行全面细致的功能障碍和畸形状态的检查，然后制定综合性康复治疗计划。根据综合性康复治疗计划对矫形器治疗的需求，再结合有关矫形器的生物力学知识、产品知识制定矫形器处方。儿麻患者的个体差异性很大，这里仅就儿麻患者的常见功能障碍和畸形的处理方法做些简介。

（一）踝关节周围肌肉瘫痪、关节畸形矫形器的应用

儿麻后遗症中，足部、踝部的肌肉瘫痪和畸形的发生率最高。早期、及时的矫形器治疗和坚持使用，大部分足踝部畸形是可以避免的。一旦形成了畸形，即使是简单的手术也要付出相当大的代价。

1. 垂足畸形　恢复期应注意配合手法治疗及时应用简单的矫形器保护踝关节在功能位。后遗症阶段，由于背屈踝关节肌肉瘫痪，但踝关节被动背屈仍可使足抬平，步行迈步时抬不起足尖，不得不高抬脚或下肢向外画圈。可选用后侧弹性塑料踝足矫形器、改进型后侧弹性塑料踝足矫形器，亦可选用钢丝弹簧踝足矫形器或金属条踝足矫形器（踝铰链附加背屈助动，跖屈阻动装置或止动装置）。

2. 马蹄足畸形　由于踝关节背屈肌长时间瘫痪、小腿三头肌挛缩（跟腱挛缩），不能主动抬起足尖，也不能被动地将足抬平，站立及行走足跟不能着地。治疗的原则是：小儿的轻度马蹄足畸形可以先行手法矫正，训练步行，夜间应用简单的矫形器保护踝关节在 90°的功能位。严重的踝关节背屈肌力弱会引起明显的马蹄足畸形，应尽量先行手术矫正。为了防止术后马蹄足畸形复发，在拆除石膏固定 2~4 周后应及时装配 AFO。这类 AFO 要求踝关节背屈自由、跖屈止动，或背屈助动、跖屈阻动。对一些马蹄足畸形相当严重，手术后马蹄足畸形未能完全矫正的患者，矫形器宜先选用带角度可调踝铰

链的金属条 AFO（跖屈止动，背屈自由活动）。这样可以方便地通过调整 AFO 的足托承重垫跟部的高度调整矫形器的承重力线。当患者的畸形较稳定后，再考虑根据需要改用塑料踝足矫形器。

3. 内翻足畸形　经常表现为足跟内翻、足前部内收、足前部内翻、高弓畸形。早期轻度的内翻畸形可以选用矫形鞋、矫形足垫，同时配合手法治疗，防止畸形的发展。要求矫形鞋直角鞋楦，鞋后跟和外底部外侧加偏，底面向外展边，以控制足前部的内收、足跟内翻和足前部的内翻。对于内翻畸形比较明显的，为了增加矫形力量适合选用定制的塑料足垫、踝上踝足矫形器（SMO）或金属条踝足矫形器。金属条踝足矫形器的鞋或足套外踝部应设丁字形皮带，以增加矫形力量。为了具有良好的矫形力量，要求矫形鞋或足套与患足伏帖性好。儿童发育很快，半年左右应更换一次矫形鞋或足套。

4. 外翻足畸形　常表现为足跟外翻、足前部外展、足前部外翻、内侧纵弓塌陷。可以根据严重程度的不同选用矫形鞋、矫形鞋垫或矫形足托，矫正畸形。要求矫形鞋能良好地托起足的纵弓，鞋的主跟、腰窝部分加硬，鞋跟的前缘内侧部分向前延长至舟骨下方（即托马斯跟），鞋跟的内侧垫偏，以矫正足跟的外翻畸形。对于畸形严重者可以选用塑料踝上踝足矫形器（SMO）、硬踝塑料 AFO 或金属条 AFO（踝内侧设置"Y"形牵引带）。

5. 跟足畸形　由于小腿三头肌瘫痪，步行时缺乏后蹬力量，可应用金属条踝足矫形器（踝铰链带有背屈止动装置），亦可选用硬踝塑料踝足矫形器固定踝关节于功能位。

6. 连枷足　由于踝关节背屈、跖屈肌肉，足内、外翻肌肉全部瘫痪，踝关节呈连枷状，可应用金属条踝足矫形器（踝关节铰链带双向止动装置）或硬塑料踝足矫形器，将踝关节固定于功能位。

7. 爪状趾畸形　常与高弓足合并存在，应在鞋底前掌部位，1～5 跖骨头后加跖骨头横条以矫正爪状畸形、减轻跖痛。

（二）膝关节周围肌肉瘫痪、关节畸形矫形器的应用

站立、步行的支撑期，膝关节的稳定性是下肢的支撑稳定性的关键。膝关节周围肌肉瘫痪经常是膝关节不稳定的原发性原因。膝关节周围肌力不平衡，髋关节、踝关节畸形引起的下肢对线不良的生物力学作用经常会引起继发性的膝关节畸形。对于膝关节周围肌肉瘫患者，预防继发性的膝关节畸形的最有效的方法是早期及时地应用矫形器稳定膝关节，保持正确的下肢力线，恢复步行功能。

膝关节周围肌肉瘫痪最常见的是膝关节伸肌的瘫痪（股四头肌瘫痪）。这些患者站立、步行时膝关节不稳，容易打软腿，不得不用手扶着大腿走路。人走路时膝关节支撑稳定的基本因素有两个：首先是因为有三部分健康有力的肌肉（伸髋、伸膝、跖屈踝关节），另外是因为膝关节有轻度过伸（约 5°～10°）。由于伸膝肌瘫痪后合并问题不同而处理方法有些区别。这里仅举几种类型供处理时参考。

1. 伸膝肌完全瘫痪，膝关节有轻度过伸，伸髋肌、屈膝肌、踝跖屈肌有力。患者可以有良好的代偿功能，不用扶腿步行，只是步态稍差，一般不需处理。

2. 伸膝肌、屈膝肌无力、膝关节过伸，髋关节伸肌、踝关节跖屈肌有力，踝背屈肌无力。患者可以步行，但有发生膝过伸畸形和进一步加重畸形的可能。为预防或矫正膝过伸畸形，建议选用膝踝足矫形器（KAFO）。要求膝铰链不设锁，膝压垫置于膝的后面矫正膝关节过伸，踝铰链附加适当的背屈助力装置。

3. 伸膝肌、屈膝肌、踝背伸肌、跖屈肌都瘫痪，膝关节过伸，伸髋肌强有力：建议应用膝踝足矫形器（KAFO），要求膝铰链轴后移，膝压垫置于膝后，踝关节带有背屈止动、跖屈阻动装置。这是一类功能性的膝踝足矫形器，膝关节没有锁。依靠类似大腿假肢膝关节铰链后移的原理，通过步行中臀大肌的伸髋作用，保持膝关节的稳定性。

4. 伸膝肌、踝背屈肌、跖屈肌瘫痪，但伸髋肌、屈膝肌尚有一定功能，而膝关节存在轻度屈膝畸形（小于10°）。建议应用膝踝足矫形器，要求膝铰链双侧带锁，压膝垫置于膝的前方，踝铰链设跖屈、背屈阻力装置或选用固定踝关节。屈膝畸形患者站立步行时会给双侧金属支条和膝关节铰链锁带来很大的负荷，因此要选用钢支条，要选用双侧膝锁。单侧膝锁常引起矫形器金属框架的旋转变形。如果屈膝畸形大于20°则应手术矫形后再装配矫形器。

（三）髋关节周围肌肉瘫痪、畸形与矫形器的应用

髋关节周围肌肉瘫痪，经常表现为髋关节松弛，伴有髋关节外展畸形，屈髋畸形，内旋畸形或外旋畸形，有的还可能合并有髋关节的半脱位、全脱位。髋关节周围肌肉瘫痪的程度不同，合并症的情况不一，而且经常是整个下肢多处瘫痪同时存在。因此制定康复治疗计划、矫形器治疗计划比较复杂和困难，需要全面检查后综合考虑。

1. 单侧的髋、膝、踝周围肌肉广泛瘫痪　一般仍建议应用带膝锁的膝踝足矫形器，踝关节铰链带双向（跖屈、背屈）可调助动装置，亦可应用双向止动的踝铰链或硬塑料膝踝足矫形器。为预防麻痹性髋脱位和增加髋关节控制功能，应增加骨盆带和髋关节铰链。为了控制髋关节的内外旋转畸形，可以选用双轴的髋关节铰链。这种铰链有两个轴，一个为矢状位轴，另一个为冠状位轴，只限制髋关节的内外旋转运动，不限制髋关节的屈曲、后伸、内收、外展运动。为了控制髋关节的外展畸形，适合选用带冠状位轴的单轴铰链，只限制髋关节的内收、外展、内旋、外旋运动，不限制髋关节的屈曲和后伸运动。

2. 双侧下肢肌肉广泛瘫痪　儿麻患者的双下肢肌肉瘫痪大部分是非对称性的，一般可以选择肌肉瘫痪比较广泛的一侧装配矫形器。另一侧不装配或尽量减少装配。如果双侧下肢都必须装配 KAFO 或一侧 KAFO、一侧 AFO，则一般都需要使用双侧拐杖辅助步行。由于成人钢制的 KAFO 相当笨重，特别是带骨盆支架的双侧金属条 HKAFO，穿戴后很难形成功能性步行，一般只作为训练性步行的用具。

（四）上肢肌肉瘫痪与矫形器的应用

儿麻后遗症中，上肢肌肉麻痹比下肢肌肉麻痹少得多。但是由于上肢功能，特别是手的功能非常复杂，因此上肢矫形器的作用有限，主要用于儿麻早期预防畸形或将肘、腕、手固定于功能位辅助功能训练，恢复部分手部功能。如儿麻早期应用肩部吊带保护麻痹的三角肌，避免上肢下垂，因上肢的重力牵拉引起肩周组织的拉伤、疼痛、松弛，引起继发的肩关节的半脱位。某些患者的肱二头肌麻痹，但残留了一定的手部功能，为了发挥手部的残余功能，可以选用带有肘关节铰链及铰链锁的肘矫形器（EO）。这类矫形器中简单的一种可以将肘关节固定在90°的功能位，以便发挥手部功能。不很复杂的一种可以如同牵引索式上臂假肢一样，利用另一侧肩部的运动拉动肩带，通过牵拉牵引索屈曲肘关节，再通过肘矫形器的机械自锁机构将肘关节固定在需要的位置。

(五) 麻痹性脊柱侧突与矫形器的应用

双下肢广泛肌肉瘫痪的儿麻患者中许多人都合并有麻痹性脊柱侧突畸形。John R. Fisk 医生报告儿麻合并脊柱侧突者估计占儿麻患者的30%。其麻痹性脊柱侧突的原因包括：躯干肌肉肌力不平衡引起的继发性畸形，长时间的躯干姿势异常引起的生长性不平衡，髂胫束挛缩引起的骨盆倾斜继发脊柱侧突畸形，下肢不等长引起的骨盆倾斜继发脊柱侧突畸形。麻痹性脊柱侧突，如不及时进行控制，畸形会逐渐发展。

麻痹性脊柱侧突畸形多见于腰部。腰椎侧突患者长时间坐着会很不舒服，甚至引起臀部压疮。严重的腰椎脊柱侧突不但影响坐，而且会影响卧，引起睡眠不适，皮肤压疮。因此，尽管控制这种脊柱侧突是相当困难的，但是仍然应当预防，尽早、尽力控制。

一般认为，对12岁以内的麻痹性脊柱侧突患儿以非手术治疗为主，可以在肌肉锻炼、牵引治疗的同时进行矫形器治疗。矫形器治疗也可以与石膏矫正配合使用。一般轻度的麻痹性脊柱侧突角度 <20°者，可以加强肌肉训练和观察；介于 20°～40°之间者，适合在物理治疗的同时配合使用矫形器；严重的麻痹性脊柱侧突角度超过 40°者，适合手术治疗。

麻痹性脊柱侧突矫形器治疗的主要目的是：减缓麻痹性脊柱侧突的发展；保持合适的稳定的坐姿，解放双手，以便发挥上肢功能。脊柱侧突矫形器对麻痹性脊柱侧突畸形虽然不能矫直，不能阻止畸形的发展，但是确实能够减缓畸形的发展。不过，矫形器对肋骨的压迫会引起肋骨变形，引起胸廓变形，反而减少了肺活量。因此，以选择新型米尔沃基式脊柱侧突矫形器为宜，尽量减少对于突侧胸廓的压迫。在使用这种固定范围很广泛的脊柱矫形器时，应当密切注意加强躯干残余肌肉的训练，以防未曾受损的躯干肌肉废用性萎缩。另外还要注意患儿在矫形器、助行用具或站立用具的帮助下站立、步行，其目的是尽量避免因长期处于坐位，缺乏下肢承重和运动，引起未曾受损的下肢肌肉废用性萎缩和下肢的骨质疏松。

严重的麻痹性脊柱侧突畸形，科布角度超过 40°者应当考虑手术治疗。这类患者的最大问题是由于严重的侧突引起严重的胸廓变形，导致肺活量的减少。肺部的一系列问题是患者致命性的问题。一般术前可以应用牵引治疗。长时间的卧床治疗可以引起骨质疏松，不利于手术固定。因此当前多选用头环式颈胸矫形器或头环式颈胸腰骶矫形器（halo traction），可以在患者坐位时，甚至在步行中进行牵引。

小儿麻痹矫形器的应用可能是暂时性的。在矫形器的保护下，配合物理治疗、手术治疗，当发育结束后畸形得到矫正，肌力已经恢复，可以部分去掉或完全去掉矫形器，训练患者的独立步行功能。一些患儿成人后如果没有进一步手术的可能，则可能成为永久性的残疾人，需要长期使用矫形器。还有一些长期儿麻后遗症以后出现儿麻后期综合征，其主要表现为疲劳，肌肉疼痛和进一步无力。为了缓解肌肉疼痛、疲劳等症状，可以根据具体情况适当地通过一些矫形器增加膝关节、踝关节的稳定性和保护功能。当然还可以停用或少用矫形器，改用轮椅，以减少双上肢、腰背部的疲劳与疼痛。

（赵辉三　王安庆）

第五节　矫形器及其他技术辅助用具
在偏瘫康复治疗中的应用

一、矫形器在偏瘫康复治疗中的应用

矫形器是用于改变神经肌肉和骨骼系统的功能特性或结构的体外装置。近代神经内科、外科治疗已经取得很大进展，但许多因脑卒中、脑外伤等造成偏瘫的患者仍然需要装配矫形器，以预防、矫正畸形或代偿失去的功能。随着现代材料学、生物力学的发展，现代矫形器开发、制造、装配都有了很大进步。同时矫形器技术和服务工作的发展又促进了康复医学的发展，特别是对偏瘫患者的康复医疗，对患者回归家庭和社会，矫形器治疗是十分必要的。现代康复医学已把矫形器技术视为与理学疗法、作业疗法、语言治疗一样重要的四项主要的偏瘫康复技术之一。

偏瘫患者由于上运动神经元的损害而出现肌力低下、肌张力异常、运动控制障碍和深浅感觉障碍等问题，如在步行过程中存在足下垂、马蹄足、足内翻、足趾屈曲、膝关节过度屈曲或膝过伸等异常步行模式。过去在偏瘫康复中，使用矫形器主要目的是针对患者异常运动模式、痉挛的控制、畸形的预防和矫正，是对残疾状况一种补偿和矫形治疗。但是近几年来在减少住院天数和提高康复效益理念影响下，偏瘫康复中矫形器的使用目的已发生了变化，主张在早期康复中就使用矫形器，用于防止废用和误用综合征，促进运动功能和 ADL 能力的恢复。为此，提出了"治疗用"矫形器的概念。

（一）偏瘫患者矫形器的使用目的

偏瘫患者从发病开始，功能状态就不断发生变化。从发病开始的弛缓性瘫痪逐渐向痉挛性瘫痪变化的患者较多。在慢性期有些患者伴有关节和肌肉的挛缩和畸形等继发的合并症，因此矫形器处方目的也与发病开始时期有所不同。发病初期主要是稳定的支持体重，功能恢复、补充和代偿为目的，而慢性期则以抑制痉挛和畸形的矫正、预防为目的。

1. 下肢矫形器主要使用目的

（1）获得稳定的支撑期；

（2）容易进行早期离床训练；

（3）获得接近正常的步行模式；

（4）预防畸形。

2. 上肢矫形器主要使用目的

（1）功能的补充和代偿；

（2）畸形的预防和矫正；

（3）运动的辅助和控制；

（4）肢体的固定和良肢位的保持。

（二）偏瘫患者矫形器的分类和应用

偏瘫患者的矫形器按照使用部位分类，可分为下肢矫形器、上肢矫形器和躯干矫形器。其中下肢矫形器使用较多，上肢矫形器使用较少，而躯干矫形器几乎不使用。

1. 下肢矫形器　偏瘫患者通常使用的下肢矫形器包括：膝踝足矫形器（俗称长支具）、膝矫形器、踝足矫形器（俗称短支具）。

（1）膝踝足矫形器（Knee Ankle Foot Orthosis，KAFO）：脑卒中重度偏瘫（Brunnstrom Ⅰ～Ⅱ级）患者，除了躯体严重的运动和感觉障碍外，往往伴有失语、空间失认等高级脑功能障碍，由于患者功能障碍严重性和复杂性，重度偏瘫的脑卒中患者的功能恢复一直是脑卒中偏瘫康复工作的难点。近年来国外学者，提出了"治疗用"矫形器的概念，在脑卒中早期康复中对重度偏瘫患者使用膝踝足矫形器（KAFO）与运动疗法紧密结合的下肢矫形器疗法，来促进下肢运动功能恢复。下肢矫形器疗法对重度偏瘫患者早期使用 KAFO 训练治疗，让患者早期离床站立，促进阳性支撑反应，刺激本体感受器，重建平衡反应机制。同时在 KAFO 使用时膝关节被保持在轻度屈曲15°～25°位置上，可以促进患侧下肢的负重，刺激和诱发股四头肌肉的收缩活动。使用 KAFO 后，站立训练可以防止关节畸形和肌肉的挛缩，可以防止健侧下肢肌肉的废用性萎缩，改善心肺功能及提高患者的恢复信心。因此使用下肢矫形器是早期离床、早期步行和早期 ADL 自立康复思想的具体表现，尤其在重度偏瘫患者的康复中是一种促进下肢运动功能、步行功能恢复和防止废用性萎缩十分有效的治疗方法。偏瘫患者通常使用膝踝足矫形器（KAFO）是控制膝关节和踝关节，主要适用于踝足矫形器不能补充和代偿的重度瘫痪侧下肢膝关节打软、膝屈曲和膝过伸等情况。在临床中偏瘫患者的膝踝足矫形器主要适应于：①重度弛缓性瘫痪；②重度感觉障碍（尤其是深感觉障碍）；③半侧空间忽略；④支持力低下（髋、膝）；⑤关节变形和挛缩。

下肢矫形器治疗程序：①康复训练从起床、站立训练开始，并进行坐位平衡训练和床上日常生活活动（ADL）训练，并写出患侧下肢膝踝足矫形器（KAFO）处方；②康复训练开始一周后完成 KAFO 制作，患侧下肢穿着 KAFO 在平行杠内进行站立平衡训练，患侧下肢负重训练；③穿着 KAFO 在平行杠内进行诱发迈步训练；④进行下肢强化分离运动训练，穿着 KAFO 在平行杠内进行步行训练；⑤穿着 KAFO，扶持拐杖，进行步行训练；⑥随着下肢功能的改善，及时变更矫形器处方，由 KAFO 改为 AFO，强化下肢分离运动训练，强化步行和 ADL 训练。

在早期康复中，使用下肢矫形器，早期站立和起立训练会促进阳性支撑反应，必须考虑到有加重下肢伸肌痉挛而使步态恶化的可能性。因此在训练中，根据患者功能恢复情况，在使用 KAFO 的同时，应强化下肢基本动作训练，并采用少量频回训练原则防止加重痉挛。另外随着下肢运动功能的恢复，应及时变更下肢矫形器处方，防止膝、踝关节因固定而阻碍分离运动出现，因此在使用 KAFO 和 AFO 同时，应强化分离运动训练，下肢矫形器和运动疗法合理结合也是治疗成功的关键。使用 KAFO 病例及治疗经过见表4－5－1。

表 4 – 5 – 1　使用 KAFO 病例及治疗经过

病例 1	病例 2
王××，男，62 岁	张××，男，72 岁
诊断：左基底节区出血（保守治疗）	诊断：左基底节区、颞顶叶梗塞
发病：2002 年 10 月 27 日	发病：2003 年 7 月 8 日
评价：意识清晰，下肢 Brunnstrom Ⅰ级，深感觉障碍，坐位保持需介助	评价：意识清晰，下肢 Brunnstrom Ⅰ级，深感觉障碍，坐位保持不能，失语（重度）
第 14 日：治疗室 PT 开始，坐位平衡训练，开具 KAFO 处方	第 7 日：开始床边 PT
第 22 日：KAFO 完成，平行杆内站立和步行训练	第 18 日：开始治疗室 PT，坐位平衡训练，开具 KAFO 处方
第 36 日：室内 KAFO 使用，扶持四脚拐杖，监视下步行，出院门诊治疗	第 25 日：KAFO 完成，平行杆内站立和步行训练（全介组）
第 50 日：KAFO 变更 AFO，扶持 T 字型手杖户外监视下步行	第 56 日：室内 KAFO 使用，扶持四脚拐杖，监视下步行，出院门诊治疗
第 62 日：AFO 使用，扶持 T 字型手杖，户外独立下步行	第 75 日：KAFO 变更为 AFO，扶持四脚拐杖，户外监视下步行

（2）踝足矫形器（AFO）：踝足矫形器是偏瘫患者使用最常用的下肢矫形器。通常使用的踝足矫形器包括：金属条踝足矫形器和塑料踝足矫形器。尽管传统的金属条矫形器仍然被处方应用，但是塑料踝足矫形器使用已经越来越普遍。踝足矫形器处方适用于足下垂、内翻尖足等情况。轻度内翻可使用重量轻的塑料踝足矫形器。重度马蹄内翻足应使用带双向可调止动装置的两侧金属条踝足矫形器或硬性塑料踝足矫形器。这样既可以固定踝关节处于轻度背屈位，也可以对抗或减少步行时引起的小腿三头肌反射性痉挛，防止膝关节过伸，改善步行功能。带双向可调止动装置的金属条踝足矫形器能随着痉挛的改变调节踝关节固定角度。

偏瘫伴有马蹄内翻足的患者穿着踝足矫形器后，在步行中可以延长偏瘫侧下肢支撑期时间和增加偏瘫侧踝关节稳定性，使步态更为对称，同时也减少胫前肌过度活动和增加了股四头肌的活动。踝足矫形器可以提高偏瘫患者步行速度，降低步行过程中的能量消耗。

（3）膝部矫形器：偏瘫患者使用踝足矫形器后仍不能充分控制膝过伸情况下，可以考虑使用膝部矫形器。膝部矫形器在临床上往往与踝足矫形器联合使用情况较多。

2. 上肢矫形器　近年来对于偏瘫患者上肢矫形器使用有减少的趋势。上肢矫形器的主要作用是固定保护，预防或矫正畸形和代偿丧失的功能。患病初期迟缓性瘫痪的患者使用肩吊带保护肩周围的肌肉，预防肩痛和肩关节半脱位。对于上肢痉挛较为严重者，使用带掌侧指托的背侧腕手固定矫形器来抑制腕手的屈肌痉挛和预防、矫正畸形。

二、步行辅助用具在偏瘫康复治疗中的应用

在偏瘫患者康复中，恢复步行能力是康复最主要的目标。步行辅助用具主要在利用辅

助用具加大的步行时的基底面积来增进行走时的支持与稳定度，提高患者的独立行走能力。

（一）偏瘫患者步行辅助用具的使用目的

1. 提高站立的稳定性　为了站立姿势的稳定，保持身体的重心投影在支持基底面内是非常重要的。人体是靠前庭、视觉及本体感觉维持静态、动态情况下的空间定向、平衡及姿势调节功能的。偏瘫患者由于高位中枢病变失去了对低位中枢的控制，出现平衡反射功能失调，感觉功能障碍，肌肉的力量、张力及肌群间的相互协调收缩能力丧失，引起动作控制和整合能力的丧失，所以无法维持正常的姿势控制，影响身体平衡功能。这主要表现在身体重心偏移，偏瘫侧下肢的负重能力、稳定性不同程度的减退。偏瘫患者通过使用手杖、多脚拐杖或助行器增加了支持基底面，提高了姿势的稳定性，减少了跌倒的危险性。（图4-5-1）

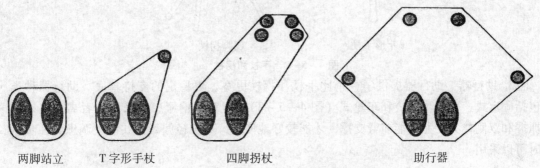

两脚站立　　　T字形手杖　　　　　四脚拐杖　　　　　　　助行器
图4-5-1　步行辅助用具使用时支持基底面积的变化

2. 患侧下肢功能的代偿　偏瘫患者在步行中偏瘫侧下肢的负重能力不良时，不但会影响到偏瘫侧下肢支撑，同时也影响到双下肢的摆动活动。在健侧上肢使用拐杖时，偏瘫侧下肢负重仅为不使用拐杖时的1/3，对预防偏瘫侧下肢负重时的"膝打软"和"膝过伸绞锁"现象有帮助，而且使用拐杖后，在偏瘫侧下肢摆动时，患者敢于向健侧偏移身体重心，可以较为容易完成下肢摆动活动。另外在健侧上肢使用拐杖时上肢伸展力也是步行的推动力。对于步行障碍严重偏瘫患者来说，使用拐杖可以改善步态和提高步行效率。

（二）步行辅助用具种类和应用

1. 手杖　抓握部分的T字形手杖是偏瘫患者最为常用的。手杖材质多以木制和金属制为主，重量大约在400~500g，重量轻而易于使用。但是对于动态平衡能力不良的患者应使用安全性更高的多脚拐杖。

手杖的长度一般为地面到股骨大转子的高度，抓握手杖时肘关节应保持20°~30°屈曲程度。但对于高龄患者，手杖的长度应根据个人的喜好来决定，在训练中使用可调长度的手杖，最终根据使用情况来决定处方。

2. 三脚拐杖、四脚拐杖　三脚拐杖和四脚拐杖是安全性更高的拐杖。重量大约在800~900g。平衡能力较好的偏瘫患者从平行杆内步行训练向T字形手杖步行训练的转换过渡期间可以使用三脚拐杖或四脚拐杖。动态平衡能力不良的患者应使用更为安全的多脚拐杖。（图4-5-2）

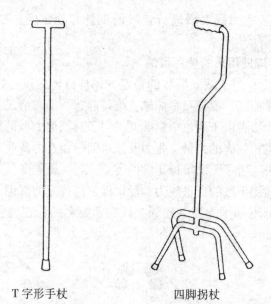

T字形手杖   四脚拐杖

图4-5-2 手杖和拐杖

3. 助行器　助行器提供了一个比手杖和拐杖更宽、更稳定的支持基底。助行器种类包括固定式、交互步行式和车轮式（图4-5-3）。但对于偏瘫患者来说患者需有良好的抓握和双侧臂力，尤其能前臂支撑，才能较好地使用，对于轻偏瘫伴共济失调患者在步行时可以采用。

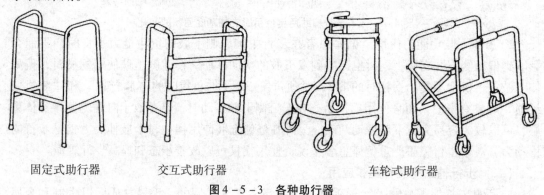

固定式助行器   交互式助行器   车轮式助行器

图4-5-3 各种助行器

（作者：瓮长水　　审阅：张通）

第六节　矫形器及其他技术辅助器具在小儿脑瘫康复治疗中的应用

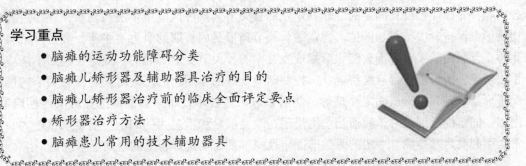

学习重点

- 脑瘫的运动功能障碍分类
- 脑瘫儿矫形器及辅助器具治疗的目的
- 脑瘫儿矫形器治疗前的临床全面评定要点
- 矫形器治疗方法
- 脑瘫患儿常用的技术辅助器具

小儿脑性瘫痪，简称脑瘫，是指孕期至婴儿期的非进行性脑损伤或发育缺陷所致的综合征。主要表现为中枢性运动障碍和姿势异常，引起活动受限，同时经常伴有精神发育迟滞、癫痫、视觉、听觉、语言、摄食等障碍。

一、脑瘫的运动功能障碍分类

脑瘫的临床分类方法很多，这里仅简单介绍一些与矫形器治疗密切相关的运动功能障碍分类方法：

（一）运动功能障碍分类

痉挛型、手足徐动型、共济失调型、混合型。

（二）运动功能障碍部位分类

1. 单肢瘫：运动障碍只累及一个上肢或一个下肢，少见。
2. 偏瘫：只累及一侧肢体，通常上肢障碍重于下肢。
3. 三肢瘫：累及三个肢体，临床少见。
4. 四肢瘫：四肢受累，障碍程度相似。
5. 双瘫：四肢受累，下肢重。此型多见。

（三）粗大运动功能分级（Gross Motor Function Classification，GMFC）

脑瘫虽然是一种非进行性的疾病，但是可以出现许多继发性的功能障碍，因此脑瘫的运动功能障碍可分为原发性和继发性两类。对原发性的应强调早期发现、早期治疗。对继发性的应强调以预防为主。为了能评价脑瘫儿的运动功能和受限程度，患儿12岁以前可以应用粗大运动功能分级法。这种分类方法分为五级：

Ⅰ级：步行不受限制；只是严格要求时，可以发现粗大运动能力有些受限。

Ⅱ级：不需要使用任何辅助器具可以步行；户外步行限制在社区范围以内。

Ⅲ级：应用移动辅助器具可以步行；户外步行限制在社区以内。

Ⅳ级：自行移动受限；户外活动需要运送或在社区内使用动力性移动器具。

Ⅴ级：即使使用了辅助技术，自行移动也严重受限。

二、脑瘫儿矫形器及辅助器具治疗的目的

1. 预防畸形、矫正畸形　通过力的作用（如常用的三点力原理）预防、矫正肢体的畸形或防止畸形加重。在儿童生长发育阶段，由于各肌群的肌力、肌张力不平衡或姿势异常引起的身体重力的不平衡，进而很容易再引起继发性的骨与关节的畸形。骨关节畸形可分两类：非固定性的；固定的。非固定性的骨关节畸形可以应用手法被动矫正，然后再应用矫形器保持骨关节于功能位。固定的骨关节畸形是因长期的肌力不平衡，姿势异常得不到矫正，肌肉、关节周围软组织挛缩或发育中的骨关节变形引起的。固定性畸形不能应用手法矫正，矫形器仅具有维持现状，控制畸形发展的作用。因此，对固定性骨关节畸形装配矫形器前首先是确认固定性畸形，然后采取一些技术使矫形器能适应这种固定性畸形。例如：固定性马蹄足时，应适当垫高足跟，改变前足承重过大的问题。前足承重过大，经常会引起前足掌疼痛。一般的骨关节固定性畸形都需要选择合适的时间手术矫正。

儿童生长发育时期骨关节存在较大的可塑性，矫形器对骨关节固定畸形具有一些矫正作用，但是脑瘫儿的矫形器治疗应强调早期发现，预防为主的原则。预防畸形的关键首先是要有预见。预防关节畸形的最好方法是对可能出现畸形的关节经常进行被动的手法矫正。Tardieu C 等人（1988）指出每天使可能挛缩的软组织或肌肉处于拉伸状态 6 个小时，可以预防肌肉和软组织的挛缩。另外，短时间的动态的拉长肌肉对于增加肌肉长度，增加关节活动范围的效果比静止地保持位置的效果更好一些。

2. 支撑、保持功能　人体不论为了保持躺、坐，还是站立姿势，都需要考虑两方面的稳定因素：稳定的内在因素和稳定的外在因素。当稳定的内在因素不够时，可以用矫形器作为外在因素通过限制异常运动来保持关节的稳定，加大支撑面积，增加躺、坐、站立姿势的稳定性，也提供了步行中支撑期的支撑稳定性。

3. 抑制肌肉反射性痉挛　通过足底的全面承重，抑制原始反射；通过对高张力肌肉的持续性牵引，控制关节运动，减少肌肉的反射性痉挛。

4. 促进运动功能发育　通过对瘫痪肢体的辅助作用，改善坐、站立和步行能力，促进运动发育。

5. 保护功能　如步行不稳的患儿戴用安全帽，避免撞伤头部；使用各种安全带，适当限制肢体活动的范围，减少手足徐动型脑瘫患儿的不自主运动，以免自伤等。

6. 改善整体活动能力　通过矫形器及辅助器具的使用，可以提高患儿的生活自理能力，培养患儿自强自立的精神，塑造坚强的性格等等。

三、脑瘫儿矫形器治疗前的临床全面评定要点

脑瘫儿的矫形器治疗是综合性治疗的一部分。脑瘫儿的临床症状十分复杂，其功能障碍、活动能力限制、残余的活动能力的判断是个复杂的工作，特别是脑瘫儿在发育时期，通过综合性康复治疗后（包括矫形器治疗），预测可能改善的功能水平更是相当困难的工作。这一切工作的基础是对脑瘫儿信息的全面收集和仔细的临床评定和分析。

一般脑瘫儿的信息收集和临床检查的主要内容应包括：年龄、性别；明确的诊断、病因、临床表现；运动功能障碍；运动功能障碍部位分类；粗大运动功能分类（GMFCS）；

关节被动、主动运动范围；肌力，肌张力；坐、站立时的平衡能力；步态分析等情况。凡是合并有骨关节畸形的应拍照骨关节的 X 射线片。另外，也应注意了解患儿的智力、行为特性、交流能力和可能合并的症状，例如：有无癫痫发作；有无吞咽困难。此外，还应注意了解可能影响综合性康复计划的环境因素，例如：残疾人辅助器具的应用情况；家庭经济支持情况；患儿可能得到的康复医疗资源和服务情况；当地能给予患儿的教育等情况。

四、脑瘫儿矫形器治疗方法

根据脑瘫儿对于矫形器的需要，参照粗大运动功能分级方法可以将脑瘫儿分为三类：站立前脑瘫儿；站立脑瘫儿；步行脑瘫儿。

（一）站立前脑瘫儿

站立前脑瘫儿的全部时间不是躺着，就是坐着。这是一类活动严重受限的患儿：常见于痉挛性四肢瘫、双侧瘫；多见于 6 岁之前的粗大运动功能分级（GMFCS）Ⅳ级、Ⅴ级的脑瘫儿和 2 岁以前的粗大运动功能分级（GMFCS）Ⅲ级的脑瘫儿。

站立前的脑瘫儿由于活动严重受限，容易形成严重的继发性的躯干、肢体畸形，应认真注意早期预防。因此，对于站立前脑瘫儿应用矫形器、器具的主要目的是：应用器械的外力保持患儿合适的卧位姿势（不论是仰卧位还是俯卧位），有助于预防肢体与躯干的畸形；保持合适的坐位、站位姿势，扩大患儿的可视范围，便于认知和交流能力的发育；也可以防止脊柱的畸形；防止食物的逆流。另外，由于能稳定地坐、站，还有助于发挥双上肢和头部的运动功能，促进其运动功能的发育。站立前脑瘫儿常见的继发畸形和矫形器的处理原则如下：

1. 脊柱侧突　早期的粗大运动功能分级Ⅳ、Ⅴ级的脑瘫儿肢体运动功能水平很低，是由于脊柱两侧的肌肉张力不平衡，软组织挛缩引起脊柱侧突、后突畸形，特别是当坐位时躯干的重量又加重了这些畸形。严重的脊柱侧突、后突会引起肺部呼吸量减少，继发肺部感染。模塑的硬性塑料胸腰骶矫形器或坐姿保持器可以用于减轻脊柱侧突的加重，改进坐位的稳定性和舒适性，也有助于改进呼吸功能和解放上肢。

塑料胸腰骶矫形器、坐姿保持器取石膏阴型中应注意：不宜过度矫正畸形；注意避免躯干前倾，消除躯干重力对于脊柱侧突畸形的纵向作用；不影响呼吸。

2. 髋关节半脱位　由于脑瘫儿严重的髋关节内收肌痉挛，长期不能站立，髋臼发育不良，容易形成髋关节半脱位，甚至全脱位，需要治疗，更需要预防。

对于站立前的脑瘫儿，为了预防和治疗髋关节半脱位可以选用带有双侧髋关节铰链、大腿围带的胸腰骶矫形器。这是一种模塑的塑料的胸腰骶矫形器，前后两部分可以分开。其双侧髋关节铰链带有手控锁，可以将双侧髋关节控制在屈髋、外展位。这样既能对抗髋内收肌的高肌张力，又能将股骨头更多地放入髋臼中，促进髋臼的发育。这种髋铰链可以将髋关节锁在屈曲 90°位，以增加躯干的支撑面积，能够较好地控制躯干的姿势。另外，这种髋关节铰链锁还可以将髋关节锁在髋关节的伸直位，因此对脑瘫儿的卧位和站立位都有用。

对一些卧床的脑瘫儿也可以应用床上的楔形垫子放在双大腿之间或在坐垫上、坐姿保持器上放置塑料海绵楔形块，使双侧髋关节处于外展位。

3. 下肢畸形　站立前脑瘫儿大量时间处于坐位，因此经常引起双侧髋关节、膝关节、踝关节肌肉、软组织的挛缩，引起屈髋、屈膝、马蹄畸形。由于髋、膝、踝关节周围有相当多的肌肉跨越了两个关节，因此为了预防、矫正下肢畸形，矫形器的处方需要考虑控制相关的两个关节。例如为了预防或矫正小腿三头肌的挛缩不但需要将踝关节控制在功能位，而且需要将膝关节控制在伸膝位。另外，矫形器处方中应当考虑到某些生物力学方面的影响。例如，小腿三头肌痉挛，站立位不但能引起痉挛性马蹄畸形，而且可能引起平足，甚至形成摇椅足。为了预防继发的摇椅足，矫形器处方中应要求托起足弓，矫正足跟外翻畸形。对于可以手法矫正的马蹄内翻足，或马蹄外翻足畸形可以在石膏矫正畸形后用矫形器保持功能位的姿势。对于固定的马蹄畸形应适当垫高足跟，向前调整承重力线。对于严重的持续的痉挛性下肢畸形的脑瘫儿可以先肌肉注射肉毒素，缓解肌肉痉挛，然后再将短时间的石膏矫正与矫形器结合起来应用。如果脑瘫儿的足部畸形是严重的固定性畸形则不能应用普通鞋，需要特制的矫形鞋垫、矫形鞋，适应畸形状态，改善足底承重功能，防止站立位出现足底承重部位的疼痛、胼胝、溃疡。

4. 上肢畸形　上肢畸形的处理原则与下肢畸形的处理原则是一样的。不过正常人手部的功能非常复杂、非常灵活，因此上肢畸形的预防、矫正和功能恢复都是相当困难的。目前脑瘫儿的上肢矫形器的应用还不是很多，它更需要治疗师、矫形器技师、脑瘫儿家长的密切合作。目前脑瘫儿的上肢矫形器主要用于将痉挛的肌肉固定在可能的伸长位。常使用的是保护性的低温塑料的腕手矫形器（WHOs）或肘腕手矫形器（EWHOs）。目前可喜的是我国已经有许多康复医生、康复治疗师掌握了低温塑化板材制作手部矫形器的技术，可以把康复训练和矫形器的控制作用更好地结合起来。

（二）站立脑瘫儿的矫形器治疗

站立脑瘫儿多见于粗大运动功能分级 2 岁以前的 II 级者，2 岁以后的 III 级者，4 岁以后的 IV 级者。这类脑瘫儿具有一定的肌肉控制能力和平衡能力，应用（或不应用）矫形器可以独立站立。站立位的好处是：可以帮助脑瘫儿进一步扩大视觉范围；可以促进全身的代谢功能；促进骨骼生长，增加骨的密度；可以扩大双手取物的范围；可以不需要仰视就能与正常人进行交流，从而提高自尊心，提高活动能力等等。因此，对站立脑瘫儿的矫形器处方主要目的是利用站立辅助器具帮助脑瘫儿站立。站立辅助器具多利用胸带、臀托、膝部托或带、足托的二个三点力系统控制髋关节、膝关节于伸直位。当髋关节肌肉力量较好时可以不用胸带。当脑瘫儿合并有踝足部固定性畸形时，应当采取适应性措施（包括使用楔形板或塑料的硬踝 AFO），使足底能全面接触、均匀承重，改变异常的下肢对线。

有一些脑瘫儿（2 岁之前的 II 级，2 岁之后的 III 级）可以扶着一些物体站立，对这类脑瘫儿应用塑料的硬踝 AFO 进行站立训练，通过改变硬踝 AFO 后跟高度或鞋后跟的高度，可以调整下肢的承重对线，提供站立的稳定基础，有利于脑瘫儿膝关节周围肌肉的发育和增强。

另外，Burtner（1999）、wilson 等人（1997）的研究工作表明：为了不会由于使用硬踝 AFO，固定了踝关节，失去了自身肌肉通过踝关节运动调节静态平衡的能力，也为了便于脑瘫儿从坐位站起来，AFO 的踝部应保持少量的背屈活动范围。在脑瘫儿的训练中首先应当是训练稳定的站立能力。有了稳定的独立站立能力以后，再开始进行步行训练。

（三）步行脑瘫儿的矫形器治疗

步行脑瘫儿的特点是能够独立的步行（包括应用矫形器和助行器具）。这类脑瘫儿多见于粗大运动功能分级 2～4 岁的 Ⅰ 级、Ⅱ 级、Ⅲ 级者和 4 岁以后的 Ⅳ 级者。据统计大约有 2/3 的脑瘫儿可以恢复到可以步行的水平。

步行脑瘫儿矫形器治疗的主要目的是：改善步行功能，预防和矫正下肢畸形。

影响脑瘫儿步行功能的因素很多，可能引起下肢畸形的因素也很多。因此，在制定矫形器处方之前需要全面地收集临床处方中需要的有关信息，应特别注意步态的分析和检查。脑瘫儿的步态分析工作是个相当复杂的系统工作，但是又是个非常重要的工作。步态分析中，首先应当注意检查脊柱与双下肢髋、膝、踝、足部所有关节的运动功能障碍、畸形，然后将其与患儿步行中矢状面、冠状面、水平面上出现的异常步态相联系，进行异常步态原因分析，再根据异常步态原因分析结果，制定全面康复治疗计划（包括矫形器的处方）。

1. 偏瘫步行脑瘫儿的矫形器治疗　1987 年 Winter 等人根据畸形的范围和功能障碍的严重程度将偏瘫型脑瘫儿分为 4 型：Ⅰ 型；Ⅱ 型；Ⅲ 型；Ⅳ 型。

（1）Winter Ⅰ 型脑瘫偏瘫儿　这类脑瘫儿有相当好的步行功能，站立没有畸形，只是踝关节背屈肌肉力弱，步行的摆动期出现垂足畸形。适合选用后侧弹性塑料 AFO 或选用带踝铰链的 AFO，要求踝铰链背屈助动，跖屈阻动。这样既可以解决摆动期足尖拖地的问题，又可以改善足跟触地时的缓冲性能。

（2）Winter Ⅱ 型脑瘫偏瘫儿　这类脑瘫儿站立位出现跟腱紧张的现象，步行中会出现痉挛性的马蹄外翻足、摇椅足或马蹄内翻足。对这类足部畸形应检查清楚畸形的手法可复性和肌张力的情况。对这类脑瘫儿矫形器治疗的主要任务是抑制小腿三头肌、屈趾肌痉挛和预防、矫正足部畸形。

对于轻度痉挛，合并轻度可复性马蹄外翻、平足或马蹄内翻足者适合选用足底全接触的矫形足垫。轻度马蹄外翻时应注意矫正足跟外翻和足弓下陷。马蹄内翻时应注意矫正足跟的内翻畸形和前足的内收畸形。

当跟骨外翻或内翻比较严重时为了提高矫正足跟外翻或内翻的能力，可以选用踝上 AFO（亦简称为 SMO，或称为动态型 AFO，缩写为 DAFO）。这种矫形器仍保留了一些踝关节的跖屈、背屈活动，有利于患儿的神经肌肉运动系统的发育，较好地体现了尽量减少限制关节运动有害作用的原则。因此，这一类的 FO 或 DAFO 对共济失调或运动失调的脑瘫儿更有意义。

当患儿小腿三头肌中度痉挛，步行中摆动期、支撑期都出现了明显的痉挛性马蹄畸形时，则适合选用硬踝塑料 AFO 或抗地面反作用力 AFO。（参见第二章第三节第二部分）

对于严重痉挛，合并严重的足踝畸形的患儿则应进行必要的药物治疗或手术治疗，矫形器治疗只能起到分散足底压力，减缓畸形发展，改变足底承重力线位置的作用，不宜奢求矫正畸形的作用。

（3）Winter Ⅲ 型脑瘫偏瘫儿　这类脑瘫儿不但出现了明显的痉挛性踝足畸形而且出现了膝关节的畸形。偏瘫型脑瘫儿的膝部畸形以膝关节过伸最为常见。这类膝关节过伸大多由于长期站立、步行中小腿三头肌痉挛，前足趾骨头和足趾过度承重所引起。对这种膝过伸畸形可以选用硬踝塑料 AFO，通过矫正痉挛性马蹄畸形和对身体的承重力线的调节进行矫正。应当注意的是：带着这种矫形器穿上鞋之后需要仔细地调整好身体承重力线，患儿开始穿用这种矫形器时不会很快适应，需要几周的使用训练和适应的时间。（图 4 - 6 - 1）

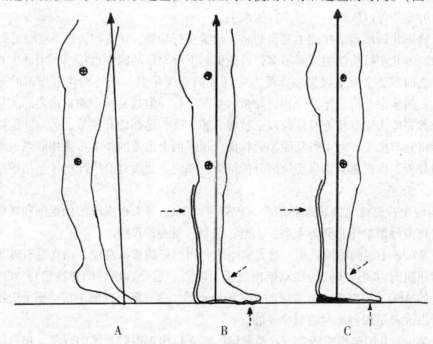

图 4 - 6 - 1　硬踝 AFO 对膝过伸畸形矫形作用的生物力学原理

A. 痉挛性马蹄足畸形，使前足承重过大，足尖部位的地面反作用力形成膝过伸和屈髋的动力

B. 硬 AFO 防止踝关节的跖屈，可以将地面反作用力线向后方移动，这样消除了站立位时推动膝关节过伸的力量

C. 在足跟部位增加楔状的后跟，可以将膝关节的转动中心推到地面反作用力线的前方，这样可以迫使膝关节处于轻度的屈曲位

（4）Winter Ⅳ 型偏瘫型脑瘫儿　这类脑瘫儿站立步行中不但出现了前面介绍过的踝足、膝部畸形和功能障碍，而且还出现了髋关节畸形和功能障碍。常见的髋部畸形、功能障碍如下：①站立位下肢不等长：一般表现为长侧下肢髋关节内收畸形，膝关节屈曲畸形；短侧下肢髋关节外展畸形；骨盆倾斜；有的还合并有髋关节半脱位。下肢不等长一般都可以应用补高矫形鞋或鞋垫矫正。②髋关节内旋畸形多为内收肌痉挛引起。对于轻度的痉挛性内旋畸形可以应用弹力带式的或钢丝轴索式的下肢旋转矫形器。（参见二章三节九）

对于因较重的持续性内收肌痉挛引起的髋关节内旋畸形我们不主张应用下肢旋转矫形器，这是因为长时间的矫形旋转扭力会引起膝关节周围软组织的拉伤。因此，大部分脑瘫儿的髋关节内旋畸形需要手术矫正。值得注意的是脑瘫患儿步行中经常出现的足尖内旋的原因很多。髋关节内旋畸形只是原因之一。为了确诊髋关节内旋畸形，需要进行系统的临床检查和分析，认真除外前足内翻畸形、前足内收畸形、胫骨内旋畸形、膝关节的内旋畸形、股骨内旋畸形和步行中骨盆的过度旋转引起的异常步态。如果步行中足尖内旋是由于上述的某种原因则需要给予相应的适合的处理，而不是盲目地应用下肢旋转矫形器。

2. 痉挛性的双瘫和四肢瘫　痉挛性双瘫和四肢瘫都表现为广泛的神经肌肉功能的丧失，其不同是双瘫者双下肢的瘫痪程度重于双上肢，而四肢瘫者的瘫痪程度上下肢相近。这类脑瘫儿的临床治疗效果不如偏瘫型脑瘫儿的治疗效果好。但是多数在 4 岁以后可以发育到能够独立或借助矫形器和助行器具步行。Molnar（1992）报告：脑瘫儿如果在 2 岁时或更早地能够坐起来，是将来能步行的标志。反之如果到了 4 岁还不能坐起来，则难以期望将来能够走路。

（1）常见的异常姿势和步态：影响痉挛性双瘫和四肢瘫型的脑瘫儿站立、步行姿势的因素很多，主要因素有两个：其一是内收肌的痉挛程度；其二是小腿三头肌的痉挛程度。长期的内收肌痉挛会引起髋关节的内收畸形，引起股骨颈前倾角的加大，导致髋关节的内旋。双侧髋关节的内收畸形促使双下肢并拢的很紧，形成站立位时的花瓶样的姿势（Vase Stance），步行中形成特有的剪式步态。当膝关节一旦出现屈曲挛缩畸形时则会形成屈膝站立姿势和蹲行步态（Grouch Gait）。

（2）矫形器处方：双侧痉挛性脑瘫儿矫形器的治疗原则是：稳定下肢远端关节；尽量减少矫形器的制动部位和范围；能将矫形器的应用与康复训练、石膏矫形、手术矫形密切结合。双侧瘫的脑瘫儿的矫形器处方是个相当复杂的工作，处方中需要注意两点：其一是人体躯干肢体运动系统的整体性，应当考虑到任何一个关节的姿势性改变几乎都会影响到全身所有的关节。因此，在肢体功能障碍、畸形的分析中应当了解这些功能障碍、畸形的相关性。只有注意早期预防或治疗原发性的功能障碍、畸形才可能获得较好控制的效果。其二是应当注意双侧瘫脑瘫儿的肌肉功能障碍的范围广泛，许多受影响的肌肉是跨过两个关节的肌肉。处方中应当考虑到一旦这类肌肉发生无力、痉挛、挛缩，对跨过的两个关节之间的相互作用可能产生的影响。下面仅针对双侧瘫脑瘫儿常见的功能障碍和畸形的处理方法做些简单介绍。

1）足部畸形　双瘫型的足部畸形与前面介绍的偏瘫型的足部畸形相似，不同的是双瘫型的足部畸形更多见的是马蹄外翻足。处方的原则是根据足部肌张力情况、功能障碍情况、畸形严重程度和可复性进行处方。由于塑料的 FO 和 AFO 重量轻，全面接触性好，效果较好，选用的比较多。痉挛性马蹄畸形、较严重的内翻或外翻畸形适合选用硬踝的或带铰链的 AFO。当小腿三头肌痉挛较轻，充分被动背屈踝关节不出现肌张力增高时，为了较好地矫正足跟的内翻畸形或外翻畸形可以选用踝上 AFO（DAFO 或 SMO）。

2）膝部畸形　脑瘫儿的膝关节姿势异常大多是由于踝关节或髋关节的异常姿势所引起的继发性畸形。因此，制定矫形器处方之前必须分析和找出产生膝关节异常姿势的原因。常见的脑瘫儿的膝关节有四种：膝过伸；屈膝蹲行；花瓶样的膝外翻；膝内旋。

①膝过伸　双瘫型的膝过伸比偏瘫型的膝过伸更为常见，也多是由于痉挛性马蹄畸形所引起。多数双瘫型的膝过伸一侧比较重。一般适合选用塑料硬踝 AFO，要求踝关节固定在背屈 5~10°位，促使站立时、步行支撑相时膝关节处于稍微的屈曲位。应当注意的是当跟腱挛缩或股四头肌力弱时不适合应用这种方法矫正膝关节过伸。

②屈膝蹲行　表现为患儿双下肢屈髋、屈膝、踝背屈步行，多数是由于腘绳肌痉挛引起，有时也与小腿三头肌无力或跟腱过度延长有关，治疗上比较困难，效果也不很满意。较轻的屈膝蹲行可以选用塑料硬踝 AFO 或抗地面反作用力 AFO，将踝部固定在合适的角

度，依靠站立、步行中胫骨前方受到的向后推力逐步改进屈膝蹲行。由于严重的腘绳肌痉挛或挛缩的应手术治疗后再应用矫形器，训练步行。为方便地调整踝关节背屈控制角度可以选择带铰链的 AFO，要求背屈止动，止动角度可调，跖屈自由活动。

③花瓶式的膝外翻　主要是由于髋关节的内收肌痉挛引起。腘绳肌痉挛和足跟外翻可以进一步加重膝部外翻畸形。儿童的膝外翻可以由于引起内外侧骨骺发育不平衡而引起膝外翻的进一步加重。长期膝外翻状态下步行还可以引起膝关节内侧副韧带的松弛。对于这类膝外翻畸形，如果能早期发现和及时减少髋关节内收肌痉挛，则大多数的膝关节内翻畸形是可以预防的。一旦出现了轻度的膝外翻畸形则应当：及早减少内收肌痉挛；应用髋关节内收外展控制矫形器，限制髋关节的内收运动；及早矫正足外翻畸形。不消除畸形的原始原因，单独应用 KO 或 KAFO 是不会有好效果的。

④膝部内旋　多为髋关节内旋畸形或踝足外旋畸形引起的继发畸形。其治疗应以矫正髋关节内旋与踝足外旋畸形为主。

3）髋部畸形　髋关节内收肌痉挛引起的髋关节的内收畸形，前面已有介绍。有关内旋畸形的矫形器治疗请参见本节前面介绍的偏瘫型脑瘫儿矫形器治疗。

面对一个要求功能性步行的双侧瘫的脑瘫儿，装配还是不装配矫形器？装什么样的矫形器？是个相当复杂和为难的问题。原则上是少装比多装好。为了能正确地开出恰当、合适的矫形器处方，需要对患儿做全面的仔细的评定和分析，需要相当多的临床经验和反复推敲。

五、脑瘫患儿常用的技术辅助器具

脑瘫患儿应用的辅助器具大多是日常生活中的器具经过改进而成的，具有易于握持、使用方便、代偿部分功能等特点，常用的有如下数种。

1. 拐杖　根据患儿功能障碍需要的不同，拐杖分为手杖、前臂拐、肘拐、腋拐、各种拐头等类型。其中手杖和前臂拐又有单脚和多脚之分。各种拐杖都必须以手握杖柄，并由手承担一部分体重。因此，要求使用者具有良好的握力和上肢功能。脑瘫儿童经常四肢均受累，因此使用拐杖的较少。

2. 推车、轮椅　对上肢功能好的脑瘫儿童，三岁以后仍不能独行者，应该考虑配用轮椅的问题。患儿应用轮椅后，能扩大他们的活动范围，提高他们的自信心。四肢功能均较严重的患儿应该考虑配用能保持坐姿的手推车协助移动。

3. 安全帽　适用于能独立行走、但平衡功能不好的易摔跤的患儿，可以防止他们摔倒时摔伤头部。也适合用于合并癫痫的患儿，在癫痫发作时可以保护头部。

4. 特殊的衣服和鞋：如用于轮椅的雨衣，保暖手套和脚套，带魔术贴、尼龙搭扣或松紧口的鞋。

5. 吸管和杯子固定台：适用于不能自己喝水的患儿。为防止插在杯子里的吸管乱转，可在塑料杯子上钻孔用以固定，或在杯子里利用塑料夹子固定。如不用吸管，插上软管便可躺在床上喝饮料。

6. 盘碗吸垫　适于使用匙叉不灵活的患儿，进食时能将碗盘固定在桌上，防止滑动。

7. 带环的杯子　适用于拿不住杯子的患儿，使杯子能挂在手掌上。

8. 粗柄汤勺和弯把勺　适用于握力差的对细柄握不紧的患儿，对痉挛型患儿可将粗柄重量加重，再根据上肢功能障碍的不同而配备弯把勺。

9. 长柄汤匙　适用于抓握能力差的患儿，便于整个手掌握住，长柄与勺的角度也可因人而异。

10. 碗盘一侧加高、弧度加大的餐具　适于患儿不能独立吃饭时训练用，可以防止食物洒到碗外，与盘碗吸垫、弯把勺等配合用效果更佳。

11. 汤匙、铅笔固定带　适用于手不会持物的患儿。用尼龙粘带固定在手掌上，然后将餐具、铅笔等插入小袋里使用。

12. 带胶带的梳子　适于不能握住梳柄的患儿，把梳柄用尼龙胶带固定在手掌上，梳理头发，使梳理头发的动作更容易完成。

辅助器具在一定程度上代偿了患儿的一部分功能，并有助于患儿运动功能的发育，提高了患儿的生活质量。

（吴卫红　赵辉三　胡莹媛　刘建军）

第七节　矫形器及其他技术辅助用具在脊髓损伤康复治疗中的应用

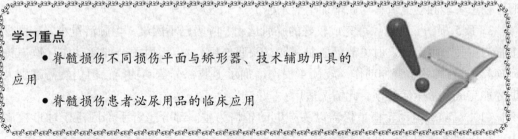

学习重点

● 脊髓损伤不同损伤平面与矫形器、技术辅助用具的应用

● 脊髓损伤患者泌尿用品的临床应用

脊髓损伤所造成的肢体瘫痪分为颈髓损伤所致的四肢瘫和胸腰髓损伤所致的截瘫。脊髓损伤的处理可以分三个阶段：急救阶段；早期康复治疗阶段；后期康复治疗阶段。凡是怀疑脊髓损伤的患者，急救阶段应重视用颈部矫形器，例如围领和脊柱和四肢固定装置等急救用具保持平卧体位，避免转运中的二次脊髓损伤。早期治疗中颈髓损伤患者多应用Halo式颈胸矫形器牵引固定颈椎，以利于早期颈椎内固定手术。脊髓损伤手术后需要根据术后脊椎损伤部位的稳定情况选用矫形器。脊髓损伤治疗的后期康复阶段应用矫形器的主要目的是提高患者日常生活自理能力，改善生活质量，减轻家庭和社会负担。在脊髓损伤患者综合性康复治疗的全过程中除了调整心理状态，功能训练外，选用适合的矫形器和残疾人技术辅助用品、用具，充分应用现代康复工程技术，提高独立生活能力是帮助患者回归家庭和参与社会必不可少的至关重要的一个环节。本文将主要介绍脊髓损伤后期康复治疗中矫形器和残疾人用品的应用。

一、脊髓损伤不同损伤平面与矫形器、技术辅助用具的应用

（一）颈髓损伤

1. 颈3损伤 特点：不能自主呼吸（隔肌和肋间肌均瘫痪），除头部能活动外，四肢和躯干均不能活动，日常生活完全不能自理。此情况适用：

（1）呼吸机：包括室内用的和轮椅上使用的（以充电电池驱动）

（2）高靠背轮椅：带有各种坐姿保持器的附件和装置，保持头部、躯干和四肢在稳定和合适的位置。

2. 颈4损伤 特点：有自主呼吸（有膈肌运动），患者能颈部固定和旋转，患者生活全部靠别人辅助。此情况适用：

（1）长对掌矫形器、背侧腕手矫形器、上肢悬吊架，依靠矫形器的帮助，经训练后可完成进餐动作。另外，往往还需用特制的防止饭菜向外滑落的碗和盘（碗的下面有固定吸盘，碗上部有半蓬式遮盖顶；盘的边缘有半环突起遮沿）配合矫形器完成进餐动作。

（2）高靠背电动轮椅，一般患者需使用头控电动轮椅（即头部有一固定皮垫，头向后浅靠即可前进，深靠可后退，左靠可左转，右靠可右转）。使用前需训练颈部和头部活动的灵活性。另外，尚有气控电动轮椅，靠口吹气来控制轮椅前进后退。目前发展有声控电动轮椅，当然上述电动轮椅运动需要一定的空间和平坦的地面，主要目的是解除心理障碍，使患者能独立完成移动，增加生活乐趣。

3. 颈5损伤 特点：可完成较好的膈肌运动，呼吸已不困难，但肺活量小。肩胛骨可上提，肩关节可上提，肘关节可屈曲（肱二头肌作用），但无肘关节伸展动作（肱三头肌瘫痪），没有腕关节背伸动作。较颈4损伤增加了上肢部分运动功能，但仍然需靠别人辅助才能完成日常生活动作。此情况适用：

（1）高靠背电动轮椅，仍需以头控电动轮椅为主。部分患者手部固定于球形控制杆上，可以训练使用手控电动轮椅。

（2）进食时，仍需配备对掌矫形器，背侧伸腕矫形器以及万能生活袖带。

（3）可配备吹吸气控制的环境控制器。

4. 颈6损伤 特点：肩关节可以完成屈曲、伸展及内收、外展、旋转等动作。肘关节可屈曲，仍不能伸展。增加了腕关节的主动背伸功能，但屈指肌力弱。

可完成上半身更衣动作、床上翻身、起坐及平面转移（需靠肘关节的过伸运作）。此情况适用：

（1）床边配备金属护栏，有利于翻身动作完成。床脚配备带环长绳索，以助起坐动作。并可在床头配备金属横扛，同样辅助起坐动作。

（2）可配备普通手动轮椅。轮椅的驱动圈上应缠上橡胶带，以增加驱动摩擦力。可配带护腕手套，防止腕部掌侧皮肤受损，同时增加驱动轮椅摩擦力。轮椅脚踏板和扶手需是可折式，以利于上下轮椅转移动作方便。

（3）自助具 多用万能生活袖带或C形夹，可插或连接勺子、叉子帮助进食；可插笔帮助写字；插一根短棍可帮助打电脑。杯子上配备C形或T形手把可帮助患者自行饮

水。电话配备 C 形或 T 形手把可自行接听电话。可应用 C 形对掌持笔器或手部矫形器辅助写字。

（4）穿袜自助具　辅助穿袜子。

（5）转移板　用于帮助转移出轮椅和转移进轮椅。

5. 颈 7 损伤　特点：肩关节除内收、外展、屈曲、伸展、旋转外，亦可水平外展，肘关节可有伸展动作（肱三头肌作用），腕关节亦可屈曲。掌指关节可伸展，但是手的握力不良。

除翻身，起坐外，尚可完成双上肢的支撑动作，可使臀部上提，从而较好完成转移动作，如从床向轮椅或从轮椅向便器的移动。此情况适用：

（1）手动式轮椅或手控式电动轮椅。

（2）万能袖带（多用生活袖套）和手部矫形器。

（3）多种自助具辅助完成梳头、刷牙、照镜等动作。

（4）残疾人专用汽车。

6. 颈 8 损伤　特点：上部躯干肌尚未恢复，掌指关节可屈曲，指间关节可屈曲，手指可外展，内收。此情况适用：

（1）使用髋膝踝足矫形器（HKAFO）及双拐（手部需固定）站立。

（2）普通轮椅。

（3）配备手的矫形器（手指功能不全）以完成更多生活动作。

7. 环境控制系统（environmental control unit，ECU）　脊髓损伤患者可使用环境控制系统，即用声控、脑电控、红外线控、口棒控和气控等方式完成环境控制，电控病床体位改变，电控开关门、窗帘、灯、空调和电视机及相关设置，电控音响、收音机和接打电话等。

（二）胸髓损伤

1. 胸 1.2 损伤　特点：部分肋间肌和上部躯干肌存在，手指功能正常。由于上肢动能正常，可完成大部分日常生活和转移动作，但腰背肌力不足。此情况适用：

（1）腰背部矫形器，使躯干直立，增加肺活量。

（2）髋膝踝足矫形器（HKAFO）站立训练。

（3）双拐（腋拐）与髋膝踝足矫形器配合使用可小步幅步行训练（治疗性）。

（4）普通轮椅。

（5）自助具　如坐轮椅和卧床时应用的长把持物钳，可辅助患者拿到高处或地面的物品。这种自助具适用于所有胸 1 以下脊髓损伤，手部功能完整的患者，以下不再重复介绍。

2. 胸 6.7 损伤　特点：肋间肌和上部躯干肌大部分存在，可独立地由床上转移至轮椅，但使用矫形器仍不能完成上下台阶动作。此情况适用：

（1）同胸 1.2 配备。

（2）可选用交互式步行矫形器（如 RGO，ARGO 等）。

（3）可选用塑形外固定背心。

3. 胸 12 损伤　特点：肋间肌、躯干肌和腹肌均正常。躯干平衡功能好。使用膝踝足矫形器和腋拐可大步幅 4 点步行训练（治疗性），可完成大部分生活动作，包括驾驶残疾人汽车，操纵轮椅过障碍。此情况适用：

（1）膝踝足矫形器（KAFO）。

（2）双拐（腋拐）。

（3）助行器。

（4）普通轮椅（包括运动轮椅）。

4. 胸 1 以下损伤（双上肢和手功能正常）　可选用自动站立家用电动轮椅（国内已研发），即用电机控制使双下肢截瘫患者无需他人帮助可由坐位移动为直立位，并可用双手操控转轮，使轮椅自由移动，可完成站位各种活动（如直立位做饭，洗餐具，使用洗衣机洗衣物，开关窗户，擦玻璃，高处拿物，窗外观景等），并可在直立位同时完成双下肢负重，改善双下肢骨质疏松和血液循环，促进呼吸、消化、泌尿功能的改善。不需站立时，可由电机控制缓慢坐下，也可作为电动轮椅使用。

（三）腰髓损伤

1. 腰 1 损伤　特点：腰方肌存在可使骨盆上移，共它同 T12。此情况适用同 T12 并实现家庭功能性步行。

2. 腰 2 损伤　特点：髂腰肌存在，髋关节可主动屈曲、内收。使用膝踝足矫形器（KAFO）可能做到实用性步行，可驾驶残疾人专用汽车。此情况适用：

（1）膝踝足矫形器（KAFO）。

（2）腋或肘拐。

（3）普通轮椅。

3. 腰 3 损伤　特点：膝关节伸展功能，稳定性能良好（股四头肌肌力三级以上），可用踝足矫形器做到社区功能性步行。此情况适用：

（1）踝足矫形器（AFO）：最好选用可调踝关节活动角度的踝足矫形器。

（2）前臂拐（肘拐）。

4. 腰 4 损伤　特点：踝关节可背伸及内翻（胫前肌存在）。此情况适用：同腰 3。

（四）骶髓损伤

骶 1.2 损伤　特点：足可以主动外翻、跖屈（长短腓骨肌存在）。使用踝足矫形器、足托可借助手拐实现社区功能性步行。

（五）脊髓损伤所致长期卧床的四肢瘫或截瘫患者应选用压疮预防和治疗用垫

（1）未发生压疮时，卧位可选用气动防压疮垫。坐位时可选用硅胶液动多头式防压疮坐垫。

（2）已发生压疮患者，应选用 10cm 厚高弹乳胶垫。在相应的压疮的部位应切开 10cm 宽的横条形减压缺口（切忌挖成圆形缺口，否则会造成静脉回流障碍，以至压疮难以愈合）。

综上所述，脊髓损伤患者在康复训练中，使用适合的矫形器和辅助用品用具，是完成日常生活动作所必须的，尤其在作业治疗中。作业治疗中，如果不能正确地选用或定制适合该患者的矫形器和辅助器具，则难以完成特定动作。由于脊髓不同的损伤水平，功能障碍不同，残存的功能也不同。因此，选用的矫形器和辅具也不尽相同，在临床康复治疗工作中，需要学会各种矫形器和辅具的正确使用，并且学会自行设计和制作简单的矫形器和辅具，使患者残存能力得到最大限度的发挥。要充分地认识到，患者能独立地完成日常生活动作，除了能增强患者的自信心和改善心理状态外，也为回归家庭和社会创造了条件，这是康复的最终目的。当然，患者独立生活能力的提高也减轻了家庭和社会的负担，这也是康复的主要目的之一。

在选用矫形器和用品用具中，要因陋就简，尽量减少患者的经济负担，使绝大多数患者能用得起，用得上。

另外，要指导患者和家属学会各种矫形器的穿脱和使用。注意安全、保护措施和教育，使患者出院后也能长久地、科学地、安全地使用各种矫形器和设备。

二、脊髓损伤患者泌尿用品的临床应用

脊髓损伤造成的后遗症中，除感觉运动的丧失，最严重的是大小便失去控制，而小便失控，需要特别的关注和处理。泌尿系统的感染和尿的返流，会造成肾脏的永久性损害。肾功能的丧失是脊髓损伤患者致死的主要原因。因而泌尿系的管理是至关重要的。而泌尿系的管理离不开泌尿用品用具的管理使用。当然，选用何种用具需在泌尿科医生的指导下应用。在康复训练中，了解各种用具的使用和注意事项也是非常必要的，尤其是在作业治疗的入厕训练中，小便的处理是训练内容之一，配合泌尿科医生的指导和训练，会有利于患者泌尿系的自我管理。

下面，简单介绍一下泌尿用品用具的使用。

（一）集尿器

集尿器俗称尿袋，主要应用于男性患者。集尿器由阴茎集尿囊、导管（又分为普通导管和防返流导管）和集尿袋（约可容 500~1000ml 尿液）组成。

集尿囊外形如同避孕套外形，但囊壁较厚，套在阴茎上，用弹性胶带固定集尿囊在阴茎根部。排尿时尿液由阴茎头部流入集尿囊，再流入导尿管、集尿袋。集尿袋应当置于身体最低位（卧位时置于床边下方20cm）。坐位时置于小腿下端（有小腿固定带）。集尿袋尿液集满后，有局部开启装置，可不用移动导管却可将尿排出，再重新安装原位。

集尿器不适用阴茎过小患者。集尿器需要及时清洗和定时更换。个别患者对乳胶囊壁过敏或引起阴茎皮肤溃疡，应及时停用、治疗。导管折曲会造成尿流梗阻、返流，普通导管如不具有防返流装置，也会由于尿液返流引起泌尿系感染。

女性患者无法使用集尿器，仅可使用一次性纸尿垫。

（二）导尿管

1. 硅胶导尿管（一般用 18~20 号）　可用于一次性导尿或留置导尿。留置导尿需用胶布将导尿管固定于阴茎头部（如果固定不好留置导尿管会滑脱）。使用导尿管时需用无菌的石蜡油涂敷，润滑使用。

2. 蕈状导尿管　一般用于耻骨上膀胱造瘘，以防止导尿管滑脱。但耻骨上膀胱造瘘由于易感染，且长期留置导尿易造成膀胱萎缩，这种手术已很少应用。

3. 弗雷氏导尿管（Folley catheter）　此种导尿管为双腔，导尿管头部有一囊，可在

导尿管进入膀胱后，用充气或充液的方式将囊扩大而防止滑脱，常用于前列腺手术后（囊扩大牵引可起压迫止血作用），亦有用于留置导尿，但不能长期使用，因为这类导尿管较粗大，质地较硬，会造成尿道受压，引起局部坏死。

（三）导尿包

1. 无菌导尿包　是指在医院内使用导尿包，其中包括无菌导尿管、手术钳、镊子、瓶装消毒液（一般用碘氟液）、棉球、纱布、弯盘、换药碗、无菌手套、瓶装润滑剂（液体石蜡）、注射器等。

2. 清洁导尿包　是指在患者家中，由患者或家属自行导尿用的导尿包。导尿包中仅有导尿管、瓶装消毒棉球（碘氟棉球）、瓶装无菌润滑剂（约20毫升）塑料镊子、塑料注射器（5毫升）、手消毒剂（袋装）。

导尿者双手用流动水、肥皂清洗两次，用手消毒剂（胶性酒精液）消毒双手，然后自行导尿。

（汪家琮）

第八节　矫形器在特发性脊柱侧突治疗中的应用

学习重点

- 了解脊柱侧弯的基本治疗方法
- 了解脊柱侧弯矫形器生物力学原理
- 掌握脊柱侧弯矫形器治疗的适应证和禁忌证
- 熟悉脊柱侧弯矫形器的处方原则和应用方法
- 掌握常用脊柱侧弯矫形器的种类、结构特点、适应证和适合性检查要点
- 掌握脊柱侧弯矫形器的使用方法
- 了解脊柱侧弯矫形器临床应用的疗效评估方法，具有积极参与侧弯治疗组临床评估、处方、适合性检查、执行矫形方案、随访、疗效评估的临床学和矫形器学知识和能力

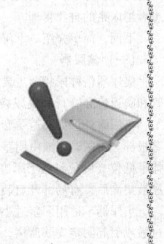

脊柱侧突（scoliosis）又可称为脊柱侧弯、脊柱侧凸，是指以脊柱在冠状面内偏离枕骨中点至骶骨棘连线的弯曲为主的脊柱畸形，伴随有：椎体旋转、胸廓变形、生理弯曲改变等畸形，是青少年最常见的脊柱畸形（图4-8-1）。根据其病因可以分为：特发性侧突、肌性侧突、神经性侧突、姿势性侧突、先天性侧突等。其中较常见的是特发性脊柱侧突（adolescent idiopathic scoliosis，AIS），也可称为原发性脊柱侧突，占发病总人数的85%～90%左右。其中85%为发育期的女孩。其发病原因尚不明确，总体而言是由于维持脊柱的神经肌肉的力量不平衡引起的。（图4-8-1）

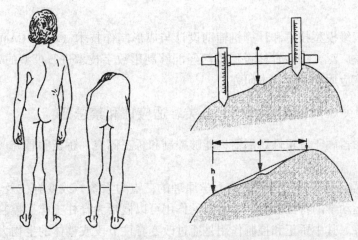

图4-8-1　侧突外观改变和肋骨隆起的高度差测量
A. 脊柱侧突外观示意图　B. 肋骨隆起高度差

治疗方针　脊柱侧突的治疗手段有非手术治疗和手术治疗两大类。原则上科布角度（Cobb's angle）大于50°的脊柱侧突应手术治疗。

非手术治疗包括体操疗法、按摩、牵引、电刺激疗法、石膏背心矫形治疗和侧突矫形器治疗。

脊柱侧突矫形器　亦称脊柱支具，是体外的力学辅助装置。矫形器治疗是脊柱侧突综合治疗中的重要组成部分，具有较长的历史，主要应用于矫正脊柱侧突畸形，防止侧突发展，维持脊柱受力平衡，辅助治疗不同病因引起的脊柱侧突。使用矫形器治疗脊柱畸形在国际矫形外科是有争议的。由于矫形器治疗中缺乏对各种各样的功能紊乱的清楚的理解，使得脊柱矫形器治疗效果和有效性评价成为极大的挑战。可喜的是近年不断增加的循证治疗文献支持了各种脊柱畸形矫形器治疗价值。

一、脊柱侧突矫形器治疗发展史

据记载，最早提出了脊柱侧突治疗概念的是生活在公元131～201年的伽伦（Galen），他使用了一种活动的支具来治疗脊柱畸形。17世纪后叶，尼库拉斯·安德瑞（Nicholas Andry）提出了"矫形"（orthopaedia）概念，他主张治疗儿童S形脊柱侧突的最佳方法是使用局部增强的紧身胸衣，但3个月必须更换一个。19世纪欧洲的矫形外科医生和技师们使用金属、皮革和石膏材料开发了许多形式的矫形器，用于治疗脊柱侧突。20世纪40年代后期，布兰特（Blount）和斯密特（Schmidt）医生发明了密尔沃基矫形器，开创了脊柱矫形技术的新时代。

随着矫形外科医师与矫形技师对脊柱侧突矫形器作用的认识日益深入，近代出现了许多不同的矫形器形式，例如波士顿式、迈阿密式、大阪医大式和目前广泛应用的色努式侧弯矫形器等等。对脊柱侧突矫形器治疗方法与其他手段（例如外科手术、矫形体操）的配合问题以及矫形技术生物力学、新的侧弯矫形方法的研究也日益深入。

我国的骨科临床应用及矫形器装配中，常见的侧突矫形器形式有色努式、波士顿式、密尔沃基式等形式。这些形式是近二十年内通过技术交流和培训逐渐引进的欧美矫形技术形式。

随着计算机三维模型技术和计算机辅助设计与成形制作技术（CAD/CAM）在矫形技术领域的应用日益广泛，一些脊柱矫形器已经能够利用数字技术进行模型的处理和制作，更加便于临床推广应用和矫形技术研究。

二、脊柱侧突矫形器治疗原理、分类、适应证和禁忌证

脊柱侧突矫形器属于矫正性矫形器，能够控制和矫正侧突，矫正肋骨畸形，维持脊柱的生物力学平衡。

1. 脊柱矫形器治疗原理　运用生物力学原理的三点力系统，改变脊柱及骨盆、胸廓、肩胛带的力学和运动学的特征。脊柱矫形器的作用可以概括为脊柱支撑、控制运动、复位与脊柱畸形矫正等。其中矫正和控制作用是通过改变脊柱节段或整体的生物力学关系，调整关节序列，控制脊柱的运动，引导脊柱，特别是引导骨骺的生长发育，达到减轻和消除畸形的目的。

2. 脊柱侧突矫形器分类　脊柱侧突矫形器按其形式可分为颈胸腰骶矫形器（CTL-SO）、胸腰骶矫形器（TLSO）和腰骶矫形器（LSO）。不同形式的侧突矫形器对患者脊柱包覆的范围、部位不同。根据脊柱侧突节段、类型不同，采用不同的三点力系统。（图4-8-2）

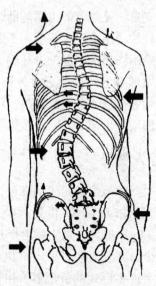

图4-8-2　脊柱侧突矫形器三点力系统示意图

3. 脊柱侧突矫形器治疗的适应证　脊柱侧突矫形器主要适用于侧突角度科布角（Cobb's angle）小于45°，尚处于发育期的特发性脊柱侧突患者。绝对适应证的度数是科布角20°~40°。临床上治疗成年患者或其他原因脊柱侧突患者，可作为辅助的手段。

脊柱侧突患者可以通过矫形器矫正治疗，得到较好的治疗效果的前提之一是具有两年左右以上的骨骼发育时间。骨骼发育状态可以从年龄、第二性征、骨龄等方面考虑。矫形器是通过改善发育期儿童、青少年的脊柱骨骼和肌肉的生物力学情况，引导骨骼发育，来达到最终的矫正目的。所以，在影响脊柱侧突矫形器治疗效果的诸多因素中，早期发现畸

形和早期开始治疗的时间是最重要的。一方面，早期发现的侧突畸形程度轻，骨骼变形小，易于外部力量矫正；另一方面，患者可控制的发育阶段长，矫形效果较好。

4. 脊柱侧突矫形器的禁忌证　基于上述的侧突矫形器适应证，由于病理原因出现矫形器使用禁忌的情况是不多的。但临床上可能由于某些原因导致治疗过程终止，矫正失败。这里将矫形器使用的禁忌证和治疗效果影响因素略做介绍。

（1）皮肤：躯干皮肤的炎症，过敏反应，皮肤对压力和湿热的过敏反应，以及因为其他疾病导致皮肤或肌肉软组织不能耐受压力，不能采用矫形器治疗。

皮肤感觉丧失会导致患者无法有效地感知压力，以避免压力，可能产生的皮肤伤害，也难以施加矫正压力。

（2）侧突特征方面

1）侧突僵硬：弯曲僵硬，或者弯曲节段长度短，可能导致矫正效果差。

2）顶椎位置高，可能导致矫正效果差。

3）椎体旋转严重：肋骨隆起状况相对于侧突的程度较严重。

4）胸椎侧突伴随平背，胸椎段生理后弯曲平直，甚至前突。

5）进行性发展：侧突发展迅速，治疗效果差。

（3）肥胖：患者身体肥胖，往往不利于矫正压力发挥作用，矫正效果差。

（4）患者心理：患者在主观意识或情感上不能接受矫形器治疗，甚至抵制矫形器的装配等。

（5）环境：患者生活的环境也是制约矫形器应用的因素。例如地处偏僻不能接受经常性检查和更换，可能造成矫形器严重不适配；气候炎热、潮湿导致患者难以坚持穿戴矫形器；等等。

三、应用原则

脊柱侧突的矫形器治疗，是矫正轻、中度特发性脊柱侧突的有效方法之一。对于需要非手术治疗的儿童，装配一定形式的侧突矫形器，同时采用侧突体操疗法改善肌肉的矫正力量，采用牵引疗法改善脊柱的柔软性，可能达到控制脊柱畸形、矫正侧突的目的。脊柱侧突矫形器治疗也可配合手术，应用于其他病因侧突患者。

（一）应用时间

在患者发育成熟（骨骼停止生长发育）前的时期内，矫形器原则上需要24小时（含就寝时间）都配戴；考虑到患者需要洗澡并做体疗，往往要求患者穿戴23小时左右；在骨骼生长发育停止以后，可以让患者只在夜间穿戴，并且继续使用数年，以维持已经得到的矫正效果。决定患者何时完全脱离矫形器是极为重要的，相关方法的研究和经验的积累，是每一个治疗合作团队需要重视的；但要明确一点，要想使矫形器疗法取得较好的效果，在患者穿戴矫形器期间，都需要自始至终得到患者及其家属的积极配合。

在临床应用中，首要的问题是，在矫形器装配和手术治疗之间正确地选择，出具临床治疗处方。原则上，需要根据患者侧突的角度和患者的骨骼发育年龄作出选择。（图4-8-3）

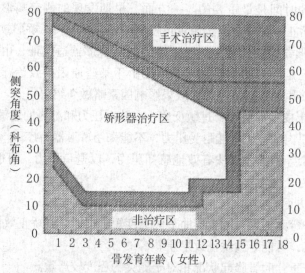

图 4 - 8 - 3 脊柱侧突手术及矫形器治疗的适应证因素

（二）应用原则

随着脊柱矫形手术的发展和矫形技术的提高，为了使矫形器达到较好的治疗效果，尽量避免矫形手术，应该充分了解患者的畸形状况，最大程度利用保守治疗方法，并且遵循下列应用原则。

1. 全面检查，正确处方　根据患者情况选择治疗方法，不仅要正确诊断脊柱侧突的程度，还要判断患者骨骼发育的能力，了解侧突的可矫正性和生物力学特性，注意侧突畸形发展的趋势；在侧突畸形的矫正上，要针对侧突的侧向弯曲、锥体旋转、肋骨隆起、平背以及 C_7 偏移等情况，采用相应的手段。

2. 了解侧突发展影响因素、治疗需求、矫正效果及预后

（1）第一次诊断治疗的年龄：脊柱侧突发展与人体发育速度密切相关。人体发育按年龄可分婴幼儿期（小于 3 岁）、少年期（3 ~ 10 岁）、青春期（10 岁至发育结束）、成人四个阶段。婴幼儿期和青春期发育速度最快，侧突畸形发展也最快，最需要及时和有效的治疗。脊柱发育最可靠的指征是肋骨脊椎角度差（rib - vertebra angle difference，RVAD）和顶椎的旋转度。患者初诊时的年龄越小，侧突畸形得到矫正的可能性越大。

（2）脊柱弯曲的程度与类型：患者侧突的程度较轻时，矫形器等保守治疗方法的效果越好。单一腰椎的弯曲与单一胸腰椎弯曲的，侧突畸形进一步加重的可能性最小。

（3）Risser 征：越小，侧突进一步发展的可能性越大。

（4）正确的矫形器治疗处方。

（5）脊柱侧突的可矫正性。

（6）对矫形器治疗、体疗、定期复查：矫形器治疗效果不理想的原因也包括患者不能保证穿戴时间，或者穿戴时过松，不能坚持进行脊柱体操运动和电刺激治疗。因此，要在取得患者家长的密切配合的前提下，督促孩子坚持正确的穿戴并坚持治疗，定期复查。

（7）矫形器的装配质量：对于发育期的矫正性好的特发性侧突患者，初次装配矫形器的角度矫正量应大于 40% ~ 50%，椎体旋转的矫正量应大于 1 个级别（Moe's），并且尽量

达到更大程度的矫正量。此外，矫形器需要经过试样、终检时各方面的质量检验和修改，满足患者矫形的生物力学要求和穿戴要求。矫形器矫正效果差的原因之一是矫形器的压力点位置、分布不当。

3. 术前矫形器　针对严重的侧突患者，装配术前侧突矫形器术前侧突矫形器可以保护脊柱、控制侧突，等待适宜的手术年龄，还可以改善肌肉和韧带的紧张与挛缩状态，减少术中术后的神经症状。

4. 注重手术与术后矫形器的结合　脊柱侧突矫形术后的矫形器使用，不仅可以巩固手术效果，防止术后不良改变，还能避免不必要的融合，保持脊柱的生理功能。

5. 选择适当的矫形器形式　不同形式矫形器的应用不仅要针对侧突的具体病理情况，还要针对患者的不同生活环境。如密尔沃基式矫形器不仅适用于顶椎高于胸7的胸段弯曲，还较适用于湿热的气候条件，也能够进行高度调节，适用于生长旺盛期的儿童。

在矫形器形式的选择上，需要坚持的一个原则是，尽可能少包容和限制，以避免引起关节、肌肉的退行性改变，尽可能改善患者穿戴的舒适性和美观性。

6. 发挥治疗小组的协同作用　矫形器的矫正治疗要求医生、矫形技师及治疗师相互协同，目标一致。最重要的是患者能配合治疗小组的治疗方案，并坚持穿戴。在最初的治疗和复查过程中，要反复强调治疗的必要性，增强患者的治疗信心和耐心。

四、常用品种和适应证

（一）密尔沃基（Milwaukee）式脊柱侧突矫形器

密尔沃基矫形器是1945年由美国密尔沃基市的Blount和Moe开发的矫形器。初期是一种具有脊柱牵引功能的矫形器，用于矫正脊柱后突畸形或术后固定。之后，在制作材料和工艺以及结构上进行了改进，形式上增加了压力垫和环带结构，逐渐应用于中度脊柱侧突的保守治疗。

1. 结构特点　传统的密尔沃基式（Milwaukee）脊柱侧突矫形器由骨盆托包容部分、一根前支条和两根后支条、胸椎和腰椎压力垫和带有枕骨托和下颌托的颈环等结构组成（图4-8-4）。后来，为了避免下颌托引起患者牙列的畸形，颈环的下颌托已改进为喉托。因为颈部结构仍然会引起患者穿戴外观问题，目前的改进是V形结构，新型的密尔沃基矫形器（图4-8-5）改进了颈部结构，改善了患者穿戴的美观。

2. 适应证　密尔沃基式矫形器主要适用于发育期原发性脊柱侧突、科布角度20°~50°的青少年患者。

由于密尔沃基式矫形器可以安装肩部及腋下的压垫，控制颈椎的侧向偏移，适用于高胸段（胸6以上）、胸颈段的侧向弯曲的矫正，以及较严重的颈椎侧突术前治疗。其支条和压力垫结构包容身体较少，适用于湿热的气候条件，还适用于生长期儿童的高度调节。早年带有枕骨托和下颌托的颈环可以提供需要的向上的矫正力，但是，牵引导致对下颌的压力会引起牙列的畸形。改进后的密尔沃基矫形器应用了喉托，促使患儿主动收缩背部肌肉，伸直脊柱，矫正侧突。该矫形器的最大缺点是，颈环或喉托结构引起患者颈椎活动受限，对患者日常生活活动的限制较大，还存在穿戴时外观的障碍。

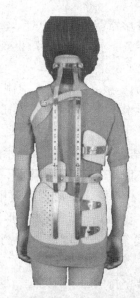

图 4-8-4　传统密尔沃基式脊柱侧突矫形器

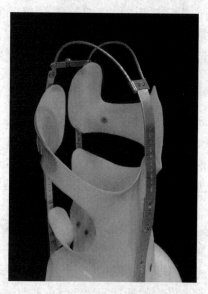

图 4-8-5　新型密尔沃基式脊柱侧突矫形器

3. 适合性检查要点　根据密尔沃基式脊柱侧突矫形器的特性，下面简要介绍的适合检查项目及要求，是矫形器适合性初检、终检及复查时需要注意的几个方面：①骨盆托适合身体。②耻骨上缘、大转子处、两侧髂前上棘和髂嵴处应无压痛。坐下时不压迫大腿肌肉。③呼吸时胸廓不应受压抑。④前后支条应该垂直且相互平行，间距 5cm~6cm，与身体距离适度。⑤患者主动竖直脊柱时，颈环或喉部托不能压迫相关部位。⑥根据基础的和多数的技术资料的观点，胸椎矫形垫的中心应位于与侧突顶椎相连的肋骨高度，上缘应位于与胸椎顶椎高度相同的肋骨部位或者略偏下；腰椎矫形垫上缘应与腰椎顶椎高度相同；横截面上，胸腰椎压垫中心应位于侧后方身体隆起的位置，达到抗旋转的目的。⑦患者身体在冠状面和矢状面内保持生理对线，没有不当的倾斜倾向。

现阶段，无论采用何种形式的侧突矫形器，装配制作的原理都没有明显的差异，对患者穿戴矫形器之后进行的辅助治疗和检查的原则也是基本一致的。所以，本节将在第六部分集中叙述矫形器的使用方法以及可以或者必须告知患者与家长的复查相关事宜。

（二）波士顿式脊柱侧突矫形器

波士顿式（Boston′Type）脊柱侧突矫形器是波士顿的哈巴德大学儿童医院的霍尔（Hall）等人，在以前各种脊柱侧突矫形器的设计原理和方法的基础上开发的结构形式。

1. 结构特点 结构上，采用模塑成形的系列化预制产品，根据患者的躯干尺寸选择型号，根据X片的侧弯状况，剪切、修整预制侧突矫形器的上下边缘，然后根据需要粘贴压垫；采用后侧开口，使用尼龙搭扣带系紧（图4-8-6），内面粘贴发泡的软衬垫。该矫形器一般不包容上胸段及颈椎段，但近几年，为了满足胸段侧突的矫正，在应用中可以安装支条和颈环。

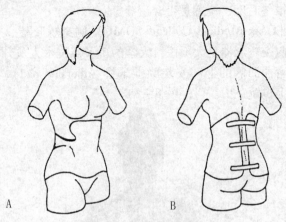

图4-8-6 波士顿矫形器示意图

波士顿式矫形器的生物力学特点是：①具有较大的腹部压力，以减少腰椎前突，提高腹内压，使脊柱产生轴向牵引力；②利用三点力矫正原理矫正冠状面腰椎弯曲；③斜位的压垫起到针对椎体扭转的矫正作用。（图4-8-7A、B）

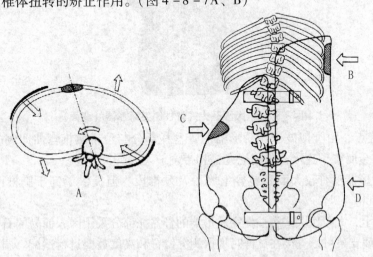

图4-8-7A、B 波士顿矫形器矫正原理示意图

预制成形的波士顿式矫形器具有装配快速的特点，同时采用序列预制模型，能较好保证装配技术的基本质量和疗效要求。制作工艺上，由于系列塑料模型适配上的局限性，许多矫形器师也可能采用石膏绷带取形等方法来制作波士顿式矫形器。

　　修剪矫形器的边缘线的要求是，凸侧的外上缘位于顶椎相连的肋骨的高度，后上缘位于第 8 胸椎的高度，下缘位置与密尔沃基矫形器的一样。

　　2. 适应证　波士顿式腰椎矫形器适用于尚处于发育期的特发性脊柱侧突，侧突角度（科布角）小于 50°（绝对适应证度数是科布角 25°~40°）、顶椎在腰椎和下胸椎段的脊柱侧突。

　　3. 适合性检查要点　根据波士顿式脊柱侧突矫形器的特性，简要介绍适合性检查项目及复查时需要注意的几个方面：矫正效果检查时，除了从外观和拍摄 X 线片检查侧突矫正以外，波士顿式脊柱侧突矫形器需要注意患者腰椎段和胸椎段的平衡和对线，特别是胸椎段有代偿弯曲的患者。适合检查包括：①检查是否有压痛部位；②坐下时矫形器下缘有没有妨碍坐姿，上缘有没有妨碍颈胸部的活动；③患者身体能否保持对线，有没有不当的倾斜；④胸椎垫、腰椎垫高度、位置是否合适等等。

（三）大阪医大（Osak Medical College，OMC）侧突矫形器

　　大阪医大式脊柱侧突矫形器是大阪医科大学的矫形器技术人员开发的，基于波士顿矫形器的形式，在胸椎弯曲凹侧的上部安装胸椎压垫（thoracic pad），利用搭扣带的牵拉，提供矫正胸椎弯曲的上位矫正力。（图 4 - 8 - 8）

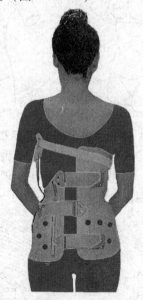

图 4 - 8 - 8　大阪医大式脊柱侧突矫形器（背面）

　　1. 结构特点　由类似波士顿矫形器的骨盆托部分与位于胸椎弯曲凹侧的腋下压垫组成，其间采用金属支条连接，采用尼龙搭扣带调节。

　　OMC 矫形器没有较大面积包容上胸段及颈椎段。但提供了高于胸椎凹侧的上位矫正力。

　　制作工艺上，大阪医大式脊柱侧突矫形器的骨盆托部分采用因人而易的石膏取型方法制作。压垫和金属支条可以直接在试样时根据侧突位置和高度需要进行适配。调整压垫的部位与压力强度，使矫形器达到最好的矫正效果。在此基础上，尽量减少对身体不必要的包容。

　　2. 适应证　OMC 矫形器的矫正要点，从概念上讲：首先是以骨盆为基准，对腰段的侧突和旋转进行矫正；其次利用附加的高位胸椎垫，对胸椎的弯曲进行矫正和改善脊柱的平衡。所以，该矫形器适用于顶椎位于胸椎中下段（胸 8）的脊柱侧突患者。关于该矫形器是否能依靠

支条－压垫－搭扣带的力量实现矫正胸椎的主要弯曲问题，一直存在争论，作者认为，支条－胸椎垫形式对于体格较弱小、侧突易于矫正且脊柱椎体旋转程度小的患者效果较好。

3. 适合性检查要点　①观察患者的矢状面和冠状面姿势，检查脊柱是否得到良好的平衡；②针对腰椎弯曲，检查腰部压力点是否正确地压在相应部位的横突上；③针对胸椎弯曲，检查腋下的压力垫是否提供了足够的矫正力；④检查压垫部位，确定对肋骨隆起与腰部隆起的抗旋转矫正是否充分；⑤腋下垫的高度与位置是否正确地位于胸段弯曲上的终椎高度；⑥观察患者呼吸运动，检查腰椎及胸椎弯曲的凹侧软组织是否充分放松；⑦腹部的压迫是否起到增加脊柱伸展力的作用。

4. 矫形效果检查　参见本章内容第八部分"脊柱侧突矫形器的疗效"。

（四）色努式（Cheneau Type）脊柱侧突矫形器

色努式矫形器是法国色努博士于20世纪70年代开发的脊柱侧突矫形器形式，在近30年来得到广泛的应用。该矫形器是近二十年来国内制作、装配较多的脊柱侧突矫形器形式。（图4－8－9A、B）

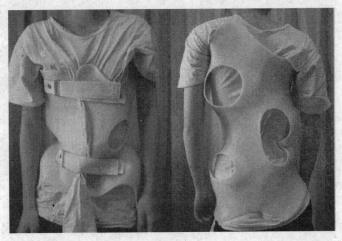

图4－8－9A、B　色努式（Cheneau Type）脊柱侧突矫形器

1. 结构特点　色努式脊柱侧突矫形器是采用石膏绷带取型－阳型修整－热塑材料真空成形制作的脊柱矫形器。这是一种全塑的矫形器，结构前侧开口，较轻便、简洁。矫形器显著的特征是具有系列的针对脊柱侧突弯曲和扭转的三维压力垫和较大的释放空间（图4－8－10）。通过压力垫和释放空间引导患者的脊柱运动、呼吸运动和脊柱伸展，是一种主动式的抗旋转脊柱侧突矫形器。

2. 适应证　它不仅适用于矫正侧突顶椎胸6及以下，科布（Cobb′s）角度20°～50°、尚处于发育期的特发性脊柱侧突患者，还适用于其他原因的脊柱侧突的保守治疗。直到今天，发明者色努先生和国际上著名的脊柱矫形专家们仍在继续改善其生物力学的结构形式，研究针对不同分型以及不同临床表现的患者进行，广泛讨论矫形器治疗与它治疗方法的综合性应用。

3. 适合性检查要点　色努矫形器是利用呼吸运动和肌肉运动来主动矫正侧突和旋转畸形的矫形器，患者每天应穿戴矫形器做100～200次分组呼吸练习。适合性检查参见本章内容第五和第八部分。

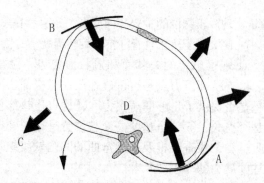

图 4 - 8 - 10　胸廓横截面呼吸 - 矫正示意图

（五）其他形式的脊柱侧突矫形器

1. 脊柱侧突矫正带　婴幼儿和儿童早期，穿戴硬性侧突矫形器较困难。图 4 - 8 - 11 是根据 Kalabis 医生的建议制作的一种软性脊柱侧突矫形器，针对婴幼儿脊柱侧突的力学特点，通过三点力系原理，辅助儿童的侧突治疗。

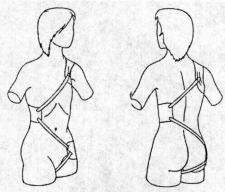

图 4 - 8 - 11　侧突矫正带示意图

2. 斯塔格纳拉式矫形器（Stagnara - corset）　这是由法国里昂整形外科医生斯塔格纳拉（Stagnara）设计的，也称为里昂型支具（Lyon - type brace）（图 4 - 8 - 12），适用于 50°以内的腰椎和中高胸段侧突。其典型的结构是采用前、后各一根合金支条和可调节的压垫连接件。斯塔格纳拉式矫形器原为脊柱术后固定用矫形器，现在在欧洲的少数脊柱外科尚有使用。

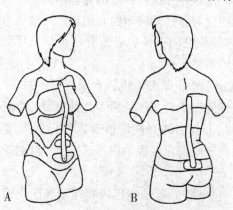

图 4 - 8 - 12　斯塔格纳拉脊柱侧突矫形器

A. 前侧视示意图　B. 后侧视示意图

　　3. CBW 矫形器（Cheneau – Boston – Wiesbaden Corset）是根据色努式矫形器改良的矫形器形式，临床上也使用得较多（图 4 – 8 – 13）。该形式结合了波士顿矫形器和色努式矫形器的原理，后侧开口。适用于 45°以内的腰椎侧突，和顶椎低于胸 7 的胸段侧突。

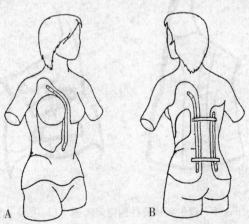

图 4 – 8 – 13　CBW 脊柱侧突矫形器
A. 前侧视示意图　B. 后侧视示意图

　　4. Triac Ⅱ矫形器　采用较简洁的支条 – 搭扣组合而成，是新近发明的一种形式（图 4 – 8 – 14）。该矫形器的三点矫正力比较小，据生产公司报道，适用于侧突程度轻、Cobb 角度为 15°~35°，顶椎在胸 7 以下的侧突患者，不适用于顶椎在胸 11.12，及腰 4.5 的侧突。尽管该形式在中国国内没有批量的临床应用，在欧洲的应用也尚不广泛，但它针对提高活动性、舒适性的设计目的，简要的外观，是目前世界各地各种软性矫形器形式发明之一，对于侧突矫形器的改进具有参考和借鉴意义。

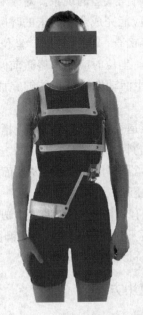

图 4 – 8 – 14　Triac Ⅱ脊柱侧突矫形器

5. 查尔斯顿脊柱侧突矫形器（Charleston Brace） 查尔斯顿脊柱侧突矫形器是夜用型侧突矫形器形式，采用双壳预制结构（图4-8-15）。

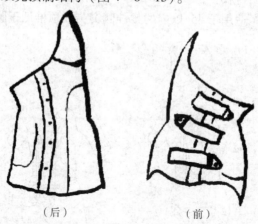

（后）　　　　　　　　　（前）

图4-8-15 查尔斯顿脊柱侧突矫形器（Charleston Brace）

五、适合性检查方法

无论哪一种脊柱侧突矫形器，装配适合性检验均应包含以下几个方面：

1. **处方要求检查** 是否符合处方对矫形器形式、矫正治疗方案的要求。

2. **矫正效果检查** 通过矫正效果的评定标准和方法、评定和记录矫正效果。

3. **压垫位置检查** 压垫的位置和方向是否正确，压垫的更改（加厚、加大、移动）是否妨碍矫正效果或患者穿戴。

4. **呼吸检查** 矫形器不能限制患者的呼吸。在患者深呼吸时不能引起压迫或疼痛。在患者中等程度运动后不能引起胸闷气短的现象。对于利用呼吸运动达到矫正目的的色努式矫形器等形式的矫形器，患者应能完成合乎要求的呼吸运动。

5. **各种体位和日常生活动作检查** 包括站立、坐位、卧位和行走的检查，双上肢活动度检查，髋关节的屈伸检查等。坐位时应能够略微前倾和侧倾，矫形器背侧的下缘与座位平面的距离应大于2cm。日常生活动作检查指能够完成如系鞋带、如厕、拾物、写作业等动作。

6. **适合性检查检查** 矫形器是否适合患者，还包括矫形器的大小、外观、重量的适合情况，以及髂前上棘、髂峰、肋骨、肩胛骨是否存在压痛点等等。

7. **矫形器的外观检查** 矫形器应外观平整，内外面平滑，矫形器边缘打磨平滑，非矫正压力区不应引起局部压痛、压红。

8. **坚固性检查** 矫形器应具有一定的坚固性（热塑板材厚度适当，金属支条具有足够的强度），矫形器的接缝处宽度不应大于1.5cm，并铆接接缝衬垫，俗称"舌头"。粘扣带应无明显弹性，粘合牢固，与矫形器连接牢固。

六、脊柱侧突矫形器的使用方法

在以上各种矫形器形式的适合性检查中，已介绍了矫形器穿戴时各自不同的方法。下面以使用范围较广泛的热塑材料制作的色努式、波士顿式等矫形器为例，介绍有关脊柱侧突矫形器的使用方法。

1. **穿戴方法**　在开始阶段，患者及其家长应该在医生和矫形器师、治疗师的指导帮助下学会正确穿戴。

（1）应穿戴在一件较紧身的薄棉质或者柔软、吸水性强材质的内衣上。内衣要较矫形器长；内衣的侧方应没有接缝，或者将接缝朝外穿着，防止硌伤皮肤；女孩尽可能不要同时穿戴胸罩。

（2）将矫形器稍拉开，患者站立位略抬起双臂，侧身穿进；不要将矫形器拉开太大以免变形。应尽量将内衣拉平，使内衣在矫形器内的压垫部位不发生褶皱；为减少对皮肤的压迫，内裤也应穿在矫形器的外面，同时也方便患者如厕。

（3）先将搭扣松松地扣上，患者改为仰卧位，再将搭扣逐一拉紧。侧突角度大于30°的患者一定要在仰卧位穿戴，使脊柱处于松弛状态，较易得到矫正；拉紧搭扣后，将双手放在矫形器腰间将矫形器向下轻压，努力使脊柱伸展。

（4）矫形器搭扣带一般要保持矫形技师所交待的位置，以保证矫正效果。进餐时可以适当松开矫形器。如果穿戴矫形器引起较重的饭后肠胃不适，应找矫形技师修改或更换矫形器。

（5）在穿戴矫形器3个月后，或者患者身高增加出现2cm以上，或者体重增加5kg以上，可以适当放松矫形器搭扣带。

（6）在矫形器外，根据气温情况穿着棉质保暖衣，以免发生静电；为了外观上不引人注意，可穿较宽松的棉质外衣。可以选购连帽结构，以遮挡矫形器的背部上沿。

2. **穿戴时间**　穿戴时间是指脊柱侧突患者每天穿戴矫形器的时间长短，以及患者穿戴矫形器治疗的持续时间。为了尽量减少患者穿戴矫形器时的不适，目前许多治疗小组在研究短时穿戴的方法，存在不同的观点。这里介绍多数文献及笔者的实践经验。

（1）在矫形器治疗期间的侧突患者，应当每天穿戴23小时以上（全时穿戴）；但是在初次装配时，应在两三周内逐步达到这个标准，具体的适应步骤见"3. 适应性练习"部分。

（2）患者可以在洗澡和游泳时脱掉矫形器。有些针对侧突的牵引、肌肉力量训练和理疗也需要患者脱去矫形器，但需要提醒患者保持良好的体态。

（3）患者在穿戴矫形器期间应该积极参加中等强度的体育活动，以保持肌力，促进畸形矫正。体育活动的形式可以向专业侧突治疗体疗师咨询。

（4）在矫正效果较好的情况下（例如穿戴矫形器侧突完全矫正），每天穿戴时间可相应减短，如每半年每天减少2~3小时，直至白天不穿戴矫形器，仅在夜间穿戴，详细过程见"脊柱侧突矫形器停止使用的方法"。

（5）患者身体发育结束后，如果侧突角度仍大于30°，应在发育停止后继续穿戴二年至二年半，以巩固矫正效果，最大年龄可到22周岁。详细过程见"脊柱侧突矫形器停止使用的方法"。

3. **适应性练习**　矫正目的性强的侧突矫形器在穿戴初期会给患者带来不适，如压痛、腰背部肌肉酸痛、胸闷气短等，应该根据患者的侧突程度、年龄、矫正程度大小等，确定一定的适应性练习步骤，对患者作出适应性练习的建议，以帮助患者逐步适应矫形器的穿戴。在临床上可以将该适应性练习步骤写在矫形器的使用说明中，提供给患者及其家长。

（1）第1~2天：每天白天分3~4次每次穿戴0.5~1小时，脱下后检查皮肤是否发红、患者有无不适感。夜间躺下入睡前穿戴 0.5 ~ 1 小时，入睡前脱下。

（2）第 3 ~ 4 天：每天白天分 3 ~ 4 次穿戴，每次穿戴 2 ~ 3 小时，夜间躺下入睡穿戴 1 ~ 2 小时，然后脱下。

（3）第 5 ~ 6 天：每天白天持续穿戴，每 4 个小时脱下检查皮肤；夜间躺下入睡穿戴 1 ~ 2 小时，然后脱下。

（4）第二周：每天白天持续穿戴，每 4 个小时脱下检查皮肤；夜间入睡穿戴；若入睡困难可脱下，尽量延长穿戴时间。

以上练习过程往往须根据患者的适应能力而调整，使患者尽早地适应。

装配实践证明，穿戴矫形器的适应性练习非常重要，它不仅直接影响患者对矫形器的接受程度，而且便于医生、家长监控检查矫正效果和患者的生理状况，有利于矫形器制作师修改、调整，同时也能够配合体疗的逐步实行。当患者在两周内无法适应穿戴矫形器，或者无法坚持练习，应该及时修改或更换矫形器。

4. 皮肤护理　由于矫形器的压力点和不透气的特点，患者的皮肤需要每天护理。

（1）每天用中性皂液洗浴皮肤，浴后干爽一刻钟后再穿戴矫形器。

（2）穿戴的早期，发红的皮肤部位可用 70% 酒精涂擦，或用温水清洁后擦爽身粉以利于干燥；切勿使用油膏或创可贴、敷料等；超过两周的皮肤发红严重是由于矫形器结构不良导致，应该请矫形器技师及时调整矫形器的压力。

（3）穿戴的早期，应该经常检查皮肤，防止皮肤破损。若皮肤出现破损，有渗出液，应停止穿戴矫形器，请医生治疗，待皮肤愈合后再穿戴矫形器；反复出现皮肤破损时应请矫形器技师及时修改矫形器。压力处皮肤颜色加深是正常现象，脱下矫形器后会逐步恢复。

5. 矫形器的维护

（1）除了皮革部分，用水和肥皂清洁矫形器，然后用毛巾擦干。

（2）可用微热的电热吹风机干燥矫形器，须注意不可因加热过度而使矫形器变形。

（3）不要自行修改或在矫形器上打孔，以免其强度减小而影响矫正效果。

6. 体疗操　做体疗时是否穿戴矫形器，需根据治疗师的计划进行，但不要在矫形器中做对抗矫形器压力的运动。

合格的矫形器不仅不应妨碍患者的日常生活动作，而且应当尽可能少地妨碍患者做他想做的其他动作。但是，原则上不能做大负重的和过度剧烈的运动。

7. 矫形器治疗复查　大多数脊柱侧突患者在生长发育期接受矫形器治疗，定期复查是保证矫形器的治疗效果的重要手段。下面是关于复查的几条建议。

（1）提醒患者尽可能在装配 3 ~ 6 天之后进行临床复查。

（2）在完成适应性穿戴两周后拍摄 X 线片（穿戴矫形器的站立位全脊柱正、侧位片），根据矫形器装配前后的对比，评定矫正效果；矫正效果的检查需要尽量减少射线对患者的伤害，控制 X 线片的拍摄频率。

（3）应该至少每 3 个月复查一次，复查时要根据脊柱的可矫正性调整、增强矫形器的矫正压力。可以采用增加压垫、热塑变形的方法。

（4）矫形器装配 3 ~ 6 个月后，检查是否须更换矫形器。一般发育期的患者每 6 个月都需要更换新的矫形器，或者调整可以调整的矫形器机构，以适应躯干的生长发育和侧突的改变；检查时是否拍摄 X 线片和拍摄的方式（是否穿戴矫形器，更换前拍或更换后拍）需要由医生和矫形技师根据患者情况确定。

（5）在穿戴 6 个月期间，当患者身高增长较快时，如身高增长 2cm，或体重明显增加时，应尽快就医检查，以确定是否需要更换矫形器。

七、停止使用的标志和方法

1. 停止使用的标志

（1）一般原则：原则上，脊柱侧突矫形器需要穿戴到患者骨骼发育结束；而矫正后的侧突角度大于科布 30°的患者，往往需要继续穿戴 1 ~ 2 年。

骨骼发育的状况一般可以通过患者髂骨髂线发育与闭合的程度（Rissar 指征）判断，因为可以在较清晰的正位 X 线片上分析。一般骨骼发育结束，女孩在月经初潮后 1.5 ~ 2 年内，男孩在 16 ~ 18 岁之间。临床的指征是 4 ~ 6 个月内身高未见增长，Risser 征 4 ~ 5 级（髂峰骨骺基本至完全融合）。

（2）提前停用标志：当然，并不是每一个脊柱侧突患者都需要穿戴至发育结束或更长时间。较早发现、较早接受矫形器等方法治疗的脊柱侧突患者。例如在 8 ~ 9 岁发现侧弯者，经过几年时间的保守治疗，如果脱去矫形器后，脊柱侧突的角度小于 l0° ~ 15°（科布角），在矫形效果得到脊柱外科医生和矫形技师的评定，认为基本稳定后，可以在生长期内采用部分时间矫形器治疗，直至逐渐停止穿戴。但是，患者必须每 1 ~ 3 月接受脊柱检查，以防在生长高峰时侧突加重。

对矫形效果的评定方法是：在患者脱去矫形器 2 ~ 3 个小时后，拍摄 X 线片检查，如果增加的弯曲度数小于 5°，而且弯曲小于 15°，则可以开始逐步减少矫形器穿戴时间。

当患者停止穿戴矫形器后，一般会发生一定的矫形效果的"丢失"，即侧突的程度在矫正后的基础上会有一定的增加，一般每年可达 l° ~ 2°。如果一年内科布角增加 5°以上，则还需要继续穿戴矫形器。因此，在欧洲，大多数采用色努式矫形器形式的矫形技师现在往往要求患者穿戴至 20 ~ 22 岁，以最大程度地保证矫正效果。

（3）接受手术治疗：在矫形器治疗过程中，如果脊柱侧突的可矫正性差。矫正的程度不足，或者侧突继续发展，需要及时停止矫形器治疗，寻求手术治疗。

作为辅助治疗手段，为防止畸形严重发展的矫形器，需要脊柱专科医生协同治疗小组和患者及家长，根据患者骨发育情况、年龄等因素选择手术时机，决定停用矫形器的时间。

2. 停用的方法　与矫形器装配穿戴初期需要进行的适应性练习步骤相对应，矫形器停止使用的过程可以理解为这个步骤的逆过程。由于矫形器的穿戴会一定程度上引起患者躯干肌力的减退，同时，脊柱侧突矫正效果的维持需要患者自身躯干肌力的支持，停止使用的过程往往需要半年至两年的时间。

患者应该在矫形技师、体疗师及父母的帮助下，逐渐增加不穿戴矫形器的时间。具体步骤如下：

（1）在确定矫正效果基本稳定后，增加脱去矫形器进行体疗锻炼、体育活动的时间，加大肌力练习的强度。

（2）每天脱去矫形器 2 ~ 3 个小时，3 个月脱掉矫形器 4 ~ 6 小时后后拍摄 X 线片检查。

（3）采用间隔穿戴、循序渐进的方法，逐步减少白天穿戴矫形器的时间。

（4）白天完全不穿戴矫形器，但坚持晚上穿戴矫形器半年至一年时间。

（5）经过以上过程侧突程度稳定的患者，可以完全停止矫形器治疗。

八、疗效

自上个世纪以来，许多关于脊柱侧突矫形器治疗和脊柱侧突畸形自然发展的对比研究报道，普遍证实了脊柱侧突矫形器对轻度至中度（Cobb 角度小于 45°）特发性脊柱侧突的控制治疗作用，可以阻止畸形的发展，使患者避免手术。

通过对矫形器相关报道的归纳分析，以矫形器配戴后，侧突无发展（Cobb 角等于或不大于 5°）或得到矫正作为有效的标准，随访 2 年以上的矫形器治疗对该类患者的有效率报道最高可达 85% ~ 90% 以上；治疗 2 年后无矫形器的侧突 X 线片 Cobb 角度较治疗前平均减少 3° ~ 5°，最高可达到完全矫正。

对于 Cobb 角度大于 45°的特发性脊柱侧突，矫形器的疗效表现为：可以防止或减轻侧突的进行性发展，部分矫正畸形，改善侧突的术前柔软度。对于一部分先天性脊柱侧突患者或儿童期特发性脊柱侧突患者，以及没有接受矫形手术的重度脊柱侧突患者，矫形器的辅助治疗可以防止侧突进展，帮助选择手术时间。

矫形器的装配和检验都应根据骨科临床医生的处方进行。骨科临床医生的责权不仅仅局限于手术治疗，还应当对整个非手术治疗的过程进行控制。针对我国矫形器治疗技术应用中脊柱外科与矫形技术之间相对脱离的现状，目前需要大力倡导临床医生、矫形技师、治疗师之间的密切合作。医生和矫形技师、治疗师、患者家长的密切合作，共同进行每一具矫形器的适合性检验，是保证脊柱侧突矫正效果的关键。

作者李向东　审阅沈建雄（北京协和医院）

第九节　矫形器在脊柱裂、脊髓发育不良康复治疗中的应用

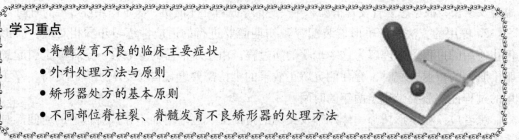

学习重点

- 脊髓发育不良的临床主要症状
- 外科处理方法与原则
- 矫形器处方的基本原则
- 不同部位脊柱裂、脊髓发育不良矫形器的处理方法

脊柱裂（spina bifida）是一种先天性神经管闭合不全。根据 1986 ~ 1987 年我国新生儿监测资料，新生儿缺陷发生率为 103.07/万。其中神经管畸形占新生儿的 0.274%。脊柱裂在临床上分为隐性脊柱裂、显性脊柱裂两大类。

隐性脊柱裂的 X 线片可见椎管的不闭合。局部皮肤可见较长的毛发和色素沉着，一般都不表现出神经症状。只有少数患者伴有脊髓发育不良，出现神经症状。神经性缺陷多发生在腰骶部位，常引起一些轻度的足部畸形和步态异常。

显性脊柱裂多合并有脊髓发育不良，脊膜膨出或脊髓脊膜膨出。其中单纯脊膜膨出少见，多为脊髓脊膜膨出。脊髓脊膜膨出多见于腰骶段、腰段和胸腰段。

一、脊髓发育不良的临床主要症状

1. 局部可见半球形肿块，皮肤表面可见局部多毛、色素沉着。X 线片上可见椎骨脊突、椎板缺如，椎管向后开放。

2. 运动神经功能障碍　主要表现为下运动神经元运动功能障碍。只有少数表现为上运动神经元和下运动神经元的混合障碍。这种情况多见于比较高位的胸椎段的脊髓发育不良。下运动神经元运动功能障碍主要表现为下肢某些关节周围肌肉的松弛性瘫痪。由于肌力的不平衡和发育因素可引起继发性骨关节畸形。

3. 感觉神经功能障碍　表现为局部感觉丧失或减退。由于感觉神经功能的障碍，反射性的保护功能不良，过于集中的局部压力容易引起压疮，过高的温度容易引起烧伤。由于局部的神经营养不良，皮肤压疮、烧伤难以愈合。

4. 由于患儿长期不能站立、步行或长时间的手术后固定可能引起继发性的骨质疏松。

5. 可能伴有骨骼畸形和泌尿系统（肾脏、输尿管）畸形。最常见的骨骼畸形是锥体畸形和先天性脊柱后突畸形。最严重的是引起先天性脊柱侧突的半锥体畸形。肾脏发育不全和输尿管发育异常可能导致肾功能障碍和神经性膀胱功能障碍。

6. 可能合并脑积水，智力发育障碍。

二、外科治疗方法与原则

1. 膨出部位出现溃疡或脑脊液外漏的，为了避免感染应该尽早手术治疗。

2. 膨出部位覆盖完好，可以密切观察，一旦出现神经症状应该立即手术治疗。

3. 合并脑积水的应该进行手术引流或手术转流。

4. 无明显脑积水的可以手术切除膨出。术后应注意观察颅围变化、囟门的张力和侧脑室体积的变化。一旦出现脑积水应及时手术。

三、矫形器处方的基本原则

矫形器治疗的目的是为麻痹的肌肉提供机械性的代偿功能，起到对抗肌力不平衡的作用。

1. 脊柱裂、脊髓发育不良患儿的情况十分复杂。因此，为了写好矫形器处方必须认真、仔细地做好全面的神经系统的缺陷检查。全面、仔细的检查是正确的临床治疗计划的基础。在矫形器的处方中不仅需要考虑到矫形器的品种、生物力学要求，而且需要同时考虑到广义的矫形器，即残疾人技术辅助用具用品的需要。如拐杖、助行器、站立支架、轮椅、坐姿保持器、大便失禁用品、小便失禁用品等等。

2. 对于骨关节的继发性畸形应以早期预防为主，预防的前提是预见。全面的仔细的肌肉骨骼运动系统检查，是预见骨与关节畸形和制定预防畸形计划的基础。影响患儿骨关节畸形的因素除了肌肉力量不平衡和合并的先天性骨骼畸形之外，身体的发育因素，身体姿势、身体重量以及站立、步行中的身体的异常对线等因素都会影响骨关节的继发性畸形。高位的伴有严重脊髓发育不良的脊椎裂患儿，由于长期不能站立，常继发骨质疏松，应该注意预防。

3. 注意神经感觉丧失的部位和程度：所有矫形器都是装配在肢体表面的。体表皮肤必须承担一定的压力，特别是骨骼的突起部位和需要承重的部位，压力容易集中、过大。压力过大容易引起皮肤压疮。矫形器的处方中应当提出要求，矫形器终检时应注意检查。

4. 出生时的骨关节畸形或已经形成的固定性骨关节畸形不适合应用矫形器矫正。

四、不同部位脊椎裂、脊髓发育不良矫形器的处理方法

（一）胸段脊柱裂、脊髓发育不良

1. 主要功能障碍和畸形　胸段脊椎裂、脊髓发育不良将会保留双上肢的功能，而躯干功能会受到不同程度损伤，表现出不同程度的肌肉无力，下肢多表现为完全性的麻痹。长期的不良姿势的卧位或坐位会引起髋关节的屈曲、外展、外旋挛缩畸形、髂胫束挛缩、屈膝畸形、马蹄畸形。

2. 矫形器的应用

（1）婴儿期的治疗以康复训练为主，良好的训练可以预防畸形。一般不需要应用矫形器。一般头部的控制能力和双上肢的功能同正常儿童一样会如期得到发育。当患儿长大到1~2岁时，由于不能正常的坐、站立、步行会严重地影响患儿的发育，并继发一系列的畸形和并发症。矫形器和各种技术辅助用具的任务就是及时地辅助患儿得到应该有的坐、站立、步行功能。

（2）坐位矫形器的应用：这类患儿多数在1~1.5岁时可以用手拉着东西，靠着东西，或用双上肢支撑着，用一种躯干向前弯，或向后弯的姿势勉强地坐着。这种情况需要应用坐姿保持器或胸腰骶矫形器（TLSO）。应用上述用品的目的只是帮助患儿保持比较良好，可以接受的姿势，帮助患儿坐稳，解放双手，而绝不是为了矫正脊柱畸形。坐姿保持器的品种很多，基本原理、功能是近似的，但外观，可调整性、舒适程度和价格不同。胸部的脊椎裂、脊髓发育不良患儿麻痹性脊柱侧突是不可避免的。有一些还可能合并脊椎的半锥体畸形，因此脊柱矫形器的应用只是一段时间，通常是需要手术治疗。当患儿长时间坐位时需要认真观察脊柱侧突的变化和认真做好康复训练工作，防止髋关节屈曲、外展、外旋畸形，防止屈膝畸形，防止马蹄畸形。

（3）站位矫形器的应用：为了促进1~1.5岁患儿的发育，也为了解放双侧上肢，便于进行功能活动，需要选用站立架帮助患儿站立。站立架的结构有简单的，也有复杂的。简单的站立架没有髋、膝关节铰链，通过由足托板、膝部托或带、臀部托或带、胸托或带构成的两个三点力系统帮助患儿站立，但不能从站立位改为坐位。复杂的站立架，如美国的Parapodium式站立架带有双侧的髋关节和膝关节铰链和铰链锁。髋、膝关节锁在伸直位时，帮助患儿站立，打开锁时允许患儿屈髋、屈膝坐下。1986年英国在Parapodium式站立架基础上推出了一种新型站立架，称为Orlau式旋转步行器（Orlau swivel walker）。这种装置的足托板分为两块，足底板的底面分别与地面形成一定的向外的倾斜角度。当患儿将身体重心移向一侧

时，身体可以通过向同侧的旋转将另一侧身体向前移动。这种装置不设髋、膝关节，不允许坐下。

站立架在使用中应当十分注意保持身体的正确姿势和正确地对线。常见的问题和处理方法包括：①下肢不等长：下肢不等长的原因很多，处理之前需要全面的细致的临床检查，确诊，区别对待。原则上，脊柱功能、髋关节功能无障碍的下肢不等长，应当补高至站立时骨盆水平位。如果是由于脊柱功能障碍或髋关节功能障碍引起的不等长，则应当补高至双下肢能够均匀承重。②固定的马蹄足畸形：前足承重过大，容易引起前足跖侧皮肤的损伤，需要适当地垫高后跟，改变承重力线。③踝关节不稳：可以合并应用 AFO。

站立架的整体稳定性与站立架的底面面积和患儿的重心高度有关。随着患儿的身高增长，需要不断地增大站立架的底面面积，使站立架愈来愈笨重，以至最后再难以与轮椅合用。由于站立架妨碍使用轮椅，使得许多青少年患者不愿意继续使用，可以改用 HKAFO 或改用站立轮椅。

（4）步行矫形器的应用：胸段脊髓发育不良患儿由于缺陷的情况、智力、年龄阶段不同，使得步行能力也不同。下胸椎段和上腰椎段的脊髓发育不良都表现为双下肢肌肉广泛麻痹，需要矫形器辅助步行。开始应用矫形器进行步行训练的合适时间是 3 ~ 10 岁，最好的时间是 5 ~ 7 岁。

这类患儿多选用交互式的步行矫形器（reciprocating gait orthosis，缩写为 RGO）。目前已有多种 RGO 类型的步行矫形器，都是源于英国的髋导向矫形器（hip guidance orthosis，缩写为 HGO）。有关各种交互式步行矫形器的结构特点请参见第二章第三节的有关介绍。应用交互式步行矫形器的患儿通过使用训练，大部分可以做到室内步行或训练性步行。患儿的室外移动需要依靠轮椅。

（二）上腰段脊髓发育不良

上腰段脊髓包括了腰 1 ~ 3 节脊髓。这个部位脊髓发育不良引起的功能障碍、畸形特点和矫形器的处理方法包括：

1. 髋外展肌、内收肌的无力，肌力不平衡引起髋关节的屈髋、内收挛缩畸形和早期的髋关节脱位。应以预防为主，建议及早应用夜间髋外展矫形器。

2. 腰 1 段发育不良的功能障碍特点与下胸椎节段损伤的相近，需要根据其功能障碍的具体情况，不同的年龄阶段选用适当的矫形器助坐、助站和助行。

一般在应用交互式步行矫形器之前应先应用站立架，训练站立能力。这类患者大部分通过步行矫形器的使用训练，可以达到室内步行或训练性步行。不过，随着患儿的发育、长大，青少年患者更愿意应用的是轮椅。应当告诉这些患者，积极地使用交互式步行器对促进生长，减少骨质疏松，健康身体，减少泌尿系统感染的重要意义。

3. 对于腰 2 ~ 3 发育不良的患儿，除了应当注意及时预防髋关节屈曲、内收畸形外，还应当注意根据股四头肌的肌力情况和躯干、下肢的整体生物力学情况正确地选择下肢矫形器。例如一位腰 2 损伤的患儿虽然保留了部分伸膝肌肌力，但是可能由于髋关节缺乏后伸肌力，踝关节缺乏跖屈的肌力而影响膝关节的稳定性，而不得不选择 KAFO。腰 3 损伤的患儿一般都保留了相当好的伸膝肌力，可能只用 AFO，即可步行。对于腰 2 ~ 3 的患儿应注意不断的复查，重新评价对矫形器的需要，尽量地减少矫形器的固定范围。

腰 2 ~ 3 患儿的足部常表现出连枷足和足部感觉丧失。承重时表现出外翻平足，需要应用矫形器控制踝关节的异常运动，矫正外翻平足畸形。足部感觉丧失，装配矫形鞋、矫形鞋垫时应特别注意护理足部。不正常的下肢对线和不合适的矫形鞋、矫形鞋垫也会引起足部某些局部压力过度集中，引起皮肤压疮。一旦出现了皮肤压疮，则许多治疗计划和矫形器的应用只能停止。

(三) 下腰段脊髓发育不良的矫形器应用

腰 4 ~ 5 脊髓段发育不良，伸膝的肌力都比较好，主要功能障碍、畸形位于髋部和足部。腰 4 的神经缺陷多表现为垂足畸形，马蹄畸形，需要 AFO 跖屈止动，背屈助动。腰 5 的神经缺陷多表现出小腿三头肌无力，引起跟足畸形，站立不稳，跟足步态，需要 AFO 背屈止动，减少跟足畸形的发展和改善步行功能。不论是跟足畸形还是马蹄畸形不但会引起站立步行的功能障碍，而且常会引起跟部皮肤、前足跖侧皮肤、足部外侧皮肤的压疮。反复发作的压疮，继发的慢性跟骨骨髓炎，如果久治不愈，最后不得已只有截肢。因此认真的预防是很有意义的。小婴儿时期的跟足，可以先选用简单的前置型低温塑料踝足夹板，用于减少跟足畸形的发展。当患儿能站起来的时候，再改用 AFO，稳定踝关节在功能位。这类患儿的站立步行时间可能会推迟到 2 岁。这类患儿步行中由于髋关节外展肌无力，常表现出臀中肌步态，需要配合使用拐杖。

下腰段的神经缺陷患儿，髋脱位的发生率比上腰段的少，发生的时间也较晚，可以预防。

骶段的神经缺陷常表现为不同程度的弓形足、爪状趾畸形，需要选用矫形鞋、矫形鞋垫或改制普通鞋，减轻畸形的发展，分散局部压力。

(赵辉三)

主要参考文献

1. 崔寿昌，赵辉三，赵莉等．要重视截肢理论与技术水平的提高．中华骨科杂志，1997；17（3）：183

2. 泽村诚志著，萧英宏译．截肢义肢学．第 1 版．台湾省：私立树人仁德医事职业学校编印，1985：6

3. 泽村诚志著，孙国风译．假肢学．第 1 版．北京：中国社会出版社，1992

4. 国家技术监督局发布．假肢和矫形器术语．中国标准出版社，1993

5. 张晓玉主编．上肢假肢．假肢与矫形器制作师培训教材．1998

6. 陈中伟主编．矫形外科学．上海科学技术出版社，1986.5

7. 郭巨灵．临床骨科学．第 1 版．人民卫生出版社，1989

8. 王光超．皮肤科学．第 2 版．人民卫生出版社，1989

9. 毛宾尧主编．足外科．人民卫生出版社，1992

10. 张运鹰编译．矫形外科处理要点．吉林科学技术出版社，1991.9

11. 陆裕朴，胥少汀等主编．实用骨科学．人民军医出版社，1995

12. 残疾人辅助器具－分类．中华人民共和国国家标准．G/BT 16432－1996

13. 赛普海姆，W·凯平斯基著，杨桂平译，假肢学．德国联邦矫形技术学校出版．

14. 张晓玉主编．下肢假肢．假肢与矫形器制作师系列培训教材．民政部假肢与矫形器制作师培训教材，1997

15. 张晓玉主编．上肢假肢．假肢与矫形器制作师系列培训教材．民政部假肢与矫形器制作师培训教材，1997

16. 宁志杰，孙磊主编．现代假肢与矫形器的应用．军事医学科学出版社，2004

17. G. 菲兹拉夫，S 海姆著．牟平译．假肢零部件的设计原理．中国社会出版社，2008.6

18. 肖晓红主编．假肢与矫形器技术．卫生职业教育康复治疗技术专业教材．复旦大学出版社，2009.6

19. 中国标准出版社第六编辑室．残疾人康复和专用设备标准汇编．残疾人用假肢卷．中国标准出版社，2010.1

20. 喻洪流主编．假肢矫形器原理与应用．东南大学出版社，2011.2

21. 田罡主编．假肢与矫形器效果评定（供假肢与矫形工程专业使用，试用版）．首都医科大学康复医学院，2011.3

22. 武继祥主编．假肢与矫形器的临床应用．人民卫生出版社，2012.4

23. 日本整形外科学会．日本リハビリチーション医学会编辑．义肢装具．第 4 版．医学书院，1996

24. 黑川幸雄，高桥正明，鹤见隆正シリーズ编集．义肢装具．理学疗法 MOOK 三轮书店，2000.10

25. 赛普海姆，W. 凯平斯基等人撰稿，杨桂平译．假肢学．联邦矫形肢术学校（BUFA）出版

26. 张晓玉编译．人体生物力学与矫形器设计原理．武汉大学出版社，1989.

27. 杜靖远主编．矫形器的应用．华夏出版社，1997.6

28. 卓大宏主编．中国康复医学．第二版．华夏出版社，2003.10

29. 宁志杰，孙磊主编．现代假肢与矫形器的应用．军事医学科学出版社，2004

30. 赵辉三主编．假肢与矫形器学．华夏出版社，2005.2

31. 肖晓红主编．假肢与矫形器技术．卫生职业教育康复治疗技术专业教材．复旦大学出版社，2009.6

32. 喻洪流主编. 假肢矫形器原理与应用. 东南大学出版社, 2011.2

33. 武继祥主编. 假肢与矫形器的临床应用. 人民卫生出版社, 2012.4

34. 王珏, 邱卓英等. 中国残疾人康复需求分析与发展研究. 华夏出版社, 2007.12

35. 何川. 辅助器具弃用的因素与对策. 中国残疾人, 2009.2: 61.

36. 王玉霞, 杨正, 张进华. 脑性瘫痪患儿踝足矫形器的应用. 中国临床康复, 2004, 8 (36): 8325.

37. 杰克 色努著, 龙华译. 色努脊柱侧弯矫形器. 人民军医出版社, 2011.1

38. 李胜利主编. 言语治疗学. 北京: 华夏出版社, 2004

39. Albert M. Cook & Susan M. Hussey 主编. 杨炽康总校阅. 辅助科技原则与实行. 中国台湾: 心理出版社, 2007

40. 李胜利主编. 语言治疗学. 北京: 人民卫生出版社, 2008

41. 吴英黛主编. 辅具评估专业技术手册. 北京: 华夏出版社, 2009

42. 朱图陵主编. 残疾人辅助器具基础与应用. 北京: 求真出版社, 2010

43. 深圳市残疾人联合会深圳市辅助器具技术指导中心. 辅助器具补贴目录及备案产品图册. 2010.11

44. 张晓玉编著. 智能辅具及其应用. 中国社会出版社, 2012.3

45. 小池纯子, 伊藤利之. 座位保持装置, 义肢装具のチエックポイソト. (第4版). 编集 日本整形外科学会 日本医学会, 医学书院, 1996

46. 古川 宏·黑岩贞枝编集. 义肢. 装具. リハビリテーッョン机器, 住宅改造, 协同医术出版社, 2011.2

47. 缪鸿石. 康复医学理论与实践 [M]. 上海: 上海科学技术出版社, 2000: 1079 - 1080.

48. 曹建, 谢海燕, 章长征. 低温热塑板外固定治疗四肢骨折体会. 中国矫形外科杂志, 2004, 12 (14). 1112 - 1113.

49. 崔寿昌, 赵辉三, 赵利, 等. 矫形器在下肢骨与关节疾患的临床应用. 中华骨科杂志, 1999, 19 (4): 211 - 214.

50. 杜雁, 王安庆, 刘克敏, 等. 矫形器在骨科康复中得应用. 中国康复理论与实践, 2007, 13 (8): 772 - 774.

51. 姚申思, 曹学军, 王林, 等. 股骨重度骨缺损、肢体短缩患者行走功能矫形器的应用研究, 中国康复理论与实践, 2009, 15 (6): 504 - 507.

52. 胥少汀, 葛宝丰, 徐印坎主编. 实用骨科学. 第3版. 人民军医出版社, 2005

53. 渡边英夫. 運動器疾患に对する装具と補助具. 佐贺医科大学整形外科, 1999

54. 卓大宏主编. 中国康复医学. 第1版. 北京: 华夏出版社, 1990: 502 - 521.

55. 李树春主编. 小儿脑性瘫痪. 第1版. 河南: 河南科学技术出版社, 2000: 338 - 345.

56. 林庆, 李松主编. 小儿脑性瘫痪. 第1版. 北京: 北京医科大学出版社, 2000: 410 - 418.

57. 胡莹媛: 小儿脑瘫康复常用矫形器及其他辅助器具的临床实践. 中国康复理论与实践, 2003.9 (8): 454 - 456

58. 赵辉三, 刘建军, 胡莹媛. 脑瘫患儿常用矫形器及辅助器具. 中国康复理论与实践, 2003.9 (4): 214 - 217

59. 邱贵兴, 庄乾. 青少年特发性脊柱侧弯的流行病学研究进展. 中华医学杂志, 2006, 86 (11): 790.

60. 崔泰铭, 陈胤, 王健. 青少年特发性脊柱侧弯发病机理的研究进展. 中国学校卫生, 2007, 28 (9): 856 - 857.

61. 张强. 青少年特发性脊柱侧弯研究国外进展. 中国矫形外科杂志, 2009, 17 (15): 1185.

62. 叶启彬, 主编. 脊柱侧弯外科学. 北京: 中国协和医科大学出版社, 2003: 23 - 25.

63. 于振刚，仲春光，王林．矫形器在青少年特发性脊柱侧弯康复治疗中的应用．中医正骨，2009，21 (4)：61 – 62.

64. 覃佳强，张德文，王忠良，等．儿童脊柱畸形的支具矫正．中国矫形外科杂志，2004，1，2 (12)：25～27.

65. 翁习生、王胜利、邱贵兴，等．矫形支具对青春期特发性脊柱侧凸的治疗价值［J］中华骨科杂志，2003 Vol. 23 No. 3.

66. 韩文军，朱建英，叶文琴，李明，等．脊柱侧凸的支具治疗进展．护理学杂志，2003，Vol. 18 NO. 3.

67. 张春阳，李明，侯铁胜，等．特发性脊柱侧凸支具治疗的研究进展．中国脊柱脊髓杂志 1999. 3 (9) 综述

68. 王隼，陈祖平，应灏．Boston′s 支具治疗青少年特发性脊柱侧弯．中国临床康复，2002，10：3045

69. 肖建德，熊建义，范佳进，等．Cheneau 支具治疗青少年特发性脊柱侧凸．中国矫形外科杂志，2001，8 (12)：1172 – 1174.

70. 陆一，王成转，朱丽华，邱勇，等．Milwaukee 支具治疗青少年特发性脊柱侧凸的疗效分析与应用体会．中国脊柱脊髓杂志，2001，Vol. 11, No。04.

71. 张孝超，杨文兵，等．脊柱矫形器对特发性脊柱侧弯的矫正作用《中国临床康复》2005 年 30 期

72. 段德宇，郑启新等．Boston 矫形器治疗青少年特发性脊柱侧凸的疗效分析．中华物理医学与康复杂志．2006 年 08 期

73. 杨俊玲，柯玉燕，龚慧．矫形器疗法对特发性脊柱侧弯临床矫正疗效分析．中国现代临床医学．2006，10

74. 胡文清，许琼芳。矫形器用于治疗青少年特发性脊柱侧弯的疗效观察．中国康复医学杂志．2010 年第 02 期

75. 刘勇．改良 Cheneau 支具治疗青少年特发性脊柱侧凸的疗效分析．中华小儿外科杂志，2004，2：157 – 159.

76. 李卫平，刘尚礼，陈兆荣，等．广州市学生脊柱侧凸患病率调查报告．中华小儿外科杂志，2001，22 (2)：104～106.

77. Smith DG. Principles of partial foot amputations in the diabetic. Foot Ankle Clin, 1997, 2：171 – 186

78. Walther. H. O. Bohne. Atlas of Amputation Surgery. New York：Thieme medical Publishers，Inc，1987. 49

79. Johnif Bowker，John W. Michael：｛Atlas of limb Prosthetics Surgical，Prosthetic，and Rehabilitation Principles），Mosby – Year Book，Inc. 1992

80. John P. Kostuik，Robert GiUespie，Amputation Surgery and Rehabilitation，Churchill Living – stone 1981

81. American Academy of Orthopaedic Surgeons，Atlas of Limb Prosthetics，The C. V. Mosby Company，1981

82. Sikhar Nath Baiierjee，Rehabilitation Management of Amputees，Williams & Wilkins，1982

83. G. Murdoch，R. G.，Donovan，Amputation Surgery and Lower Limb Prosthetics，Blackwell Scientific，1988

84. Donald G. Shurr，Thomas M. Cook，Prosthetics & Orthotics，Appleton & Lange，1990

85. Donald Shurr，John W. Michael，Prosthetics and Orthotics，Second Edition，Prentice Hall，New Jersey，2000

86. Wieland Kaphingst，Wilfried Raab，Guideline for Prosthetic Management of Lower Extremity Amputations，VIETCOT，2001

87. Douglas G Smith MD，John W Michael MEd CPO，and John H Bowker MD，Atlas of Amputations and Limb Deficiencies (Hardcover – Oct 1, 2004)

88. Sierakowski et al，Long – term outcomes of osseointegrated digital prostheses for proximal amputations，J

Hand Surg Eur Vol 2011 36: 116

89. Kerstin Hagberg et al, One hundred patients treated with osseointegrated transfemoral amputation prostheses—Rehabilitation perspective, journal of Rehabilitation Research & Development, Volume 46, Number 3, 2009

90. Condie E, Scott H, Treweek S. Lower limb prosthetic outcome measures: a review of the literature 1995 to 2005. J Prosthet Orthot 2006; 18: 13 −452.

91. Paul Enright , The 6 − minute Walk Test. Respiratory Care2003; 48 (8): 783 −785.

92. Robert S. Gailey, Curtis R. Clark. Physical Therapy. Atlas of Amputations and Limb Deficiencies: Surgical, Prosthetic, and Rehabilitation Principles. 3rd ed.

93. Robert S. Gailey, Kathryn E. Roach, E. Brooks Applegate, et al. The Amputee Mobility Predictor: An Instrument to Assess Determinants of the Lower − Limb Amputee's Ability to Ambulate. Arch Phys Med Rehabil2002; 83 (5): 613 −27.

94. Virginia Wright. Prosthetic Outcome Measures for Use with Upper Limb Amputees: A Systematic Review of the Peer − Reviewed Literature, 1970 to 2009. J Prosthetics and Orthotics 2009; 21 (9): 3 −63.

95. David Alan Boone, Kim Lisa Coleman. Use of the Prosthesis Evaluation Questionnaire (PEQ) . J Prosthetics and Orthotics 2006; 18 (1S), 68 −79.

96. K. Joachim Munzenberg, The Orthopedic Shoe Indications and Prescription, VCH 1985

97. American Academy of Orthopaedic Surgeons, Atlas of orthotics, second wdition, The C. V. Mosby Company, 1985

98. Frey C, Thompson F, Smith J, Sanders M/ Horstman H: American Orthopedic Foot and Ankle Society women's shoe survey. Foot Ankle 14: 78 −81, 1993.

99. Linda J. Miner, Virginia S. Nelson: Upper Limb Orthoses, Orthitics Clinical Practice and Pehabilitation Technology, Edited by John B. Redford, Churchill Livingstone, New York, 1995

100. John B. Redford. Orthitics Clinical Practice and Rehabilitation Technology, Churchill Livingstone, New York, 1995

101. Dertram Goldberg, John D. Hsu, Atlas of Orthoses and Assistive Devices, 3rd ed, 1997

102. W. Raab, W. Kaphingst and M. Rechsteiner, Guideline for Orthotic Management of Lower Extremity Disability and Custom Orthotic Seating, VIETCOT, 2002

103. John D. Hsu , John Michael, and John Fisk , AAOS Atlas of Orthoses and Assistive Devices 2008

104. Community − Based Rehabilitation: CBR Guideline, WHO, 2010

105. Finestone A. Novack V, Farfel A, et al, A prospective study of the effect of foot orthoses composition and fabrication on comfort and the incidence of overuse injuries. Foot Ankle Int, 2004, 25 (7): 462 −466.

106. Esterman A, Pilotto L, Foot shape and its effect on functioning in Royal Australian Air Force recruits. Part 2: Pilot, randomized, controlled trial of orthotics in recruits with flat feet. Mil Med, 2005, 170 (7): 629 −633.

107. Rome K, Gray J, Stewart F. Evaluating the clinical effectiveness and cost − effectiveness of foot orthoses in the treatment of plantar heel pain: a feasibility study. J Am Podiatr Med Assoc, 2004, 94 (3): 229 −238.

108. Craig W. Martin, E − MAG Active a newer Stance Control Knee Ankle Foot Orthosis (SCKAFO) in the context of workers' compensation December 2010

109. Balkowski J. Market Manager − Technical Orthopedics, Otto Bock Healthcare, Burlington, Ontario. Email Mar 25, 2010

110. John D. Hsu, John W. Michael, John R. Fisk. Atlas of Orthoses and assistive devices [M] . 4th. Philadelphia : Mosby/Elsevier, 2008

111. Smith HH: On the treatment of ununited fracture by means of artificial limbs [J] . Am J Med Sci, 1855,

27 (57): 102 – 119.

112. Sarmiento A. A functional below – the – knee cast for tibial fractures [J]. J Bone Joint Surg AM, 1967, 49 (5): 855 –875.

113. Sammiento A, Sinclair WF. Application of prosthetic – orthotic principles to orthopaedics [J], Artif Limbs, 1967, 2: 2.

114. Sarmiento A. Functional bracing of tibial and femoral shaft fractures [J]. Clin Orthop Relat Res, 1972, 82: 2 – 13.

115. Sarmiento A, Cooper JS, Sinclair WI. Forearm fractures: early functional bracing – a preliminary report [J]. J Bone Joint Surg AM, 1975, 57 (3): 297 –304.

116. Sarmiento A, Latta LL. Closed functional treatment of fractures [M], New York, 1981, Springer – Verlag New York. Inc.

117. Latta LL, Sarmiento A, Tarr RR. The rationale of functional bracing of fractures [J]. Clin Orthop Relat Res, 1980, 146: 28 –36.

118. Posival R. A study of the mechanics of below – the – knee functional brace. Masters thesis, University of Miami School of Engineering. 1973.

119. Sarmiento A. A functional below – the – knee brace for tibial fractures [J]. J Bone Joint Surg, 1970, 52: 295 –311.

120. American Academy of Orthopedic Surgeons. Atlas of Orthotics, Second Edition. St. Louis, Mo: C. V. Moshy, 1985, 372 – 376.

121. Executive Office of Health and Human Services. MassHealth Orthotics and Prosthetics Payment and Coverage Guidelines Tool [DB/OL]. http: //www. mass. gov/eohhs/gov/laws – regs/masshealth/provider – library/masshealth – payment – and – coverage – guideline – tools. html, 2011 –07 –27.

122. Bradford MS, Paprosky WG: Total acetabular transplant allograft reconstruction of the severely deficient acetabulum, Semin Arthroplasty. 1995, 6 (2): 86 – 95

123. Callaghan JJ, Heithoff BE, Goetz DD, et al: Prevention of dislocation after hip arthroplasty: lessons from long – term followup Clin Orthop Relat Res. 2001, 12 (393) 157 –62

124. Cameron MU, Harris WR: Acquired valgus instability after knee replacement, Clin Orthop Relat Res. 1981, 1 –2 (154): 216 –19

125. Dewal H, Maurer SL, Tsai P, et al: Efficacy of abduction bracing in the management of total hip arthroplasty dislocation, J Arthroplasty. 2004, 19 (6): 733 –38

126. Khatod M, Barber T, Paxton E, et al: An analysis of the risk of hip dislocation with a contemporary total joint registry, Clin Orthop Relat Res. 2006, 6 (447): 19 –23

127. Kwon MS, Kuskowsld M, Mulhall KJ, et al: Does surgical approach affect total hip arthroplasty dislocation rates?, Clin Orthop Relat Res. 2006, 6 (447) 34 –38

128. Morrey BF: Difficult complications after hip joint replacement, Clin Orthop Relat Res. 1997, 11 (344): 179 –187

129. Mont MA, Seyler TM, Marulanda GA, et al: Surgical treatment and customized rehabilitation for stiff knee arthroplasties, Clin Orthop Relat Res. 2006, 5 (446): 193 –200,

130. Nishii T, Sugarto N, Mild H, et al: Influence of component positions on dislocation: computed tomographic evaluations in a consecutive series of total hip arthroplasty, J Arthroplasty. 2004, 19 (2): 162 –6

131. Padgett DE, Warashina H: The unstable total hip replacement, Clin Orthop Relat Res. 2004, 3 (420): 72 –79

132. Phillips CB, Lingard GA, Kate JN: Incidence rates of dislocation, pulmonary embolism, and deep infection during the first six months after elective total hip replacement, J Bone Joint Surg 2003, 85 – A (1): 20 – 6.

133. Egan M, Brosseau L, Farmer M, Ouimet MA, Rees S, Tugwell P, Wells GA. Splints and Orthosis for treating rheumatoid arthritis. The Cocbrane Library 2010, Issue 7.

134. Pagnotta A, Baron M, Komer – Bitensky N. The effect of a static wrist orthosis on hand function in individuals with rheumatoid arthritis. J Rheumatol 1998; 25: 879 – 885.

135. Mejjad O, Vittecoq O, Pouplin S, et al. Foot orthotics decrease pain but do not improve gait in rheumatoid arthritis patients. Joint Bone Spine 2004; 71: 542 –545

136. Anne C Gawne. Pain in Post – Polio Syndrome. Newsletter #34. Post – polio Network (NSW) Inc.

137. Consensus Statements. ISPO consensus conference on poliomyelitis. Prosthetics and Orthotics International, 2001, 25: 171 – 180

138. John R. Fisk: The battle With bracing. Post – Polio Articles, Hampton Roads Websites

139. Winters TF Jr, Gage JR, Hicks R. Gait : patterns in spastic hemiplegia in children and young adults. J Bon Joint Kurg Am. , 1987; 69: 437 –441

140. Tardieu C, Lespargot A, Tabary C, bret MD. : For how long must the soleus muscle be stretched each day to prevent contracture? Dev Med Child Neurol. 1988; 30: 3 – 10.

141. Molnar GE (ed): Pediatric Rehabilitation. 2nd Ed. Williams &Wilkins, Baltimore. 1992

142. Gabriella E. Molnar : Orthotic Management of Children : Orthitics Clinical Practice and Rehabilitation Technology, Edited by John B. Redford, Churchill Livingstone, New York, 1995

143. Robert Palisano, Peter Rosenlaum: Development and reliability of a system to classify gross motor function in children with cerebral palsy, Dev Med Child Neurol. 1997, 39: 214 –213

144. Burtner PA, Woollacott MH, Qualls C. : Stance balance control with orthoses in a group of children with spastic cerebral palsy. ; Dev Med Child Neurol. 1999; 42: 748 –757.

145. Christopher Morris, MSc, SR Orth; Orthotic Management of Children with Cerebral Palsy; JPO; Volume 14, Number 4, 2002

146. Christopher Morris, MSc, SR Orth; A review of the efficacy of lower – limb orthses used for cerebral palsy; Developmental Medcine &Child Neurology 2002, 44: 205 –211

147. Gabriella E. Molnar; Orthotic Management of Children; Orthtics; Edited by John B. Redford; Churchill Livingstone; New York, 137 – 168

148. Alwali AA. Spinal brace in tuberculosis of spine. Saudi Med J, 2002, 23 (12): 1483 ~1488.

149. Winter RB, Lonstein JE, etal. Congenital Spinal Deformity. J Bone Joint Surg Am, 1996, 78 (2): 300 ~311。

150. Terry J. Supan, Christopher F. Hovorka: A Review of Thermoplastic Ankle – Foot Orthses Adjustments/Replacements in Young Cerebral Palsy and Spina Bifida Patients, JPO 1995; Vol. 7, Num 1

151. Adrian A. Polliack, Samuel E. Landsberger, et al: Lower Extremity Orthoses for Children with Myelomeningocele, JPO, 2001 Vol. 13, Num4: pp. 123 – 129

152. Gabriella E. Molnar : Orthotic Management of Children : Orthitics Clinical Practice and Pehabilitation Technology, Edited by John B. Redford, Churchill Livingstone, New York, 1995

附件：国内外假肢矫形器及其他残疾人辅具信息服务网站

中国残疾人辅助器具网　http：//www. cjfj. org

中国辅助器具网　http：//www. fzqj. org. cn

上海残疾人辅助器具　http：//www. shdisabled. gov. cn/clinternet/platformData/infoplat/pub/disabled_ 132/ypyjshouye_ 7802/index. html

广东省残疾人用品用具综合服务站网　http：//www. ypyj. org. cn

广州市残疾人用品用具供应服务中心网　http：//www. hxdpat. com

深圳市伤残人用具资源中心网　http：//www. rcatc. cn

中华人民共和国民政部国家康复辅具研究中心　http：//kffj. mca. gov. cn

香港康复资源协会　http//www. rehabaid. org

英国假肢矫形技师协会　http//www. bapo. com

美国假肢矫形器学在线信息资源　http//www. oandp. com

美国 ABLEDATA 辅助技术数据库　http：//www. abledata. com

美国技术无障碍联盟　http：//www. ataccess. org

美国 Enablemart 辅助技术产品网　http：//www. enablemart. com

轮椅网（美国）　http：//www. wheelchairnet. org

英国残疾人生活基础　http：//www. dlf. org. UK

日本福址机器情报网　http：//www. hcr. or. jp

图书在版编目（CIP）数据

假肢与矫形器学/赵辉三主编. —2 版. —北京:华夏出版社,2013.8(2024.9 重印)

高等医学院校康复治疗学专业教材

ISBN 978 – 7 – 5080 – 7644 – 7

Ⅰ.①假…　Ⅱ.①赵…　Ⅲ.①假肢 – 技术 – 医学院校 – 教材 ②矫形外科学 –
医学院校 – 教材　Ⅳ.①R318.17 ②R687.1

中国版本图书馆 CIP 数据核字(2013)第 115690 号

假肢与矫形器学

赵辉三　主编

出版发行	**华夏出版社有限公司**	
	(北京市东直门外香河园北里 4 号　邮编:100028)	
经　销	新华书店	
印　刷	三河市少明印务有限公司	
装　订	三河市少明印务有限公司	
版　次	2013 年 8 月北京第 2 版	
	2024 年 9 月北京第 10 次印刷	
开　本	787×1092　1/16 开	
印　张	28.25	
字　数	667 千字	
定　价	49.90 元	

本版图书凡有印刷、装订错误,可及时向我社发行部调换。